清·陳夢雷 等編

古今圖書集成

醫部全録

（點校本）

第八册

外科部分

（卷三五九—卷三八〇）

人民衛生出版社

圖書在版編目(CIP)數據

古今圖書集成醫部全録. 第八册，外科部分 /（清）
陳夢雷等編 .—北京：人民衛生出版社，1991. 9
（2025. 7 重印）

ISBN 978-7-117-00387-2

Ⅰ. ①古… Ⅱ. ①陳… Ⅲ. ①中國醫藥學-古籍-匯
編②中醫外科學-古籍-匯編 Ⅳ. ①R2-52

中國版本圖書館 CIP 數據核字（2006）第 110007 號

古今圖書集成醫部全録（點校本）

第 八 册

外 科 部 分

（卷三五九—卷三八〇）

編　　者：清·陳夢雷等
出版發行：人民衛生出版社（中繼綫 010-59780011）
地　　址：北京市朝陽區潘家園南裏 19 號
郵　　編：100021
E - mail：pmph @ pmph. com
購書熱綫：010-59787592　010-59787584　010-65264830
印　　刷：三河市宏達印刷有限公司
經　　銷：新華書店
開　　本：787×1092　1/16　　印張：38. 25
字　　數：579 千字
版　　次：1991 年 7 月第 1 版　2025 年 7 月第 1 版第 14 次印刷
標準書號：ISBN 978-7-117-00387-2
定　　價：56. 70 元
打擊盜版舉報電話：010-59787491　E-mail：WQ @ pmph.com
質量問題聯系電話：010-59787234　E-mail：zhiliang @ pmph.com
數字融合服務電話：4001118166　E-mail：zengzhi @ pmph.com

出版者的話

在浩如烟海的古醫籍中，保存了中國醫藥學精湛的理論和豐富的臨證經驗。爲繼承發揚祖國醫藥學遺産，過去，我社影印、排印出版了一批古醫籍，以應急需。根據中共中央和國務院關於加强古籍整理的指示精神，以及衛生部一九八二年制定的《中醫古籍整理出版規劃》的要求，今後，我社將經過中醫專家、學者和研究人員在最佳版本基礎上整理的古醫籍，做到有計劃、有系統地陸續出版。以滿足廣大讀者和中醫藥人員的需要。

這次中醫古籍整理出版，力求保持原書原貌，並注意吸收中醫文史研究的新發現、新考證；有些醫籍經過整理後，在一定程度上可反映出當代學術研究的水平。然而，歷代中醫古籍所涉及的内容是極其廣博的，所跨越的年代也是極其久遠的。由於歷史條件所限，有些醫籍夾雜一些不當之説，或迷信色彩，或現代科學尚不能解釋的内容等，希望讀者以辯證唯物主義的觀點加以分析，正確對待，認真研究，從中吸取精華，以推動中醫學術的進一步發展。

内容提要

本書是《古今圖書集成醫部全録》的外科部分（原卷次三五九—三八〇）。主要包括外科一般疾病，具體内容分爲癰疽疔毒、附骨流注、游風丹毒、癘瘍癜風、浸淫疥癬等十一門。在治療方法上，除了一般方藥外，還有針灸、單方等。

本書所輯録的文獻資料，多取材於《瘡瘍全書》、《外科精義》、《外科正宗》、《醫學綱目》、《證治準繩》等實用醫書，因此，本書可供中西醫外科臨床和學術研究者的參考。

目録

卷三百六十

外科癰疽疔毒門

卷三百六十一

卷三百六十二

卷三百六十三

卷三百六十四

卷三百七十

卷三百七十一

外科癘瘍癜風門 白駮瘖瘟汗斑附

卷三百七十三

卷三百七十四

卷三百七十五

卷三百七十六

卷三百七十七

卷三百七十八

外科跌打金刃竹木破傷門

卷三百七十九

外科跌打金刃竹木破傷門……五一五

卷三百八十

古今圖書集成醫部全録卷三百五十九

外科癰疽疔毒門

按　外科證生於各部分者，已詳前雜病例中，如發腦、百會等病之見於頭門；發面、發頣等病之見於面門；瘰癧、天柱等病之見於頸門；發背、對心等病之見於背門；内癰幷疽見於胷門；臁瘡、鶴膝見於四肢；妬精、疝癲見於前陰之類，此皆不復贅。

黄帝素問

生氣通天論

膏粱之變，足生大疔，受如持虚。

註　高粱，厚味也。味厚傷形，氣傷於味，形氣傷則肌腠虚矣。高粱所變之熱毒，逆於肉理而多生大疔。蓋膚腠虚而熱毒乘之，有如持虚器而受之也。

榮氣不從，逆於肉理，乃生癰腫。

註　邪逆於肉理氣分，而陰陽不和則生癰腫。經曰：陽氣有餘，榮氣不行，乃發爲癰；陰陽不通，兩熱相搏，乃化爲膿。

陰陽别論

三陽爲病，發寒熱，下爲癰腫。

註　三陽者，太陽也。太陽之氣主表，邪之中人始於皮毛，邪正相搏，發爲寒熱之病矣。太陽主開，病則開闔不得，邪氣從之，逆於肉理，乃生癰腫。

異法方宜論

東方之域，其民食魚而嗜鹹，其病皆爲癰瘍，其治宜砭石。故砭石者，亦從東方來。

註　魚性屬火，鹹又勝血。《靈樞經》曰：飲食不節，陰氣不足，陽氣有餘，榮氣不行，乃發爲癰。

脈要精微論

帝曰：諸癰腫筋攣骨痛，此皆安生？岐伯曰：此寒氣之腫，八風之變也。帝曰：治之奈何？岐伯曰：此四時之病，以其勝治之愈也。

註　以勝治之者，以五行氣味之勝治之而愈也。如寒淫於內，治以甘熱；如東方生風，風生木，木生酸，辛勝酸之類。

通評虛實論

所謂少針石者，非癰疽之謂也。癰疽不得頃時回。

註　癰疽之患，榮衛血氣并實，皮肉筋骨皆傷，非若四時之有淺深，冬時之少針石也。癰者壅也，疽者阻也，謂熱毒外壅內阻，宜即刺之，不得遲延時頃，而使邪毒之回轉也。

氣穴論

邪溢氣壅，脈熱肉敗，榮衛不行，必將爲膿，內銷骨髓，外破大膕，留於節湊，必將爲敗。

註　夫氣爲陽，邪留於肌腠之氣分，邪正相搏，則爲病熱，故有壅膿消破之敗證矣。邪氣淫溢，則正氣自壅，谿谷之氣與脈相通，是以脈熱於內而肉敗於外也。榮衛不行，則血氣留滯，而爲壅膿。膕，足之股肉也。節湊，筋骨相連之處。邪留其間，則筋骨必將爲敗矣。

氣交變大論

歲木不及，復則炎暑流火，病寒熱瘡瘍疿疹癰痤。

註　皆暑熱之病也。

歲水不及，民病寒瘍流水。

註　此寒毒而無熱化，故發爲寒瘍流水而無膿也。

五常政大論

委和之紀，其病支廢癰腫瘡瘍。

註　皆金盛而邪傷肝也。

卑監之紀，其動瘍涌分潰癰腫。

註　土運不及，則化氣不能施其令，逆於肉理也。

赫曦之紀，其病笑瘧瘡瘍血流。

註　皆火熱之爲病也。

堅成之紀，其動暴折瘍疰。

註　暴折金受其傷，瘍疰皮膚之疾也。

少陰司天，熱氣下臨，甚則瘡瘍。

註　暑熱淫盛也。

靈樞經

癰疽篇

黄帝曰：余聞腸胃受穀，上焦出氣，以温分肉而養骨節，通腠理；中焦出氣如露，上注谿谷而滲孫脈，津液和調，變化而赤爲血；血和則孫脈先滿溢，乃注於絡脈，皆盈，乃注於經脈。陰陽已張，因息乃行。行有經紀，周有道理。與天合同，不得休止。切而調之，從虚去實，瀉則不足，疾則氣減，留則先後。從實去虚，補則有餘，血氣已調，形氣乃持。余已知血氣之平與不平，未知癰疽之所從生，成敗之時，死生之期有遠近，何以度之？可得聞乎？岐伯曰：經脈流行不止，與天同度，與地合紀。故天宿失度，日月薄蝕，地經失紀，水道流溢，草蓂不成，五穀不殖，經路不通，民不往來，巷聚邑居，則别離異處，血氣猶然。請言其故！夫血脈榮衛，周流不休，上應星宿，下應經數。寒邪客於經絡之中則血泣，血泣則不通，不通則衛氣歸之，不得復反，故癰腫。寒氣化爲熱，熱勝則腐肉，肉腐則爲膿，膿不瀉則爛筋，筋爛則傷骨，骨傷則髓消，不當骨空，不得泄瀉，血枯空虚，則筋骨肌肉不相營，經脈敗漏，熏於五臟，臟傷故死矣。

註　人之血氣流行，與天地相參，與日月相應，晝夜環轉之無端也。一息不運，則留滯而爲癰，多不治之死證矣。

黄帝曰：夫子言癰疽，何以别之？岐伯曰：榮衛稽留於經脈之中，則血泣而不行，不行則衛氣從之而不通，壅遏而不得行，故熱。大熱不止，熱勝則肉腐，肉腐則爲膿，然不能陷，骨髓不爲焦枯，五臟不爲傷，故命曰癰。黄帝曰：何謂疽？岐伯曰：熱氣淳盛，下陷肌肉筋髓枯，内連五臟血氣竭，當其癰下，筋骨良肉皆無餘，故命曰疽。疽者上之皮夭以堅，上如牛領之皮；癰者其皮上薄以澤。此其候也。

註　人之血氣，流行環轉出入，而淫邪泮衍，變易無常，且氣秉有厚薄，邪客有微甚，是以死生成敗，各不同焉。

刺節真邪篇

虛邪之中人也，洒淅動形，起毫毛而發腠理，其入深，內搏於骨則爲骨痹，搏於筋則爲筋攣，搏於脈中則爲血閉，不通則爲癰。

註　洒淅動形，故搏於皮脈肉筋骨而爲痹爲攣爲癰爲癢。陰勝則爲寒，寒則真氣去，有傷衛氣則爲不仁。此皆邪氣之所生也。

虛邪之入於身也深，寒與熱相搏，久留而內著，寒勝其熱則骨疼肉枯，熱勝其寒則爛肉腐肌爲膿，內傷骨，內傷骨爲骨蝕。有所疾前筋，筋屈不能伸，邪氣居其間而不反，發爲筋溜。有所結氣歸之，衛氣留之，不得反，津液久留，合而爲腸溜。久者數歲乃成，以手按之柔，已有所結氣歸之，津液留之，邪氣中之，凝結日以易甚，連以聚居，爲昔瘤。以手按之堅，有所結深中骨，氣因於骨，骨與氣并，日以益大，則爲骨疽。有所結中於肉，宗氣歸之，邪留而不去，有熱則化而爲膿，無熱則爲肉疽。凡此數氣者，其發無常處而有常名也。

註　寒與熱搏者，形中之陰陽二氣也。蓋形舍氣，氣歸形，形氣之相合也。是以傷形則病氣，傷氣則病形。結氣歸之者，寒熱相搏之氣，歸於邪留之形所也。凡此數氣者，其發無定處，而有肉枯、骨蝕、筋溜、昔瘤之定名也。

脈度篇

六腑不和則留爲癰。

註　在內者六腑爲陽，在外者皮膚爲陽。本經曰：陽氣有餘，榮氣不行，乃發爲癰。是以六腑不和，則血氣留滯於皮腠而爲癰，此病從內而外也。

寒熱病篇

五臟身有五部：伏兔一；腓二，腓者腨也；背三；五臟之俞四；項五。此五部有癰疽者死。

註　伏兔，腎之街也。腨者，脾之部也。背者，肺之俞也。五臟俞者，謂五椎之心俞也。項者，肝之俞也。本經曰：癰疽之發，不從天下，不從地出，積微之所生也。故五部之有癰疽者，乃五臟漸積之鬱毒，外應於血氣之不和而爲癰疽，故五部有此者死。

玉版篇

黄帝曰：病之生時，有喜怒不測，飲食不節，陰氣不足，陽氣有餘，榮氣不行，乃發爲癰疽。陰陽不通，兩熱相搏，乃化爲膿。小針能取之乎？岐伯曰：聖人不能使化者，爲其邪不可留也。故兩軍相當，旗幟相望，白刃陳於中野者，此非一日之謀也。能使其民令行禁止，士卒無白刃之難者，非一日之教也，須臾之得也。夫至使身被癰疽之病，膿血之聚者，不亦離道遠乎？夫癰疽之生，膿血之成也，不從天下，不從地出，積微之所生也。故聖人自治於未有形也，愚者遭其已成也。黄帝曰：其已形不予遭，膿已成不予見，爲之奈何？岐伯曰：膿已成十死一生，故聖人弗使已成，而明爲良方，著之竹帛，使能者踵而傳之後世，無有終時者，爲其不予遭也。

註　皮膚分肉之氣血，從内而出於外，少有留滯，則漸積而成癰膿。如發於外而小者易愈，大者多害。若留積在内，成癰膿而不見者，十死一生也。

黄帝曰：其已有膿血而後遭乎？不導之以小針治乎？岐伯曰：以小治小者其功小，以大治大者多害。故其已成膿血者，其惟砭石鈹鋒之所取也。

註　癰小而以小針治之者，其功小而易成；癰大而以大針治之者，多有逆死之害。故其已成膿血者，其惟砭石鈹鋒之所取也。

金匱要略　漢·張機

病脈證治

諸浮數脈應當發熱而反洒淅惡寒，若有痛處，當發其癰。師曰：諸癰腫欲知有膿無膿，以手掩腫上，熱者爲膿，不熱者爲無膿。

問曰：寸口脈浮微而濇，法當亡血，若汗出，設不汗者云何？答曰：若身有瘡，被刀斧所傷，亡血故也。病金瘡，王不留行散主之。

中藏經 漢·華佗

總論

夫癰疽瘡腫之作者，皆五臟六腑蓄毒不流，則皆有矣，非獨因榮衛壅塞而發者也。其行也有處，其主也有歸。假令發於喉舌者，心之毒；發於皮毛者，肺之毒；發於肌肉者，脾之毒；發於骨髓者，腎之毒。發於下者，陰之毒；發於上者，陽之毒。發於外者，六腑之毒；發於内者，五臟之毒。故内曰壞，外曰潰，上曰從，下曰逆。發於上者，得之速，發於下者，得之緩。感於六腑則易治，感於五臟則難瘳也。又近骨者多冷，近虚者多熱。近骨者久不愈，則化成血蟲；近虚者久不愈，則傳氣成漏。成蟲則多癢少痛，或先癢後痛。生漏則多痛少癢，或不痛不癢。内虚外實者，多痛少癢，血不止則多死；膿疾潰則多生。或吐逆無度，飲食不時，皆癰疽之使然，種候萬端，要在憑詳。

論五疔狀候

五疔者，皆由喜怒憂思，衝寒冒熱，恣飲醇酒，多嗜甘肥，毒魚酢醬，色慾過度之所爲也。蓄其毒邪，浸漬臟腑，久而不散，始變而成。其名有五：一曰白疔，二曰赤疔，三曰黄疔，四曰黑疔，五曰青疔。白疔起於右鼻下，初如粟米，根赤頭白，麻木或痛癢，使人憎寒頭重，狀若傷寒，不欲食，胸膈滿悶，喘促昏冒者死，未者可治。此疾不過五日，禍必至矣，宜速治之。赤疔在舌下，根頭俱赤，發痛，舌本硬，不能多言，驚，煩悶恍惚，多渴引水不休，小便不通，狂者死也，未者可治。此不出七日，禍必至矣。大人小兒，皆能患也。黄疔起於脣齒齦邊，其色黄，中有黄水，發則令人多食而還出，手足麻木，涎出不止，腹脹而煩，多睡不寤者死也，未者可治。黑疔者，起於耳前，狀如瘢痕，其色黑，長或不定，使人牙關急，腰脊膝不仁。不然，則病亦不出三歲死，皆由腎氣漸絶也，宜慎慾事。青疔起於目下，始如瘢瘤，其身青硬如石，使人目昏昏然無所見，多恐悸，睡不安寧，久不愈，令人盲或脱睛。有此則不出一年，禍必至矣。白疔其根肺，赤疔其根心，黄疔其根脾，黑疔其根腎，青疔其根肝。五疔之候，最爲巨疾，不可不察也。

千金方　唐·孫思邈

總論脈證治法

脈數身無熱，即内有癰。

諸浮數脈當發熱，而反洒洒惡寒，若有痛處，當結爲癰。

脈微而遲，必發熱，脈弱而數此爲振寒，當發癰腫。

脈浮而數，身體無熱，其形默默，胃中微燥，不知痛處，其人當發癰腫。

脈滑而數，滑則爲實，數則爲熱，滑則爲榮，數則爲衛。榮衛相逐，即結爲癰。熱之所過，即爲癰膿。身體有痛處，時時苦有瘡。

趺陽脈滑而數，法當下重。少陰脈滑而數，婦人陰中生瘡。

夫癰疽初發至微，人皆不以爲意，此實奇患，惟宜速治，稍遲，乃即病成，以此致禍者不一。但發背外皮薄爲癰，外皮厚爲疽，宜急治之。

凡癰疽初發，或似小癤，或復大痛，或復小痛，或發如米粒大白膿，此皆微候，善察之。見有小異，即須大驚忙，急須攻之，及斷口味，速服諸湯，下去熱毒。若無醫藥處，即灸當頭百壯；其大重者，灸四面及中央二三百壯，數灸不妨多也。復薄冷藥，種種救療，必速瘥也。

凡用藥貼法，皆當瘡頭處，其藥開孔，令泄熱氣。亦當頭以火針針入四分，即瘥。

凡癰疽瘤石癰結筋瘰癧，皆不可就針角。針角者，少有不及禍也。

凡癰無問大小，已覺即取膠如手掌大，煖水浸令軟納納然，稱大小，當頭上開一孔如錢孔大，貼腫上，令相當，須臾乾急，若未有膿者即定不長，已作膿者當自出。若以鋒針當孔上刺出膿，大好。至瘥乃洗去膠。

凡腫根廣一寸已下名癤，一寸已上名小癰，如豆粒大者名皰子，皆始作，急服五香連翹湯，下之數劑，取瘥乃止。

凡癰高而光大者，不大熱，其肉正平無尖而紫者，不須攻之，但以竹葉黃芪湯申其氣耳，肉正平爲無膿也。癰卒痛，以八味黃芪散敷之。大癰七日，小癰五日。其自有堅強者，寧生破發乳，若熱手不可得近者，先內服王不留行散，外摩發背膏。若背生破無苦，在乳宜令極熱，候手按之，隨手即起者，瘡熟也，須針之。針法要得著膿，以意消息。胷背，不過一寸斟量，不得膿，即與食肉膏散，著鋭頭內癰口中。如體氣熱歇，即服木占斯散。五日後癰欲著痂者，即服排膿內塞散。

凡癰破之後，便綿惙欲死，內寒外熱，闕文腫自有似癰而非者，當以手按腫上無所連，乃是風毒耳，勿針之，宜服升麻湯，外摩膏。破癰口，當令上留三分，近下一分針之。務令極熟，熟便不痛。破後敗壞不瘥者，作猪蹄湯洗之，日二，夏用二日，冬用六七日。用湯半劑亦可。夫癰壞後有惡肉者，宜猪蹄湯洗去穢，次敷蝕肉膏散；惡肉盡後，敷生肉膏散，及摩四邊，令好肉速生。當斷絶房室，忌風冷，勿自勞煩。待筋脈平復，乃可任意耳。緣新肉易傷，傷則裹潰，潰則重發，發即難救，慎之慎之。白痂最忌。

凡諸暴腫，一一不同，無問近遠，皆服五香連翹湯，刺去血，小豆末敷之。其間數數以針刺去血。若失療已潰爛者，猶服五香湯及漏蘆湯下之，隨熱多少，依方用之，外以升麻湯搨洗熨之，摩升麻膏。若生息肉者，以白蔄茹散敷之，青黑肉去盡停止。好肉生，敷升麻膏。如肌不生，敷一物黄芪散。若敷白蔄茹，青黑惡肉不盡者，可以漆頭蔄茹散半錢，和白蔄茹散三錢，稍稍敷之。其散各取當色單搗篩之，直爾成散用之。或身中忽有痛處，如遭打撲之狀，名曰氣痛。痛不可忍，遊走不住，發作有時。痛則小熱，痛定則寒。此皆由冬時受温氣，至春暴寒，風來折之，不成温病，乃作氣痛。宜先服五香連翹湯，摩丹參膏；又以白酒煎楊柳皮，及煖熨之。有赤氣點點者，即刺出血也。其五香連翹湯，及小竹瀝湯，可服數劑。勿以一劑未瘥便住藥，以爲無效，禍即至矣。中間用白薇散佳。又有氣腫痛，其狀如癰腫無頭，虚腫，色不變，但皮急痛，不得近手，亦須服此五香湯〔一〕，次白針瀉之，次與蒺藜散敷之。

胷中痛，短氣者，當入闇室中，以手指捺左眼，視若見光者，胷中有結癰；若不見光者，是瘭疽内發出也。

經云：氣宿於經絡中，氣血俱濇不行，壅結爲癰疽也。不言熱之所作，其後爲癰。又陽氣湊集，寒化爲熱，熱甚則肉腐爲膿也。又人體有熱，被寒冷搏之，而脈凝結不行，熱氣壅結成癰疽。方有灸法，亦有温治法。以其中冷未成熱之時，宜用冷藥貼敷之。治熱已成，以消熱，令不成膿也。赤色腫有尖頭者，藜蘆膏敷之。一云酢和蚌蛤灰塗，乾則易之。

余平生凡治癰疽，得效者，皆即記之。考其病源，多是藥氣所作，或有上世服石，遂令子孫多有此疾。食中尤不宜食面及酒蒜，及慎温牀厚被。能慎之者，可得終身無疾。此皆躬自驗之，故特論之也。

疔腫

夫稟形之類，須存攝養。將息失度，百病萌生。故四時代謝，陰陽遞興。此二氣，更相擊怒。當是時也，必有暴氣。夫暴氣者，每月之中，必有卒然大風大霧，大寒大熱，若不時避，人忽遇之，此皆入人四體，頓折皮膚，流注經脈，遂使腠理壅隔，榮衛結滯，陰陽之氣不得宣泄，變成癰疽疔毒惡瘡諸腫。至於疔腫，若不預

註〔一〕湯　原缺，據《千金》卷二十二癰疽補。

識，令人死不逮時。若著訖乃欲求方，其人已入木矣。所以養生之士，須早識此方。凡是瘡痍，皆無所逃。凡療疔腫，皆刺中心至痛，又刺四邊十餘下，令血出，去血敷藥，藥氣得入針孔中，佳。若不達瘡內，療不得力。

又其腫好著口中頰邊舌上，見赤黑如珠子，碜痛應心是也。是秋冬寒毒，久結皮中，變作此疾。不即療之，日夜根長，流入諸脈數道，如箭入身捉人，不得動搖。若不慎口味房室，死不旋踵。經五六日不瘥，眼中見火，神昏口乾心煩，即死也。

一曰麻子疔，其狀肉上起頭，大如黍米，色稍黑，四邊微赤，多癢，忌食麻子及衣布并入麻田中行。

二曰石疔，其狀皮肉相連，色烏黑如黑豆，甚硬，刺之不入。肉內陰陰微疼。忌瓦礫磚石之屬。

三曰雄疔，其狀頂頭黑黶，四畔仰瘡皰漿起，有水出色黃，大如錢孔，形高。忌房事。

四曰雌疔，其狀瘡頭稍黃，向裏黶，亦如灸瘡，四畔皰漿起，心凹色赤，大如錢孔。忌房事。

五曰火疔，其狀如湯火燒灼，瘡頭黑黶，四邊有皰漿起，如赤粟米。忌火炙爍。

六曰爛疔，其狀色稍黑，有白斑，瘡潰則有膿水流出，瘡形大小如匙面。忌沸熱食爛臭物。

七曰三十六疔，其狀頭黑浮起，形如黑豆，四畔起大赤色。今日生一，明日生二，後三日生三，乃至十。若滿三十六，藥所不能治；如未滿三十六者，可治。俗名黑皰。忌嗔怒蓄積愁恨。

八曰蛇眼疔，其狀瘡頭黑皮上浮，生形如小豆，狀似蛇眼大，體硬。忌惡眼人看。并嫉妬人見及毒藥。

九曰鹽膚疔，其狀大如匙面，四面皆赤，有黑粟粒起。忌食鹹。

十曰水洗疔，其狀大如錢形，或如錢孔大，瘡頭白，裏黑黶，汁出中硬。忌飲漿水水洗渡河。

十一曰刀鎌疔，其狀瘡闊狹如薤葉大，長一寸，左側肉黑如燒爍。忌刺及刀鎌切割。鐵刃所傷，可以藥治。

十二曰浮漚疔，其狀瘡體曲圓，少許不合，長而狹，如薤葉大，內黃外黑，黑處刺不痛，內黃處刺之則痛。

十三曰牛拘疔，其狀肉皰起，掐不破。

右十三種瘡，初起必先癢後痛，先寒後熱，熱定則寒，多四肢沉重，頭痛，心驚眼花，若大重者則嘔逆，嘔逆難治。其麻子疔一種，始末惟癢，所最忌者，不得犯觸，犯觸者即難療。其浮漚疔、狗疔兩種，無所禁忌，縱不療亦不能殺人，其狀寒熱與諸疔同，皆以此方療之，萬不失一。欲知犯觸之狀，但脊强瘡痛極甚，不可忍者是也。

瘡瘍全書

宋·竇漢卿

圍法貼紙訣

凡用圍藥，多加功夫攪千餘下，其藥自稠，輕手圍之，留孔必須如鵝子形狀。須用薄紙貼之，務要扯碎貼上，免致綳裂疼痛之苦。待圍藥略乾，再用調藥餘汁潤之，以助藥力。况藥乾不能入肌肉，借濕以通竅耳。

開刀手法

凡瘡瘍之起，疼痛固屬於心火，久而陽氣昇上，蒸肉化爲膿。若不原其膿之有無，遽爾開刀，則鮮血突出，膿何從來？致患者煎寒發熱，日夜疼痛，無法可止。可先將指頭按患上，隨手而起，四畔悉軟，觀其頭聚，擇尻神不犯吉日，將刀頭向上開之，方不致傷新肉。取出刀，再撚綿紙條潤油度之，使膿水齊會，半日扯出，則膿水易乾。外貼呼膿膏，四圍再用搜膿散敷之。

疔瘡總論

大抵疔瘡有十三種，而有青黄赤白黑，所以應五臟也。復有暑疔、火疔、氣疔、冷疔者，皆以其時候緩急浮實之異。但初發起，或先腫後痛，先寒後熱，四肢拘急沉重。强痛者，得證便發寒熱，瘡邊麻，漸至半身大痛應心，嘔逆自利，足冷至膝，四畔紫黑色，皆爲重證。惟麻子疔始末皆癢，其證候寒熱與諸疔瘡同，但覺背强其痛甚者，乃觸犯所致，即取枸杞根搗汁服之，彌佳。再狗屎白色者，得雨露之功，臭氣已去，加枸杞根和勻，絞取清汁服之，尤良。但有卒患喉痛，心寒熱，或腹痛惡寒發熱者，當預防生此疔證也。凡疔瘡多生口邊頰内，或舌上，赤黑點點如珠磣痛，應心者是也，不即治之，日夜根長，流入諸脈，如箭入身，不得動摇，經久五六日後，甚者毒氣入腹，眼中見火，神昏煩悶，嘔吐，恍惚如醉如痴，不可療矣。疔瘡有頭黑硬而凹者，瘡頭白而腫實者，瘡頭如豆垽色者，瘡頭鮮紅色者，瘡頭内有黑脈者，瘡頭紅赤而浮虚者，瘡頭如梔而黄者，瘡頭如金箔者，瘡頭如茱萸者，瘡頭如石榴子者；有初如風疹、粉刺，搔破入風則黄水出，其裏有赤黑脈而微腫者；肉中突起，如魚眼赤黑，慘痛徹骨者。結久皆爲爛瘡，瘡下深孔如大針穿物。初生時突起如釘，故名疔瘡，令人惡寒發熱，四肢强直而牽痛，一二日瘡變黑色，焦黑腫大，光起根硬，不可近，犯之則痛甚，甚則發於頭面手足骨節間者，此氣血聚會之所，宜急治之。有似灸瘡四邊泡漿者，但其瘡熟時膿水出瘡孔，如蜂窠病，易瘥也。此瘡惡證：眼黄面青舌黑，冷汗發渴，脚冷至膝下，不食自利，瘡冷不痛，嘔逆，瘡不起發，四畔不紅，瘡邊麻木，乾黑生刺，瘡邊紫黑色，磣痛應心，眼中見火，神昏煩悶，神思恍惚，猶如醉如痴者，皆難治也。試以針刺患人手足中指，不痛者難治。凡初生時，紅軟温和，忽然頂陷黑，謂之走黄，此證危矣，急服飛龍奪命丹、追疔奪命湯。其有發於太陽眼邊者，名曰釘腦疔，十死一生。《内經》以白疔發於右鼻，赤疔發於舌根，黄疔發於口唇，黑疔發於耳前，青疔發於目下。蓋取五色以應五臟，各有所屬部位而已。然或肩或腰或足，發無定處。如在頭面手足骨節間者甚急。

拔法

凡疔瘡之起，多發於嘴唇上邊，初如米大，或如粉刺，擠破，入湯火風氣，亦要變成疵瘡。疵瘡者，即疔之别名也。先用葱白同飛龍奪命丹五粒和嚼爛，熱酒半碗過下，以衣覆患上，略出汗爲妙。上午服藥，下午即將絶利磁鋒劃破瘡口十字，即摻飛龍奪命末在内，而外用蟾舌研爛，蟾肚底皮貼之，内服追疔湯劑。若發於鬚髮者，即剃去鬚髮，如前法治之。此法百發百中，活人多矣。凡發於頭面上者，切不可用冷藥敷之。若敷冷藥，趕熱毒惡戾之氣入於喉間，斷不能生矣。

各種疔

芝麻疔，用黑雲膏，或用紫花草敷瘡上。走注者，遍身疼不能轉動，服躅毒流氣飲、蟾酥丸。

氣疔，用勝金錠服蟾酥丸，外用紫花草敷之。

火疔，用勝金錠服蟾酥丸，紫花草敷瘡上。

冷疔者，高粱之變，風濕餘毒，天陰久冷，攻於膝下，傳於足太陰經。初生如米，漸成潰爛，其色如煤，敗血來侵，骨肉損壞，遂成大患。經年骨節疼痛，累歲不能生肌。先用艾葉、蛇牀子、紫蘇、豨薟草煎湯洗之，内服黄芪、白朮、蒼朮、當歸、白芍、連翹、生地之藥，外用隔紙膏貼之，節勞内省，亦可瘳矣。

魚臍疔，春用黑雲膏，夏用蟾舌膏，秋用桐淚膏，冬用勝金錠。

飛遊毒

此毒因榮衛受其肌熱，故生此疽。赤腫走注不定，用温水洗患處，用三稜針刺毒上二三十針，或磁鋒砭之亦妙，隨用拔毒散敷之。

紅絲瘡

夫紅絲者，心腸積毒，氣血相凝，灌於經絡之間，發於肌膚之上，紅絲貫穿，如一紅綫，或疼或癢，皆由風熱相乘而生，如箭之速，若行至心間即死。急當頭以磁鋒刺破，擠出毒血；其紅絲之中再刺之，方絶其根。

急用當歸、連翹解毒之劑治之。須戒酒數日。

河間六書　金·劉完素

總論

瘡瘍者，火之屬，須分内外以治其本。《内經》曰：膏粱之變，足生大疔。其原在裏，發於表也。受持如虛，言内結而發諸外，未知從何道而出，皆是從虛而出也。假令太陽經虛，從背而出；少陽經虛，從鬢而出；陽明經虛，從髭而出；督脈經虛，從腦而出。經曰：地之濕氣，感則害人皮膚筋脈。其在外，盛則内行。若其脈沉實，當先疎其内以絶其原也。其脈浮大，當先托裏，恐氣傷於内也。有内外之中者，邪氣至盛，遏絶經絡，故發癰腫。經曰：榮氣不從，逆於肉理，乃生癰疽。此因失托裏，及失疎通，又失行榮衛也。治瘡之大要，須明托裏、疎通、行榮衛三法。托裏者，治其外之内；疎通者，治其内之外；行榮衛者，治其中也。内之外者，其脈沉實，發熱煩躁，外無焮赤痛，其邪氣深於内也，故先疎通以絶其原。外之内者，其脈浮數，焮腫在外，形證外顯，恐邪氣極而内行，故先托裏。内外之中者，外無焮惡之氣，内亦臟腑宣通，知其在經，當和榮衛也。用此三法之後，雖未差，必無變證，亦可使邪氣峻減而易痊愈。故經曰：諸痛癢瘡瘍皆屬心火。又曰：知其要者，一言而終；不知其要，流散無窮。

《素問》云：痛癢瘡瘍，癰腫疽疹，瘤氣結核，怫鬱甚者皆熱。五臟不和，九竅不通；六腑不和，留結爲癰。近於火氣，微熱則癢，熱甚則痛，附近則灼而爲瘡，皆火之用也。人之瘡腫，因内熱外虛所生也。爲風濕之所乘，則生瘡腫。然肺主氣，候於皮毛，脾主肌肉，氣虛則膚腠開，爲風濕所乘，脾氣濕而内熱，即生瘡也。腫者，由寒熱毒氣，客於經絡，使血濇而不通，壅結成腫。風邪不作，即無頭無根。寒血相搏作者，即有頭有根。壅盛則爲膿，赤根腫則風氣流潰也。瘡以痛癢，痛則爲實，癢則爲虛。非虛爲寒也，正謂熱之微甚也。癢則美疾也。故火旺於夏，而萬物蕃鮮榮美也。炙之以火，漬之以湯，而其癢轉甚者，微熱之所使也。癢去者，謂熱令皮膚縱緩，腠理開通，陽氣得泄，熱散而去。或夏熱皮膚癢，而以冷水沃之，其癢不去，謂寒能收斂，腠理閉密，陽氣鬱結，不能散越，怫熱内作故也。瘡瘍皆爲火熱，而反腐出膿水者，猶穀肉果菜，熱極則腐爛而潰爲污水也。潰而腐爛者，水之化也。癰淺而大，疽深而惡，熱勝血則爲癰膿也。瘍有頭，小瘡也。疹浮而小，癮疹也。瘤氣赤瘤丹熛，熱勝氣，火之色也。

人近火氣，微熱則癢，熱甚則痛，附近則灼而爲瘡，皆火之用也。或癢痛如針輕刺者，猶飛迸火星灼之然也。癢者，美疾也。炙之以火，漬之以湯，而癢轉甚者，微熱之所使也。因而癢去者，熱令皮膚縱緩，腠理開通，陽氣得泄而熱散也。或夏熱皮膚癢，以冷水沃之不去者，寒能收斂，腠理閉密，陽氣鬱結，不能散越，怫熱内作故也。癢得爬而解者，爬爲火化，微則亦能令癢，甚則癢去者，爬令皮膚辛辣而屬金化，辛能散，故金化見則火力分而解矣。或云痛爲實癢爲虚者，非謂虚爲寒也，正謂熱之微甚也。或疑瘡瘍皆屬火熱，而反腐爛出膿水者，何也？猶穀肉果菜，至於極熱，則腐爛而潰爲污水也。潰而腐爛者，水之化也。所謂五行之理，過極則勝己者反來制之，故火熱過極則反兼於水化，又如鹽能固物，令不腐爛者，鹹寒水化，制其火熱使不過極，故得久固也。萬物皆然。

東垣十書　元・李杲

總論

膏粱之變，亦是滋味過度，榮氣不從，逆於肉理，乃生癰腫。榮氣者，胃氣也。飲食入於胃中，先輸於脾而朝於肺，肺朝百脈，次及皮毛，先行陽道，下歸五臟六腑，而氣口成寸矣。今富貴之人，不知其節，法酒肥羊，雜以厚味，積久太過，其氣味俱厚之物，乃陽中之陽，不能走於空竅而先行陽道，今反行陰道則濕氣大盛，子令母實，火乃大旺，實熱既盛，必來剋腎。若不慎房事，損其真火，則水泛而濕熱之化上行，其瘡必出背上及腦，此爲大疔之最重者。若毒氣出肺，或脾胃之部分，毒之次也。若出於他經，又其次也。濕熱之毒所止處，無不潰爛。故經言膏粱之變，足生大疔，受如持虛者，如持虛器以受物，則無不受矣。治大疔之法，必當瀉其榮氣。以標本言之，先受病爲本，非苦寒之劑爲主爲君，不能除其苦楚疼痛也。諸瘡瘍有痛，往往多以乳香、沒藥，雜以芳香之藥止之，必無少減之理，此其悮也。若使經絡流通，臟腑中去其壅滯，必無痛矣。痛則以苦寒之劑除之，無不愈者。瘡瘍食肉，與自殺無異，法當瀉氣而反補之故也。

用藥加減法

發背疔腫膿潰，前後虛而頭痛者，於托裏藥内加五味子。恍惚不寧，加人參、茯神。虛而發熱者，加地黄、栝蔞根。潮熱者，加柴胡、地骨皮。渴不止者，加知母、赤小豆。虛煩者，加枸杞、天門冬。自利者，加厚朴。膿多者，加當歸、川芎。痛甚者，加芍藥、乳香。肌肉遲生者，加白斂、官桂。有風邪者，加獨活、防風。心驚悸者，加丹砂。口目瞤動者，加羌活、細辛。嘔逆者，加丁香、藿葉。痰多者，加半夏、陳皮。

丹溪心法 元·朱震亨

總論證治

癰疽只是熱勝血。

六陽經六陰經，有多氣少血者，有少氣多血者，有多氣多血者，不可一概論也。若夫要害處，近虛怯薄處，前哲已曾論及，惟分經之言未聞。諸經，惟在少陽厥陰經生癰疽，理宜預防，以其多氣少血，肌肉難長，瘡久未合，必成死證。遽用驅毒利藥，以伐其陰分之血，禍不旋踵。

陽滯於陰，脈浮洪弦數；陰滯於陽，脈沉細弱濇。陽滯以寒治之，陰滯以熱治之。

人中年以後，不可生癰。才有痛腫，參之脈證，但見虛弱，便與滋補氣血，可保終吉。若用尋常驅熱拔毒舒氣之藥，虛虛之禍，如指諸掌。

內托之法：河間治腫焮於外，根盤不深，形證在表，其脈多浮，病在皮肉，非氣盛則必侵於內，急須內托以救其裏，宜復煎散除濕散鬱，使胃氣和平。如或未已，再煎半料飲之。如大便秘及煩熱，少服黃連湯。如微利及煩熱已退，却與復煎散半兩。如此使榮衛俱行，邪氣不能內傷也。然世俗多用排膿內補十宣散，若用之於些小瘡與冬月時令即可，若潰瘍於夏月用之，其桂、朴之溫散，佐以防風、白芷，吾恐雖有參、芪，難爲倚仗。

瘡先發爲腫，氣血鬱積，蒸肉爲膿，故其痛多於瘡之始作時也。膿潰之後，腫退肌寬，痛必漸減而反痛者，此爲虛，宜補。亦有穢氣所觸，宜和解。風寒逼者，宜溫散。

加味十全湯，治癰疽後補氣血，進飲食，實爲切要。蓋膿血出多，陰陽兩虛，非此藥何以回生起死？惜其不分經絡，不載時令，又在識者觸類而長之。今之外科，於瘡瘍腫平痛寬，遂以爲安，漫不加省，往往於結痂後兩三月或半年，虛證乃見。醫者不察，病者不悟，無補益調養之功，因而轉成他病者，惜哉！予治一士夫因脚弱求診，兩手俱浮洪稍鼓，飲食如常，惟言問不答，肌上起白屑如麩片。時在冬月，予作極虛處治。詢其弟，乃知半年前曾於臂背腿三處，自夏至秋冬，節次生疽，率用五香連翹湯、十宣散與之，今結痂久矣。予爲作參芪白朮當歸膏，以二陳湯化飲之。三日後盡藥一斤，白屑沒者大半。病者自喜，呼吸有力，補藥應效以漸，而病家反怨藥不速應，自作風病論治。煉青礞石二錢半，以青州白丸子作料，煎飲子頓服之。予諫之不聽，因而不救，書以警云。

痛證

諸瘡痛不可忍者，用苦寒藥加黃連、黃芩，詳上下根梢用及引經藥則可。又云：諸瘡以當歸、黃連爲君，連翹、甘草、黄芩爲佐。

諸痛癢瘡瘍屬火。若稟受壯盛，宜四物加大承氣湯下之。若性急面黑瘦血熱之人，因瘡而痛，宜四物加黄連、黄芩、大力子、甘草。在下焦者，加黄蘗。若肥胖之人，生瘡而痛，乃是濕熱，宜防風、羌活、荆芥、白芷、蒼朮、連翹，取其風能勝濕。

諸瘡藥：膿窠，治熱、燥、濕爲主，用無名異；乾疥，開鬱爲主，用茱萸。蟲瘡如癬狀，退熱殺蟲爲主，蕪荑、黑狗脊、白礬、雄黄、硫黄、水銀。殺蟲，樟腦、松香。頭上多，加黄連、方解石、蛇牀，定癢殺蟲。松皮炭主膿腫，多者加白芷開鬱。痛多，加白芷、方解石。蟲多，加藜蘆、盤蝥。癢多，加枯礬。陰囊瘡，加茱萸。濕多，香油調。乾癢出血多，加大黄、黄連、猪脂調。紅色加黄丹，青色加青黛。蟲多，加錫灰、蕪荑、檳榔。

疔瘡

疔，用針刀鏃破頭上，以蟾酥敷之，後用菉豆、野菊，莎末酒調，飲醉睡覺，即定痛熱除，不必去疔，自愈也。

治一切疔瘡，用紫梗菊花，根莖葉皆可，研碎取汁，滴口中飲之。

古今圖書集成醫部全録卷三百六十

外科癰疽疔毒門

外科精義 元·齊德之

診候入式法

夫醫者，人之司命也。脈者，醫之大業也。蓋醫家苟不明脈，則如冥行索途，動致顛覆矣。夫大方脈、婦人、小兒風科，必先診視後，對證處藥。獨瘡科之流，多有不診其脈候，專攻治外，或有證候疑難，别召方脈診察，於瘡科之輩，甘當淺陋之名。噫！其小哉如是！原夫瘡腫之生，皆由陰陽不和，氣血凝滯，若不診候，何以知陰陽勇怯血氣聚散耶？由是觀之，則須信療瘡腫於診候之道，不可闕也。歷觀古今治療瘡腫方書甚多，其間診候之法，略而未詳，比夫諸科，甚有滅裂。愚雖不才，輒取《黄帝素問》、《難經》、《靈樞》、《甲乙》及叔和、仲景、扁鵲、華佗、《千金》、《外臺》、《聖惠》、《總録》古今名醫諸家方論之中，診候瘡腫之説，簡編類次，貫成篇帙。首載診候入式之法，次論血氣色脈參應之源，後明脈之名狀，所主證候及瘡腫逆從之方，庶使爲瘡腫科者，覽此則判然可曉，了無疑滯於胷次，一朝臨疾，診候至此，則察逆從，決成敗，若黑白之易分耳。

榮衛色脈參應之法

夫天地之道曰陰與陽，陰陽在人曰血與氣。蓋血者榮也，氣者衛也。榮者榮於中，衛者衛於外。所以榮行脈中，衛行脈外。脈者，血氣之先也。血非脈則焉能榮於中？氣非脈則焉能衛於外？二者相資而行，内則通於五臟六腑十二經絡，外則濡於九竅四肢百節萬毛，晝夜循行，如環無端，以成其度，會於寸口，變見於脈。故曰：氣血者，人之神也。脈者，氣血之神也。所以治病之始，五決爲紀。蓋五決者，五臟之色脈也。脈應於内，色應於外，其色之與脈，當相參應。故曰，能合色脈可以萬全也。凡爲醫先須調明色脈，若於此不精，雖聰慧辯博，亦不足委也。

論持手訣消息法

夫診候脈法，常以平旦爲紀。陰氣未散，陽氣未動，飲食未進，血氣未亂，經脈未隆，絡脈調匀，故乃可診有過之脈。若遇倉卒患病，不拘此論。《内經》所謂持脈有道，以虚靜爲保，但可澄神靜慮，調息凝心，視精明，察五色，聽音聲，問所苦，方始按寸尺，別浮沉，以此參照，可決生死之分矣。復觀患人身形長短肥瘦，老少男女，性情緩急，例各不同。故曰：形氣相得者生，三五不調者病。謂如室女尼冠脈當濡而弱，嬰兒孺子之脈細而疾，三四歲者，呼吸之間脈當七八至爲平，比夫常人特不同耳。大抵男子先診左手，女子先診右手。男子左脈大則順，女子右脈大則順。大凡診脈，先以中指揣按掌後高骨，骨下爲關，得其關位，然後齊下左右兩指。若臂長人踈排其指，若臂短人密排其指。三指停穩，先診上指曰寸口，浮按消息之，中按消息之，重按消息之，上竟消息之，下竟消息之，推而外之消息之，推而内之消息之，然後先關後尺消息之，一一類此。若診得三部之中，浮沉滑濇，遲疾不調，何病所主，外觀形色，内察脈候，參詳處治，以忠告之。不可輕言談笑，亂説是非，左右瞻望，舉止忽略，此庸醫也。

三部所主腑臟病論

夫診候之道，醫者之難精也，若非燈下辛苦，勤於記誦，參師訪友，晝夜不遑，造次顛沛，寤寐俯仰，存心於此，安能知神聖之妙哉？古人曰：按其脈，知其疾，命曰神，以悟其探賾索隱之妙也。又曰：切其脈，治其病，謂之巧，以明其指別之功也。蓋三指相去毫釐之近，主病若千里之遠。觀夫指別之功，世人固以爲難，命曰神，豈容易可至哉？嘗考於經，脈有三部，寸關尺也，從魚際至高骨，却行一寸曰寸，從寸上一分曰魚際，從寸至尺曰尺澤，寸後尺前爲關，關前爲陽，即寸口也。關後爲陰，即尺脈也。陽出陰入，以關爲界。寸主上焦頭手皮毛，關主中焦腹及腰，尺主下焦小腹及足，此三部所主之大略也。左右兩手三部，謂之六脈也。又有人迎、氣口、神門，所主又各不同。蓋左手關前曰人迎，右手關前曰氣口，兩關之後一分，即曰神門。故脈法讚曰：肝心出左，肺脾出右。腎與命門，俱出尺部。魂魄穀神，皆見寸口。所謂左手關前，心之部也，其經手少陰，與手太陽爲表裏，小腸合爲腑。左手關上，肝之部也，其經足厥陰，與足少陽爲表裏，膽合爲腑。左手關後，腎之部也，其經足少陰，與足太陽爲表裏，膀胱合爲腑。右手關前，肺之部也，其經手太陰，與手陽明爲表裏，大腸合爲腑。右手關上，脾之部也，其經足太陰，與足陽明爲表裏，胃合爲腑。右手關後，命門之部也，其經手厥陰，與手少陽爲表裏，三焦合爲腑。此謂六部所主臟腑十二經之義也。又脈要精微論曰：尺內兩旁，則季脅也。尺外以候腎，尺裏以候腹。中附上，左外以候肝，內以候膈，右外以候胃，內以候脾。上附上，右外以候肺，內以候胷中，左外以候心，內以候膻中，前以候前，後以候後。上竟上者，胷喉中事也。下竟下者，小腹腰股膝脛足中事也。粗大者，陰不足陽有餘，爲熱中也。來疾去徐，上實下虛，爲厥顛疾；來徐去疾，上虛下實，爲惡風也。故中風者，陽氣受也。有脈俱沉細數者，少陰厥也。沉細數散者，寒熱也。浮而散者爲眴仆。諸浮而數者，皆在陽，爲熱，其有躁者在手。脈諸細而沉者，皆在陰，則爲骨痛，其有靜者在足。數動一代者，病在陽之脈也，泄及便膿血。諸過者，切之濇者陽氣有餘也，滑者陰氣有餘也。陽氣有餘爲身熱無汗，陰氣有餘爲多汗身寒。陰陽有餘，則無汗身寒。推而外之，內而不外者，有心腹積也。推而內之，外而不內者，身有熱也。推而上之，上而不下者，腰足清也。推而下之，下而不上者，頭項痛也。按之至骨脈氣少者，腰脊痛而身有痹也。已上諸疾，若非指明心了，烏可得而盡其妙也？又平人氣象論曰：一呼脈再動，一吸脈亦再動，呼吸定息，脈行五動，閏以太息，不大不小，不長不短，不滑不濇，不浮不沉，不遲不數，命曰平人。平人者，不病也。蓋平人之常氣稟乎胃。胃氣者，平人之常氣也。所以人常稟氣於胃，故脈以胃氣爲本也。《正理論》曰：穀入於胃，脈道乃行。《靈樞經》云：胃爲水穀之海也。又曰：脈應四時曰平。信夫四時之脈，皆以胃氣爲本，謂春弦、夏洪、秋毛、冬石。春之脈微弦曰平。餘皆倣此。逆四時則病矣。若診婦人之脈，妊身則慎勿亂投湯散。其婦人之脈，診得少陰脈動甚，則有子也。又曰：陰搏陽別，有子也。又曰：身汗而無脈者，即有妊也。治重身者，問其月事，觀其體貌，然後主治，不可忽也。又經曰：察色按脈，先別陰陽。蓋陰陽者，天地之道也。是以治病者，必求其本，本於陰陽寒暑四時五臟之根也。以脈言之，則浮沉也。以部言之，則尺寸也。經故云：脈者陰陽之法，以應五臟。是謂呼出心與肺，吸入腎與肝，呼吸之間，脾受穀味，其脈在中也。以浮沉論之，則曰浮者陽也，沉者陰也。應在臟腑，則浮而大散者心也，浮而短濇者肺也，所以心肺俱浮也。牢而長者肝也，按之而大，舉指來實者腎也，所以肝腎俱沉也。遲緩而長者脾也，脾爲中州，所以脈在中也。仲景曰：大、浮、數、動、滑，皆陽也；沉、濇、弱、弦、微，皆陰也。陽者熱也，陰者寒也。所以寒則脈來沉而遲，熱則脈來浮而數。故曰諸數爲熱，諸遲爲寒。無如此驗也。《脈經》曰：諸浮爲風，諸緊爲痛，諸伏爲聚，諸弦爲飲，芤者失血，長則氣治，短則氣病，濇則煩心，大則病進，浮爲在表，沉爲在裏，遲爲在臟，數爲在腑。又形壯脈細，少氣不足以息者危。形瘦脈大，胷中氣多者斃。形氣相得者生，三五不調者病。三部九候皆相失者死。此先聖診脈之大法也。故曰：凡治病則察其形氣色澤治之，無後其時也。所以形氣相得者生，色澤以浮者病易已，脈從四時者可治，脈弱以滑者是有胃氣，此皆易治也。若形氣相失，或色夭不澤，及脈逆四時，或脈實益堅，皆不可治。經所謂必察四難而明告之。又若病熱脈靜，泄而脈大，脱血脈實，汗後脈躁，此皆難治也。若瘡疽之人，膿血大泄，脈滑數者，難治也。凡出膿多，或如清泔，脈滑大散，寒熱發渴者，治之無功也。若患肺瘡者，欬嗽膿血，脈見洪滑，治之難痊矣。大凡診脈見浮數，應當發熱而反惡寒，雖頭項拘急，四肢煩痛，或復戰慄渴甚者，但有痛處，欲發瘡腫也。

脈證名狀二十六種所主病證

夫脈之大體二十六種，此診脈之紀綱也。細而論之，毫釐少差，舉治必遠。總而言之，逆從虛實陰陽而已。兩者議之，以要其中。謹於諸家脈法中，撮其機要，翦去繁蕪，載其精義。

浮脈之診，浮於指下，按之不足，舉之有餘，再再尋之，狀如太過，瞥瞥然見於皮毛間。其主表證，或爲風，或爲虛。浮而大散者心也，浮而短濇者肺也，浮而數者熱也。浮數之脈應發熱，其不發熱而反惡寒者，瘡疽之謂也。

洪脈之診，似浮而大，舉按皆泛泛然滿三部，其狀如水之洪流，波之涌起。其主血實積熱瘡腫。論曰：脈洪大者，瘡疽之病進也。如瘡疽結膿未成者，宜下之。膿潰之後，脈見洪大則難治，若自利者，不可救治也。

滑脈之診，實大相兼，往來流利如珠，按之則累累然滑也。其主或爲熱，或爲虛，此陽脈也。瘡疽之病，膿未潰者，宜内消也。膿潰之後，宜托裏也。所謂始爲熱而終爲虛也。

數脈之診，按之則呼吸之間，動及六至，其狀似滑而數也。若浮而數則表熱也，沉而數則裏熱也。又曰：諸數爲熱。仲景曰：脈數不時見，則生惡瘡也。又曰：肺脈洪數則生瘡也。診諸脈洪數者，裏欲有膿結也。

散脈之診，似浮而散，按之則散而欲去，舉之則大而無力。其主氣實而血虛，有表無裏。瘡腫膿潰之後，而煩痛尚未痊退者，診其脈洪滑粗散，難治也，以其正氣虛而邪氣實也。又曰：肢體沉重，肺脈大則斃，謂浮散者也。

芤脈之診，似浮而軟，按之中央空，兩邊實。其主血虛或爲失血瘡腫之病。診得芤脈，膿潰後易治，以其脈病相應也。

長脈之診，按之則洪大而長，出於本位。其主陽氣有餘也。傷寒得之，欲汗出自解也。長而緩者，胃脈也，百病皆愈，謂之長則氣治也。

牢脈之診，按之則實大而弦，且沉且浮，而有牢堅之意。若瘰癧結腫，診得牢脈者，不可内消也。

實脈之診，按舉有力而類結曰實。經曰：邪氣勝則實，久病則虚。人得此最忌。瘡疽之人得此，宜急下之，以其邪氣與臟腑俱實故也。

弦脈之診，按之則緊而弦，其似緊者爲弦，如按弦而不移，緊如内繩而轉動，以此爲異。春脈浮弦而平，不時見則爲飲爲痛，主寒主虚。瘡疽論曰：弦洪相搏，外緊内熱，欲發瘡疽也。

緊脈之診，似弦而緊，按之如繩而轉動，其主切痛積癖也。瘡腫得之，氣血沉濇也，亦主痛也。

濇脈之診，按之則散而復來，舉之則細而不足。脈濇則氣濇也，亦主血虚。瘡腫潰後，得之無妨也。

短脈之診，按舉則不及本位。《内經》曰：短則氣病，以其無胃氣也。諸病脈短，皆難治也。瘡腫脈短，真氣短也。

細脈之診，按之則縈縈如蜘蛛之絲而欲絶，舉之如無而似有，細而微，其主亡陽衰也。瘡腫之病，脈來細而沉時直者，裏虚而欲變證也。

微脈之診，按之則軟小而極微，其主虚也。真氣復者生，邪氣勝者危。瘡腫之病潰後，脈微而匀，乃爲瘥也。

遲脈之診，按舉來遲，呼吸定息，方得三至，其狀似緩而稍遲。痼疾得之則善，新疾得之則正氣虚憊，瘡腫得之潰後自痊。

緩脈之診，按舉似遲，而稍駛於遲。仲景曰：陽脈浮大而濡，陰脈浮大而濡，陰陽同等謂之緩。脈見長緩，百疾自瘳。凡諸瘡腫潰後，其脈濇遲緩者皆易愈，以其脈候相應，是有胃氣也。

沉脈之診，舉之不足，按之方見，如爛綿，其主邪氣在臟也。水氣得之則逆，此陰脈也。瘡腫得之，邪氣深也。

伏脈之診，比沉而伏，舉之則無，按之至骨方得，與沉相類而邪氣益深矣。

虚脈之診，按之不足，遲大而軟，輕舉指下，豁然而空。經曰：脈虚則血虚，血虚生寒，陽氣不足也。瘡腫脈虚，宜托裹和氣養血也。

軟脈之診，按之則如帛在水中，極軟而沉細，亦謂之濡。其主胃氣弱。瘡腫得之，補虚排膿托裹。

弱脈之診，似軟而極微，來遲而似有。仲景曰：微弱之脈，綿綿如瀉漆之絶，其主血氣俱虚，形精不足。大抵瘡家沉遲濡弱，皆宜托裹。

促脈之診，按之則去來數，時一止而復來。仲景曰：陽盛則促，主熱蓄於裹也，下之則和。瘡腫脈促，亦急下之。

結脈之診，按之則往來遲緩，時一止而復來。仲景曰：陰盛則結。經曰：促結則生，代則死。

代脈之診，按之則往來，動則中止不能自還，因而復動者，曰代脈也。代者氣衰也，諸病見之不祥。大凡瘡腫之病，脈促結者，難治，而況見代脈乎？

動脈之診，見於關上，無頭尾如豆大，厥厥然而動搖者是也。《脈經》曰：陰陽相搏，故謂之動。動於陽則陽氣虚而發厥，動於陰則陰氣虚而發熱。是陽生於尺而動於寸，陰生於寸而動於尺，不可不辨也。

三部脈所主證候

夫寸關尺者，脈之位也。浮沉滑濇，脈之體也。奠位分體指文語證者，診脈之要道也。《脈經》曰：大凡診候兩手三部脈滑而遲，不浮不沉，不長不短，去來齊等者，無病也。

寸口脈浮者傷風也，緊者傷寒也，弦者傷食也。浮而緩者，中風也。浮而數者，頭痛也。浮而緊者，膈上寒，脅下冷飲也。沉而緊者，心下寒而積痛。沉而弱者，虚損也。緩而遲者，虚寒也。微弱者，血氣俱虚也。弦者，頭痛心下有水也。雙弦者，兩脅下痛也。偏絶者，不遂也。俱絶者，不治也。濈濈如羹上肥者，陽氣微也。連連如蜘蛛絲者，陽氣衰也。

關主中焦胷腹中事。去來徐而緩者，無病也。浮者，腹滿而不欲食，胃虚脹也。滑者，客熱在胃也。數者，熱結中焦也。沉伏者，中焦水氣或嘔逆而吞酸也。弱者，胃氣虚也。雖有虚熱，不可大攻，須防熱去則生寒也。

牢而實者，腹滿響響，噎塞而不通，或復大痛濇者，氣逆也。芤則瀉血。濇堅大實，按之不減而有力者，中焦實，有結伏在胃也。微浮者，積食不消，蛔動心悸也。

尺主下焦腰腎膝脛足中事也。尺脈浮者，風熱小便難也。沉者，腰背痛而腎氣不足。數者，臍下熱痛，小便赤色而惡寒也。遲者，下焦寒而陰虚也。緊者，臍下小腹急痛也。緩者，脚弱下腫而痿痹也。弱者，下冷而腎氣衰也。軟者，脚不收而風痹小便難也。伏者，小腹痛而疝瘕，穀不化也。細者，溏泄而下冷也。芤者，小便濇而血下虚也。牢而小者，足膝寒痹，脚下隱隱疼痛也。細而急者，筋攣不能行也。來而斷絶者，男子小腹有滯氣也，婦人月水不利也。

三部脈所主雜病法訣

夫三部之中，俱見一脈，所主雜病，略而言之。《脈經》曰：陽邪來見浮洪，陰邪來見微細，水穀之邪來見實堅，寒癖之邪來見弦小。又曰：浮而滑者宿食也，短而滑者酒病也，遲而滑者脹滿也，洪而大者傷寒也，浮而數者傷風也，浮而急者飲食不消脾不磨也，沉而弦者寒氣結而陰痛也，浮而緩者皮膚不仁也，滑而散者癱瘓也，遲而緩者寒癥也，浮而濇者霍亂也，弱而濇者反胃也，緊而滑者吐逆也，短而數者心痛也，弦而數者爲瘧也，緊而急者尸遁也，實小而堅者病在内而冷也，浮滑而緊者病在外而熱也，短而急者病在上也，長而緩者病在下也，長而弦者病在肝也，滑而洪者病在心也，微而軟者病在脾也，浮而濇者病在肺也，沉而緊者病在腎也。又訣曰：諸浮爲風或爲虚也，諸緊爲痛或爲積也，諸濇爲痹，諸弦爲飲，諸數爲熱，諸遲爲寒，芤則爲失血，軟則爲虚。若脈沉沉澤澤四肢不仁者，亡祟也；或大而搦搦者，社祟也。若脈來乍大乍小乍短乍長者，鬼祟也。

將護忌慎法

大凡有瘡疽生，皆只如黍粟粒許大，其狀至微，人多不以爲急，此藴大患，宜速辨之，不可自忽。若能防致令膿血結聚，若因循慢忽，詢於庸醫，則必無危困矣。若能飽讀經書，之人，蓋患瘡疽之人，可不慎歟！死者十有八九矣，穿通臟腑，以致筋骨敗壞，不亦去道遠乎？束手待斃，委之於命，托命庸醫，任意措置，危殆立至。若用良醫，則可保痊愈。用醫之際，不可不擇，辨之何難！若能飽讀經書，

然後要久諳證候，湯藥熟嫺，洞明色脈，性情仁善，孝義忠信，臨事不惑，處治有決，方爲良醫，委用勿疑。於患人在病人自克，不可恚怒悲憂，叫呼忿恨，驕恣情性，信任口腹，馳騁勞役，惟宜清靜恬澹，耐煩爲宜。雞犬乳左右止息煩雜，切忌打觸器物，諸惡音聲，爭辨是非，呪駡鬬毆，及産婦婬男，體氣不潔，帶酒腥羶，勿令嗟呀驚怪話兒，孳畜禽獸，并須遠離。設或親友重意問疾者，可以預囑徐行低聲，款曲伺候，禮畢躬退，疑滯舊，引其遊賞宴樂，遠別親戚，牽惹情懷，但恐病人心緒悽愴，尤不可亂舉方藥，徒論虛實，惑亂患人，勤謹耐煩，不決，祇合方便省問，不可久坐多言，勞倦病人，深不方便。夫侍患者，宜須壽近中年，情性沉厚，飲食之間，仁慈智慧，全在調以粥藥，無失時節，勿令於患人左右彈指嗟咨，掩淚竊言，感激病人，甚不利便。慎勿嘗忌慎非細，不可不載。畜中勿食驢馬駝騾猪狗牛羖羊等，并雜魚龜鼈蝦蟹，及淹浥臭陳自死病倒之類，

慎勿嘗啖。飛禽之中，忌食鵝鴨鴻鷹雀鶴鴛鴦鷺鷥鳩鴿鴉鷄鴆，及能學人言者，慎勿食之。野獸之中，忌食獐鹿狐兎虎豹熊豺，及爪牙害人有毒蟲獸，并父母自本命生屬，忌慎勿嘗啖。菜蔬之中，忌食黃瓜茄子蘭香蕓薹胡荽生菜蓼芥菌瓠韭蒜葱薤，勿食之。果木之中，忌食桃杏棗栗李柰梨梅軟棗紅柿櫻桃胡桃榛松林檎及諸蟲蚛未熟之果，慎勿食之。若其瘡疽膿潰腫消，氣血虛弱，則可食羊肉鶴鶉蔓菁薑醬瓜薺蘿蔔及黃白粳米細米稀粥軟飯。若至肌肉漸生，思想滋味，則宜食白熟酥餅虀粥羹湯，熟軟温和，稀稠得中，製造如法，勿令太飽。此時猶忌饅頭蒸餅餺飥餛飩肉角煎餅，及炙煿燠熇煎炒鹹酸油膩脂肥魚肉。若至肌膚欲平，惡肉去盡，瘡口收斂之際，尚忌起立行步，揖待賓客，房酒宴會，嗔怒沐浴，登陟臺榭，運動肢體，寒暑勞倦。正宜調節飲食，保攝以待瘡瘢平復，精神如故，氣力完全，萬無所忌。百日内慎勿觸犯之。

論虛實法

夫瘡疽膿潰，腫毒浸展，證候危惡者，須辨虛實。况夫虛者難補，實者易瀉。補瀉之法，不可輕用。若或少差，利害甚大。然而虛實證多端，不可不辨。有瘡之虛實，有臟腑氣血上下真邪各有虛實，故不同也。分而言之，則腫起堅硬膿稠者，瘡疽之實也。腫下軟漫膿稀者，瘡疽之虛也。瀉痢腸鳴，飲食不入，嘔吐無時，手足并冷，脈弱皮寒，小便自利，或小便時難，大便滑利，聲音不出，精神不爽者，悉臟腑之虛也。大便硬，小便濇，飲食如故，腹滿膨脹，胷膈痞悶，肢節疼痛，口苦咽乾，煩躁多渴，身熱脈大，精神昏塞者，悉臟腑之實也。凡諸瘡疽，膿水清稀，瘡口不合，聚膿不赤，肌寒肉冷，自汗色脱者，氣血之虛也。腫起色赤，寒熱疼痛，皮膚壯熱，膿水稠粘，頭目運重者，氣血之實也。頭疼鼻塞，目赤心驚，咽喉不利，口舌生瘡，煩渴飲冷，睡語咬牙者，上實也。精滑不滯，大便自利，腰脚沉重，睡卧不寧者，下虛也。肩項不便，四肢沉重，目視不正，睛不了了，食不知味，音嘶色敗，四肢浮腫者，真氣之虛也。腫焮尤甚，痛不可近，積日不潰，寒熱往來，大便秘濇，小便如淋，心神煩悶，恍惚不寧者，邪氣之實也。又曰：真氣奪則虛，邪氣勝則實。又曰：諸痛爲實，癢爲虛也。又曰：診其脈洪大而數者實也，微細而軟者虛也。虛則補之，和其氣，托裏也。實則瀉之，疎利而自導其氣。《内經》謂：血實則決之，氣虛則掣引之。

辨淺深法

夫瘡候多端，欲辨淺深，直須得法。若不素知方論，而妄生穿鑿者，如大匠捨其繩墨，以意度量，安能中於規矩哉？嘗聞古人有言曰：多則惑，少則得。簡而論之，則瘡疽概舉有三：腫高而軟者發於血脈，腫下而堅者發於筋骨，肉皮色不相辨者發於骨髓。又曰：凡療瘡疽，以手按摇，瘡腫根牢而大者深也，根小而浮者淺也。又驗其人初生瘡之時，便覺壯熱惡寒，拘急頭痛，精神不寧，煩躁飲冷者，其患瘡疽必深也。若人雖患瘡疽，起居平和，飲食如故，其疾浮淺也。惡瘡初生，其頭如米粟，微似有痛癢，誤觸破之即焮展，覺有深意，速服犀角湯及漏蘆湯、通氣丸等，取通利疎暢，兼用浴毒湯溻漬之類。若浮淺者，紝貼膏求差。以此推之，淺深之辨，始終之要也。

辨膿法

夫瘡腫之疾，毒氣已結者，不可論内消之法，即當辨膿生熟淺深，不可妄開，視其可否，不至於危殆矣。凡瘡疽腫，大按之乃痛者膿深也，小按之便痛者膿淺也，按之不甚痛者未成膿也。若按之即復者有膿也，不復者無膿也。非也，必是水也。若發腫都軟而不痛者，血瘤也。發腫日漸增長而不大熱，時時牽痛者，氣瘤也。氣結微腫，久而不消，後亦成膿，此是寒熱所爲也。留積經久，極陰生陽，寒化爲熱，以此潰必多成瘻，宜早服内塞散以排之。諸癭瘤疣贅等，至年衰皆自内潰。若治之於年壯，可無後憂也。又凡療癰疽，以手掩其上，大熱者，膿成自軟也。若其上薄皮剥起者膿淺也，其腫不甚熱者膿未成也。若患瘰癧結核，寒熱發渴，經久不消者，其人面色痿黄，被熱上蒸，已成膿也。至於臟腑腸胃，内瘡内疽，其疾隱而不見，目既不見，手不能近，所爲至難，可以診其脈而辨之，亦可知矣。有患胃脘癰者，當候胃脈。人迎者，胃脈也。其脈沉細者，氣逆則甚，甚則熱聚胃口而不行，胃脘而爲癰也。若其脈洪數者，膿已成也。設脈遲緊，雖膿未就，已有瘀血也，宜急治之。不爾，則邪毒内攻，腐爛腸胃，不可救也。又肺癰論曰：始萌則可救，膿成即死。不可不慎也。久久欬膿如粳米粥者不治。嘔膿而止者，自愈也。又腸癰論曰：或遶臍生瘡，膿從瘡出者，有出臍中者，惟大便下膿血者，自愈也。

辨證法

夫瘡疽癰腫，其名甚多，載之紛紜，方書百緒，及至臨疾，治之無據，不知所以。《内經》曰：知其要者，一言而終；不知其要者，流散無窮。愚雖不才，姑揣其要而言之。熱發於皮膚之間，是以浮腫根小，至大不過二三分者，癤也。六腑積熱，騰出於外肌肉之間，其發暴甚，腫皮光軟，侵展廣大者，癰也。五臟風積熱攻焮於肌骨，風毒猛暴，初生一頭如痞瘟白焦枯，觸之應心者，疽也。夫癰瘍發於六腑，若燎原之火，外潰膚肉；疽生五臟，沉濇難療，若陶室之燧，内消骨髓。癰則易療，惟難將息而遲痊；疽則難療，易得痊復。夫癤與瘡初生，幷宜灸之，謂其氣本浮達，以導其熱令速暢也。疽則烙，不宜灸，謂其氣本深沉，須達其原也。凡瘡疽生於外，皆由熱毒蘊於内。明乎三者，腫毒丹瘮，可以類推矣。蓋皮膚微高起而肌厚，或痛或癢，移走無常者，謂之腫。有因風而得之者，有因風熱相搏而得之者，腫硬色白；因熱而得之者，腫焮色赤；因風熱相搏而得之者，久久不消。熱勝於風，若不即治，血不流通，與氣乘之，以成膿也。又曰：風多則癢，熱多則痛。此爲驗也。又有丹毒者，謂人身忽然變赤，如塗丹之狀，故謂之丹毒。世俗有云赤瘤。或因有瘡，誤而相觸，四畔焮赤，謂之瘡瘤。凡丹毒之疾，皆游走不定，狀如雲氣者是也，小兒得之最忌。百日之内，謂之胎瘤。以其氣血嫩弱，臟腑柔脆，難任鎌針，所以忌也。又頸腋之間而生結核，初如豆粒，或如梅李核，累累相連，歷歷三五枚，久久不消，以漸長大，或發寒熱者，謂之瘰癧。有風毒者得之於風，熱毒者得之於熱，氣毒者得之於氣，悉由風熱邪氣蘊結所成。證候不同，治之者亦各異矣。

辨善惡法

夫瘡疽證候，善惡逆從，不可不辨。從來醫瘡，概舉五善七惡，殊不知此特謂腸胃之内，臟腑瘡疽所論之證也。發背腦疽，別有善惡之證，載之於後。蓋七惡者：煩躁時嗽，腹痛渴甚，或泄痢無度，或小便如淋者，一惡也；膿血既泄，腫焮尤甚，膿色敗臭，痛不可近，二惡也；目視不正，黑睛緊小，白睛青赤，瞳子上看，三惡也；喘粗短氣，恍惚嗜臥，四惡也；肩背不便，四肢沉重，五惡也；不能下食，服藥而嘔，食不知味，六惡也；聲嘶色敗，唇鼻青赤，面目四肢浮腫者，七惡也。動息自寧，飲食知味，一善也；便利調勻，二善也；

膿潰腫消，水鮮不臭，三善也；神彩精明，語聲清亮，四善也；體氣和平，五善也。病有證合七惡，皮急緊而如善者；病有證合五善，而皮緩虚如惡者。夫如是者，豈淺識之所知哉？只知五善併至，則善無以加矣；七惡併至，見惡之極矣。愚意裁之，凡患瘡疽之時，五善之中，乍見一二善證，瘡亦回也；七惡之内，忽見一二惡證，宜深懼之。大抵證候瘡疽之發，虚中見惡證者，不可救也；實證無惡候者自愈。大凡膿潰之後，而煩疼尚未痊者，診其脈洪滑粗散者難療，微濇遲緩者易痊。此善惡之證，於診候之中亦可知也。發背腦疽及諸惡瘡，别有五逆之證者，白睛青黑面眼小，服藥而嘔，傷痛渴甚，髆項中不便，音嘶色敗者，是爲五逆。其餘熱渴痢嘔，蓋毒氣入裏，臟腑之傷也，當隨證以治之。

砭鎌法

夫上古製砭石大小者，隨病所宜也。《内經》謂針石、砭石、鑱針，其實一也。今時用鎌者，從《聖濟總録》丹毒論曰：法用鎌割出血。明不可緩也。又扁鵲云：病在血脈者，治之以砭石。此舉《素問》血實宜決之。又氣血形志論曰：形樂志樂，病生於内，治之以砭石。蓋砭石者，亦從東方來。爲東方之民，其病多瘡瘍，其法宜砭石。砭石之用，自有證候，非止丹瘤也。但見腫起色赤，游走不定，宜急鎌之。先以生油塗赤上鎌之，要在決泄其毒。然而此法不可輕用，忌其太深。《内經》所謂刺皮無傷肉。以其九針之用而各有所宜也。砭鎌之法，雖治瘡疽，不可輕用也。

貼熁法

夫瘡腫之生於外者，由熱毒之氣藴結於内也。蓋腫於外，有生頭者，有漫腫者，有皮厚者，有皮薄者；有毒氣深者，有毒氣淺者；有宜用温藥貼熁者，有宜用涼藥貼熁者；有可以乾换其藥者，有可以濕换其藥者。深淺不同，用藥亦異，是以不可不辨也。若瘡腫初生似有頭者，即當貼温熱藥，引出其熱毒，火就燥之義也。於四畔赤焮處，擣生寒藥貼熁之，折伏其熱勢，驅逐其邪惡，撲火之義也。夫生寒藥勢，氣力精全，性味雄健。或有療者，不本物理，皆通用藥草膏之類，其有勢力微者，是使羸瘦之人，敵其勇夫，不亦難乎！又有粗工不審逆從，便用寒藥敷貼，趁逐邪毒，復入於内，歸於肝心，十死八九矣。大抵敷貼之法，欲消散腫毒，血脈疎通，寒熱逆從斷其去就焉。苟使執方無權，安能散其鬱結，欲不成膿得乎？其腫皮厚者，以故軟布，或以紙花子塗藥敷貼之，待其藥乾換；腫皮薄者，即用疎紗或薄紙塗藥敷貼之，其藥未乾，即當換之。若至膿潰之後，即貼温肌生肉膏藥，要在逐臭腐，排惡汁，取死肌，生良肉，全藉温熱膏劑之力也。切勿用寒涼之藥，水調貼之。夫血脈喜温而惡寒，若著冷氣遏之，即血滯難瘥矣。

溻漬法

夫溻漬瘡腫之法，宣通行表，發散邪氣，使瘡内消也。蓋湯水有蕩滌之功。古人有論瘡腫初生，經一二日不退，即須用湯水淋射之。其在四肢者溻漬之，其在腰腹背者淋射之，其在下部委曲者浴漬之。此謂疎導腠理，通調血脈，使無凝滯也。且如藥二兩，用水爲二升，則煎取一升半，以淨帛或新綿蘸藥水稍熱，漬其患處，漸漸淋浴之。稍涼則急令再換，慎勿冷用。夫血氣得寒則凝濇，得熱則淖澤。日用五七次，病甚者日夜不住，或十數次，腫消痛止爲驗。此治瘡腫神良之法也。

針烙法

夫瘡疽之疾，證候不一。針烙之法，實非小端。蓋有淺有深，有遲有速，宜與不宜，不可不辨。蓋疽腫皮厚口小，腫多膿水出不快者，宜用針烙。癤皮薄，惟用針以決其膿血，不可烙也。如未成膿已前，不可以諸藥貼熁溻漬救療以待自消，久久不消，内潰成膿，即當棄藥，從其針烙。當用大針如似火箸，磨令頭尖，如棗核樣圓滿，用燈焰燒，須臾作炬，數搵油燒令赤，於瘡頭近下烙之。一烙不透，即須再烙令透，要在膿水易出，不假按抑。近代良醫，倉卒之際，但以金銀鐵鋌，其樣似針者，可通用之，實在泄其毒也。或只以木炭然火，猛燒通赤，蘸油烙之尤妙。烙後，實者撚髮爲纴，虚者以紙爲纴，於纴上蘸藥纴之，上以帛攤温熱軟粘膏藥貼之，常令滋潤，勿令燥也。夫瘡疽既作，毒熱聚攻，蝕其膏膜，肌肉腐爛，若不針烙，毒氣無從而解，膿瘀無從而泄，過時不烙，反攻其内，内既消敗，欲望其生，豈可得乎？嗟乎！此疾針烙取差，實爲當理。然忌太早，亦忌稍遲。嘗見粗工不審其證淺深，妄施針烙之法，或瘡深針烙淺，毒氣不得泄，以致内潰；或瘡淺針烙深，誤傷良肉，筋骨腐爛。或抑擦掀動，益加煩痛；或針之不當，别處作頭；或即時無膿，經久方潰，遂使痛中加痛，真氣轉傷。詳其所由，不遇良醫也。以此推之，凡用醫者，不可不擇。縱常醫療之得痊者，幸矣。

灸療法

夫疽則宜灸不宜烙，癰則宜烙不宜灸。丹瘤腫毒，宜溻漬之。腫皮光軟，則針開之，以泄其毒。治瘡之手法，殆不過此，而各有所宜。故《聖惠方》論曰：認是疽瘡，便宜灸之一二百壯，如菉豆許大。灸後覺似焮痛，經一宿，乃是火氣下徹腫内，熱氣被火導之，隨火而出，所以然也。若其瘡癢，宜隔豉餅子灸之，其餅須以椒薑鹽葱相和爛搗，捏作餅子，厚薄如折三錢以來，當瘡頭豉餅子上灸之。若覺太熱，即擡起，又按其上。餅子若乾，更换新者，尤佳。若其瘡痛，即須急灸，壯數多爲妙。若其膿已成者，慎不可灸，即便針開之，即得瘥也。若諸瘡經久不瘥，變成瘻者，宜用硫黄灸法灸之。其法硫黄一塊，可瘡口大小安之，别取少許硫黄於火上燒，用釵尖挑起點硫黄，令著三五遍，取膿水乾差爲度。若其發背初生，即宜上餅灸法，灸之。初覺背上有瘡，疼癢頗異，認是發背，可取淨土水和捻作餅子，徑一寸厚二分，貼著瘡上，以艾作炷灸之，一炷一易餅子。其瘡粟米大時，可灸七七炷。其瘡如錢許大，日夜不住灸，以瘥爲度。以上數法，并依本方一一親驗，所以載之。愚謂瘡醫自幼至老，凡所經驗，必須寫之。嘗記疳瘻惡瘡諸醫不驗者，取蝤蠐剪去兩頭，安瘡口上，以艾灸之，七壯一易，不過七枚，無不效者。又法用乞火婆蟲，灸之同前法，累驗之神效。人皆秘之，往往父子不傳。又法赤皮蒜搗爛，焊作餅子，一如豆豉餅子灸法，灸之彌佳。

內消法

夫瘡疽丹腫之生，皆由陰陽不調，榮衛凝濇，氣血不流之所生也。古人有言曰：陽滯於陰則生瘡，陰滯於陽則生疽，瘡疽之生，有內有外，內生於臟腑胷腹之中，外則生於膚肉筋骨之表，發無定處，夫鬱滯之本，則因血氣不流，蒸氣不能外達，留滯而成內熱，瘡疽所以生焉。若初覺氣血鬱滯，皮肉結聚，腫而未潰，特可疎滌風熱，通利臟腑一二行，徐次諸湯溻漬，即得內消矣。不然，則治之稍慢，毒熱不散，反攻其內，致令膿血之聚也。《內經》謂治病必求於本。蓋瘡疽本乎中熱之鬱結不通也，其風邪寒氣所聚也，治之宜溫熱之劑和血，令內消也。辨之有法，須認風寒則腫硬色白，熱毒則焮腫色赤，以爲異也。如有氣已結聚，不可論內消之法，宜用排膿托裏之藥，此皆先後之次也。

追蝕法

夫瘡瘍生於外，皆由積熱蘊於內，《內經》謂血熱肉敗，榮衛不行，必將爲膿，留於節腠，必將爲敗。蓋瘡疽膿潰爛之時，頭小未破，瘡口未開，或毒氣不出，疼痛難任者，所以立追蝕膿之方法，使毒外泄而不內攻，惡肉易去，好肉易生也。若其瘡紝，其血出不止者，則未可紝，於瘡上摻追蝕之藥，待其熟可紝方紝，若其瘡紝之痛應心根者，亦不可以强紝之，悮觸其瘡，其焮痛必倍，不無變證，不可不慎也。若瘡瘤膿成未破，於上薄皮剥起者，即當用破頭代針之劑安其上，以膏貼之，膿出之後，用搜膿化毒之藥，取效如神矣。若膿血未盡，便用生肌斂瘡之劑，欲其早愈，殊不知惡不盡，其瘡早合，後必再發，不可不慎也。

托裏法

夫瘡疽丹腫結核瘰癧，初覺有之，即用內消之法，經久不除，氣血漸衰，肌寒肉冷，膿汁清稀，毒不出，瘡口不合，成聚腫，不赤，結核無膿，外證不明者，幷宜托裏。膿未成者，使膿早成。膿已潰者，使新肉早生。血氣虛者，托裏補之。陰陽不和，托裏調之。大抵托裏之法，使瘡無變壞之證，凡爲瘡醫，不可一日無托裏之藥。然而寒熱温涼，煩渴利嘔，臨證宜審其緩急耳。

止痛法

夫瘡疽之證候不同，寒熱虛實，皆能爲痛。止痛之法，殊非一端。世人皆謂乳、沒珍貴之藥，可住疼痛，不知臨病制宜，自有方法。蓋熱病之痛者，以寒之劑折其熱，則痛自止也。寒邪之痛，以温熱之藥熨其寒，則痛自除矣。因風而痛者除其風，因濕而痛者導其濕。燥而痛者潤之，塞而痛者通之，虛而痛者補之，實而痛者瀉之。因膿鬱而閉者開之，惡肉侵潰者引之，陰陽不和者調之，經絡秘澀者利之。臨機應變，方爲上醫，不可執方而無權也。

用藥增損法

古人用藥，因病制宜，治不執方，隨病增損。療積聚補益，可用丸藥以從舊方，不加增損。蓋瘡疽危要之際，證候多種，安有執方之論？固可臨時加減，以從其法。只如發背腦疽惡疔瘡膿，潰前後虛而頭痛者，於托裏藥内加五味子。恍惚不寧，加人參、茯苓。虛而發熱者，加地黄、栝蔞根。往來寒熱幷潮熱者，加柴胡、地骨皮。渴不止者，加知母、赤小豆。大便不通者，加大黄、芒硝。小便不通者，加木通、燈草。虛煩者，加枸杞子、天門冬。自利者，加厚朴。四肢厥逆者，加附子、生薑。嘔逆者，加丁香、藿香。多痰者，加半夏、陳皮。膿多者，加當歸、川芎。痛甚者，加沒藥、乳香。肌肉遲生者，加白蘞、官桂。有風邪者，加獨活、防風。心驚怯者，加丹砂。口目瞤動者，加羌活、細辛。愚雖不才，自幼及老，凡治瘡疽，常依此法加減用藥，取效如神。後之學者，宜細詳焉。

權變通類法

夫瘡疽之病，治療多方。總而論之，各有所宜。補瀉淋溻，及敷掃貼熁，針鎌灸烙，用之不同。蓋知其道者，舉治必效。昧於理者，利害不無。嘗見以寒療熱，以熱療寒，古今之通論也。又有檢方療病，妄製加減，以意裁之，自以爲可。殊不知病有逆從，治有緩急，法有正權，方有奇偶，用有輕重。夫醫者意也，得其意然後能變通也。達其變通者，悟其道而省其理也，則左右逢其源矣。愚雖不才，略陳萬一。嘗見治寒以熱而寒彌甚，治熱以寒而熱彌熾者，何也？蓋不知五臟有陰陽之性，其可因其類而取之也。假如心實生熱者，當益其腎，腎水滋足，熱將自除。腎虚水寒當補心火，心火既降，寒將自除。此所謂寒之而熱者取之陰，熱之而寒者取之陽也。又寒因熱用，熱因寒用，要在通其理類而已。又聞微者逆之，甚者從之。何謂也？蓋治寒以熱，必凉而行之；治熱以寒，必温而行之。此亦欲其調和也。其間有正有權者，何也？蓋病有微有甚，微者逆治，理之正也；甚者從治，理之權也。然爲瘡科於補瀉汗下，標本逆從正權之理，烏可闕而不知也？大凡治療瘡疽之要法，曰初覺熱毒，發熱鬱結而作瘡疽，一二日宜先服五利湯，蕩滌邪氣，疎通臟腑，令内消也。古今湯法，謂切剉㕮咀如麻豆大，以猛火急煎，無令過熟，欲其速利也。次有丸散宣導血脈，漸次消磨，令緩散也；助以淋溻，調和榮衛，行經絡也。更當膏潤温養，兼磨敷四畔貼熁之藥，順其陰陽也。追蝕托裹，汗下調補，臨時制宜。淺深緩急，自有等差。男女貴賤，亦當别論。晉尚書褚澄曰：寡婦尼僧，異於妻妾，雖無房室之勞，而有憂思之苦，此深達其情者也。又仲景云：物性剛柔，餐居亦異，治亦不同也。所以黄帝興四方之間，岐伯舉四治之能。況病之新舊，形志樂苦，豈可執方無權，以求其愈疾哉？亦有瘡疽腫痛初生，一二日便覺脈沉細而煩悶，臟腑弱而皮寒，邪毒猛暴，恍惚不寧，外證深沉者，亦宜即當用托裹散，或增損茯苓湯，及温熱之劑以從治之。

論五發疽

夫五發者，謂癰疽發於腦背眉髯鬢是也。大概論之，分爲三等：一者疽也，二者癰也，三者癤也。夫疽初生如黍米大，癢痛有異，悞觸破之，即焮展四畔，赤腫沉悶，牽引脅肋疼痛；數日之後，漸覺肌膚壯熱，惡寒煩渴，腫暈侵展，熛漿汁出，積日不潰，抑之則流血。發於背者，謂之發背疽也。其發於腦者，爲腦疽也。其發於鬢眉鬚者，以類呼也。又有初生其狀無頭，腫闊三四寸，始覺注悶疼痛，因循數日，皮光微軟，甚則亦令人發熱惡寒，頭痛煩渴者，謂之發背癰也。又有初生一頭，色浮赤而無根，腫見於皮膚之間，大小一二寸者，癤也。三者之候，惟疽最重。此疾初生，皆由滋味與厚衣。衣服厚煖則表易招寒，滋味過多則五臟生熱。臟腑積熱則血脈不流，而毒氣凝滯，邪氣伏留，熱搏於血，血聚則肉潰成瘡，淺則爲癤，實則爲癰，深則爲疽矣。亦有因服金石發動而患此疾者，亦有平生不服金石藥而亦患此疾者。蓋由祖上曾服餌者，其毒氣流傳子孫。此病初生認是疽，則宜速療之。若氣實之人，急服五香連翹湯、漏蘆湯。若年未五十，少壯實者，可服五利大黃湯、化毒丸，取通利臟腑一二行，瘡頭上用追毒散之類，貼温熱膏劑。更溻腫湯、潰毒湯淋溻之，如此調治以待膿成，已前不可以諸藥救療，以安患人之心，慎勿惱觸著。至膿成敗潰，宜服五香湯，及内托裹散、茯苓湯、當歸托裹散之類。渴不止者，服竹葉黄芪湯、乳香散。勿爲大熱服大黄、朴硝苦寒之藥，若因服利藥而利不止者死矣。若瘡中惡肉未退，膿水不快者，即用追蝕之藥，或梃子紝之，上用鹿角散，以酢熬爲糊貼之。惡肉退去，好肉漸生，即用搜膿散翠霞散之類紝之。若瘡中毒氣未盡，慎勿早斂。若早上生肌之藥，縱得平復，必再發。其間調理次第，臨時制宜，兼將護忌慎之法耳。

總論

夫瘡腫之患，莫大乎癰疽，然而癰疽何以别之？經所謂榮衛稽留於經脈之中則濇不行，血脈不行則陽氣鬱遏而不通，故生寒熱穢毒之氣，騰出於外，畜結爲癰；久而不散，熱氣乘之，腐化爲膿。然而骨髓不焦枯，腑臟不傷敗，可治而愈也。何爲疽？五臟風毒積熱，毒熱熾甚，下陷肌膚，骨髓皆枯，血氣涸竭，其腫色夭，堅如牛領之皮，故命曰疽。癰者其腫皮薄以澤，此其候也。癰疽之生，有内有外，内生胷腹臟腑之中，外生膚肉筋骨之表。凡此二毒，發無定處而有常名。夫鬱滞之本，始於喜怒憂樂不時，飲食居處不節，或金石草藥之發動，寒暑燥濕之不調，内使陰陽之不平而蘊結，外使榮衛凝濇而腐潰。輕者起於六腑，浮達而爲癰，氣行經絡而浮也；重者發於五臟，沉濇而爲疽，氣行經絡而沉也。明乎二者，腫毒丹疹，可以類推矣。

疔瘡

夫疔瘡者，以其瘡形如丁蓋之狀者是也。古方論之，凡有十種。華元化載之五色疔，《千金方》説疔瘡有十三種，以至《外臺秘要》，神巧萬全，其論頗同。然皆不離於氣客於經絡五臟，内蘊毒熱。初生一頭腫痛，青黄赤黑無復定色，便令煩躁悶亂，或憎寒頭痛，或嘔吐心逆，以針刺瘡，不痛無血，是其候也。其候本因甘肥過度，不慎房酒，以致邪毒畜結，遂生疔瘡。《内經》曰：膏粱之變，足生大疔，此之謂也。其治之法，急以艾炷灸之。若不覺痛者，針疔四邊，皆令血出，以迴瘡錠子，從針孔絍之，上用膏藥貼之，仍服五香連翹湯、漏蘆湯等疎下之爲效。若或針之不痛無血者，以猛火燒針通赤，於瘡上烙之，令如焦炭，取痛爲效，亦絍前錠子，用膏藥貼之，經一二日膿潰根出，服托裏湯散，依常療之，以取平復。如針不痛，其人眼黑或見火光者不治，此邪毒之氣入臟腑故也。《養生方》云：人汗入肉，食之則生疔瘡。不可不慎也。

證治要訣

明·戴思恭

癰疽癤毒證治

發散諸般毒，多碾白芙蓉葉，入草烏葉少許蜜調敷，重者加入南星末。凡諸毒用膏藥，欲散搓入麝香，欲潰搓入雄黄。

一應毒證已作渴，或膿過多，防其爲渴，宜於千金内補散之外，兼進八味丸，用五味者佳。

發熱惡寒，狀如傷寒而痛者，其痛處欲爲癰疽。癰屬腑，故生淺，皮薄而腫高；疽屬臟，故生深，皮厚而腫堅。又有輕於癰疽者，名曰癤毒。癰，壅也。疽，沮也。癤，節也。言氣血壅滯沮節也。并威靈仙飲微利之，或五香連翹散，佐以復元通氣散。若膿血結成不可發散，已潰未潰，宜小托裏散，或千金內補散，加木香、羌活、白芍藥、烏藥等分，渴加栝蔞根。此數藥皆治陽證。若陰證，宜於千金內補散，減防風、桔梗之半，倍加白朮。未效更加熟附，與諸藥煎服，尤佳。

外有服金石以助欲，至精氣既衰，藥毒偏勝，金石與肺同類，肺附於腎，所以多成發背之疾。又有用鼈爲臛，亦治發背。蓋鼈之陽氣，皆聚於上甲，所以上甲可入藥也。治法同前。若毒發於陰，而又未可用附、桂諸藥劑。外疼內寒，宜五香湯。

毒之初發，并宜酒調復元通氣散。或病在下者，酒糊丸通氣散，却與木香湯吞下。

治諸毒方結成者，以皂角樹上所生之葚磨烏酢調塗。此葚須預藏在煙閣頭，緩急取用。

患背瘡人，及諸毒已潰後，血去過多，津液少者，宜換肌散毒。初發頭疼體痛，乍寒乍熱，恐挾外邪，宜香蘇飲加川芎、白芷、防風、當歸、陳皮之類。

病消渴之人，多生毒，此乃津液已耗，虛陽外發，內外俱虛，此爲極病。凡消渴愈後生毒，毒愈後消渴，皆非可治之病也。

癰疽癤，此毒總名，亦舉其大概耳。其他證狀不一，名稱亦異。未潰之際，憎寒壯熱，狂言妄語，如見鬼神，膿去已多，而大熱不休者，似爲難治。蓋毒之得膿，猶傷寒病證之得汗，汗已而反大熱，則爲壞傷寒矣。若淋洗貼敷，自屬外科。癰疽發背已潰，出膿過多而羸瘦者，芎歸湯。凡所服藥，并不可用白朮，能生膿故也。未潰與初發陰證，用之却可。

若其人嘔不喜食，不可用千金內補散，滯其脾，恐挾外邪。未潰者，二陳湯加芎，或不換金正氣散。已潰者，穀神嘉禾飲。

又一方，治毒并不喜食，於不换金正氣散加白茯苓、半夏等分，人參、木香减半，亦名正氣散。

患癰毒人膿血已潰，所去過多，津液枯竭，多病於渴，縱有發熱躁擾等證，不可以治者，用益榮生津之劑。

若大熱不止者，難治。

瘡毒久不乾成漏者，忍冬草浸酒常服。

瘡毒而大便堅者，升麻和氣飲和消毒飲；加以身上發熱甚者，消毒飲和敗毒散。

有火邪逼身，及因灸後遍身發爲赤核，腫痛旋盤，用荆防湯浸取洗。

露瘨名爲羊核，生取石菖蒲爛研罨之；仍以石首膠一兩許，火煅存性，研爲末，酒調服。

有不敷藥時大痛，敷即不痛；有不敷藥時不痛，敷之則痛。蓋寒熱風濕并憂怒等氣，積而内攻，則痛不禁，藥拔出之，故不痛也。血死陰毒在中，愈服愈深，愈不覺痛。藥發之於外，故反痛也。

薛氏醫案

明·薛己

用藥總論

人病不同，藥性亦異。有是病而宜是藥，不可以誤施也。且如瘡疽痛息自寧，飲食知味，脈證俱緩，緩則治本，故可以王道和平之藥，徐而治之，亦無不愈。若脈沉焮腫，寒熱煩躁，此脈證俱實，宜瀉之，非硝黄猛烈之劑不能除，投以王道之劑則非也。若瘡瘍聚腫不潰，潰而膿水清稀，或瀉利腸鳴，飲食不入，嘔吐無時，或手足并冷，此脈證俱虚，非大補之藥不能平，投以硝黄攻伐之劑亦非也。當推《内經》虚者補之，實者瀉之，熱者清之，寒者温之本旨，隨證用藥，臨機應變，庶不誤耳。大抵瘡瘍之證，皆由臟腑不和，氣血凝滯，喜怒不常，飲食不節，或腠理不密，邪氣客於經絡，或服丹石之藥，及膏粱厚味，不慎房室，精虚氣竭所致。故治其證者，當辨其表裏虚實，隨宜治之。若不推陰陽逆順，氣味攻守，率爾投藥，以致實實虚虚，或概以王道爲萬全，猶執一而無權，適以害之矣。

《靈樞經》云：癰疽不問虚實寒熱，皆由氣鬱而成。經云：氣宿於經絡，與血俱濇而不行，壅結而成，此因喜怒憂思也。身有熱，被風冷搏之，血脈凝滯不行，熱氣壅結而成，此外因也。有陰虚陽氣湊襲，寒化爲熱，熱盛則肉腐爲膿，此寒熱風熱所傷也。有因服丹石炙煿麫濕牀被厚者，有因盡力房室精虚氣竭者。《爾雅》云：癰者節也，癰者壅也，疽者沮也。是言陰陽不和，有所壅結，皆成癰疽也。又云：陰滯於陽則發癰，陽滯於陰則發疽，此二毒發無定處，當以脈辨之。浮洪滑數則爲陽，微沉緩濇則爲陰。陰則熱治，陽則冷治。治法有四節八事。初覺則宜消熱拔毒，已潰則宜撥膿止痛，膿毒則消惡肉，惡肉盡則長敷痂。次第既明，又須別其因以施治，觀病淺深凶吉。寒則温之，熱則涼之，虚則補之，實則瀉之，導以針，灼以艾，破毒潰堅，以平爲期也。

客問瘡瘍脈洪數，身作熱爲陽證，亦有死者，何也？曰：經云，陰滯於陽則生癰，脈見沉細弱濇；陽滯於陰則生疽，脈見浮洪弦數。此氣血爲證，瘡疽屬陰屬陽之論也。彼瘡疽雖因積熱所成，若初起未成膿，脈洪數，乃陰虚陽亢之證。若膿潰於内，不得發泄於外，身必發熱，故脈洪數瘡疽之病進也。膿既去則當脈靜身涼腫消痛息，如傷寒表證之得汗也。若反發熱作渴脈洪數者，此真氣虚而邪氣實也，死無疑矣。

治法三要

《病機機要》云：瘡瘍者火之屬，須分内外以治其本。若其脈沉實，當先疏其内以絶其源也。其脈浮大，當先托裏恐邪氣入内也。有内外之中者，邪氣至盛，遏絶經絡，故發癰腫，此因失托裏及失疏通又失和榮衛也。治瘡之大要，須明托裏、疏通和榮衛之三法。内之外者，其脈沉實，發熱煩躁，外無焮赤，痛深於内，其邪氣深矣，疏通臟腑以絶其源。外之内者，其脈浮數，焮腫在外，形證外顯，恐邪氣極而内行，故先托裏也。内外之中者，外無焮惡之氣，内亦臓腑宣通，知其在經當和榮衛也。用此三法之後，雖未差必無變證，亦可使邪氣峻減而易愈。

灸法

《元戎》云：瘡瘍自外而入者不宜灸，自内而出者宜灸。外入者托之而不内，内出者接之而令外。故經云：陷者灸之。灸而不痛，痛而後止其灸。灸而不痛者，先及其潰，所以不痛，而後及良肉，所以痛也。灸而痛，不痛而後止其灸。灸而痛者，先及其未潰，所以痛，而次及將潰，所以不痛也。然此亦約法，因以東垣等法附於左，宜參用之。凡人初覺發背，欲結未結，赤熱腫痛，先以濕紙覆其上，立候視之，其紙先乾處，即是結癰頭也。取大蒜切成片如二三錢厚薄，安於頭上，用大艾炷灸之三壯，即換一蒜片，痛者灸至不痛，不痛灸至痛時方住。最要早覺早灸爲上。一日二日，十灸十活；三日四日，六七活；五六日，三四活；過七日則不可灸矣。若有十數頭作一處生者，即用大蒜研成膏，作薄餅鋪頭上，聚艾於蒜餅上燒之，亦能活也。若背上初發，赤腫一片，中間有一粒如黃粟米頭子，便用獨蒜切去兩頭，取中間半寸厚薄，正安於瘡上，著艾灸十四壯，多至四十九壯。

註 按謂癰疽所發，宜灸之也。然諸瘡患久成漏者，常有膿水不絕，其膿不臭，内無歹肉，尤宜用附子浸透，切作大厚三二分於瘡上，著艾灸之。仍服内托之藥，隔三二日再灸之，不五七次，自然肌肉長滿矣。至有膿水惡物漸潰根深者，郭氏治用白麪、硫黃、大蒜三物一處搗爛，看瘡大小，捻作餅子，厚約三分，於瘡上用艾炷灸二十一壯，一灸一易。後隔四五日，方用翠霞錠子幷信效錠子互相用之，絍入瘡内，歹肉盡去，好肉長平。然後貼收斂之藥，内服應病之劑，調理即瘥矣。蓋不止宜灸於瘡之始發也。大抵始發宜灸，要汗下補養之藥對證。至灸冷瘡，亦須内托之藥切當。設有反逆，不唯不愈，恐致轉生他病。

攻補法

《元戎》云：陷脈爲瘻，留連肉腠，營氣不從，逆於肉理，乃生癰腫。榮逆血鬱，則熱聚爲膿。《正理論》

曰：熱之所過，則爲癰腫。營氣不從，亦有不熱者乎？答曰：膏粱之變，芳草之美，金石之過，氣血不盛，榮衛之氣充滿而抑遏不能行，故閉塞血氣，腐而爲癰也，當泄之以奪盛熱之氣。若其人飲食疎，精神衰，氣血弱，肌肉消薄，營衛之氣短促而濇滯，故寒薄腠理，閉鬱而爲癰腫也，當補之以接虛怯之氣，亦當以脈浮沉别之。既得盛衰，泄之則連翹、大黄，補之則内托之類是也。

註　按辨瘡瘍因熱因寒，及氣血鬱而成，當攻補之法不同，宜與前後諸篇兼看，殆無餘藴矣。但世俗昧此理，而云是瘡不是瘡，且服五香連翹湯。然或中或否，致悮者多。蓋不審形氣虛實，瘡毒深淺，發表攻裏，所因不同故也。今以丹溪先生《外科精要發揮》諸法之義，附於後例之下，庶學者知所鑑焉。

分三因

陳無擇云：發背癰疽者，該三因而有之。論曰：癰疽瘰癧，不問虛實寒熱，皆由氣鬱而成。經亦云：氣宿於經絡，與血俱濇而不行，壅結爲癰疽。不言熱之所作而後成癰者，此乃内因喜怒憂思有所鬱而成也。身有熱，被風冷搏之，血脈凝泣不行，熱氣壅結而成，亦有陰虛陽氣湊襲，寒化爲熱，熱盛則肉腐爲膿者，此亦外因寒熱風濕所傷而成也。又服丹石及炙煿酒麪温牀厚被所致，又盡力房室，精虛氣竭所致者，此乃不因内外所傷而成也，故知三因備也。

註　按所分三因雖備，但未具瘡瘍之邪，在經在表在裏之異，故其治亦不能詳備也。

陰滯於陽則生癰陽滯於陰則生疽

丹溪曰：《精要》云，陽滯於陰，脈浮洪弦數；陰滯於陽，脈沉細弱濇。陽滯以寒治之，陰滯以熱治之。切詳其意，陽滯陰滯當作熱治寒治。求之寒熱，固可作陰陽論，於陰於陽，分明是於氣於血，他無可言也。熱滯於氣，固無寒滯耶？寒滯於血，固無熱滯耶？何寒不能傷氣，熱不能傷血耶？以予觀之，氣爲陽，行脈外；

血爲陰，行脈内。相幷分派，周流循環，一身無停止謂之脈。一呼脈行三寸，一吸脈行三寸，呼吸定息，共得六寸，一身通行八十一丈。得熱則行速而太過，得寒則行遲而不及。五味之厚，七情之偏，運氣爲滯，津液稠厚，積而久也，爲飲爲痰，滲入脈内，血爲所亂，因而凝濁，運行沍泣，或爲沸騰，此陰滯於陽也，正血滯於氣也。氣病，今人或以藥助邪，病上生病，血之病日增，溢出脈外，隧道隘塞，升降有妨，運化失令，此陽滯於陰也，正氣滯於血也。病分寒熱者，當是稟受之素偏，虚邪之雜合，豈可以陽爲熱，陰爲寒耶？浮洪弦數，氣病之脈也。豈可遽以此作熱論？沉細弱濇，血病之脈，豈可遽以此作寒論？此萬病之根本，豈止疥癬瘡瘍癰疽而已？幸相評其是否。

明本末

東垣曰：生氣通天論云，營氣不從，逆於肉理，乃生癰腫。又云：膏粱之變，足生大疔，受如持虚。陰陽應象論云：地之濕氣感則害人皮肉筋脈。是言濕氣外傷則營氣不行，榮衛者，皆營氣之所經營也。營氣者，胃氣也，運氣也。營氣爲本，本逆不行，爲濕氣所壞而爲瘡瘍也。膏粱之變，亦是言厚滋味過度，而使營氣逆行，凝於經絡爲瘡瘍也。此邪不在表，亦不在裏，唯在其經中道病也。以上《内經》所説，俱言因營氣逆而作也。遍看諸瘡瘍論中，多言二熱相搏，熱化爲膿者，有只言熱化爲膿者，又言濕氣生瘡，寒化爲熱而爲膿者，此皆瘡疽之源也。宜於所見部分，用引經藥，幷兼見證中分陰陽證，先瀉營氣，是其本，本逆助火，濕熱相合，敗壞肌肉而爲膿血者，此治之次也，宜遠取諸物以比之。一歲之中，大熱無過夏，當時諸物皆不壞爛者，而壞於交秋濕令大行之際也。近取諸身，熱病在身，止顯熱而不敗壞肌肉，此理明矣。標本不得，邪氣不服。言一而知百者，可以爲上工矣。

營氣不從，逆於肉理，乃生瘡癰。且營氣者，胃氣也。飲食入於胃，先輸於脾而朝於肺，肺朝百脈，次及皮毛，先行陽道，下歸五臟六腑，而氣口成寸矣。今富貴之人，不知其節，以飲食肥醲之類，雜以厚味，日久太過，其氣味俱厚之物，乃陽中之陽，不能走空竅先行陽道，反行陰道，逆於肉理，則濕氣大勝，則子能令母實，火乃大旺，濕熱既盛，必來剋腎，若雜以不順，又損其真水，腎既受邪，積久水乏，水乏則從濕熱之化而上行，其瘡多出背出腦，此爲大疔之最重者也。若毒氣行於肺或脾胃之部分，毒之次也。若出於他經，又其次也。濕熱之毒，所止處無不潰爛。故經言：膏粱之變，足生大疔，受如持虛。如持虛器以受物，無不受焉。治大疔之法，必當瀉其營氣。以標本言之，先受病爲本，非苦寒之劑，爲主爲君，不能除其苦楚疼痛也。諸瘡瘍有痛，往往多以乳香、沒藥，雜以芳香之藥止之，必無少減之理。若使經絡通流臟腑中，去其壅滯，必無痛矣。苦寒之劑除其疼痛，藥下於咽，則痛立已，此神品藥也。

瘡瘍食肉，乃自棄也。瘡瘍者，乃營氣而作也，今反補之，與自棄何異？雖用藥施治而不能愈。地之濕氣，自外而入內者，瘡癤當先服藥而用針。如瘡癤小，不欲飲藥，或嬰兒之瘡，先當溫衣覆蓋，令其凝泣壅滯血脈溫和，則出血立已者；不如此，血脈凝滯便針，則邪毒不瀉，反傷良肉，又益其瘡勢也。瘡瘍及諸病面赤，雖伏大熱，禁不得攻裏，爲陽氣怫鬱，邪氣在經，宜發表以去之。故曰，火鬱則發之。雖大便數日不見，宜多攻其表，以發散陽氣，少加潤燥之藥以潤之。如見風脈風證，只可用發表風藥，便可以利通，得大便行也。若只乾燥秘濇，尤宜潤之，慎不可下也。瘡瘍鬱冒，俗呼昏迷是也，宜汗之則愈。驗瘡名色治之，當從《素問》、《針經》、《聖濟總録》、易老瘡論及諸家治瘡用藥法度，此爲緊要，臨病之際，宜詳審焉！

註　按《聖濟總録》能悉諸瘡之名色，但其用藥，則多主寒涼，而無通變之法。唯已上易老、東垣等言，深擷《針經》之大法，陳脈病治例之要，學者能熟此等議論，則臨證處方，便自胷中了然明白。

膿潰論

夫癰疽瘡癤，皆由氣血壅滯而生也，當推其虛實表裏而早治之。可以內消，此即托裏之意也。若毒氣已結者，勿泥此內消之法，當辨膿之有無淺深。若按之即復起者有膿也，不復起者無膿也；大按方痛者膿深也，小按便痛者膿淺也。急酌量刺之。緩則穿通臟腑，爛筋骨，可不慎哉！但病者多喜内消，而醫者即用十宣散及敗毒散、流氣飲之類。殊不知十宣散雖有參、芪，然防風、白芷、厚朴、桔梗，皆足以耗氣，況不分經絡時令氣血多少而概用之乎？敗毒散乃表散之藥也，雖有表證，不過一二服，況非表證而用之乎？流氣飲乃行氣散血之劑，若服之過度，則氣虚血耗，何以爲膿？此三藥者，不可輕用明矣。若夫瘡既成膿，皮膚不得疎泄，昧者待其自穿，殊不知少壯而充實者，或能自解；若老弱之人，氣血枯槁，兼或攻發太過，不行針刺，膿毒乘虚内攻，穿腸腐膜，鮮不誤事。如沈氏室，乳癰膿成，予爲針刺及時，不月而愈。黄上舍腿癰，膿熟惡針，幾至危殆，予爲刺之，大補三月而愈。練千兵腿癰，脈證倶弱，亦危甚矣，予治以托裏得膿，急使針刺，彼固不從，致膿水開泄，淋漓不能收斂而殁。王安人發背，待其自破，毒氣内攻；王貴腹癰，潰透腹脅，穢氣從瘡口而出，予謂其決不起，果然。大抵瘡瘍之證，感有輕重，發有淺深。淺者腫高而軟，發於血脈；深者腫下而堅，發於筋骨。然又有發於骨髓者，則皮肉不變，膿成之時，氣血壯實者或自出，怯弱者不行針刺，鮮有不誤。東垣云：毒氣無從而解，膿瘀無從而泄，過時不烙，反攻於内，内既消敗，欲望其生，豈可得乎？茲舉一二與同道裁之，使患者知所慎云。

生肌止痛

夫肌肉，脾之所主也。潰後收斂遲速者，乃氣血盛衰使然。世之治者，但知生肌用龍、竭之屬，止痛用乳、沒之屬，恪守不移，予謂不然。蓋生肌之法，當先理脾胃，助氣血爲主，則肌肉自生，豈假龍竭之屬？設若膿毒未盡，就用生肌，反增潰爛。壯者輕者，不過復潰或遲斂而已；怯者重者，必致内攻或潰爛而不斂，亦危矣。蓋止痛之法，熱者清之，寒者温之，實者損之，虚者補之，膿鬱者開之，惡肉侵蝕者去之，如是則痛自止，豈假乳沒之屬？如黄汝耘背發毒氣未盡，早用生肌，竟致潰爛，予以解毒藥治之得愈。許序班患此，毒氣始發，驟用生肌，其毒内攻而死。王汝道患腿癰，因寒作痛，與乳香定痛丸；周朝儀母患時毒，因熱作痛，與防風通聖散；丁蘭患臀癰膿潰，因虚作痛，與益氣養榮湯；劉貴患腹癰，因實作痛，與黄連内疎湯；王州守患腿癰，膿成作痛，予爲刺之；楊千兵母發背，腐肉侵蝕作痛，予爲取之，痛即自止。嗟夫！以寒治熱，以熱治寒，損實補虚，此用藥者之繩墨。若專用龍、竭生肌，乳、沒止痛，予恐其功不奏也。

惡肉論

夫惡肉者，腐肉也。大凡癰疽瘡潰後，腐肉凝滯必取之，乃推陳致新之意。若壯者筋骨强盛，氣血充溢，真能勝邪，或自去，或自平，不能爲害。若年高怯弱之人，血液少，肌肉濇，必先迎而奪之，順而取之，是謂定禍亂以致太平。設或留而不去，則有爛筋腐肉之患。如劉大尹、汪太夫人，取之及時而新肉即生，得以全愈。金工部、陸舍人，取之稍遲，幾至不救。鄭揮使，取之失期，大潰而斃。予常見腐肉既去，雖少壯者不補其氣血，尚不能收斂，若怯弱者不取惡肉，不補氣血，未見其生也。

腫瘍

腫高焮痛脈浮者，邪在表也，宜托之。腫硬痛深脈沉者，邪在内也，宜下之。外無焮痛，内則便利調和者，邪在經絡也，當調榮衛。焮痛煩躁，或咽乾作渴者，宜降火。焮痛發熱，或拘急或頭痛者，邪在表也，宜散之。大痛或不痛者，邪氣實也，隔蒜灸之，更用解毒。煩躁飲冷，焮痛脈數者，邪在上也，宜清之。惡寒而不潰者，氣實兼寒邪也，宜宣而補之。焮痛發熱，汗多大渴，便秘讝語者，結陽證也，宜下之。不作膿或熟而不潰者，虚也，宜補之。

潰瘍

膿熟不潰者，陽氣虚也，宜補之。瘀肉不腐者，宜大補陽氣，更以桑木灸之。膿清或不斂者，氣血俱虚，宜大補之。膿後食少無睡，或發熱者，虛也，宜補之。倦怠懶言，食少不睡者，虛也，宜補之。寒氣襲於瘡口不斂，或陷下不斂者，温補之。脈大無力或濇微者，氣血俱虛也，峻補之。出血或膿多，煩躁不眠者，乃亡陽也，急補之。

作痛

膿出而反痛者，虛也，宜補之。脈數虛而痛者，屬虛火，宜滋陰。脈數實而痛者，邪氣實也，宜泄之。脈實便秘而痛者，邪在内也，宜下之。脈濇而痛者，氣血虛寒也，温補之。

發熱

脈浮或弱，而熱或惡寒者，陽氣虛也，宜補氣。脈濇而熱者，血虛也，宜補血。午前熱者，補氣爲主；午後熱者，補血爲主。脈浮數，發熱而痛者，邪在表也，宜散之。脈沉數發熱而痛者，邪在内也，宜下之。

作渴

尺脈大或無力而渴者，宜滋陰降火。上部脈沉實而渴者，宜瀉火。上部脈洪數而渴者，宜降火。胃脈數而渴者，宜清胃。火氣虛不能生津液而渴者，宜補中氣。脈大無力或微弱而渴者，宜補氣血。膿血大泄，或瘡口出血而渴者，大補氣血；如不應，急用獨參湯。

作嘔

喜寒惡熱而嘔者，宜降火。喜熱惡寒而嘔者，宜養胃氣。脈實便秘而嘔者，宜瀉火。脈細腸鳴腹痛瀉而嘔者，托裏温中。

便秘

脈沉實而秘者，火在内也，宜泄之。脈濇而秘者，屬血少，宜養血。脈浮而秘者，屬氣虚，宜補氣。脈浮濇而秘者，氣血俱虚也，宜補氣血。

疔瘡

脈浮數者散之，脈沉實者下之。表裏俱實者，解表攻裏。麻癢或大痛及不痛者幷灸之，更兼攻毒。

古今圖書集成醫部全録卷三百六十一

外科癰疽疔毒門

薛氏醫案 明·薛己

灸法用藥第一

《精要》曰：經云諸痛癢瘡瘍，皆屬心火。前輩又謂癰疽多生於丹石房勞之人。凡人生四十以上，生發背等瘡，宜安心早治。此證如虎入室，御而不善，必至傷人。宜先用内托散，次用連翹五香湯，更以騎竹馬法，或隔蒜灸，并明灸足三里以發泄其毒。蓋邪之所湊，其氣必虚，留而不去，其病乃實。故癰疽未潰，臟腑畜毒，一毫熱藥，斷不可用；癰疽已潰，臟腑既虧，一毫冷藥，亦不可用。猶宜忌用敷貼之藥，閉其毫孔。若熱渴便秘，脈沉實洪數，宜用大黄等藥以泄其毒，後用國老膏、萬金散、蠟礬丸、遠志酒之類，選而用之。

註 按前證若熱毒蘊於内，大便秘結，元氣無虧者，宜用大黄等藥泄其熱毒。若陰虧陽湊，精虚氣竭，脾胃虚弱者，宜用甘温之劑培其本源。若瘡不焮腫，不作膿者，雖未潰仍須温補。若瘡已潰而腫不退，痛不止者，仍宜清凉之劑治之。若病急而元氣實者，先治其標；病緩而元氣虚者，先治其本。或病急而元氣更虚者，必先治本而兼以治標。大抵腫高焮痛，膿水稠黏者，元氣未損也，治之則易；漫腫微痛，膿水清稀者，元氣虚弱也，治之則難。不腫不痛，或漫腫色黯不潰者，發於陰也，元氣虚甚，理所不治。若腫高焮痛者，先用仙方活命飲，後用托裏消毒散。漫腫微痛者，宜托裏散；如不應，加薑桂。若膿出而反痛，氣血虚也，八珍散。不作膿，不腐潰，陽氣虚也，四君加歸、芪、肉桂。不生肌，不收斂，脾氣虚也，十全大補加薑、桂。晡熱、内熱，陰血虚也，四物加參、朮。欲嘔作嘔，胃氣虚也，六君加炮薑。自汗盜汗，五臟虚也，六味丸加五味子。食少體倦，脾氣虚也，補中益氣加茯苓、半夏。喘促欬嗽，脾肺虚也，前湯加麥門、五味。欲嘔少食，脾胃虚也，人參理中湯。腹痛泄瀉，脾胃虚寒也，附子理中湯。小腹痞，足脛腫，脾腎虚弱也，十全大補加山茱、山藥、肉桂。泄瀉足冷，脾腎虚寒也，前藥加桂、附。熱渴淋閉，腎虚陰火也，加減八味丸。喘嗽淋閉，肺腎虚火也，補中益氣湯、加減八味丸。凡此變證，皆因元氣虧損，失於預補所致。故丹溪先生云：但見腫痛，參之脈證虚弱，便與滋補，氣血無虧，可保終吉。旨哉斯言！蓋古今虚實不同，因時施治，不無少異。是集治論，義悉類此。

備論第二

初虞世云：凡癰疽始作，須以大黄等藥急轉利之，勿以困苦爲念。若與其潰爛而死，不若利之而死，况有生道哉！古人立法，率用五香、連翹、漏蘆等藥，貧乏者單煎大黄湯以利之。至於膿潰，乃服黄芪等藥以排膿，《千金》、《外臺》備矣。世以瘡發於外，不行轉利而死者，多矣。悲夫！

註　按前證若腫高焮痛，臟腑閉結，屬内外俱實，當用前藥瀉之。若漫腫微痛，臟腑不實，屬内外俱虚，當用内托補之。若漫腫無頭，肉色不變，當助胃壯氣，令其内消。若疼痛不止，焮腫不消，當用人參黄芪散以托裏排膿。若飲食少思，肌肉不生，當用參芪托裏散以補養脾胃。丹溪云：癰疽因積毒在臟腑，當先助胃壯氣，使根本堅固，次以行經活血藥佐之，參以經絡時令，使毒氣外泄，治之早者，可以内消。此内托之旨也。又云：腫瘍内外皆壅，宜以托裏表散爲主。如用大黄，寧無孟浪之非？潰瘍内外皆虚，宜以補托爲主，如用香散，未免虚虚之失。此蓋古今氣稟不同，治宜審之。

灸法論第三

陳無擇云：癰則皮薄腫高，疽則皮厚腫堅，初發并宜灼艾。唯癰膿成則宜針，疽膿成則宜烙。當審察其證，疎利其毒，補托其裏。然癰疽冠於雜病之首，治失次序，多致夭枉。故集得效灸法，以貽學者，庶不致妄投也。

註　按前證若發熱煩渴，大便秘結者，由邪畜於内，宜内疎黄連湯，以泄内毒。若頭痛拘急，發熱惡寒者，由邪客於外，宜人參敗毒散以散表邪。若腫痛焮赤，發熱作渴，此毒氣凝於肉裏，宜仙方活命飲，解散其毒。若食少體倦，發熱惡塞，此中氣虚弱，宜六君子湯以補脾胃。

騎竹馬灸法第四

治一切瘡瘍，即用此法，無有不愈。其法令病人以肘憑几，竪臂腕要直，用篾一條，自臂腕中曲處横紋，男左女右，貼肉量起，直至中指尖盡處截斷爲則，不量指甲。却用竹杠一條，令病人脱衣，正身騎定，前後用兩人杠起，令病者脚不著地；又令二人扶之，勿令傴僂。却將前所量臂篾，從竹杠坐處尾骶骨盡處直貼脊背，量至篾盡處爲則，用墨筆點定，此只是取中，非灸穴也。却用薄篾作則子，量病人中指節相去兩横紋爲則，男左女右，截爲一則，就前所點記處，兩邊各量一則，盡處即是灸穴。兩穴各灸五七壯。疽發於左則灸右，疽發於右則灸左，甚則左右皆灸。蓋此二穴心脈所過之處，凡癰疽皆心火留滯之毒，灸此則心火流通而毒散矣。起死回生之功，屢試屢驗。

註　按前證若毒既解，而肌肉不生，當求其屬而補之。

男以左手，女以右手，先屈中指，用薄篾量取中間一節兩横紋盡處爲同身一寸，爲則子。此是第一次法。

先從男左女右臂腕中曲横紋起，用薄篾一條量至中指齊肉盡處，不量指爪爲則，剪斷。此是第二次法。

先令病人脱去衣服，以大竹杠一條，跨定，令二人徐徐杠起，足要離地五寸許，兩旁更以兩人扶定，毋令動摇不穩，却以第一圖則子貼定竹杠，從尾閭起貼脊，量至則子盡，以墨點定記之，非灸穴也。此是取中穴止處。却以第二圖取同身寸則，取兩寸平折自中穴量之，以中分取兩旁各一寸，方是灸穴也。此是第三次法。

隔蒜灸法第五

李氏云：治疽之法，灼艾之功勝於用藥。蓋使毒氣外泄，譬諸盜入人家，當開户逐之，不然則入室爲害矣。

凡瘡初發一二日，須用大顆獨蒜，切片三分厚，貼疽頂，以艾隔蒜灸之，每三壯易蒜。痛者灸令不痛，不痛者灸之令痛。瘡潰貼神異膏。如此則瘡不開大，肉不敗壞，瘡口易斂，一舉三得。此法之妙，人所罕知。若頭項見疽，則不可用此法。

註　按瘡瘍之證，有諸中必形諸外，在外者引而拔之，在内者疎而下之。苟或毒氣鬱結，瘀血凝滯，輕者藥可解散，重者藥無全功，是以灼艾之功爲大。凡灸法，未潰則拔引鬱毒，已潰則補接陽氣。每治四肢患瘡，氣血無虧者，只以前法灸之皆愈。若中氣虚弱，不灸而服敗毒之藥，復傷中氣，未有不敗者也。其頭項患者，亦宜灸之。但艾炷宜小，而少其壯數爲善。

尋頭灸法第六

李氏云：凡患背疽，漫腫無頭者，用濕紙貼腫處，但一點先乾處，乃是瘡頭。可用大蒜十顆，淡豉半合，乳香錢許，研爛置瘡上，鋪艾灸之，痛否皆以前法爲度。

註　按前證或附骨疽，及臀腿諸毒，初起未明者，尋頭用灸，多自内消。其毒熾盛，更服活命飲，其功尤捷。若氣血虚弱，必以補托爲主。若背疽大潰，欲驗穿透内膜者，不可用皂角取嚏法，但以紙封患處，令病者用意呼吸，如紙不動者，未穿透也。倘用取嚏鼓動内膜，反致穿透。慎之！慎之！

蒜餅分輕重第七

伍氏曰：凡用蒜餅灸者，蓋蒜味辛温有毒，主散癰疽，假火勢以行藥力。有只用艾炷灸者，此可施於頑瘡痼發之類。凡赤腫紫黑毒甚者，須以蒜艾同灸爲妙。

註　按前法誠有回生之功。若頑瘡痼疾，脾胃虚弱，營氣不能滋養患處，以致寒邪内襲而不愈，宜用小艾炷頻灸瘡口，以祛寒邪，補接營氣。其内補之法，說見首論及三十二論。

灸法要論第八

伍氏方論曰：夫癰疽發背，皆有所因，前篇言之詳矣。凡初覺赤腫，先從背脊骨第二陷中兩旁，相去同身寸各一寸五分，名熱腑穴，二處各灸七壯，此能疎泄諸陽熱氣，永無癰疽之苦；或隔蒜灸，不論壯數，則邪無所容，而真氣不損。但頭項見瘡，宜用騎竹馬法，及足三里灸之。

註　按前論誠爲良策。其調理之法，當求首論。

灼艾痛癢論第九

伍氏曰：凡治癰疽發背疔瘡，不痛者必灸使痛，痛者必灸使不痛。若初灸即痛者，由毒氣輕淺；灸而不痛者，乃毒氣深重。悉宜内服追毒排膿，外敷拔毒之藥。大抵癰疽不可不痛，又不可大痛。悶亂不知痛者難治。

註　按前論唯疔瘡一證，其狀不一，其色不同，或如小瘡，或如水泡，或作痛，或麻木，或有紅絲，或寒熱頭疼，或嘔吐惡心，或肢體拘急，其候多端，非前灸法并解毒之劑，卒難濟事。若不省人事，或牙關緊急者，即以奪命丹爲末灌之。若生兩足，多有紅絲至臍；生於兩手，多有紅絲至心；生於唇面，多有紅絲入喉，俱難治。若針其紅絲出血，多有生者。若患於肢末之處，毒愈凝滯，藥難導達，艾灸之功爲大。如妄服疎利之劑，耗損真氣，不唯無以去毒而害反隨之矣。

腦疽灸法第十

李氏云：腦疽及頸項有疽，不可用隔蒜灸，恐引毒上攻，宜灸足三里穴五壯，氣海穴三七壯，仍服涼血化毒之藥，或以騎竹馬穴法灸之。凡頭項咽喉生疽，古法皆爲不治，若用此法，多有生者。如五香連翹、漏蘆等湯，國老膏、萬金散，皆可選用。

註　按前證屬膀胱經，或濕熱上壅，或陰火上炎。若因濕熱，則病氣有餘，元氣不足，當用黄連消毒散以除濕毒，用補中益氣湯以滋化源。若因陰火，則元氣病氣俱不足，當用補中益氣湯，及六味地黄丸，以滋腎水。若腎水乾涸，中傳末證，急用加減八味丸及補中益氣湯，以固根本，引火歸源。若色黯不潰，或潰而不斂，名曰腦爍，不治。大凡腫焮痛甚，宜活命飲，隔蒜灸之，解散瘀血，拔引鬱毒，但艾炷宜小而少。若欲其成膿腐潰，生肌收斂，并用托裏爲主。

護臟腑論第十一

李氏云：背疽之方雖多，得效者殊少。今擇用驗者録之，庶不致誤人。如護心散，凡有疽疾，早進數服，使毒氣外出而無嘔吐之患，否則咽喉口舌生瘡，或黑爛如菌。若瘡發四五日之後，宜間用别藥治之。

註　按護心散，乃解金石發疽之藥。若發熱焮腫作渴，飲冷而嘔者，宜用。若發熱焮腫作渴，飲湯而嘔者，不宜用。若脾虚停痰，或塞邪内侵，或痛傷脾胃，宜用六君子湯。若喉舌生瘡，口乾作渴，或小便頻數，宜用六味丸。大凡諸瘡作嘔，若飲冷便秘，是熱毒也，黄連消毒散解之。飲冷便和，是胃火也，竹葉石膏湯清之。懶食飲湯，是胃虚也，補中益氣湯以補之。大便不實，喜飲熱湯，是脾胃虚寒也，六君加炮薑以温之。常見脾胃虚弱者，用前散反心間陰冷，無不致嘔。其喉舌生瘡，乃腎水枯涸，虚火炎上，其證甚惡，急用加減八味丸，亦有得生者。

癰疽論第十二

馬益卿曰：夫人有四肢五臟，一覺一寐，呼吸吐納，精氣往來，流而爲榮衛，暢而爲氣色，發而爲聲音，陽用其形，陰用其精，此又常數之所同也。至其失也，蒸則生熱，否則生寒，結而爲瘤贅，陷而爲癰疽，凝而爲瘡癬，憤則結癭，怒則結疽。又五臟不和則九竅不通，六氣不和則流結爲癰。皆經絡澀滯，氣血不流暢，風毒乘之而致然也。

註　按此論可謂善言人身之造化，瘡瘍之情狀者矣。治法當參詳前論。

叙論第十三

癰疽之證，若七情虧損，氣血經絡壅結而成者，屬内因；若六淫外侵，氣血受傷，寒化而爲癰者，屬外因；若服丹石補藥膏粱酒麪房勞所致者，屬内外因也。又曰：陰滯於陽則發癰，陽滯於陰則發疽。脈浮洪滑數爲陽，沉緩遲濇爲陰。陰則熱治，陽則冷治。初覺宜清熱拔毒，已潰宜排膿止痛。故用遠志、大黄、甘草，此三因之法也。治當寒者温之，熱者清之，虚者補之，實者瀉之，導之以針石，灼之以艾炷，破毒潰堅，各遵成法，以平爲期。

註　按前證脈沉實，大便秘結者，屬内因也，宜疎利之。脈浮，大便調和者，屬外因也，宜托裏之。脈不浮不沉者，屬不内外因也，宜調和榮衛。此亦治三因法也。若焮腫大痛，煩熱飲冷，大便秘結，脈洪數實者，爲純陽，宜苦寒之劑，清熱拔毒。若不腫不痛，瀉利不食，嘔吐足冷，是爲純陰，宜辛熱之劑，大補陽氣。不拘嚴寒盛暑，當舍時從證。若微腫微痛，似潰不潰，時出清膿者，爲半陰半陽，宜辛熱之劑温補胃氣。此亦治陰陽證法也，治驗詳見首論。

素問要論第十四

《素問》云：陽氣湊襲，寒化爲熱，熱甚則肉腐爲膿。凡發背多因服金石而發者，有因上代曾服而發者。其候多發於脾，起如粟，或痛或癢，多致不救，外面如拳。古人云外面如麻，裏面如瓜。有數十孔，以手按之，諸孔出膿，尋時失瘡。凡有此證，可用淨土水調，量大小作餅，厚分許，以艾炷灸之，内服五香連翹湯，及鐵漿酢調蚌殻灰塗之，更以騎竹馬法，灸之甚良。

註　按前證仍參首論主治，恐其表裏熱毒之不同，元氣虚實之不一也。

千金要論第十五

《千金》云：癰疽始作，或大痛，或小痛，或發如米粒即便出膿，宜急斷口味，利去其毒，用騎竹馬灸法，或就患處灼艾。重者四面中央總灸一二百壯，更貼寒藥，其效甚速。

註　按前證若因元氣虧損，或因氣血相滯而患者，更當調補其内。

别脈辨證論第十六

伍氏云：癰疽之疾，有二十餘證，熛發、痼發、石發、岩發、蜂窠發、蓮子發、椒眼發、連珠發、竟體發，有腸癰内發、腦背發、眉發、顋頷發、肺癰、瓜瓠發。大率隨病淺深，内外施治，不可遲緩。初發如傷寒脈浮而緊，是其候也。

註　按前證其名雖殊，處治之法，詳具各論。其肺癰胃脘癰別載。

脈證第十七

陳無擇云：癰疽脈數，身無熱，反洒淅惡寒，若有痛處，乃發爲癰。以手掩上，若熱者爲有膿，不熱者爲無膿。若脈不數，不熱而疼者，發於陰也，尤爲惡證。凡熱甚脈數，用漏蘆散，并單煮大黄等湯，不甚熱，脈緩弱，投五香連翹湯，仍依四節八事次序三因以藥之，無有不濟者也。

註　按前證洒淅惡寒，有屬瘡之表邪者，有屬脾肺之氣虚者。若潰後焮腫，作痛惡寒，發熱煩渴脈數，乃真氣虚而邪氣實也，仍參詳首論主之。

用藥大綱第十八

李氏云：余之所著方論，靡不周備，但欲使治者一玩味，次第用之，無有不效。今略書用藥要領，節次於後。

一初患癰疽，便服内托散，以免後來口舌生瘡，仍用騎竹馬或隔蒜灸。

一服五香連翹湯，如大便快即止，仍量人虛實。

一癰疽潰後，宜服排膿内補散；若嘔逆，用木香湯下。

一癰疽初作，便宜灼艾，及麥飯、石膏塗四圍，中留口出毒。如瘡小，通敷之；既潰，用神異膏貼之。

一癰疽已潰，日用猪蹄湯淋洗，將愈之際，三日一次。

一癰疽將斂，宜用神異膏；如毒未盡，不可遽用生肌之劑。

一癰疽將安，宜用加味十全大補湯，補其氣血，庶肌肉易生。

一背疽多先渴而後發，或先疽而後渴，不救多矣。若服加減八味丸，非特杜絶渴疾，抑且大滋氣血，生長肌肉。

註　按前證及諸治法，各附四十七等論，當審用之。

一癰疽嘔逆有二：一因初發不服内托散，伏熱在心；一因脾氣不正。若因伏熱在心者，心煩身熱，焮腫作痛，宜用内托散三兩服。若因脾氣不正者，則不煩熱，或聞穢氣作嘔，宜用嘉禾散。如有寒熱，用不換金正氣散，五更初兼服山藥丸以補腎。

註　按前證治法，當與第十一論參看。

嘔逆第十九

李氏云：癰疽嘔逆，是毒氣衝心，非脾胃之冷，當服内托散。楊氏云：鼻衄初愈，不曾表汗，毒在經絡，則背發大疽。自肩下連腰脅，腫硬如石，其色紫黑，以凉藥投之，終夜大嘔，連進托裏散，嘔止瘡潰，赤水淋漓，四十日而愈。又有患癧者，痛過輒嘔，服此即止。今有病疽不服此藥者，故引楊氏之言，以解世人之惑。

註　按用藥之法，有是病必用是藥，但今之脾胃虛寒，氣逆痰滯而嘔吐者十居八九，熱毒内攻而嘔吐者十才一二，當參首論及第十一論主之。

論源第二十

夫癰疽之源，因於氣或因於熱，以僕之管見，亦有因於膏粱房勞金石等藥者。故治法用菉豆、犀角、礬石、國老膏、追毒丸，其屬毒明矣。華佗《中藏》所言是毒，服宣熱敗毒之藥，不必疑矣。

註　按前證若因金石所致，元氣充實者，誠宜此法。若膏粱積熱、房勞過度、脾腎虛損者，當滋其化源，不可拘執。

華佗論第二十一

夫癰疽瘡腫之作，皆五臟六腑畜毒不流，非獨因榮衛壅塞而發也，其行也有處，其主也有歸。假令發於喉舌者心之毒，發於肌肉者脾之毒，發於骨髓者腎之毒；發於下者陰中之毒，發於上者陽中之毒；發於外者六腑之毒，發於内者五臟之毒。故内曰壞，外曰從，下曰逆。發於上者得之速，發於下者得之緩。感於六腑則易治，感於五臟則難瘳。又近骨者多冷，近膚者多熱。近骨者久不愈，則化成血蟲；近膚者久不愈，則傳氣成漏。成蟲則多癢少痛，或先癢後痛；成漏則多痛少癢，或不疼不癢。内虛外實者，多痛少癢，血不止則多死，潰膿則多生。或嘔逆無度，飲食無時，皆癰疽使然，證候多端，要當詳治。

註　按瘡瘍生蟲乃肝經風熱，其成漏乃元氣虛弱，其出血乃脾虛有火，其潰膿乃元氣充實。至於嘔逆等證屬脾胃虧損所致，當調補元氣，庶保無虞。

論原有五第二十二

一天行，二瘦弱氣滯，三怒氣，四腎氣虛，五飲冷酒，食炙煿，服丹藥。

註　按前證所因雖殊，其治法亦當别經絡、陰陽、虛實、表裏腫潰，以助胃壯氣爲主，使根本堅固，庶保無虞。

分表裏第二十三

伍氏曰：癰疽皆因喜怒不測，飲食不節，陰陽不調，臟腑不和，腠理不密，寒氣客於經絡，或榮血受寒，則濇而不行，衛氣從之。與寒相搏，壅遏不通，或陽氣蘊積則生寒熱，寒熱不散，皆致前證。又曰：五臟六腑俞穴皆在背。凡患瘡證易傷臟膜，多致不救。腑氣浮行於表，故癰腫浮高爲易治；臟血沉寒主裏，故疽腫内陷爲難治。又曰癤者節也，癰者壅也，疽者沮也。一寸至二寸爲癤，三寸至五寸爲癰，五寸至一尺爲疽，一尺至二尺爲竟體疽。若脈洪數者難治，脈微濇者易治。初覺宜清熱拔毒，已潰則排膿止痛，膿盡則長肌敷痂。當酌量輕重，形證順逆而審治之。

註　按前證若飲食少思，用六君子湯以補脾胃；如不應，加薑桂以温補之，使邪氣自退。其不起者，由邪氣盛，正氣虛不能發也，於旬日之外見之。若已發出，用托裏消毒散以壯元氣，助令潰腐；不應，須温補脾胃。其不起者，由真氣虛，不能潰也，於二旬之外見之。若已腐潰，用托裏散以補氣血生肌肉；不應，當專補脾胃；又不應，須温補脾胃。其不起者，乃脾氣虛不能收斂也，於一月之外而見之。凡此治法，竊常用驗，詳具首論。

别内外第二十四

李氏云：疽初發一粒如麻豆，發熱腫高，熱痛色赤，此爲外發。勢雖熾盛，治得其法，可保其生。若初時不發熱，體倦怠，患處如故，數日不腫痛，内臟已壞，雖有盧扁之藥，亦未如之何矣。

註　按前證有因元氣虛而不能發出者，有因敷貼寒藥而不能發出者，有因攻伐過傷氣血而不能發出者。凡有因熱毒内蘊而失疎托者，審而治之，多有生者。

陰陽淺深緩急治法第二十五

曾氏云：凡癰疽，其脈浮數洪緊，腫焮作痛，身熱煩渴，飲食如常，此六腑不和，毒發於外而爲癰。其勢雖急，投以涼劑，多保生全。其脈沉細伏緊，初發甚微，或無瘡頭，身不熱而內躁，體重煩疼，情緒不樂，胷膈痞悶，飲食無味，此五臟不和毒畜於內而爲疽，急投五香連翹湯，甚者轉毒散、神仙截法、黄礬丸、國老膏，防托毒氣，免致變證內攻。尤宜當頭隔蒜灸。若塗毒藥，迷其腠理；投諸涼藥，虛其真氣。故其善惡之證，在乎醫之工拙耳。或噫氣，痞塞，欬逆，身冷自汗，目瞪耳聾，恍惚驚悸，語言顛倒，皆惡證也。五善見三則瘥，七惡見四則危。五善併至，則善無以加；七惡併臻，則惡之劇矣。

註　按前證善者，乃五臟未傷，病微邪淺，使能慎起居，節飲食，勿藥自愈。惡者乃五臟虧損之證，前哲雖云不治，若能補其脾胃，固其根本，多有可生者，豈可以其惡而遂棄之耶？

善惡第二十六

問曰：五善七惡，可得聞乎？曰：飲食如常，一善也；實熱而大小便澁，二善也；內外病相應，三善也；肌肉好惡分明，四善也；用藥如所料，五善也。渴發而喘，眼角向鼻，大小便反滑，一惡也；氣綿綿而脈濡，與病相反，二惡也；目不了了，睛明內陷，三惡也；未潰肉黑而陷，四惡也；已潰青黑，筋腐骨黑，五惡也；發痰，六惡也；嘔吐，七惡也。

註　按善惡形證，治法見附録。

生死第二十七

問曰：病有甚而至生，有微而至死，病證難辨，生死何從決乎？答曰：發背潰透內膜者死此言肝俞已上。未潰內陷，面青脣黑便污者死此言臟壞便瘀血。潰喉者不治。陰患入腹者不治。入囊者不治。鬢深數寸者不治。在頤後一寸三分，名鋭毒，亦不治。無此者生。流注雖多，療之必愈。

註　按前證有因元氣虛弱而毒氣內陷者，有因初作失於內疎托裏和榮衛者，有因毒盛失於消解者，有因虛弱失於補托者，有因膿成失於針刺者，有因腐潰失於補養者。若發背腦疽，屬濕熱上壅者，黄連消毒散、補中益氣湯以除濕毒，補脾肺，滋腎水。若鬢疽鋭毒屬風熱者，柴胡山梔散，以清肝火，養肝血。若陰虚，用六味地黄丸以生腎水，滋化源。若患於小腹，補足三陰之血，養脾胃之氣，庶可保其生也。其流注之證，或因飲食勞倦，房室陰虚，或七情内動，六淫外侵，以致血虚，互相凝滯，或産後血瘀，隨虚流注，或結塊，或漫腫，宜用益氣養榮湯以固元氣，佐以葱熨解散凝滯，更以豆豉餅祛散寒邪。潰久内有瘀肉，用針頭散腐之，多有生者。設若不守禁調攝，多致不起，慎之！

先明形證逆順第二十八

癰疽潰後，形有逆有順。白睛黑小，一惡也；不能下食，納藥而嘔，食不知味，二惡也；傷痛渴甚，三惡也；體項不便，四肢沉重，四惡也。聲嘶色脱，脣鼻青黑，面目浮腫，五惡也；煩躁時嗽，腹痛渴甚，瀉利無度，小便如淋，六惡也。膿血大泄，腫痛尤甚，膿色敗臭，七惡也；喘粗氣短，恍惚嗜臥，八惡也；未潰黑陷，面青脣黑，便污，九惡也；氣噎痞塞，欬嗽身冷，自汗無時，目瞪耳聾，恍惚驚悸，語言顛倒，十惡也。又腦爲諸陽所會，頸項近咽喉，腎俞，皆致命之所，俱不可灼艾！

註　按前證未潰黑陷、面青、脣黯、便污者，臟腑内潰之惡證也。氣噎痞塞、欬嗽身冷、自汗者，脾肺虚敗之惡證也。不食便瀉，腸鳴，耳聾目瞪者，脾腎虚敗傳變之惡證也。治法詳見附録。

審内證用藥附

自瀉嘔吐，不進飲食，腎脈最虚，如是之疾，古人皆以爲不治，然亦有救療之理焉耳。

註　按前論發《内經》之微旨，開萬世之聾瞶，其惠博矣！此證實命門火衰，不能生脾土而虚寒，以致自瀉嘔吐，或胷膈不利，或食而不化，或大便不實，宜用八味丸及六君子加薑、附。若因房勞過度，真陽衰敗，或原稟不足，不能生脾土而飲食不進者，用補中益氣加附子、薑、桂，并東垣補真丸，多有得生者。若用參、芪之類，直補脾胃，鮮有不誤。若或以爲毒氣内攻而治者，俱致不起。

治貴在早第二十九

伍氏曰：夫癰發背者，皮薄腫高，多有椒眼數十粒；疽發背者，皮膚頑硬，狀如牛頸之皮，二證皆宜灼艾。癰成膿則宜針，其針當以馬銜鐵爲之，形如薤葉樣，兩面皆利，可以橫直裂開五六寸許，取去毒血，其病頓輕。須先灸而後裂。可服神仙追毒丸，利去毒根，次服排膿托裏等藥調治。疽成膿則宜烙，用銀篦大寸許長六寸燒赤，頻烙患處，以膿出爲效。大抵癰疽難於諸科，非心傳契妙，其可以易治耶？

註　按前證若氣血充實，其膿既成，宜速針之，勿藥可愈。若氣血虧損，膿不能出，或膿出反痛，須托裏養胃，庶保終吉。詳見第四十。

津潤墨圍第三十

伍氏曰：但覺背兩胛間赤癢腫痛，或有白粒，且以津唾時潤令濕，切勿抓破。大抵在背微有赤腫點，或因抓破入浴犯水，或因飲食膾炙而作。初未辨證，且以津潤，時用墨圍之；若腫赤，急就圍中灼艾，最善。人皆疑火熱太過，以致延蔓，誤者衆矣！

註　按疽發背胛，若有瘀肉腐爛，膿水淋漓，腫痛仍作者，此處有筋一層間隔，內膿不出故也，宜用針引之。老弱者，若待其自潰，多致不救，治者審之！

看色灼艾防蔓第三十一

伍氏曰：瘡腫赤色，按之色不變者，此膿已成矣。按之隨手赤色者，其亦有膿也。按之白良久方赤者，此遊毒已息，可就赤白盡處灸斷，赤腫自消。凡癰疽以手按之，若牢硬，未有膿也；若半軟半硬，已有膿也。又按腫上不熱者爲無膿，熱甚者爲有膿，宜急破之。

註　按瘡瘍毒氣已結而不發者，法當補其血氣，使膿速成而針之。其膿既潰，宜培養脾胃，以生肌斂口。大凡瘡瘍膿血既潰，當大補血氣爲先，雖有他證，當以末治。

瘡口冷濇難合第三十二

治癰久不合，其肉白而膿少者，此氣血俱虛，不能潮運而瘡口冷濇也。每日用艾葉一把煎湯，避風熱洗，及燒松香煙熏之，更以神異膏貼之。必須守禁調理，否則不效。

註　按前證果因寒邪凝滯，氣血不能榮衛，宜用斯法，祛散寒邪，補接陽氣，其功甚大。若因氣血虛弱，不能潮會瘡口，必用補脾胃生氣血爲善。丹溪先生云：諸經唯少陽厥陰之生癰疽，宜預防之，以其多氣少血也。血少則肌肉難長，瘡久未合，必成敗證。苟反用驅利毒藥，以伐其陰分之血，禍不旋踵矣。

用藥温涼防秘泄第三十三

伍氏曰：凡瘡家皆宜宣去其毒，蕩滌陳莝，宜用神仙追毒丸、六味車螯散、五香連翹湯、千金漏蘆湯，更當詳辨稟賦强弱，臨時加減。大抵治瘡要法，須臟腑堅而不秘，通而不泄，則真氣不耗，邪無所留。如秘結，神效麻仁丸。凡瘡潰後，尚覺虛熱，可與五香湯加大黃、朴硝。且如治瘡，温藥先用桂以通血脈，宣導百藥；冷藥必用地黃補不足，益氣填髓。近用乳香散，乳香消毒，菉豆清熱，真良藥也。

註　按大腸秘結，果因血燥，胃氣不虛，最宜前藥。若因精血枯涸，用八珍、桃仁、麻仁。其潰後發熱，若因氣虛，用四君、黃芪、當歸，血虛用四物、白术、茯苓，氣血俱虛用八珍、黃芪；若大便秘，小便赤，用四物、麥門、五味。如不應，急用加減八味丸，或六味丸。若下後元氣傷而發熱，用六君、當歸；胃氣虛而發熱，用補中益氣湯。大凡二便，肝腎主之。經云：腎主五液，開竅於二陰。若津液滋潤，大便通利；若津液不足，必因脾氣虧損，當培養化源。

生痂切護第三十四

伍氏曰：癰潰之後，敗肉漸去，新肉漸生，日見堆阜，方成白膜新肉，當滋養平復，保無虞。大凡瘡口未可速合，日用猪蹄湯洗去惡濁，外敷生肌膏、神異膏；毒膿出盡，可用聖效散以合瘡口。更慎起居，節飲食，戒七情。否則虛證蜂起，多致不救，慎之！

註　按前證敗肉去而新肉生者，須先微赤，四沿漸生白膜者，此胃中生氣也，用六君子湯以培補之。若赤甚者，血虛而有火也，用四物加參、芪、白朮以調補之。若赤而不生膜者，氣虛也，用四君加當歸、黄芪。若色白而無神者，氣血俱虛也，用十全大補加薑、桂；如不應，急加附子。大凡瘡疽潰後，歹肉漸去，新肉漸生，此乃脾胃之氣充實也。若惡濁已去，宜用當歸膏。

體察愛護第三十五

伍氏曰：癰疽一證，病人當自體察。凡初作先以墨圍患處，却視浮沉聚散，膿出視其多少，肉生視其闊狹，飲食視其美惡，臟腑防其秘泄，瘡口防其奢裂。宜戒怒節勞，調補元氣，保愛體察，慎不可忽！

註　按前論即丹溪先生所云癰疽當先助胃壯氣，使根本堅固。東垣先生教人以飲食有節，起居有時。《素問》反復言之，可不慎哉！大凡泄瀉易損元氣，腫瘍犯之，不能成膿；潰瘍犯之，不能生肌。患者審之！

香藥調治第三十六

伍氏曰：氣血聞香則行，聞臭則逆。大抵瘡瘍多因營氣不從，逆於肉裏，鬱聚爲膿，得香之味則氣血流行，故當多服五香連翹湯、萬金散、金粉散。凡瘡本腥穢，又聞臭觸則愈甚，若毒入胃，則欬逆，古人用之，可謂有理。且如飲食調令香美，以益脾土，養其真元，可保無虞矣。

註　按前證説見第十八十九。

飲食居處戒忌第三十七

李氏云：病疽之人，當戒酒麪、炙煿、醃臘、法酒、生冷、油膩、鷄鵝、魚鮮之類；起居七情，尤當深戒。臥室潔淨馨香，使氣血流暢。仍忌僧道、孝子、産婦、經婦、鷄犬、猫畜。若背疽難於隱几，宜用菉豆十斗作一袋，隱伏其上，解毒涼心也。

註　按前論慎起居，薄滋味，恐病者好動四體，甘嗜性熱性寒之物，使火益熾而胃氣益衰，則所患淹滯不愈，又誰咎哉！不若預爲之防，當以古人之言爲戒。如菉豆性寒，主丹毒煩熱風疹，或金石所發實熱煩渴，飲食如常，證屬純陽者宜用，否則不可用也。

更易良方第三十八

李氏云：常見世間醫者，每有妙方，秘而不傳，或更改以惑人，誠可惡也。余思西華麥飯石膏，守死不傳，其立心私刻，君子責之矣。昔趙公宣教字季修來宰龍泉，兼程而進，患鼻衄，日出數升。時家兄教以服藕汁地黄膏。趙叩諸醫，云，此爲戒服之劑，乃數易醫無效。家兄陰餽前汁，服三日而疾愈。兄曰：此即前所獻之方。趙驚歎曰：向非醫者譎計以惑我，早信此方，豈久受此困也！今以屢試屢驗，不可易者。如因熱毒衝心而嘔，用内托散一名萬金散；因脾胃虚弱而嘔，嘉禾散；熱毒腫痛，麥飯石膏；陰虚作渴，加減八味丸。此四方屢爲醫人眩惑，使人忽用，深憫患者之受苦，故舉趙公之事以例之。

註　竊以爲方者倣也，倣病因以立方。非謂《内經》無方也，若執古方以治今疾，猶拆舊宇以對新宇，其長短大小，豈有捨匠氏之手而能合者乎？設或有合，以爲亘古不易之方，此又先王普濟之神术，奚必秘而私之耶？余嘗觀太無先生治滇南一僧，遠遊江浙，思親成疾，先生惠之以飲食藥餌，復贈金一鎰以資其歸，此固我醫道之當然也。今之醫者，或泥古，或吝秘，或嗜利以惑人，其得罪於名教多矣。

麥飯石膏第三十九

李氏云：麥飯石膏，治發背癰疽神妙，惜世罕知。有患者因膿不潰，以毒藥罨之，其勢益甚，毒延咽喉脚膝，皆爲不治。余用此膏，一夕頓潰。凡疽得膿，其毒始解，或有不潰者，須用此膏。故録之，俾精擇修合，以收十全之功也。

註　按前證屬腑屬陽，而氣血未損者，用前膏敷之，固無不愈。然亦有屬臟屬陰而氣血有虧者，當審其因而調治其内可也。大凡瘡瘍之作，由胃氣不從；瘡瘍之潰，由胃氣腐化；瘡瘍之斂，由胃氣營養。余常治初結成膿者，托而散之；已成欲作膿者，托而腐之；膿成未潰者，托而開之；膿已潰者，托而斂之。東垣先生云：胃氣乃生發之源，爲人身之本。丹溪先生亦謂治瘡當助胃壯氣，使根本堅固。厥有旨哉！

敷神異膏第四十

凡疽證先以麥飯石膏塗之，俟瘡根漸收，却敷神異膏斂之。夫癰疽之發有淺深，故收斂之功有遲速。斷不可早用收口之藥，恐毒氣未盡，後必復發，爲患匪輕。但麥飯石膏，難於修合，用神異膏亦效。

註　按前證若毒已解，而不生肌收斂者，元氣虚也。用六君子湯壯其脾胃，則肌肉自生。設有餘毒，亦能自解。

口緊小硬第四十一

李氏云：大抵疽口緊小而硬者，蓋因風毒所勝，合用蚣蠍散摻瘡口，以神異膏貼之。

註　按前證乃風寒滯於瘡口而未傳於内也。凡傷損之證，尤多此患。經云：風者善行數變，入臟甚速，死生在乎反掌，當急分表裏虚實而治之。其邪在表者，善伸數欠，筋脈拘急，惡寒惕搦，脈浮而弦，宜羌活防風湯和解之。傳於裏者，舌强口噤，項背反張，筋惕搐搦，痰涎壅盛，胷腹滿悶，或便閉溺赤，時或汗出，脈洪數而弦，宜大芎黄湯疎導之。其汗初出者，由風熱鬱於裏，亦宜大芎黃湯之類下之。若熱既退，臟腑已和而汗仍出者，表虛也，宜白朮防風湯以實其表。然解散、和解、疏導三法，此治暴患之證，氣血未損者。若膿瘀內焮而見前證者，宜針之，急投十全大補。或口噤遺尿，乃氣血虛極，亦用十全大補加炮附子。大抵此證若因膿血去多，宜以補中益氣加羌活主之。或人素多痰，因傷損而見風證，宜二陳、白朮、芎、歸、梔子、芩、連。氣虛加四君，血虛加四物。若血氣俱虛內熱甚而生風者，宜四物、參、朮、柴、芩、梔子，若因怒傷而見前證，宜小柴胡湯，倍加川芎、山梔、天麻、鈎藤鈎。若患破傷風，至三五年忽然復發，或跌仆而患者，皆氣虛有痰所致也，用二陳、參、朮、芎、歸主之。

喉舌生瘡如菌第四十二

李氏云：癰疽不服內托散，或失宣內毒，致咽喉口舌生瘡，甚則生紅黑菌，害人甚速，當用琥珀犀角膏治之。向有患此證者，諸法不效，余用此藥一日而安。

註　按前證多因酒色過度，虧損腎水，虛火上炎，或五疸元氣消爍，虛火上攻而致，治當滋其化源。最忌黃蘗、知母之類，恐復傷胃氣也。

替針丸第四十三

曾氏曰：癰疽膿熟，塗以替針丸，瘡口自開。古人云：癰疽能殺人。若針藥得其宜則生，失其宜則死。可不慎哉！

註　按瘡瘍之證，若毒氣已結，腫赤熾盛，中央肉死黯黑者，內用托裏健脾之劑，外用烏金膏塗之，則黯處漸低，赤處漸起，至六七日間，赤黯之界自有裂紋，如刀劃狀，其黯漸潰，若用鈹針利剪除去尤好。須使不知疼痛，不見鮮血爲善。若膿未流利，宜用針於紋中引之；若膿水已出，腫痛仍作，乃內筋間隔，亦用針引之。若元氣虛弱，誤服尅伐之劑，患處不痛，或肉死不潰者，急溫補脾胃，亦有復生者。後須純補脾胃，庶能收斂。若妄用針刀，去肉出血，使陽隨陰散，是速其危也。若膿潰而煩痛未痊，脈洪滑大散者，真氣虛而邪氣實也，爲難治；脈微濇遲緩者，邪氣虛而真氣將復也，爲易治。

割傷第四十四

李氏云：癰疽有悞搽毒藥，或針刀開割，瘡口不合，不可用濇斂之藥，宜用猪蹄湯、北艾湯間洗，敷貼神異膏，及服内補十宣散、内托黄芪丸。

註　按經云脾主肌肉，脾健則肉自生。然其勢熾甚，宜用前藥以消其毒。毒將盡，宜用四君湯以養脾。

寒熱多汗用藥第四十五

李氏云：有數人病背疽，或先寒後熱，先熱後寒，或連日或間日，必嘔痰大汗而止，皆用柴胡、恒山，不應。余謂此因脾氣不正，復感寒邪痰盛而作，遂先用不換金正氣散，次用排膿内補散、木香湯，三日即愈。

註　按前證若外邪既去而仍作，宜用六君子湯以補脾胃。大凡胃氣虚而作嘔者必喜温熱，毒内攻而作嘔者必喜寒，治當辨之！

食毒發熱第四十六

李氏論云：凡癰不可食牛羊鷄鵝蝦魚酒麪煿炙之物，犯之必發熱，宜服梔子黄芪湯。大凡臟腑已利，瘡毒已潰，氣血既虚，最當調護。若發熱而服涼藥，無不致禍。

註　按前證，若飲食傷脾胃而發熱，用六君、神麴、山楂；若陰血不足而發熱，用四物、參、朮、黄芪；若膿血出多而發熱，用十全大補湯。東垣先生云：胃爲五臟之根本。胃氣一傷，諸臟皆虚，七惡蜂起，可不慎哉！

作渴調補精氣第四十七

伍氏云：癰疽發熱大渴，毒氣熾盛，急用神仙追毒丸驅下惡毒，次以清膻湯、萬金散、五香連翹湯、六味車螯散、千金漏蘆湯選用之。渴不止，用秘傳金粉散、人參黄芪散、内補散之類，以補津液、生血氣，其渴自止。

註　按前證若脈沉實，大便秘結，宜用前藥，驅逐積毒；若發熱作渴，飲食如故，大便如常，屬胃經實熱，用竹葉石膏湯以清胃熱，生津液；若發熱作渴，飲食少思，大便不實，屬胃經虛熱，用竹葉黃芪湯以補胃氣，生津液；若發熱惡寒，若內熱晡熱，口乾作湯，屬氣血不足，用八珍、麥門、五味以補肝脾，生精血。

將安發熱作渴第四十八

李氏云：凡疽愈後，忽發渴而不救者，十有八九。或先渴而患疽者，尤爲難治。急用加減八味丸，可免前患。如能久服，永不作渴，亦無疽證，且氣血皆壯，真神劑也！

註　按前證屬腎水枯涸，虛火上炎，口乾作渴，飲水無度，或脣乾作裂，小便頻數，或痰氣上壅，煩躁不寧，或二三年先作渴飲水，或口舌生瘡，兩足發熱，痰氣上壅，或瘡愈三四年而口乾作渴，小便頻數，急用前藥，多有復生者。能逆知其因，預服前丸，可免此患。若兼手足厥冷，真陽虛也，宜服八味丸。大凡瘡後審其腎水不足，用加減八味丸；中氣虛弱，用補中益氣湯；氣血虛弱，用十全大補湯；陽氣虛寒，加薑桂；如不應，用八味丸。

口乾作渴不同第四十九

李氏云：癰疽已安之後，或未安之際，口舌燥黄如鷄内金者，乃腎水枯竭，心火上炎，此證最惡。古人云：玉華池竭七朝亡。若誤投以丹藥，禍在反掌。急用加減八味丸、桑枝煎、五味子湯以滋補之。

註　按前證若不慎房事，虧損真陰而虛火上炎，亦多患此。若發熱作渴，或口舌生瘡，或小便頻數，或莖中作痛，亦宜用前藥。其桑枝補血氣生津液，輕身明目，補肺腎之良劑也。五味子湯乃六一散、生脈散之復方，滋化源之良劑。若腎水既涸，虛火上炎，而口燥作渴者，須佐以加減八味丸。詳見附録用藥關鍵。

腎虚發熱第五十

李氏曰：一癰疽之熱，未有不自腎虚而得之者，必須五更服加減八味丸。

註　按癰疽皆由腎經濕熱，虚火上炎，中傳惡證，若非加減八味丸滋腎水以制心火，補中益氣以生化源，欲望其生難矣。啓元子曰：大寒而甚，熱之不熱，是無火也，當助其心；大熱而甚，寒之不寒，是無水也，當益其腎。夫寒之不寒，責其無水；熱之不熱，責其無火。熱之不久，責心之虚；寒之不久，責水之少。竊謂無火者，當用八味丸以益其心，無水者當用六味丸以滋其腎。

將安當補第五十一

李氏云：疽疾將安，每日當服十全大補湯以補氣血，宜與排膿内補十宣散相間服。

註　按前云潰瘍屬氣血俱虚，固在所當補。若患腫瘍而氣血虚弱者，尤宜預補，否則雖潰而不斂矣。凡大病之後，氣血未復，多致再發。若不調補，必變爲他證而危。或誤以爲瘡毒復發，反行攻伐，速其不起，深可爲戒也。詳見附録用藥關鍵。

服藥捷徑第五十二

李氏云：凡患瘡疽而腎脈虚者，急服補藥，尚恐有誤。如鹿茸、附子之藥，是猶抱薪救火，反益其勢，而平補之藥，亦難奏功。有一貴人苦疽，諸藥無效，愚謂服山藥丸於五更初，物欲未接之際，腎門未開之時，如法服三日，脈證平復。若腎經沉寒痼冷，鹿茸附子之藥，斯可用矣。

註　按前方誠有回生之功，治法見前論。

調節飲食當平胃氣第五十三

論曰：《素問》云，形不足者，温之以氣；精不足者，補之以味。大凡瘡疽當調脾胃。蓋脾爲倉廩之官，胃爲水穀之海，主養四旁，須進飲食以生氣血，宜用茯苓開胃散、人參內補散、內補十宣散。

註　按人參順氣散，因脾肺腎氣盛壅遏，宜用此以疎泄之。若氣虛壅滯，必用益氣養榮湯以調補之。今之患者，多因氣血受傷，當隨證而施治。若胃氣鬱滯，宜用茯苓開胃湯。若胃氣虛弱，用四君子湯。若胃氣下陷，用補中益氣湯。若脾氣虛弱，用六君子湯。若脾氣鬱結，用歸脾湯。

李氏曰：胃氣弱不進飲食，合服嘉禾散，每五兩加人參、丁香、沉香、白豆蔻各二錢。有一貴人苦疽，用藥失序，脾虛不食。余欲用嘉禾散。或云內有丁沉香，乃別服藥，不應，仍用前散，飲食頓進。

成漏脈例第五十四

經云：陷脈爲漏，留連肉腠。蓋脈得寒則下陷，凝滯肌肉，故曰留連肉腠，是爲冷漏。須用陷脈散、桂附丸温補之。

註　按瘡瘍爲漏，皆因元氣不足，營氣不從，逆於肉理，或寒氣相搏，稽留血脈，腐潰既久，陽氣虛寒，外邪乘虛下陷，即成是患。若治其初患，當內用參、芪、歸、朮，温補脾胃；外用桑枝葱熨，接引陽氣，使自消散。若久而不能成膿，亦用前二法補助以速之。若膿既成而不潰，用艾於當頭灸數炷以出之，却服十全大補湯。患者又當慎起居，節飲食，庶幾收斂。若用冷針開刺，久而內出青膿，外色黑黯；或誤用生肌散速其收斂，反助其邪，必成敗證。

蜞針法第五十五

洪丞相治癰疽，初作先以筆管一個，入螞蜞一條，以管口對瘡頭，使蜞吮瘡膿血，其毒即散。如瘡大須換三四條。若吮正穴，蜞必死矣。累試累效。若血不止，以藕節上泥塗之。若瘡頭未明，以井邊泥塗上先乾處即是。

註　按癰疽既成，毒血凝聚於外，可用此法吮去固善，但能治其末耳。又當審其邪在表裏，併元氣虛實而藥之，斯內外合一，而爲萬全之治也。

隱括關鍵處治

一瘡瘍用藥，當審其經絡受證標本虛實以治之。不可泥於熱毒内攻，專用寒涼剋伐之劑，虧損脾胃氣血，多致有誤。若腫高焮痛者，邪氣實也，先用神仙活命飲，後用托裏消毒散。漫腫微痛者，真氣虛也，用托裏散；如不應，加薑桂。若不作膿不腐潰，陽氣虛也，用四君子加黄芪、肉桂。若膿既出而反痛，氣血虛也，用八珍散。不生肌，不收斂，脾氣虛也，四君子加芍藥、木香。又當捨時從證，如腫痛，煩躁發熱，飲冷便秘，脈洪數實，是爲五實，雖在嚴寒，必用大苦寒之劑，瀉其陽以救其陰。若脈細皮寒，瀉利腸鳴，不食嘔吐，手足逆冷，是爲五虛，雖在盛暑，必用大辛熱之劑，散其陰以回其陽。若執其常法，則誤矣。

一瘡瘍作嘔，如熱盛焮痛，邪氣實也，用仙方活命飲解之。若因作膿焮痛，胃氣虛也，用托裏消毒散主之。膿熟脹痛，氣血虛也，用托裏散，或針以泄之。焮痛便秘，熱藴於内也，用内疎黄連湯導之。寒藥傷胃者，托裏建中湯。食少胃寒者，托裏益中湯。中虛寒淫者，托裏温中湯。肝木乘脾土者，托裏益清湯。胃脘停痰者，托裏清中湯。脾虛自病者，托裏益黄散。鬱結傷脾者，托裏越鞠湯。

一瘡瘍用圍藥，如腫痛熱渴，證屬純陽，宜内服濟陰丹，外敷抑陽散。若似腫非腫，似痛不痛，似潰不潰，屬半陰半陽，宜内服沖和湯，外敷陰陽散。若微腫微痛，或色黯不痛，或堅硬不潰，證屬純陰，宜内服回陽湯，外敷抑陰散。

一瘡瘍作痛，若大便秘結者，用内疎黄連湯；熱毒熾盛者，仙方活命飲；瘀血凝滯者，乳香定痛散；作膿而痛者，托裏消毒散。膿脹而痛者，針之。膿潰而痛者，補之。氣虛而痛者，四君、歸、芪。血虛而痛者，四物、參、芪。腎虛而痛者，六味地黄丸。口乾作渴，或小便頻數，加減八味丸。

一瘡瘍氣脱陷，或誤服剋伐，或膿血大泄，或吐瀉勞役，或誤行房事，若發熱煩熱，頭痛頭運，便血目赤，煩喘、自汗、盜汗，氣短唾痰，體倦熱渴，意欲飲水，投水，身熱，惡寒，憎寒，惡衣，揚手擲足，汗出如水，腰背反張，呻吟不絕，脈浮洪大，此無根虛火假熱之證；若畏寒頭痛，欬逆嘔吐，耳聵目矇，小便自遺，或時淋瀝，瀉利腸鳴，裏急腹痛，玉莖短縮，冷汗時出，齒浮痛，肢體麻痺，或厥冷身痛，咬舌嚙脣，舌本强硬，呃逆喘促，脈微沉細，此危殆之證，但見一二，急用大劑參附湯補之，多得復生。

一瘡瘍潰後發熱煩躁，若發熱無寐，血虛也，聖愈湯；自汗不止，氣虛也，四君子加黃芪、五味子；發熱煩躁，肉瞤筋惕，氣血虛也，八珍湯；大渴面赤，脈洪大而浮，陰虛發熱也，當歸補血湯；肢體微熱，煩躁面赤，脈沉微，陰盛發躁也，四君、薑、附。

一瘡瘍大便秘結，若作渴飲冷，其脈洪數而有力者，屬實火，宜用內疎黃連湯；若口乾飲湯，其脈浮大而無力者，屬氣虛，宜用加味八珍湯；若飲食雖多，肚腹不脹，此內火銷鑠，切不可通；若腹痞脹而不通者，乃因直腸乾涸，以猪膽汁導之；若誤行疏導，復傷元氣，則不能斂潰。

一瘡瘍大便泄瀉，若因寒涼傷脾，六君加砂仁；脾氣虛弱，六君煎送二神丸；脾虛下陷，補中益氣送二神丸；命門火衰，用八味丸料煎送四神丸；腎虛不固，薑附湯加茱萸、五味；脾腎虛寒，參附湯送四神丸；脈沉而細，飲食不下，用薑附湯，多有復生者。

一瘡瘍小便頻數，或莖中濇痛者，乃腎經陽氣虧損，陰無以化之惡證也，用加減八味丸以補陰；足脛逆冷者，用八味丸以補陽；小便頻而黃者，四物加參、朮、麥門、五味以滋肺腎；小便短而黃者，補中益氣加山藥、麥門、五味以補腎；若熱結膀胱而不利者，五淋散以清熱；脾肺氣燥而不化者，黃芩清肺飲以滋陰；若膀胱陰虛，陽無以生者，宜滋腎丸；膀胱陽虛，陰無以化者，宜腎氣丸；若老人陰痿，精內敗者，用加減八味丸加車前、牛膝；如不應，加附子；若大小便牽痛，愈痛則愈便，愈便則愈痛，以前藥加附子，多有生者。苟用黃蘗、知母淡滲之劑，既瀉真陽，復損真陰，速其危矣。

一瘡瘍作渴，焮痛發熱，便利調和者，上焦熱也，用竹葉石膏湯；腫痛發熱，大便秘濇者，內臟熱也，用四順清涼飲；焮腫痛盛者，熱毒蘊結也，用仙方活命飲；漫腫微痛者，氣血虚壅也，用補中益氣湯；若因胃火消爍而津液短少者，用竹葉黄芪湯；若因胃氣虚而不能生津液者，用補中益氣湯；若因胃氣傷而内亡津液者，用七味白朮散；若因腎水乾涸作渴，或口舌乾燥者，用加減八味丸。或先口乾作渴，小便頻數而後患疽；或疽愈後作渴飲水，或舌黄乾硬，小便數而疽生者，尤其惡也。苟能逆知其因，預服加減八味丸、補中益氣湯以滋化源，可免是患。

一瘡瘍出血，因五臟之氣虧損，虚火動而錯經妄行也。若因肝熱而血妄行者，四物加炒梔、丹皮、苓、朮；肝虚不能藏血者，六味地黄丸；心虚不能主血者，四物加炒連、丹皮、苓、朮；若脾虚熱不能統血者，四君加炒梔、丹皮；若脾經鬱結者，用歸脾湯加五味子；若脾肺氣虚者，用補中益氣加五味子；若氣血俱虚者，用十全大補；若陰火動者，用六味丸加五味子。

一瘡瘍用針，當辨生熟淺深。若小按即痛者，膿淺也；大按方痛者，膿深也。按之而不復起者，膿未成也；按之而即起者，膿已成也。若膿生而即針，則徒泄其氣血而膿反難成；若膿熟而不針，則腐潰益深，瘡口難斂。若瘡深而針淺，則内膿不出，外血反泄；若瘡淺而針深，則内膿雖出，良肉反傷。其元氣虚弱，必先補而後針，不論尻神。若膿出而反痛，或煩躁嘔逆，皆由血氣虧損，宜急補之。不論尻神者，蓋因患處已潰故也。

一瘡瘍肌肉不生：若赤色而不生者，血熱也，四物湯加牡丹皮；晡熱内熱，血虚也，四君子加歸、地、丹皮；若膿水清稀，氣血俱虚也，十全大補湯；食少體倦，脾氣虚也，補中益氣湯；煩熱作渴，起居如常，胃火也，竹葉黄芪湯；煩熱作渴，日晡熱甚，腎虚也，用加減八味丸。

論多骨疽

多骨疽者，由瘡瘍久潰，氣血不能營於患處，邪氣陷襲，久則爛筋腐骨而脱出，屬足三陰虧損之證也，用補中益氣湯以固根本。若陰火發熱者，佐以六味丸，壯水之主以鎮陽光；陽氣虚寒者，以八味丸，益火之源以消陰翳。外以附子餅葱熨法，祛散寒邪，補接榮氣，則骨自脱，瘡自斂也。夫腎主骨，若腎氣虧損，其骨漸腫，荏苒歲月，潰而出骨，亦用前法。若投以剋伐之劑，復傷真氣，鮮有不誤者。

古今圖書集成醫部全録卷三百六十二

外科癰疽疔毒門

醫學入門

明·李梴

癰疽證治

癰者壅也，爲陽屬六腑，毒騰於外，其發暴而所患浮淺，不傷筋骨。疽者沮也，爲陰屬五臟，毒攻於內，其發緩而所患深沉，傷筋蝕骨。凡年壯氣血勝毒則順，年老毒盛氣血則險。有內因飲食積毒者。經曰：膏粱之變，足生大疔。榮氣不從，逆於肉理。榮氣即胃氣，胃和則榮衛順而滋養皮膚。膏粱金石，厚衣烘被，以致蘊熱臟腑，濕熱聚下，燒爍腎水，陰火熾盛，八脈沸騰，經隧凝滯，故水穀精微不能上行陽道，反逆聚肉之腠理而成癰。有外感風寒濕氣蘊毒者。經曰：地之濕氣，感則害人皮肉。又曰：諸癰腫筋攣骨痛者，此寒氣之腫，八風之變也。蓋風濕外侵，鬱久爲熱，自膀胱左遷，移熱小腸，小腸移熱於膽，風性上衝，瘡形高色赤作痛，小則爲癤，大則爲癰而已，非若疽之自裏也。有因心氣鬱結，飢飽勞役，房室過度，水竭火炎，痰氣凝滯而成。所謂相火能爲瘡瘍，諸痛癢瘡瘍皆屬心火是也。因火有君相，瘡分微甚，或鬱痛而不甚腫，或虛腫而不甚痛，雖然病該三因，總皆濕熱。丹溪云：人身血行脈中，氣行脈外，氣血周流不息，惟寒濕搏之則凝滯而行遲，火熱搏之則沸騰而行速。氣爲邪鬱，津液爲痰爲飲，積久滲入脈中，血爲之濁，此陰滯於陽而爲癰；血爲邪鬱，隧道或溢或結，積久溢出脈外，氣爲之亂，此陽滯於陰而爲疽。蓋陽氣無形，陰血有質，必濕熱泣血而後發爲癰疽。故《局方》曰：癰疽皆熱盛血也。又曰：二熱相搏，熱化爲膿。蓋熱非濕則不能腐壞肌肉爲膿。譬如夏熱諸物皆不壞爛，壞爛者必在交秋濕熱大行之際，此理甚明。

癰疽有大而愈者，有微如豆而死者。陽發，初起皮薄作熱，色赤焮腫疼痛，潰後肉色紅活，此爲外發；更加身健能食，發熱便秘，脈數有力，爲純陽易治。陰發，初起皮厚不熱，色黯微腫硬，如牛領之皮，不痛陷軟，不作膿，不潰微開闔，破後肉色紫黑，此爲内發；未潰臟腑已經壞爛，更加身倦少食，不熱便利，脈軟無力，爲純陰不治。又有半陰半陽，似腫非腫，似痛非痛，似赤非赤，似潰非潰，脈數無力，如陽多陰少，用藥托裏，變陽者生；陰多陽少，用藥托亦不起，投陰必死。就中尤以有熱無熱爲死生妙訣。蓋陽證有熱則氣血行而生肌，陰證無熱則氣血滯而不斂。遇有熱者，切不可退熱，但宜温藥清滲。些小癤毒，無熱亦不妨。

癰疽雖止發於一經，或兼二經，多有挾風、挾濕、挾痰、挾氣、挾血、挾陰虚等證。大概風氣食三種，俱以不換金正氣散加川芎、木香爲主。兼風多癢加祛風藥，兼氣多痛加調氣藥，兼食多發寒熱加消積藥，兼濕多腫加滲濕藥。又云：熱瘡焮痛，虚瘡淡白，風寒瘡口帶白。古方外因四氣，單用大黄半生半熟、甘草節等分爲末，每空心酒下一匙，以利爲度；内因七情，單用遠志爲末，酒調二錢，澄清服，以渣敷患處；不内外因金石炙煿房勞，國老膏。一切熱毒，槐花酒；金石藥毒則堅硬如石不痛，宜甘草黑豆煎湯解之。虚勞瘦弱，榮衛否濇，患處重著如負石，然因其有骨蒸潮熱也，治宜滋補，故不可用賽命丹等香燥疎泄之藥，亦不可過用降火滯脾之藥，惟腎氣丸、托裏散，甚得其宜。且古方謂毒藥衝蒸癰疽極重。

近骨者多冷，久則化血爲蟲，多癢少痛；近虚者多熱，久則傳氣成漏，多痛少癢。

腦發，屬腎脈、足太陽經；鬢發，手、足、少陽經；眉發，手足太陽、少陽經；頤發鬚髭發，足陽明經；腮發，手陽明經；背發，中屬督脈，餘皆足太陽經；腋發，手太陽經；乳發，内陽明、外少陽經；乳頭，足厥陰經；腎癰，足太陽經；外腎癰，足厥陰經；腿發，外足三陽、内足三陰經；喉癰臍癰，任脈、足陽明經；穿襠發，督、衝、任三脈，跨馬癰囊癰，足厥陰經；内疽：肺癰，手太陰經；腸癰，手太陽、陽明經；胃脘癰，足陽明經。若少陽少陰太陰多氣少血，厥陰太陽多血少氣，肉皆難平。惟手足陽明，氣血俱多。分經用藥，則不犯經禁病禁，以致妄下妄汗。且瘡屬腎經者最重，脾肺二經者次之，他經者又次之。腦乃諸陽所在，咽喉飲食所通，腎俞命根所係，皆至險之地，又不可多著艾灸。俗拘於人形瘡樣而忽經絡，謬哉！

毒因外感發者，内無便溺阻隔，外有六經形證，腫痛雖甚，飲食如常，脈浮數，邪在表也，宜托裏微汗以表散之；如發腦項背分，黄連消毒散；尻臀分，内托羌活湯；臂上，白芷升麻湯；乳胷，内托升麻湯；兩脅十味中和湯；腿外側，内托酒煎湯；腿内近膝股，内托芪柴湯。通用：敗毒散、九味羌活湯，辛熱。手足太陰經分，自汗浮腫，流注四肢，附子六物湯，辛温。發熱，十六味流氣飲、賽命丹。暑月，内托復煎散；寒月，内托十宣散，或不换金正氣散。丹溪治形實脈浮數，冬月背生紅腫及胛骨不痛者，用桂麻各半湯加生附、酒柏、栝蔞仁、甘草節、羌活、青皮、人參、黄芩、半夏，薑煎服六貼而愈，此正内托法也。有謂瘡家身痛不可汗，汗之則發痓者，邪不在表而誤汗也。

内傷飲食積毒者，腫痛異常，外無六經形證，内有便溺阻隔，口渴煩躁，脈沉實，爲邪在裏，急與寒涼攻裏，内疎黄連湯、瀉心湯、活命飲、四順清涼飲；輕者清熱消毒飲加紫草，或清心散滲之。

内積熱毒，外又感邪，宜發表攻裏，五香連翹湯、防風通聖散。毒盛者，解毒湯下神芎丸；濕盛者，除濕丹。

毒因内傷虚損房勞，鬱怒而發者，形雖腫痛，外無六經之形證，内無便溺之阻隔，知邪在經也，不可妄施汗下，只宜補形氣，調經脈，和榮衛，或專補脾胃可也。鬱怒者十六味流氣飲，虚勞者托裏消毒散、内托復煎散、補中益氣湯。古人治癰以寒藥者，正治法也；治疽以熱藥者，從治法也。蓋藥性熱則宣行，寒則疎泄。疽乃有形之物，非熱藥從治豈能行之乎？此内托内疎，正治從治之義也。

潰後氣血大虚，惟恐毒陷，托裏之法，一日不可缺也。古方托裏散、托裏清中湯、托裏定中湯、托裏和中湯、托裏建中湯、托裏抑青湯、托裏益黄湯、托裏益氣湯選用。蓋托裏則氣血壯而脾胃盛，膿穢自排，毒氣自解，死肉自潰，新肉自生，瘡口自斂。若不務補托而誤用寒涼，反助邪火，膿多臭穢，甚則脈洪大渴，真氣虚人身氣血，遇溫則散，遇寒則凝。概敷寒涼，閉塞腠理，氣凝血瘀，舊肉不潰，新肉不生，則毒反內攻，可收斂。若妄施針刀，傷肉出血，斷之不止者立危。其鈹針用馬銜鐵爲之。當用鈹針利剪徐徐引去。若膿出肉腐，腫痛仍作，必內有筋間隔，宜再引之，急補脾胃；不痛者純用補藥，庶內壯脾胃，外塗單巴豆膏，令其黯處漸低，赤處漸高，六七日間，赤黯之處，自有裂紋，如刀劃狀，黯肉漸潰，瘡淺而針深，內膿雖出，良肉受傷。元氣虛者，必先補而後針其膿，諸證自退。若瘡毒熾盛，中有肉黯者，宜生而用針，氣血既泄，膿反難成。若膿熟而不針，腐潰益深，瘡口難斂。若瘡深而針淺，內膿不出，外血反泄；而不起者膿未成，按之而復起者膿已成，按之都軟者無膿。不痛者血瘤，痛者氣瘤。按之一邊軟者有膿。若膿發於筋脈；肉色不變者，附於骨也。按之熱者有膿，不熱者無膿。按之便痛者膿淺，大按方痛者膿深。按之陷

癰疽毒氣已成，宜托裏以速其膿；膿成者當驗其生熟淺深而針之。若腫高而軟者，發於血脈；腫下而堅者，透，間有毒盛者，量用之則可。

灸爲佳。一日二日，十灸十活；三日四日，十灸七活；五日六日，十灸四活；過七日則不可灸矣。其餘點割敷能調。古法隔蒜灸法、豆豉餅，惟外傷成瘡者不宜，自內發者，痛則灸至不痛，不痛則灸至痛時方住。早覺早

形傷則痛，氣傷則腫。或先痛後腫傷乎血，先腫後痛傷乎氣，腫痛幷攻氣血俱傷，皆因臟腑不和而非外治毒反內攻，或旁邊再發一癰者有之，或愈後而惡證頓起，大命隨去者有之。惟務內治而不貴外治者爲高。丸或腎氣丸。緊急不及作丸，大料煎服。預防救危，始終妙劑。若不務根本而專用敷圍生肌之藥，則斂口太速，愈湯；但見脾虧氣弱，不能生肌收斂者，便進補中益氣湯；但見腎虛不能消潰收斂，或晡熱作渴者，便進八味宣散暫服。若無熱毒表邪，但見穢氣觸犯，虛熱少食不睡者，便進人參黃芪湯；但見膿多心煩少睡者，便進聖若毒氣上攻，心神昏悶欲嘔者，間服護心散以救之。如帶表邪面赤等證，勢未甚起者，內托復煎散，或內托十但初潰時間有熱毒盛者，量加消毒清劑。如發背搭肩，膜破穿心必死，尤宜托裏，免致毒陷，托裏即護心也。而死矣。丹溪云：但見腫痛，參之脈證虛弱，更與滋補，乃可萬全。又不必泥氣質素實，及參芪滿中滯痰也。

難以潰斂，甚則不起。必内分陰陽用藥，外分陰陽敷圍，内外夾攻，藥氣相通爲妙。純陽證，内服内疎黄連湯、清熱消毒飲之類，外敷抑陽散；半陰半陽證，内服托裏消毒散，外敷陰陽散；純陰證，内服補中益氣湯加薑附入酒煎，外敷抑陰散。

點瘀爐灰膏以去惡肉，藥綫三品錠子以透膿管，皆欲敗腐盡除，不至侵蝕筋骨，非得已而用之也。

癰疽不可不痛，不可大痛。未潰前痛者爲熱毒便秘，宜内疎黄連湯、解毒湯。作膿痛者排之，膿脹痛者針之。已潰膿出反痛者，虚也。氣虚，四君子湯加歸、芪；血虚，四物湯加參、芪；氣血俱虚，托裏益氣湯；脾虚者，托裏和中湯；腎虚者，腎氣丸。因登廁犯穢氣觸者，藥中加乳香、芷、芎之類和之；風寒逼者，加防風、桂枝之類温散之。燥者潤之，濕者導之。果係瘀血惡肉凝滯者，方可乳香止痛散和之。

瘡口不斂由於肌肉不生，肌肉不生由於腐肉不去，腐肉不去由於脾胃不壯。氣血不旺，必以補托爲主，而佐以行經活血之藥，則肌肉受毒者自生，死者自潰，又何待於點割也？大要氣虚體倦食少者，補中益氣湯；血虚晡熱内熱者，四君子湯加歸、地、牡丹皮；膿水清稀者，氣血俱虚，十全大補湯。或不痛，或大痛，或不赤，或内膿不潰，或外肉不腐者，氣血虚敗，桑枝灸法，十全大補湯加薑桂，壯其陽氣，則四畔即消，瘡頭即腐。若脾胃虚弱，慢腫不赤者，六君子湯倍白朮。若初起腫痛，或因剋伐及入房，以致色黯而不痛者，乃陽脱變陰，急用古參附湯以救之。間有血分虚熱者，瘡口肉色必赤，四物湯加山梔、連翹。氣分虚熱煩渴者，竹葉黄芪湯。要知瘡口難斂，或漸大漸開，出血者危。俗皆以腫痕所至爲暈，非真暈也。暈生於瘡口之畔，狀如紅筋。一暈三暈尚可，四暈五暈者死。

洗藥疎通氣血，膿血焮聚之時，所賴朝夕煖酢蘸洗敗肉，或洗毒散、肉汁湯；風冷瘡口白者，乾艾煎湯亦好。

膏藥多熱，輕小瘡癤貼之即消，發表不遠熱之意也。若大毒初起，用之迷塞凝滯，爲禍不小。惟潰後只用白蠟膏、太乙膏，或水粉膏外護，不致破傷風寒。

婦人調血開鬱爲主，值經閉及潰後月水又發，所患堅硬不破，不腫不疼者，凶。小兒主生胎毒，或有飲食積熱者，藥稍宜清凉。如素稟受體薄及稍長而久病者，仍以補托氣血脾胃爲主治之。

脈證俱熱者，未潰先内消解毒，已潰後托裏消毒。脈證俱虚者，未潰前托裏消毒，已潰後托裏補中，治其瘡而諸證自退。瘡爲本，病爲標。若病急而元氣實，暫治其標；病緩而元氣虚，只治其本。心通諸竅，臟腑所包者一膜耳，若憂驚入心，膜破必死，藥中常加茯神、遠志爲妙。

五善：動息自寧，飲食知味，一也；便利調勻，二也；膿潰腫消，水鮮不臭，三也；神彩精明，語音清朗，四也；體氣和平，五也。此屬腑證，病微邪淺。若能慎節，勿藥自愈。七惡，乃五臟虧損之證，外似有餘而内實不足，法當純補胃氣，多有可生。不可因其惡而遂棄不治。大抵元氣虚弱，或膿水出多，氣血虧損，或汗下失宜，榮衛消爍，或寒凉剋伐，氣血不足，或峻厲猛劑，胃氣受傷，以致真氣虚而邪氣實矣。

大渴發熱，或泄瀉淋閉者，邪火内淫，一惡也。

凡瘡腫發熱，潮熱煩躁，或失血過多，或潰膿大泄，或汗多亡陽，或下多亡陰，以致陰血耗散，陽無所附，浮於肌表而非火也。若發熱不寢，虚熱也，聖愈湯；兼汗不止，氣虚也，單人參湯；發熱煩躁，肉瞤筋惕，氣血俱虚也，八物湯；大渴面赤，脈洪大而虚，陽虚發熱也，古歸芪湯；微熱煩躁，面赤脈沉而微，陰盛發躁也，四君子湯加薑附。

凡渴不可專泥於火。若焮痛發熱，便利調和者，竹葉石膏湯；腫痛發熱，大便秘濇者，四順清凉飲；焮痛熾盛者，活命飲；膿水多者，聖愈湯；胃傷内亡津液者，錢氏白朮散；腎水乾涸者，八味丸。有先作渴，小便頻數而後患疽者，或愈後作渴，或舌黄乾硬，小便頻數而後患疽者，尤其惡也，宜預服八味丸、補中益氣湯以滋化源，可免是患。蓋癰疽未有不因腎虚而作。切忌知母、黄蘗損陽，則陰氣無由而生。

泄瀉因寒凉傷脾者，六君子湯加砂仁，或托裏建中湯、托裏温中湯；脾虚下陷者，補中益氣湯吞二神丸；命門火衰者，八味丸料煎吞四神丸；腎虚不固者，古薑附湯加吴萸、五味子；大孔痛者，附子理中湯、四逆湯。

凡癰疽嘔瀉，腎脈虚者死。

便秘因熱毒入臟，嘔啘心逆，發熱腫硬，秘結固宜通之。又有伏熱陽氣怫鬱，面赤便秘者，爲邪火，在經宜汗以發之。潰後氣虚，血涸便秘者，十全大補湯。或因入房傷腎便秘者，加薑附以回陽氣，則大便自潤。凡便秘能食而肚腹不脹者，切不可下。若腹痞脹而秘者，猪膽法。用猪膽一枚，剪去頭，入鹽酢少許，以鵝管插入膽中，灌穀道内，須臾自通。

小便淋澁，頻數短少，或莖中澁痛，皆腎虚惡證。

膿血既泄，腫痛尤甚，膿色臭敗者，胃虚火盛，二惡也，人參黄芪湯，或十全大補湯加麥門冬、五味子。目視不正，黑睛緊小，白睛青赤，瞳人上視者，肝腎陰虚而目系急，三惡也，腎氣丸料，或八物湯，俱加炒山梔、麥門冬、五味子。

喘粗短氣，恍惚嗜卧者，脾肺虚火，四惡也，六君子湯加薑、棗，或補中益氣湯加麥門冬、五味子。心火剋肺金，人參平肺散。陰火傷肺，腎氣丸料加五味子煎服。

肩背不便，四肢沉重者，脾腎虧損，五惡也，補中益氣湯、十全大補湯，俱加山藥、山茱萸、五味子。

不能下食，服藥而嘔，食不知味者，胃氣虚弱，六惡也，六君子湯加木香、砂仁，甚則加附子。挾痰者托裏清中湯；挾火者托裏益黄湯。

瘡腫時作嘔，熱毒攻心；潰時作嘔，陰證；潰後作嘔，脾虚。如熱盛焮痛，活命飲、護心散；作膿焮痛，托裏消毒散；膿熟脹痛，托裏散，或針以泄之；焮痛便秘者，内疎黄連湯。寒凉傷胃者，六君子湯加乾薑、木香；木乘土位，加芍藥、柴胡；胃脘停痰，加桔梗；脾虚自病，或水侮土，加益智仁、砂仁；鬱結傷脾，加川芎、山梔、蒼朮、香附；濕氣侵胃，倍白朮。白朮，生肌斂口妙劑。又有登廁觸穢作嘔者，仍宜補胃。

脾肺俱虚，七惡也，補中益氣湯加薑、棗，或六君子湯加炮薑，甚則加附子，或十全大補湯加炮薑。

陽虚皆因誤服寒凉，或潰後勞役，或吐瀉之後，或誤入房夢遺，或外邪所乘。初則虚火假證，仍發熱頭疼，良久寒戰咬牙，腹痛雷鳴，泄瀉呃逆，自汗盜汗，陽虛寒氣所乘之證，八惡也，急用托裏溫中湯，後用六君子湯加附子，或加薑桂；甚者用大劑參、芪、歸、朮，倍加薑、附，以手足溫爲度。

潰後發熱惡寒，作渴怔忡，睡臥不寧，陽衰陰盛，發躁脈洪大，按之微細或無，此陽虛極，驀然牙關緊急，腰背反張，變爲痓痙陰病，或無汗惡寒，或有汗不惡寒，九惡也，俱宜八味丸料加參、芪、歸、朮，大劑煎服。

原稟瘦怯，或房慾竭精，或瘡出膿多，或誤汗下，以致日晡潮熱，口乾作渴，夜寐不著，瘡出紫血，四物湯、托裏益氣湯、腎氣丸主之。

便污黑者不治。便血瘀滯者，犀角地黃湯救之。

瘡瘍時或愈後，口鼻吐衄，牙宣齦露，皆因瘡瘍出血，虛火動而錯經妄行，當求其經，審其因而治之。肝熱則血妄行，四物湯加山梔、牡丹皮、黃芩、白朮；肝虛則不能藏血，腎氣丸；心火不能生血，四物湯加炒黃連、牡丹皮、苓、朮；脾虛熱不能統血，四君子湯加炒山梔、牡丹皮；脾經鬱結者，歸脾湯加五味子；脾肺氣虛者，補中益氣湯加五味子；氣血俱虛者，十全大補湯；陰火動者，腎氣丸加五味子。大凡失血過多，而見煩熱發渴等證，勿論其脈，急用單人參湯補之。經云：血生於氣。苟非甘溫參、芪、歸、朮之類以生心肝之血，決不能愈。發熱脈大者死。

《正傳》以善爲順，以惡爲逆。瘡瘍仍忌倒陷，又增爲九逆，殊爲有理。

非癰非疽，非瘡非癬，狀如惡瘡，或瘥或劇，名曰無名腫毒。隨其見證在表、在裏、在經用藥外，以槐枝煎洗淨後，以赤小豆、吳茰、白膠香、黃連、黃蘗、貝母、硫黃、糯米、黃丹、輕粉爲末，麻油調搽。一切惡瘡人所不識者皆同。

疔瘡證治

經曰：膏粱之變，足生大疔。恣食辛辣厚味，炙煿腥葷，及誤食自死禽獸，蘊毒於中，而即發者有之；或卒遇大風大霧，大暑大寒，天地暴沴之氣，襲注經絡，觸動其毒而發者，或因感死畜蛇蟲毒氣而發者，其死尤速。初發或因衣物觸著而疼痛忽生，或因發疹抓破而成疱，僅一小瘡，殺人一二日間，比之癰疽尤毒。

疔發無定處，在肩背腰猶緩，在頭面、耳、鼻、口、目、舌根、脣上及手足骨節間者最急。如生兩足多有紅絲至臍，生兩手多有紅絲至心，生脣面口內多有紅絲入喉者，俱難治。須急看，以針挑撥其絲出血，以泄其毒氣，方可保生。

瘡頭黑硬如釘，四畔帶赤，如火盤根，突起寸餘，隨變焦黑，未幾腫大而光，轉爲濕爛，深孔透肌，如大針穿之狀。其形初起，大小不一，或如水泡，如吳茰，如豆，如石榴子。其色有五，《內經》分應五臟，各有所屬部位。《局方》分別一十三種疔外，又有魚臍疔，瘡頭黑深，形如魚臍，破之黃水滲出，四畔浮漿，其毒尤甚，用絲瓜葉連鬚、葱韭葉擣爛，以酒和服，其渣貼腋下。如病在左手貼左腋下，在左足貼左跨下。右手足同。在中貼心臍。幷用布縛住，候肉下紅絲處皆白則安。有潮熱者亦宜。却令人抱住，恐其顫倒則難治。或用蛇蛻燒灰，鷄子清調敷。又一種水疔，用黃荆葉十四片，獨頭蒜三個，百草霜三錢，擂酒服，取汗大效。諸證惟嘔吐最危。

治分虛實：實者初服賽命丹三丸，以葱酒發汗；表證多者，追疔湯，或敗毒散加蟬蛻、殭蠶、金銀花；裏證多者，活命飲、五聖湯；便利滿濇者，黃連消毒散，此散初起服之內消。欲作膿者，托裏消毒散。虛者，初服保生錠子以解毒，或蟾肝丸；有表邪不敢汗者，補中益氣湯加防風、白芷。裏證不敢下者，蜂蛇散；腫痛欲作膿者，托裏散、內托十宣散；不能潰者，大料參、芪、歸、朮補之，或補中益氣湯合生脈散以防毒陷。

豁心氣者，疔毒入心，則神昏口乾煩悶，恍惚似醉，嘔吐不定，危證也。實者用萬病解毒丹，以黃連當歸煎湯化下；虛者用古芎歸湯加茯苓、茯神、遠志、蓮肉清之。毒上攻心，嘔者護心散；有因服賽命丹吐者，亦宜此解之。恍惚悶亂，坐臥不寧，煩渴身痛便秘者，漏蘆飲子；煩躁作渴者，竹葉黃芪湯。

外治：輕者，單蟾酥爲末，以白麪和黃丹搜作丸如麥米大，用針挑破頂頭，以一粒納入效。重者賽金丹，危篤者提釘錠子。

凡暴死者，多是疔毒。急用燈照遍身，若有小瘡，宜急灸之，并服賽命丹，亦有復醒者。如偏僻之處，藥難尋覓，唯灸有回生之功。若專疎利表散者危。

紅絲瘡證治

因喜怒不常，血氣逆行而生於手足間，有黄疱，其中忽紫黑色，即有一條紅絲，迢遞直上而生，若至心腹則使人昏亂不收。或有生兩三條紅絲者，急以針横截紅絲所到之處刺之，令其出血，以膏藥貼，或嚼萍草根敷之，立愈。

多骨疽證治

此證由瘡久潰，氣血不能榮於患處，久則腐爛，有骨脱出，宜補脾胃，壯元氣，十全大補湯、腎氣丸主之，外以附子餅灸，或葱熨法，祛散寒邪，補接榮氣，則骨自脱，瘡自斂。若腎氣虧損，其骨漸腫，荏苒歲月，潰膿出骨，亦當用葱熨法。若投以剋伐，則正氣益虚，邪氣益甚，鮮有不誤。

有上齶腫硬，年餘方潰，半載未愈，内熱體倦作渴，用補中益氣湯、腎氣丸。元氣漸復，出骨一塊，仍服前藥而愈。有足背腫落一骨者，有手背腫落一骨者。

醫學綱目

明·樓英

行年血忌

十歲、二十二歲、三十三歲、七十三歲，以上四人，百神在上部，不可患癰疽發背，見血者死。申子辰年血忌，餘年不妨，男女同。

二十五歲、三十一歲、六十八歲、七十四歲，以上四人，百神在額，不可患瘡腫，見血者死。

十八歲、二十四歲、三十五歲、四十五歲、五十六歲、六十七歲、七十二歲、八十九歲，以上八人，百神在兩肩隅，不宜患癰疽瘡腫，見血者死。

十二歲、二十七歲、三十六歲、五十九歲、六十六歲、九十七歲，以上六人，百神在中部，不可患癰疽發背，見血者死。巳酉丑年血忌，餘年不妨，男女同。

三十二歲、四十二歲、五十五歲、六十一歲，以上四人，百神在肩背，不可患癰疽，見血者死。

十九歲、三十六歲、四十九歲、五十六歲、五十七歲、六十二歲、八十歲、九十一歲，以上八人，百神在肝肺俞，不宜患癰腫，見血者死。

十一歲、二十三歲、二十四歲、五十八歲、九十六歲，以上五人，百神在脅肋，不可患癰疽，見血者死。

十四歲、二十九歲、三十九歲、四十六歲、五十二歲、六十歲、六十九歲、七十六歲、八十一歲、八十八歲、九十五歲，以上十一人，百神在下部，不可患瘡漏疾，見血者死。下部尤忌見。勞瘵人不宜下部出膿，難瘥。

十一歲、十五歲、二十七歲、六十三歲、七十五歲，以上五人，百神在尻尾間，不可患癰疽，見血者死。

十三歲、二十八歲、五十二歲、七十二歲、九十三歲，以上五人，百神在足下，不可患癰疽，見血者死。

二十一歲、三十八歲、四十一歲、五十歲，以上四人，百神在遍身，不可患瘡腫，見血者不治。

虛實寒熱宜忌

凡發背及癰疽，皆在背上，不問大小，有疼無疼，或熱或不熱，或冷或不冷，但從小至大，腫起至一尺以上者，其赤腫焮熱者，即用緊急收赤腫藥圍定，不令引開，中心即用抽膿聚毒散貼之，急令散毒外透，內服排膿縮毒内托湯藥。候膿成相次破穴，看瘡大小深淺内發其膿汁。膿水大泄，急須托裏内補。雖破穴膿汁不多，再須排膿。拔毒透後，慎不令再腫。須疼止腫消，患人自覺輕便，即是順疾也。最宜節慎飲食。其熱毒方盛，或發大渴，多飲冷水，及冷漿之類，此是毒氣攻心，令口乾煩渴，但以心氣藥内補臟腑即止矣。

不可患癰疽者七處

眼後虛處，頤接骨處，陰器根上毛間，胯與尻骨接處，耳門前後車骨接處，諸因小腹風水所成癰疽，及頷骨下近耳後虛處，鼻骨中并能害人，但以諸法療之，或有得瘥。惟眼後虛處最險。

疔瘡

疔瘡皆生四肢，發黄疱，中或紫黑，必先癢後痛，先寒後熱也。

疔瘡者必發於手足之間，生黄疱，其中或紫黑色，有一條如紅綫直上，倉卒之際，急宜以針於紅綫所至處，刺出毒血，然後以蟾酥乳香膏等藥，於正瘡上塗之。針時以病者知痛出血爲好。否則紅綫入腹攻心，必致危困矣。一法於所屬經絡各瀉之。

證治準繩 明·王肯堂

癰疽之源

方書敘癰疽之源有五：一、天行時氣；二、七情内鬱；三、體虛外感；四、身熱搏於風冷；五、食炙煿，飲法酒，服丹石等熱毒。總之，不出於三因也。外因者，運氣癰疽有四：一、火熱助心爲瘡。經云：少陰所至爲瘡疹。又云：少陰司天，熱氣下臨，肺氣上從，甚則瘡瘍。又云：少陰司天之政，初之氣，寒乃始，陽氣鬱，炎暑將起，中外瘡瘍。又云：少陽所至爲瘡瘍。又云：少陽司天之政，風熱參布，太陰橫流，寒乃時至，民病熱中，外發瘡瘍。初之氣候乃太温，其病膚腠中瘡；二之氣火反鬱，其病熱鬱於上，瘡發於中；三之氣炎暑至，民病膿瘡。又云：太陽司天之政，初之氣，候乃大温，肌肉瘡瘍。此皆常化，病之淺也。又云：少陰司天，熱淫所勝，甚則瘡瘍。又云：少陰司天，客勝則瘡瘍。又云：少陰之復，病痱疹瘡瘍癰疽痤痔。又云：火太過，曰赫燿飄驟，瘡疽血流。又云：火鬱之發，民病瘡瘍癰腫。此癰疽爲病之甚也。二曰寒邪傷心爲瘡瘍。經云：太陽司天之政，三之氣，寒氣行，民病寒反熱中，癰疽。注下又云：太陽司天，寒淫所勝，血變於中，發爲癰瘍，病本於心。又云：陽明司天之政，四之氣，寒雨降，民病癰腫瘡瘍是也。三曰燥邪傷肝爲瘡瘍。經云：木不及曰委和，上商與正商同，其病支發癰腫瘡瘍，邪傷肝也。又云：陽明司天，燥淫所勝，民病瘡瘍痤癰，病本於肝是也。四曰濕邪瘡瘍。經云：太陰司天，濕氣變物，甚則身後癰。又云：太陰之勝，火氣內鬱，瘡瘍於中，流散於外是也。此四條所謂天行時氣者也。《素問》脈要精微論：帝曰：諸癰腫筋攣骨痛，此皆安生？岐伯曰：此寒氣之腫，八風之變也。帝曰：治之奈何？岐伯曰：此四時之病，以其勝治之愈也。《靈樞經》癰疽篇云：血脈榮衛，周流不休，上應星宿，下應經數，寒邪客於經絡之中則血泣，血泣則不通，不通則衛氣歸之不得復反，故癰腫。寒氣化爲熱，熱勝則腐肉，肉腐則爲膿，膿不瀉則爛筋，筋爛則傷骨，骨傷則髓消。不當骨空，不得泄瀉，血枯空虛，則筋骨肌肉不相榮，經脈敗漏，熏於五臟，臟傷故死矣。又生氣通天論云：勞汗當風，寒薄爲皶，鬱乃痤。又云：陽氣者開闔不得，寒氣從之，乃生大僂。榮氣不從，逆於肉理，乃生癰腫。是亦寒邪從勞汗之隙，及陽氣開闔不得其理之隙，久客之爲癰腫也。所謂體虛外感，及身熱搏於風冷者也。治法則精要十宣散、五香湯、潔古蒼朮復煎散等發表之劑是也。內因者：陳無擇云：癰疽瘰癧，不問虛實寒熱，皆由氣鬱而成。經云：氣宿於經絡，與血俱濇而不行，壅結爲癰疽，不言熱之所作而後成癰者，此乃因喜怒憂思有所鬱而成也。治之以遠志酒、獨勝散，兼以五志相勝之理，如怒勝思之類是也。不內外因者：經所謂膏粱之變，足生大疔，受如持虛。又東方之域，魚鹽之地，其民食魚嗜鹹，安其處，美其食，魚熱中，鹹勝血，故其民黑色踈理，其病爲癰瘍。又有服丹石法酒而致者，亦膏粱之類是也。李東垣曰：膏粱之變，亦是滋味過度，榮氣不從，逆於肉理。榮氣者，胃氣也。飲食入胃，先輸於脾而朝於肺，肺朝百脈，次及皮毛，先行陽道，下歸五臟六腑，而氣口成寸矣。今富貴之人，不知其節，法酒肥羊，雜以厚味，積久大過，其氣味俱厚之物，乃陽中之陽，不能走空竅而先行陽道，乃反行陰道，則濕氣大勝，子令母實，火乃大旺，濕熱既盛，必來剋腎，若不慎房事，損其真水，水乏則從濕氣之化而上行，其瘡多出背上及腦，此爲大疔之最重者。若毒氣出肺，或脾胃之部分，毒之次也。若出於他經，又其次也。濕熱之毒，所止處無不潰爛。故經言膏粱之變，足生大疔，受如持虚者，如持虚器以受物，則無不受矣。治大疔之法，必當瀉其榮氣。以標本言之，先受病爲本，非苦寒之劑爲主爲君，不能除其苦楚疼痛也。如東垣治元好問，丹溪治老婦腦疽，皆用好酒，故以三黄大黄酒製治之。又如排膿散、當歸散之類是也。又有盡力房室，精虚氣積之所致者，亦屬不内外因，當以補虚内托爲主，亦忌用五香之藥，耗真陰而助邪熱。治之之藥，如内固黄芪湯、神效托裏散之類。經云：五臟菀熱，癰發六腑。又云：六腑不和，留結爲癰。又云：諸痛癢瘡，皆屬於心。肺乘肝則爲癰。腎移寒於肝，癰腫少氣。脾移寒於肝，癰腫筋攣。此皆臟腑之變，亦屬内因者也。東垣曰：生氣通天論云：榮氣不從，逆於肉理，乃生癰腫。又云：膏粱之變，足生大疔，受如持虚。陰陽應象論云：地之濕氣，感則害人皮肉筋脈。是言濕氣外傷，則榮氣不行。營衛者，皆營氣之所經營也。營氣者胃氣也，運氣也。榮氣爲本，本逆不行，爲濕氣所壞而爲瘡瘍也。膏粱之變，亦是言厚滋味過度，而使榮氣逆行，凝於經絡爲瘡瘍也。此邪不在表，亦不在裏，唯在其經中道病也。以上《内經》所説，俱言因營氣逆而作也。遍看諸瘡瘍論中，多言二熱相搏，熱化爲膿者；有只言熱化爲膿者；有言濕氣生瘡，寒化爲熱而爲膿者，此皆瘡疽之源也。宜於所見部分，用引經藥，幷兼見證中分陰證陽證，先瀉營氣是其本，本逆助火，濕熱相合，敗壞肌肉而爲膿血者，此治次也，宜遠取諸物以比之。一歲之中大熱無過夏，當是時諸物皆不壞爛，壞爛者交秋濕令大行之際也。近取諸身，熱病在身，止顯熱而不敗壞肌肉，此理明矣。標本不得，邪氣不服，言一而知百者，可以爲上工矣。

癰疽之别

《靈樞經》云：榮衛稽留於經脈之中，則血泣而不行，不行則衛氣從之而不通，壅遏而不得行，故熱。大熱不止，熱勝則肉腐，肉腐則爲膿。然不能陷骨髓，不爲焦枯，五臟不爲傷，故命曰癰。熱氣淳盛，下陷肌肉，筋髓枯，内連五臟，血氣竭，當其癰下筋骨良肉皆無餘，故命曰疽。疽者，上之皮夭以堅，上如牛領之皮；癰者，其皮上薄以澤，此其候也。《鬼遺方》云：癰之痛只在皮膚之上，其發如火焚茅。初如黍米大，三兩日如掌面大，五七日如碗面大，即易治。如腫冷發渴發逆，治之難愈。疽發或如小癤，觸則徹心痛，四邊微起如橘皮，其色紅赤不全變，膿水不甚出，至七八日疼悶喘急不止。若始發腫高，五七日，忽平陷者，此内攻之候也。又云：癰疽有三等，毒氣浮淺屬腑，毒氣沉深屬臟，毒氣猛烈而行經絡，或淺或深而定。五臟六腑皆受其毒，難爲調理。唯宜急切於癰發諸處，不問虚實，高腫起盛，光澤疼痛，只在皮膚之上，熱極脹滿，或有癢疼，别無惡候，初用温藥平氣，次用排膿發穴。

治癰所謂平氣者，乃犀角飲之類，其方用犀角、連翹、漏蘆、甘草、當歸、肉桂，皆發表之藥也。所謂發穴者，乃棘針之類，用皂角刺爲君，甘草、川芎、乳香爲佐使，亦托裏之藥也。然不若潔古、東垣諸方發表托裏爲穩當。

疽發諸處，不拘大小，惟起在背，廣一尺、二尺、三尺，皮厚而紫黑，高腫不常，内疼如錐刺，攻擊滿悶，應四肢重疼，前心亦痛。餘處發猶可，唯虚處及近筋骨處，若膿毒未潰，即傷爛筋骨。肉損爲疽者，屬五臟毒氣深沉，多氣伏硬堅實而不宜緩慢治之。須内實五臟，外透皮膚，令軟匀和，即膿透，宜用内托實臟氣之藥，排膿匀氣乃可，不比癰之毒氣浮淺也，毋作一類治之。凡一切腫瘡，始覺患起高腫，五七日忽平陷者，此是内攻之候也，急以内托散及内補湯藥，補填臟腑令實，最怕透膜，膜穿十無一生矣。婁全善云：癰之邪淺，其稽留壅遏，獨在經脈之中，而專攻於外。故初發時自表便發熱，患處便如碗如盆，高腫而痛，甚者縱欲下陷，緣正氣内固不肯受，故或便秘，或發渴發逆以拒之，是以骨髓終不焦枯，五臟終不傷也。疽之邪深，其稽留壅遏，内連五臟而不專攻於外。故身體或無熱，患處或不腫痛，甚者聲嘶氣脱，眼黑眼小，十指腫黑如墨，多死也。治之之法，癰之初發，當以潔古法爲主，表者散之，裏者下之，火以灸之，藥以敷之。膿未成者必消膿，已成者速潰也。疽之初發，當以《鬼遺方》爲主，補填臟腑令實，勿令下陷之邪蔓延，外以火灸引邪透出，使有穴歸著而不亂，則可轉死回生，變凶爲吉。今世外科，不分癰疽，一例宣熱拔毒，外以五香耗其氣，内以大黄竭其血，終不能自悟其藥之非，惜哉！《集驗》云：癰疽之名，雖有二十餘證，而其要有二，陰陽而已。發於陽者，爲癰、爲熱、爲實；發於陰者，爲疽、爲冷、爲虚。故陽發則皮薄色赤腫高，多有椒眼數十而痛；陰發則皮厚色淡，腫硬狀如牛頸之皮而不痛。又有陽中之陰，似熱而非熱，雖腫而實虚，若赤而不燥，欲痛而無膿，既浮而復消，外盛而肉腐。陰中之陽，似冷而非冷，不腫而實亦微而燥，有膿而痛，外雖不盛而内實煩悶。陽中之陰，其人多肥，肉緊而内虚。陰中之陽，其人多瘦，肉緩而内實。而又有陽變而爲陰者，草醫涼劑之過也；陰變而爲陽者，大方熱藥之驟也。然陽變陰者，其證多，猶可返於陽，故多生；陰變爲陽者，其證少，不能復爲陰矣，故多死。然間有生者，此醫偶合於法，百中得一耳。觀此則癰疽但有陰陽深淺，内外虚實之分，而無大小之别。《精要》乃謂二寸至五寸爲癰，五寸至一尺爲疽者，謬也！

脈法

沉實，發熱煩躁，外無焮赤痛，其邪深在裏，宜先疎通以絶其源。

浮大數，焮腫在外，當先托裏，恐邪入内。

脈不沉不浮，内外證無，知其在經，當和榮衛。

脈數，身無熱，内有癰膿。

脈數，應當發熱而反惡寒，若有痛處，當發癰。若數脈不時見，當生惡瘡。

浮　腫瘍爲虚爲風；潰瘍爲虚，宜補。

洪　腫瘍爲虚爲熱盛，宜宣熱拔毒，年壯形實宜下；潰瘍爲邪氣盛，服藥久不退者，難治。

滑　腫瘍爲熱；潰瘍爲熱爲虚爲邪氣未退。

數　腫瘍爲病進爲熱，數而洪者欲膿；潰瘍爲難愈，數甚者難治。

散　腫瘍爲氣不收斂，潰瘍爲痛未退。洪滑大散難治。

芤　腫瘍爲血虚，潰瘍爲虚，爲脈病相應。

長　腫瘍宜消退之法，潰瘍爲易愈，謂長則氣治也。

牢　腫瘍爲邪盛，爲欲膿；潰瘍爲邪氣不退。

實　腫瘍爲邪氣太盛；潰瘍爲邪不退爲實，緩豁大者爲虚。

弦　腫瘍爲痛，爲欲膿；弦洪相搏，外緊内熱，爲疽發也；潰瘍爲血虚爲痛。

緊　腫瘍浮而緊，發熱惡寒，或有痛處，是爲癰疽；潰瘍主氣血沉濇爲痛，爲有外寒。

濇　腫瘍爲氣實，爲氣滯；潰瘍爲血虚，爲病脈相應。

短　腫瘍爲元氣不足；潰瘍爲大虚，宜補。

微　腫瘍爲虚，服藥漸充者佳；潰瘍若微而勻者爲虚，爲病脈相應。

遲　腫瘍爲寒爲虚，尺遲爲血少；潰瘍爲虚，爲氣血不能滋榮於瘡，爲有外寒。

緩　腫瘍爲可治，大而緩爲虚；潰瘍緩而濇者愈，以其病脈相應及胃氣充也。

沉　腫瘍爲邪氣深，潰瘍爲遺毒在内。寸沉爲胷有痰。

伏　腫瘍爲陰中伏陽邪；潰瘍爲陽伏陰中爲内蝕，爲流注浸淫難治。

虚　腫瘍便宜補而内托；潰瘍膿既泄，宜大補氣血。

弱　腫瘍爲元氣不足，宜内補托裏；潰瘍爲病脈相應，宜補。

結　腫瘍爲邪氣結；潰瘍漸勻則愈，不調則危。
促　腫瘍爲熱爲病進；潰瘍爲熱不減，漸進則死，漸退即生。
代　腫瘍爲氣血敗壞，元氣損傷；潰瘍爲元氣竭絶。

分經絡

人身之有經絡，猶地理之有界分。治病不知經絡，猶捕賊不知界分，其能無誅伐無過之咎乎？況手足十二經絡，有血氣多少之分。如手少陽三焦、少陰腎、太陰脾，多氣少血；手厥陰心包絡、太陽小腸、足太陽膀胱，多血少氣；手陽明大腸、足陽明胃，多氣多血。此其大較也。多血少氣者易愈，多氣少血者難療。氣多之經，可行其氣，血多之經可破其血，不可執一也。

頭部：巔頂，足太陽、厥陰、督脈；頭角直耳上中是少陽；中行前直鼻上巔後，直鬢中上巔，督脈；第二行，足太陽一寸五分；各開兩旁爲頭第三行，第三行足少陽。

面部：額，足少陽、陽明；鼻，手陽明、太陽、足陽明、督脈；人中，督脈、手足陽明；脣，足陽明；脣内，足厥陰；承漿，足陽明、任脈；上齒，足陽明；下齒，手陽明；舌，足太陰、少陰；目内眥，手足陽明、手足太陽；目鋭眥，手太陽、手足少陽；眉至額直鼻而上，督脈；直目内眥而上，足太陽；直目瞳子而上，足少陽；直鋭眥而上，手足少陽；頬直目内眥而下，足陽明；直目瞳子而下，足陽明；頬車，足少陽、陽明；耳，手足少陽、手太陽；目系，手少陰、足太陽。

頸項部：項中間，督脈；挾項大筋中，足太陽；當完骨下，手少陽；項大筋之前，耳之後也，當耳下足少陽；當曲頬下，手太陽；曲頬前一寸，手陽明，挾喉兩旁動脈，足太陽、陽明；缺盆中，任脈；咽，手太陰、少陰、足太陰；喉嚨，足少陰、陽明；喉嚨後，足厥陰。

肩部：前廉，手陽明；後廉，手太陽；上廉，手足少陽。

背部：中行督脈，第二行足太陽，第三行足太陽。
膺胷部：中行任脈，第二行足少陰，第三行足陽明，第四行足太陰。
腹部：中行任脈，第二行足少陰，第三行足陽明，第四行足太陰。
腋下：中間手厥陰，前手太陽，後手太陰。
脅部：腋直下髀樞，足少陽。
臑部：前廉手陽明，後廉手太陽，外廉手太陽，内廉手少陰，内前廉手太陰，内後廉手少陰。
臂部：上廉手陽明，下廉手太陰，外廉手少陽，内廉手厥陰，内上廉手太陰，内下廉手少陰。
股脛部：前廉足陽明，后廉足太陽，外廉足少陽，内廉足厥陰，内前廉足太陰。

諸經向導藥

太陽經：上羌活，下黄蘗。
陽明經：上白芷、升麻，下石膏。
少陽經：上柴胡，下青皮。
太陰經：上桔梗，下白芍藥。
少陰經：上獨活，下知母。
厥陰經：上柴胡，下青皮。
手太陰肺：南星、款冬花、升麻、桔梗、山藥、檀香、五味子、粳米、阿膠、葱白、麥門冬、杏仁、白茯苓、麻黄、益智、丁香、桑白皮、知母、天門冬、梔子、黄芩、石膏、白豆蔻、砂仁。檀香、豆蔻爲使
足太陰脾：茱萸、草豆蔻、砂仁人參、益智爲使、防風、代赭石、益智、甘草、半夏、赤茯苓、當歸、蒼朮、白朮、麻子仁、黄芪、膠飴。

通入手足太陰肺脾：白芍藥酒浸、升麻、芍藥、木瓜、延胡索、藿香、砂仁。

手陽明大腸：升麻、麻子仁、秦艽、薤白、石膏、白芷、肉豆蔻、白石脂、砂仁。白石脂爲使

足陽明胃：丁香、草豆蔻、砂仁、防風、石膏、知母、白朮、神麯、葛根、烏藥、半夏、升麻、葱白、蒼朮、白芷。

通入手足陽明：酒麻黄、連翹、升麻、白朮、酒大黄、葛根、石膏、白芷、檀香。佐以他藥

手少陽三焦：川芎、酒大黄、柴胡、青皮、白朮、黄芪、熟地黄、石膏、細辛、附子、地骨皮。

足少陽膽：半夏、草龍膽、柴胡。

通入手足少陽：青皮、柴胡、川芎、連翹。

手厥陰心包絡：牡丹皮、白朮、沙參、柴胡、熟地、敗醬。

足厥陰肝：草龍膽、山茱萸、阿膠、瞿麥、桃仁、蔓荆子、代赭石、當歸、甘草、青皮、羌活、吴茱萸、白朮、紫石英。

通入手足厥陰：青皮、熟地、柴胡、川芎、皂角、苦茶、桃仁。

手太陽小腸：白朮、生地黄、赤石脂、羌活、赤茯苓、砂仁。赤石脂爲使

足太陽膀胱：滑石、蔓荆子、猪苓、澤瀉、桂枝、茵陳、白茯苓、黄蘗、羌活、麻黄。

通入手足太陽：蔓荆子、防風、羌活、藁本、酒大黄、黄蘗、白朮、澤瀉、防己、茴香。

手少陰心：麻黄、代赭石、桂心、當歸、生地、黄連、紫石英、梔子、獨活、赤茯苓。

足少陰腎：知母、地骨皮、黄蘗、阿膠、猪膚、元參、牡丹皮、敗醬、牡蠣、烏藥、山茱萸、猪苓、白茯苓、檀香、甘草、益智、天門冬、澤瀉、五味子、丁香、獨活或用梢　吴茱萸、砂仁黄蘗、茯苓爲使　桔梗或用梢

通入手足少陰：五味子、細辛、熟地、澤瀉：地榆、附子、知母、白朮。

命門：附子、沉香、益智、黄芪。

善惡

瘡瘍，舊分五善七惡。動息自寧，飲食知味，一善也；便利調勻，二善也；膿清腫消不臭，三善也；神采精明，語聲清爽，四善也；體氣和平，五善也。煩躁時嗽，腹痛渴甚，或泄利無度，小便如淋，一惡也；膿血大泄，腫焮尤甚，膿色臭敗，痛不可近，二惡也；喘粗短氣，恍惚嗜臥，三惡也；目視不正，黑睛緊小，白睛青赤，瞳子上看，四惡也；肩背不便，四肢沉重，五惡也；飲食不下，服藥而嘔，食不知味，六惡也；聲嘶色敗，鼻青赤，面目四肢浮腫，七惡也。五善見三則瘥，七惡見四則危。

虚實

夫瘡疽膿潰，腫毒浸淫，證候危惡者，須辨虚實。况夫虚者難補，實者易瀉。補瀉之法，不可輕用。若或少差，利害甚大。然而虚實多端，有瘡之虚實，有臟腑虚實，有血氣虚實，又有上實下虚，真虚邪實者，不可不辨也。

夫腫起堅硬膿稠者，瘡疽之實也；腫下軟慢膿稀者，瘡疽之虚也。瀉利腸鳴，飲食不入，嘔吐無時，手足幷冷，脈弱皮寒，小便自利，或小便時難，大便滑利，聲音不出，精神不爽者，悉臟腑之虚也；大便硬，小便濇，飲食如故，腸滿膨脹，胷膈痞悶，肢節疼痛，口苦咽乾，煩躁多渴，身熱脈大，精神昏塞者，悉臟腑之實也。如膿水清稀，瘡口不合，聚腫不赤，肌寒肉冷，自汗色脱者，氣血之虚也；腫起色赤，寒熱疼痛，皮膚壯熱，膿水稠粘，頭目昏重者，氣血之實也。頭疼鼻塞，目赤心驚，咽喉不利，口舌生瘡，煩渴飲冷，睡語咬牙者，上實也；精滑不斂，大便自利，腰脚沉重，睡臥而不寧者，下虚也。肩項不便，四肢沉重，目視不正，睛不了了，食不知味，音嘶色敗，四肢浮腫者，真氣之虚也；腫焮尤甚，痛不可近，積日不潰，寒熱往來，大便秘濇，小便如淋，心神煩悶，恍惚不寧者，邪氣之實也。又曰：真氣奪則虚，邪氣盛則實。又曰：諸痛爲實，癰爲虚也。又曰：診其脈洪大而數者實也，微細而軟者虚也。虚則補之，和其氣，托裏也；實則瀉之，疎利而自導其氣也。《内經》謂血實則决之，氣虚則掣引之。《元戎》云：若人氣血壅盛，榮衛充滿，抑遏不行，腐化而爲癰者，當泄之以奪盛熱之氣，若人飲食少思，精神衰弱，榮衛短濇，寒搏而爲癰者，當補之以接虚怯之氣。此治虚實之大法也。

瘡疽痛息自寧，飲食知味，脈證俱緩，緩則治本，故可以王道平和之藥徐而治之，亦無不愈。若脈實焮腫，煩躁寒熱，脈證俱實，非硝黄猛烈之劑不能除，投以王道之劑則非也。若瘡瘍聚腫不潰，或膿水清稀，或泄利腸鳴，飲食不入，嘔吐無時，或手足逆冷，此脈證俱虚，非大補不能平，投以硝黄攻伐之劑，亦非也。故治其證者，當辨表裏虚實，隨宜治之，庶得萬全。

内消

癰疽之證，發無定處，欲令内消於初起紅腫結聚之際，施行氣活血解毒消腫之藥是也。當審淺深大小，經絡處所，形脈虚實。如發於腦背腰項臀腨者，皆太陽經也，宜黄連、羌活；背連脅處爲近少陽，宜柴胡，幷宜敗毒散、仙方活命飲。形實脈實者，宜漏蘆湯、内疎黄連湯、追毒丸等疎利之。氣虚者參、芪爲主，血虚者芎歸爲主，佐以消毒之藥。隨分野以引經藥行至病所。六經分野上有癰疽，其五經各隨本經標本寒温氣血多少以行補瀉，惟少陽一經，雖曰氣多血少，而氣血皆不足也，治與氣虚血虚同法。凡栝蔞、射干、穿山甲、金銀花、夏枯草、蟾酥、連翹、地丁、黍黏子、木鼈子之類，爲内消之藥；仙方活命飲、内消丸、柞木飲子、牛膠飲子、車螯散、返魂丹、消毒飲，爲内消之方，衆皆知之。殊不知補瀉虚實，平治寒温，使氣血各得其常，則可内消也。其外用紫葛湯淋洗，及用散塗膏貼者，亦使氣血和平而腫熱消退也。

内托

癰疽已成，血氣虚者，邪氣深者，邪氣散漫者，不能突起，亦難潰膿；或破後膿少，或膿清稀，或堅硬不軟；或雖得膿而根脚紅腫開大；或毒氣不出，瘡口不合，聚腫不赤，結核無膿者，皆氣血虚。氣血既虚，兼以六淫之邪而變生諸證，必用内托，令其毒熱出於肌表，則可愈也。凡内托之藥，以補藥爲主，活血袪邪之藥佐之，或以芳香之藥行其鬱滯，或加温熱之藥御其風寒。大抵托裏消毒散、托裏散、小托裏散、十宣散皆爲要藥，但用隨時加減耳。如冬月幷氣滯之人，五香連翹湯，虚弱人去大黄。素不宜寒藥者，小五香湯。形脈實，膿色稠不可用補藥者，忍冬丸之類。大膿出，敗肉去，紅腫消，當用黄芪、人參、當歸、白朮大劑補之，令氣血滋茂，新肉易長也。

敷貼

瘡腫初生，似有頭而未起，即當貼温熱藥引出其熱毒，火就燥之義也。若瘡腫初生即高起，四畔焮赤，宜擣生寒藥貼熁，折伏其熱勢，去逐其邪惡，撲火之義也。大抵敷貼之法，欲消息腫毒，疎通血脈，寒熱錯綜，皆期於不成膿也。凡腫皮厚者，以軟帛或綿紙塗藥貼藥之，待其藥乾方換。腫皮薄者，用疎紗或薄紙塗藥貼熁之，其藥未乾，即當換之。至膿潰之後，即貼温肌生肉膏藥，要在逐臭腐，排惡汁，取死肌，生良肉，全借温熱膏劑之力也。切勿用寒涼藥水調貼，令血滯而難瘥，蓋血脈喜温而惡寒故也。

《集驗》云：癰疽無頭起者，用神豕膏、靈龜膏、拔毒膏、正鐵箍散貼，即令消退。膿潰者，用靈龜膏貼之，或用追毒膏去膿，或用筒子收膿。有頭疽瘡，每於洗後視赤暈闊狹，用涼水調大鐵箍散成膏，隆冬用温水調，如人肉温貼之；腫赤盛，用生地黄自然汁調貼。圍貼之法，從四畔紅暈處圍貼，用皮紙掩上。瘡有旋生白粒，散漫如米如豆者，用銀篦尾撥去瘡眼，用老皮散敷之，再换新藥敷上。凡熱多則赤焮腫散，熱甚則紫黑，外寒鬱之亦紫，血虚兼寒則青白。大鐵箍散、正鐵箍散，乃常用之藥。或因風寒熱及穢氣厭觸等證，四時寒熱不同，又宜從權設法。熱者宜三黄散，熱甚宜三消散，風者加羌活、防風。若氣滯者加木香，寒鬱加桂。穢氣觸者宜加香藥熏之，腫處脆嫩者去白芨。凡去貼藥時，看毛下竅中，當有汗珠，此則血脈疎通，熱毒消散，赤暈漸縮，膿潰痛止，變逆爲順，皮毛潤活，要作良肉，但疽頂有些少腐開，不用刀剪。如藥下不生汗珠，腐敗必闊，必多也。膿後圍貼則收，散漫遺毒，盡隨膿出瘡口，貼拔毒膏藥。如膿出不順用追毒膏，惡肉不去用金寶膏。敗肉去後，圍貼則氣血活，新肉易長。瘡口用長肉膏。敷貼之藥，與淋洗藥幷行同功。

郭氏法如是：有頭瘡疽，就便用朱砂備急膏一丸如黄豆大，安於瘡頭上，却用軟黏膏藥蓋護之，其瘡必破。如瘡暈紫黑色，外用宣毒散，周圍敷住毒氣。如瘡暈赤紅色，用水澄膏敷之。次日用堅峻碧玉錠子開了瘡口，次用緊緩碧霞錠子去其歹肉，稍淨，却用緩慢碧雲錠子生肌。總名青金錠子。不拘日數，直待歹肉去淨，單用膏藥貼之。候膿水盡，肌肉平，方許貼生肌斂口之藥。若依此法，兒教人受刀剪針烙之苦。如是無頭癰腫，待膿成用針刺破，方依法收功也。

淋洗

古人論瘡腫初生，經一二日不退，即須用湯水淋射之。其在四肢者，溻漬之；其在腰腹及背者，淋射之；其在下部委曲者，淹漬之。無非疎導腠理，通調血脈，使無凝滯也。《集驗》云：淋洗之法，每用藥二兩，水三升，煎取一升半，去渣，以淨帛或新綿蘸之，乘熱溻其患處，漸覺喜溻，仍淋浴之；稍冷則急令再換，慎勿冷用！腫瘍宜紫葛湯一日五七次洗之，每洗後拭乾，視瘡頂上有白粒如米大者，以五灰膏點破之，瘡眼敷老皮散，次用水調大鐵箍散圍貼四邊紅腫處，用正鐵箍散水調貼瘡口。再洗則先去舊藥。每一次洗，換新藥如前。潰瘍用猪蹏湯，一日一二次洗之，仍用大鐵箍散如前圍貼，瘡口上用追毒拔毒等藥貼之。敗肉去後，間二三日一換之，可換長肉膏貼之。淋洗之功，癰疽初發，則宣拔邪氣，可使消退；已成洗之，則疎導腠理，調和血脈，探引熱毒，從内達外，易深爲淺，縮大爲小。紅腫延蔓，洗之則收；殷紫黯黑，洗之紅活。逐惡氣，祛風邪，除舊生新。如瘡口冷滯不收者，濃煎北艾湯洗，燒松香兎毛熏之。淋洗之藥，可與鐵箍散幷行。

大抵灸烙溻漬，各有所宜。凡疽則宜灸不宜烙，癰則宜烙不宜灸，丹瘤腫毒宜溻漬之。腫皮光軟，則宜針開之，以泄其毒。認是疽瘡，速以艾炷如菉豆許大，灸二百壯，灸後覺似焮痛，乃火氣下徹，毒氣隨火而出。若其瘡癢，宜淡豆豉以椒薑鹽葱和搗，捻作餅子，如三錢厚，安瘡頭上灸之。覺太熱即取起，又安其上。餅乾再易新者。若其瘡痛，即須更灸，壯數以多爲妙。已成膿者，不可灸，當針開之。初覺背上有瘡，疼癢略異，認是發背，即取淨土水和捻作餅子，徑一寸，厚二分，貼瘡上，作艾炷灸之，一炷一易。其瘡粟米大時，可灸七七壯。如錢大者，日夜不住灸，以瘥爲度。其疳瘻惡瘡，諸法不驗者，取蠐螬剪去兩頭，安瘡口上，以艾灸之，七壯一易，不過七枚，無不效者。又法以乞火婆蟲同前灸之，累試累效，人皆秘之，往往父子不傳。

古今圖書集成醫部全録卷三百六十三

外科癰疽疔毒門

證治準繩　明·王肯堂

腫瘍

《集驗》論瘡瘍之法，其名有三：曰癤、曰癰、曰疽。癤者初生突起，浮赤而無根脚，腫見於皮膚間，止闊一二寸，有少疼痛；數日後則微軟，薄皮剥起，始出清水，後自破膿出；如不破，用替針丸拔毒膏貼之，膿出即愈。癰者初生紅腫，突起無頭，便用火針針之即散。不散，針侵根脚，闊三四寸。發熱惡寒，煩渴，或不發熱，抽掣疼痛，四五日後按之微軟。此證毒氣浮淺，春夏宜用防風敗毒散加葱頭、薑、棗煎服；秋冬去薑、棗、葱頭，加木香；身半以上加栝蔞，身半以下宜加射干。治早者即散。或用追毒丸、返魂丹、復元通氣散微利之。膿成用鈹針破開，或用替針丸咬開。又一等皮色不變，但略微腫，肌肉内痛，夜間痛甚，發熱惡寒煩渴，此熱毒深，亦名爲疽，謂其能傷筋脈骨髓也。日久按之，心中微軟，膿成後，用火烙烙開以決大膿，外用拔毒乳香膏貼之，宜服内托之藥。初發，急用大針於腫硬處針之則散。疽者初生白粒如粟米大，便覺癢痛，觸著其痛應心，此疽始發之兆也，急用火針於白粒上針開。或誤觸破，或入湯，便覺微赤腫痛，三四日後不散，根脚赤暈展開，須詳看之，方見其暈闊狹，如闊四五寸左右，渾身發壯熱微渴，瘡上亦熱，此疽也。用火針於初起白粒上刺入一寸餘，徑寸之間，四邊刺四處，便用四味紫葛湯淋洗，一日夜共五六次洗之，洗了以軟帛拭乾，看疽上或有漸生白粒如黍米，或多或少，可用銀篦兒挑去，勿令見血。或有少血亦不妨，不見血尤妙。却用老皮散敷之；用涼水調大鐵箍散圍貼，却留瘡口，瘡口處用水調正鐵箍散貼之，未可用膏藥。如再要洗，須先去圍藥令淨，然後洗之。一次洗，一次檢點疽上漸生白粒，有則如前挑之。六七日瘡頭無數如蜂房，膿不肯出，仍淋洗圍貼。冬月用五香連翹湯，大黃一味隨虛實加減；夏秋用黃連羌活散；春末夏初用防風敗毒散加葱白、棗煎服，秋去之，加木香。若形氣實脈洪滑有力，痛腫焮開，壯熱便閉，於五利大黃湯、漏蘆湯、返魂丹、追毒丸、復元通氣散藥一方以通利之，若大便潤便止藥。四十歲以前可用之，虛弱年老之人，雖有便閉之證，須慎之勿令過也。瘡熱暈赤焮開圍貼，如赤暈收斂，却再換鐵箍散，不及用火針。證七八日後，中間初起白粒處，此竅已潰通，內大膿，可用皮紙撚小紙紝，撚八竅中令透，漸漸流出，可不用針砭。如要膿透，必以大針刺開，或周圍四五處。其竅四邊如蜂房處，膿不肯出，用正鐵箍散香油調貼。一證初生白粒，誤觸後便覺情懷不舒暢，背上沉重，如負五七升米様，身體煩疼，胷膈痞悶而躁，飲食無味，怕聞食氣，所謂外如麻裹如瓜者，疽毒深惡，內連腑臟也。三五日內，皆可用烙，於中間左右上下，令毒氣通暢後，膿從諸竅而出。五六日不散，疽頂生白粒如椒者，數日後漸生多。間有大如蜂房蓮子者，指捺有膿血而不流，時有清水流出，微腫不突，根脚紅暈，漸漸展開，或癢痛，或不痛，或根脚暈紫赤，焮開至七八寸，疽不甚熱，此證甚重。用紫葛湯加米酢一盞淋洗，可使紅活。如法去白粒，敷老皮散，圍大箍散，瘡口塗正鐵箍散。每用前法，如得根脚紅暈收，疽突，此藥力到，變重爲輕。如起第一顆，頂上白粒雖有膿，而紝引不透，按之猶硬，或漸不疼，便宜用火烙開透，若根脚仍舊紫黑，瘡反陷下，如牛領之皮，漸變黑色，肌骨腐潰，恍惚沉重，用拔毒乳香膏貼四邊，仍用大鐵箍散圍脚，用猪蹏湯洗。此數項，變證必多，又宜隨證調理。脈若虛弱，便用大料人參當歸濃湯，調解毒行經之藥。凡癰疽必服萬全散，夏月用桃紅散，服以護心。若見膿之後，當以潰瘍法調理。

按《集驗》治法，未可盡據爲準繩，要當以後論爲主，參酌諸方用之。

大法腫高焮痛，脈浮者，邪在表也，宜托之；如內托復煎散。腫硬痛深脈沉者，邪在內也，宜下之，如黃連內疎湯、仙方活命飲、苦參丸。外無焮腫，內則便利調和者，邪在經絡也，宜調和榮衛，如托裏榮衛湯、白芷、升麻輩。

焮痛躁煩，或咽乾作渴者，宜降火，如黄連解毒湯。

焮痛發熱，或拘急，或頭痛者，邪在表也，宜散之，如荆防敗毒散、人參敗毒散輩。

大痛或不痛者，邪氣實也，隔蒜灸之，更用解毒，如仙方活命飲。

煩躁飲冷，焮痛脈數者，邪在上也，宜清之，如清涼飲，或金銀花散。

惡寒而不潰者，氣實兼寒邪也，宜宣而補之，如十宣散。

焮痛發熱，汗多大渴，便秘譫語者，結陽證也，宜下之，如黄連内疏湯、破棺丹輩。

不作膿或熟而不潰者，虚也，宜補之，如補中益氣湯、八物湯、十全大補湯輩。

焮痛或不痛及麻木者，邪氣盛也，隔蒜灸之。

腫痛或不作膿者，邪氣凝結也，宜解之，如仙方活命飲。

腫痛飲冷，發熱睡語者，火也，宜清之，如清心湯，或防風通聖散加黄連。

不作膿，或不潰及不斂者，陽氣虚也，宜補之，如托裏消毒散。

潰瘍

《集驗》云：癰疽既破，膿出肉腐，當用拔毒膏貼之。邪氣漸退，氣血亦虚，脈之洪數漸宜減退，當内補托裏，必使氣血滋榮，正氣强盛，膿色鮮濃，赤腫漸收。藥宜補氣生血，秋冬微加御風寒之藥，十宣散、十全大補湯中用桂是也。氣滯加香附。如毒勢大退，氣血未復，宜多用人參、當歸、黄芪、四物湯之類。癰疽雖已見膿，根脚赤暈反展開闊，或不痛，或大痛，此毒氣不退，金銀白芷散，十宣散去厚朴倍人參、川歸、黄芪，加忍冬藤、連翹、犀角、栝蔞根消毒之藥。春末夏間及秋初，宜加酒芩、黄連、黄蘗、羌活；腰以下可去桔梗。見膿後須以補氣血藥爲主，解毒藥助之。或不宜於補藥者，宜忍冬丸。四圍腫焮處，用毫針燒赤刺之，約一米深，紅腫則縮。服藥脈得和緩爲佳。或破後不潰，瘡口堅硬者，風也，用蜈蠍散敷之；或蠹肉不腐，用雄黄、輕粉敷之。大忌紅腫不退。或飲食進少，從權且調理脾胃，或兼他證，又另議藥治。腐肉不知痛癢，正黑者可去之。但不可傷四畔，及裏面之良肉。當去外之黑腐者，下皆去黄白如絮之狀。膿内有紅血絲絡，又不可動，此中大膿，次日必自脱落，庶免傷其良肉。若怕刀砭，三四日必自脱落。但用刀去者，新肉易長，毒氣漸消。凡腐肉亦有長肉膏貼，間日用猪蹄湯洗，新肉長如梅李，如石榴子，紅活可愛，日見堆阜，或上有白膜，皆是吉兆。若腐敗去後，下面良肉色白而平，略無紋理，亦不如粟，不見漸生之意，或膿水清淡，或臭，此積毒内連五臟，血氣枯竭，乃是危證。肉不能長，氣血不榮，衛氣不護瘡，則風寒著之，用北艾黄芪湯熏洗，長肌肉藥傅之，用乳香膏長肉等膏貼之。或肉雖長起色紫者，遺毒也，用地榆湯、活血散、敷追毒膏貼之，即自紅活。瘡口漸收，仍用長肉膏貼。或瘡口癢，用細茶葱鹽煎湯熱洗。或瘡口易收，乃氣血中熱毒，故不分消，即使長肉，必防流注之患。或更迷塞瘡口如錢大時，恐轉他證危殆。凡癰疽瘡口已收，但皮嫩未可便去膏藥。《鬼遺方》云：凡發背及癰疽，皆在背上，不問大小有疼無疼，或熱或不熱，或冷或不冷，但從小至大，腫起至一尺以上者，其赤腫焮熱者，即用緊急收赤腫藥圍定，不令引開，中心即用抽膿聚毒散貼之，急令散毒外透，内服排膿縮毒内托湯藥；候膿成相次破穴，看瘡大小深淺，内發其膿汁；膿水大泄，急須托裏内補。雖破穴，膿汁不多，再須排膿拔毒。透後慎不令再腫，須疼止腫消，患人自覺輕便，即是順疾也。最宜節慎飲食。其熱毒方盛，或發大渴，多飲冷水及冷漿之類，此是毒氣攻心，令口乾煩渴，但以心氣藥内補臟腑即止矣。

內補謂參、芪之屬，排膿謂皂角刺之屬。

辨膿

《集驗》云：脈緊而數爲膿未成，緊去但數爲膿已成。以手按之熱者爲有膿，不熱者爲無膿。按之牢硬未有膿也，按之半軟已有膿也，大軟方是膿成也。大按之痛者膿深也，按之不甚痛者未成膿也。按之即復者爲有膿也，不復者無膿也。小按便痛，薄皮剥起者，膿淺也；按之四痛，皮色不變，不高阜者，膿深也。淺者宜藥點破，高突者宜鈹針，深者宜烙。更詳虛實何如。腫處軟而不痛者，血瘤也。發腫日漸增長而不大熱，時時牽痛者，氣瘤也。虛腫而黄者，水也。氣結微腫，久而不消，後亦成膿，此是寒熱所爲也。留積經久，積陰生陽，寒化爲熱，以此潰必成瘻，宜早服内塞藥以排之。諸瘻瘤疣贅等，至年衰皆自内潰，不一於補養而妄行攻蝕，必有性命之憂。至於瘰癧結核，寒熱發渴，經久不消，其人面色痿黄，被熱上蒸，已成膿也，治見本條。手足指稍及乳上宜膿熟大潰，方可開之麻豆大。肢節上癰，稍覺有膿，便須決破，遲則成攣曲之疾。

取膿：凡瘡腫以手指從瘡旁按至四畔上赤黑者，按之色不變，膿已結成；又按之隨手赤色，此亦有膿；按之白，良久方赤，遊毒已息。可就赤白色盡處灸斷，瘡肉平實，久而方消。

夫癰則皮薄腫高，疽則皮厚腫堅，初發幷宜灼艾。惟癰膿成則宜針，疽膿成則宜烙。

切宜熟視詳審，候其潰熟膿透於外，其勢盈盈欲出，只用替針丸自瘡頭咬開，不半日許，其膿自出，切不可用針刀也！

《鬼遺》云：凡癰覺在虛處及眼不見處，皆是惡證。如發高腫紫赤，皮薄光澤，覺裏有膿毒，諸藥貼熁不破者，用熟銅針於油火上燎透，先用墨筆點定，却當頭以針淺刺入，隨針出膿者順也。有不隨針出膿，當用白紙作紝，紝入針孔，引出膿毒，當時腫退，可及三分。如腫不退，是一逆也；腫不退，疼不除，但膿出，二逆也；膿疼不退，患人不覺瘡輕，三逆也；雖用針破出膿，亦無所濟，須急用引膿托裏湯藥，以助其勢力可也。更有癰生實處，不問淺深，如有膿，即用針烙無害，稍緩即恐傷筋骨内疼。凡近筋脈骨節處，不得亂行針烙，反致他病也。

患疽初生赤硬，或在虛處毒氣淺，或在實處毒氣深，切須仔細辨認。仍問患人疼痛覺深覺淺。其患處瘡頭不拘多少，其間須有一個最大者，即是大膿竅，當用熟鐵大針，頭如釵脚者，於麻油燈上燒令熱透，以大頭處按定，插入一寸或至二寸，膿當下。恐未有膿毒出，却用白紙作紝子紝入，候次日取出，其膿即隨紝下矣。膿色黄白，即好；若赤黑色，防後有鮮血出，即患人寒戰不禁。其有虚處，不得妄行針烙。

多骨疽

或問足脛生疽，既潰甚久而不愈，腐爛出骨者，何如？曰：此名多骨疽。亦名剩骨，又名朽骨。蓋因毒氣壅盛結成此骨，非正骨也。宜服勝金丹，十全大補湯加牛膝、防己，紫金丹，烏金散，人參養榮湯加木瓜、牛膝、防己相間服。此疽因未潰之前，補劑太過，故結毒而不散耳，宜授仙紙黄龍膏貼之。

惡瘡

諸痛癢瘡，皆屬于心。諸濕腫滿，皆屬於脾。心主血，脾主肉。血熱而肉濕，濕熱相合，潰敗肌膚，浸淫不休，不可以定名命之，故謂之惡瘡也。然有辨焉：如疥癬癮疹之屬，佛鬱氣血在皮膚腠理間者，可以表而散《内經》有謂汗之則瘡已者是已。若鬱氣血在肌肉之分，外連皮膚，作寒熱而生膿者，或七情所招，或膏粱之變，皆宜解内熱，不宜汗也。張仲景所謂瘡家不可發汗，汗之則痓者是已。一瘡而有宜汗不宜汗之别，熱有淺深表裏故也。故瘡在皮膚，則當因其輕而揚之，汗之、浴之，外以殺蟲潤燥和解凝結涎沫之藥敷之。瘡在肌肉，則當因其重而減之，瀉經絡之熱，清凉氣血，外以化膿生肌膏熁之。瘡在頭巔，則當射而取之，用酒製寒凉劑更以風藥升而上之，外以殺蟲解熱藥敷之。能明此三者，其於治瘡思過半矣。

疔瘡

疔瘡者，以其瘡形如丁蓋之狀而得名。皆生頭面四肢，發黄疱，中或紫黑，必先癢後痛，先寒後熱。凡人一二日間，惡寒發熱，四肢沉重，心悸眼花，頭疼體痛，稍異如常之證，須宜遍身尋認，如有小瘡，與常患之瘡稍異，即是疔也。大抵起紫疱者多，起堆核者少。發於手上者多，發於别處者少。生兩足者多有紅絲至臍，生兩手者多有紅絲至腋，生脣面口内者多有紅絲入喉。以針刺瘡，不痛無血，是其候也。經云：膏粱之變，足生大疔。大抵多由恣食厚味，卒中飲食之毒，或感四時不正之氣，或感蛇蟲之毒，或感疫死牛馬猪羊之毒，或人汗入肉而食之，皆生疔瘡，各宜審而治之。若嘔逆直視，讝語如醉者，不可治矣。又有内疔一證，與外疔之證大同，但瘡形不現，過數日間有一處腫起者，即是内疔所發之處，但腹痛甚者，便須作内疔治之，不可緩也，緩則殺人。

華元化云：疔有五色屬五臟：紅屬心，發於舌根；青屬肝，發於目下；黄屬脾，發於口脣；白屬肺，發於右鼻；黑屬腎，發於耳前。以種類言之，《千金方》、《外臺秘要》、《神巧萬全方》皆稱一十三種，殆不止也。

麻子疔，狀如麻子，稍黑，四邊微赤，多癢少痛；忌食麻子油，衣麻衣，并入麻田中行，見穿麻布人。火疔，發於頂門，或發於面，身熱如火，狀如湯火燒灼，瘡頭有黑靨，四邊煙焰，又如赤粟米；忌火灸燒針烙。脾疔，生於脣四白。眉疔，生於眉。髭疔，生於髭中。龍泉疔，生於脣上。虎鬚疔，生於脣下。魚尾疔，生於眼角外。顴骨疔，生於顴骨上，亦名赤面疔，其狀色白頂陷如錢孔，鼻有紫色者大凶。耳疔，生於耳中，亦名黑疔，連腮赤腫。鼻疔，生於鼻内，痛引腦門，不能運氣，鼻如大瓶黑色者不治。頰疔，生於面頰骨尖高處。氣疔，形如氣泡，感怒而生。腐疔，色白有皰，三日内頂陷，狀如初灸瘡，因夏月造豆腐時，人汗滴於内，食之而生；忌食豆腐。鬼疔，因中陰邪之毒而生。瓜藤疔，延蔓無數；忌瓜田中行。石疔，皮肉相連，堅鞕如石，刺之不入，肉微痛；忌砂礫。鹽膚疔，大如匙面，四邊皆赤，有黑點如粟粒起；忌食鹹物。水洗疔，狀如錢形，或如錢孔，瘡頭白裹黑靨，汁出而中鞕，極癢透骨，搔則快然；忌水洗渡河及飲漿水。浮漚疔，其狀圓曲，少許不合，長而狹如薤葉大，内黄外黑，黑處刺不痛，黄處刺則痛。三十六疔，其狀頭黑浮起，形如黑豆，四畔起大赤色，今日生一，明日二，後日三，乃至十；若滿三十六，藥所不能治，未滿者，可治；俗名黑皰，忌嗔怒蓄積愁恨。猪疔，形圓而小，瘡口内有油。羊疔，形長而白色。牛疔，形圓而小，瘡内無油，皰起掐不破，有寒熱。狗疔，色赤而長，或帶尖，與牛疔同；無忌，不殺人。驢馬疔，其狀三角，頂上有黑點，根脚有赤色，或突起。水疔，狀如泡，因飲隔宿水而生，忌飲水。臍疔，生於臍。脅疔，生於脅。刀鐮疔，狀如薤葉，長寸許，肉黑如燒烙，忌刀針。暗疔，生兩腋下而無頭，但腋下堅鞕，四肢拘急，寒熱大作，陰囊腫痛，睪丸附生突兀如疔，寒熱併作，亦名暗疔。寸疔，生手指骨節間。虎口疔，生合谷穴。魚臍疔，狀如魚臍。茱萸疔，中凹邊突。蛇眼疔，頭黑皮浮，形如小豆，狀似蛇眼，忌惡眼看幷嫉妬人見之及觸毒藥。紅絲疔，一名血箭疔，一名赤疔，一名紅演疔，生於舌根下，或生頭面，或生手足骨節間，其證最急，宜迎其經刺出惡血則愈，稍遲毒氣攻心，嘔噦迷悶者死；若絲近心腹者，就於絲盡處刺出惡血，更挑破初起瘡頭，以泄其毒。芝麻疔，走注不定，遍身疼痛，不能轉側。爛疔，潰出膿水，大如匙面，色稍黑有白斑，忌沸湯熱食爛物。雌疔，瘡頭稍黃，向裏黶，亦似灸瘡，四面皰漿起，心凹色赤，大如錢孔，又有一枚在他處，以水噀之則見，大忌房事。雄疔，其狀頭黑黶突起，四畔仰，皰漿起有水出，色黃大如錢孔，忌房事。黃疔，有眼在皮，發如齒齦之色，手足麻木，涎出不語者死。黑疔，狀如黑皰。櫻桃疔，狀如櫻桃。蛇頭疔，生手指頭兩旁，狀如蛇頭，甚腥穢，紫黑色，痛引心，有潰爛脫落者。足面疔，狀如粟米，癢極入骨，急隔蒜灸之。大抵如豆、如臼、如金箔、如茱萸、如石榴子，或發疹搔破而青黃赤色汁出，或衣物觸著而疼痛忽生，或白而腫實，或赤而浮虛，其狀不一。初覺頂不起者，急隔蒜灸之，灸而有皰者吉，無者凶。服汗劑得汗則生，無汗則死。刺出紫血者危，出黑血者死。

緩者，一日瘡疔皰色微白，二日皰色大白，三日色微紫，四日色真紫，皆緩之候也。

急者，五日色微青小緊，六日色深青大緊，七日色黑，其形如魚臍，或如灸瘡之狀，皆急之候也。

凡生疔瘡，身熱頭疼，手足温和，飲食如常，疔之四圍赤腫，名曰護場，可治。凡生疔瘡，眼白睛癡不轉，渴欲飲水，内熱瘡盛，脣舌青，臥牀不能起，五心腫，頭運眼花氣粗，食不進，脈伏讝語，惡心腹痛，冷汗出，手足冷，滑泄無度，疔之四圍無赤腫，名曰不護場，不可治。

瘡證急者有應：如生一疔之外，别處肉上再生一小瘡，即是有應，可用針挑破護場。瘡四圍有赤腫生多瘡者，謂之滿天星，飲食如常，頭痛身熱，手足温。

瘡證凶者無應：別處肉上無瘡，不護場。疔四圍無赤腫，腹痛甚者，有內疔。若毒入心腹，眼黑如見火光，煩悶嘔逆，恍惚癡眠，瞳人不動，赤脈貫睛，胷脅赤腫，瘡陷不起，皆死候也。

凡疔瘡必有紅絲路，急用針於紅絲所至之處出血，及刺疔頭四畔出血。若針之不痛，或無血者，以針燒紅頻烙患處，以痛爲度。若下部所患，多宜隔蒜灸之。痛則灸至不痛，不痛則灸至痛。若灸而不痛者，宜明灸之，及針疔四畔出去惡血；却以稜針深刺破疔頭，瘡口用海馬拔毒散敷之，或雄礬丹敷之，待疔四圍發黃皰，浮腫知痛爲佳。若疔未發，用火針四畔亂刺，如有紅絲脈盡處，亦以火針三向刺斷，刺了即敷藥。若疔不痛不發者，血敷藥，藥氣入針孔佳。若不針透瘡內，不得力也。若起紫皰初然，切不可針破，服藥趕出，自破出血水爲妙。用艾火於疔瘡上灸之三壯，候瘡邊起黃皰，發後方可貼膏藥。凡疔腫皆刺中心至痛，又刺四畔，令出惡血，去若服藥後又不破，方以針挑破無妨。若起紫皰腫痛者，以萬病解毒丸外塗內服。若成膿不乾者，以米酢調鐵銹塗之，自然凸出，膿水即乾。

多有患此不覺而暴死者，用燈照看，遍身有小瘡，即是疔毒，宜灸瘡處候甦；更服敗毒藥，幷追疔奪命湯。若內疔之證，用化毒丸置舌上，含化出涎；或只用蟾酥一粒，重者二粒，置病人舌上含化，化後良久用井水漱去毒涎爲妙。若牙關緊急及喉內患者，幷宜含蟾酥丸，或朱墨丸，良久用井水漱去；更宜服二丸；少停又服二丸；又服奪命丹或雄黃丸，通利一行，得利爲度。又用霹靂火汗之，再用前藥調之。或初生一個，次生二個，逐漸流注者，急將初生者用鐵筒拔毒膏點破，消蝕惡肉，即不流注；却以油髮、蛇蛻、土蜂房、皂角刺各另燒存性等分，白芨減半爲末掞之，以平瘡口，此即前所謂三十六疔者也。其魚臍疔瘡頭深黑，破之黃水滲出，四畔浮漿，其毒尤甚，通用前法，及服萬病解毒丸，以清心行血。

治法：表實者宜解表，以荊防敗毒散、追疔奪命湯。初發之時，必發熱身疼，此乃毒氣在表，故發表則毒從毛腠而出。

裏實者宜攻裏，以救命追黃湯、連翹攻裏散。表證皆罷，毒氣入裏，口渴便秘，毒在內也，故攻裏則毒從表裏俱實者，宜解表和裏，以化毒消腫和裏散加紫河車、獨脚蓮、紫金藤、苦花子。其證發熱身疼，口渴便秘，乃表裏俱見，故攻發并用也。

腫勢盛脈浮數者，宜散之，蟾酥丸、返魂丹。

毒勢盛脈沉實者，宜下之，奪命丹、萬病解毒丸。

無表裏證，服散毒消毒藥後，以復元通氣散加麝香少許。

虛弱人以五香連翹湯合十宣散，稍虛者只以人參敗毒散。

按五香連翹湯，乃温熱走竄之藥，既是虛人，豈其所宜？當用薛氏法爲良。

疔毒拔出，用金銀白芷散、十宣散調理，未潰者不須此藥。

初發惡寒發熱，或拘急，或頭疼，或寒熱交作，或肢體重痛，或大便秘結，宜以敗毒散加防風、荆芥、連翹、黄芩、青木香、金銀花、天花粉、大黄、生地黄。若無惡寒，但發熱者，可服刼瘴消毒散、十神散、萬全散。若表證皆罷，毒氣入裏者，可用雄黄丸。

怯弱之人，不可用峻厲藥攻之，宜隔蒜灸五十壯，以人參敗毒散數劑。若生道遠位僻之處，非峻厲則藥力不到；若以峻厲，則胃氣先傷，虛虛之禍，有所不免，不若灸之爲宜。

疔瘡四畔紅赤漸散開闊，走散不止，此名疔瘡走黄，宜以通聖消毒散通利兩三行，次去大黄、朴硝調理而愈。或解毒消瘴散，亦可用之有效，此宜作瘴氣治之，無誤。

疔瘡腫硬，脈數煩躁，喜冷口渴便秘，宜以連翹攻裏散一服，次用蟾酥丸。若兼有表邪者，以荆防敗毒散加金銀花、天花粉、大黄、連翹；脈實有熱，更加黄連、黄芩，或只加苦花子，退熱治瘴之妙藥也。

若因剥割疫死牛馬猪羊，瞀悶身冷，遍體俱有紫泡，此疔毒也，急灸泡處，良久遂甦，即以人參敗毒散加防風、荆芥投之。

臟腑而出。

若忽然惡寒作嘔，肩臂麻木，手心瘙癢，遂瞀悶不自知覺，但有一泡，此疔毒也，急灸五十壯而甦，又五十壯知痛，投以荆防敗毒散而愈。古人謂暴死多是疔毒。急用燈照遍身，若有小瘡紫泡異常者即是，急灸其瘡，但是胷腹温者可救。

若因開割瘴死牛馬猪羊之毒，或食其肉，致發疔毒，或在手足，或在頭面，或在胷腹，或在脅肋，或在背脊，或在陰胯，或起紫泡，或起堆核，腫痛創人，發熱煩悶，頭疼身痛，骨節煩疼，先用天馬奪命丹；次用四神丸、解毒消瘴散；次以七神散，又以萬病解毒丸、刼瘴消毒散，兼服朱墨丸，幷用祛瘴散；多用毛屎梯根磨水服，或仙人薯根磨水服，如不熱磨酒服。大熱不退者，宜用退熱消毒飲。又要以箍瘴散箍住，不使走散。又以洗瘴散淋洗，次以刷瘴散塗刷。若成瘡，以掞瘴散掞之，好膏藥貼之。

若患疔瘡，始初不覺，不曾用前法出汗，過數日外證皆罷，或在胷腹之間，或在胷之下腫起，此乃毒氣入裏所致，用霹靂火治之。若服當歸散，外證不解者，亦急用霹靂火發散。

若疔瘡在兩脅間，毒氣欲奔心，乃危急之證也，可急於瘡尖上用艾炷灸三五壯，仍於灸穴前後左右針出少血。灸瘡四圍有皰起吉，無皰凶。若疔在虛軟不便處，不可用針，只可用松針法，針斷紅絲路。若生兩胯間，毒氣欲奔腎者，用松針法於兩胯紅絲路盡處針斷出血。若生頭面上者，可於項間紅絲路盡處針斷出血。若各處紅絲路亦有不現者，亦可以消詳用松針法針之。凡用松針者，蓋因紅絲路不現，無可下針，故用此法于項下、脅下、腋胯虛軟之處，針斷紅絲路，不使毒氣攻心攻腎而已。

若手足厥冷，六脈俱絶者，此毒氣已深，氣血爲毒氣所併，不能通流，故體冷而脈不見。宜木香流氣飲連進數服，氣血通流，脈自回矣。然後依法治之，萬不失一。

內疔之證，與外疔幷同，亦發寒熱，頭疼身痛，但瘡形不現。不過數日，胷背腹脅頭面手足間，或有一處腫起，即內疔所發之處，急用霹靂火如前不護場汗法，於腫處出汗。若身體寒熱，雖未有腫起，但腹痛甚者，便須作內疔證，用後法治之，不可緩也！

治内疔，蟾酥，須於取時用桑葉小錢大，入蟾酥搗和得所，丸如珍珠大，陰乾用。

外科正宗　明·陳實功

原委論第一

癰疽發背爲何生？好好身軀出此形。

註　凡人處世而無疾病者，水升火降，精秘血盈也。養生篇曰：毋摇爾精，毋勞爾形，皈心靜默，可以長生。此皆遠世俗，忘名利，無貪嗔，却疾病。此惟修身保命之士所能，今人豈能及哉？蓋謂靜則生水，動則生火，又水能生萬物，火能剋萬物，故百病由火而生。火既生，七情六慾，皆隨應而入之。既入之後，百病發焉。發於内者，爲風勞蠱膈，痰喘内傷；發於外者，成癰疽發背，對口疔瘡，此皆言其大略也。故成癰者壅也，六腑毒騰於外，其發暴而所患浮淺，因病原禀於陽分中。蓋陽氣爲陽，屬輕清，浮而高起，故易腫易膿易腐易斂，誠爲不傷筋骨易治之證也。疽者沮也，爲陰屬五臟，毒攻於内，其發緩而所患深沉，因病原禀於陰分中。蓋陰血重濁，性質多沉，故爲傷筋蝕骨難治之證也。凡年壯氣血勝毒則順，年老毒勝氣血則險。治法載於第二論中，宜詳觀之。

内被七情干臟腑，憂愁思慮總關心。

註　七情六慾者，皆盜人元氣之賊也。若人能疎於此者，無不多安多壽；人若親於此者，無不有損有傷。但人能味之者鮮矣！蓋情慾之動作，無所不好，無所不爲，故喜傷心、怒傷肝、憂傷肺、思傷脾、悲傷魂魄、恐傷腎、驚傷膽，此等七情，皆耗人一身元氣之萌蘖也。至於六慾者，耳聽聲音、眼觀物色、鼻聞香氣、舌貪滋味、心帷天地、意幄萬方，此等六慾，皆損人三世鍾靈之真性也。又所以爲苦爲疾，爲實爲疼，以及休廢諸衰敗病諸瘡，盡皆出於此等之情慾也。醫者患者，亦宜慎察之！

外又六淫傷氣血，風寒暑濕火相臨。

註　六淫者，風寒暑濕燥火是也。風爲四時不正浩蕩肅殺之氣，發而最能中人；寒乃節候不調，疾風暴雨，冰雪嚴寒所傷，或口貪生冷之物；暑因亢陽酷日，爍火流金，濕熱熏蒸而中；濕從坐臥久陰卑濕之地，或身驟臨風雨，潮氣所侵；燥爲陰虚内熱，消爍津液，不能滋潤臟腑，以致皮膚枯槁，便乾爲燥；火生於心緒煩擾，醇酒膏粱，房慾不節所動。此六淫者，皆從外而入之。體實之人，遇而不中者，有；體弱之人，感而隨發者，多。又有感之不發，邪氣客於臟腑經絡關節之内，積襲日久，或待内傷，或因外感邪氣觸而發之。既發之後，當參寒熱温凉，邪正勝負而治之。

膏粱厚味多無忌，勞傷房慾致虧陰。

註　膏粱者，醇酒肥鮮炙煿之物也。時人多以火炭烘熏，或以油酥燖煮，其味香燥甘甜，其性鹹酸辛辣；又至於醃藏厚料，頓煮重湯，以取其爽口快心，不顧其消陰爍臟。又得於寵妾滿前，精神飛曠，温牀厚被，爐火圍匡；每至於未飢先食，未冷先綿，快意從心，色力太過，稍有不及，便去興陽，惟取快意於一時，不覺陰消於平日。況所生是疾者，不起於藜藿，盡屬於膏粱。誰識膏粱味短，不及藜藿味長？凡知命者，當遠之避之，擇而用之可也！

故將五臟多乖變，自然六腑不調匀。

註　五臟屬五行，金木水火土是也。常欲相順相生，所謂木生火，火生土，土生金，金生水，水生木。此五臟相合相生，理稟太和之氣，其疾何以生焉？是爲疾者，五臟必相反相剋，所謂木剋土，土剋水，水剋火，火剋金，金剋木。此五臟相刑相剋，理返互變之機，其疾再無不作者。所謂相生者昌，相剋者亡，此誠爲萬物生剋一定之理，豈止於疾病言哉？又謂五臟不和則六腑不通，六腑不通則九竅疲癃，九竅疲癃則留結爲癰。蓋癰疽必出於臟腑乖變，關竅不得宣通而發也。治當寒邪而痛者，以温熱散之；濕腫强痛者，滲而導之；燥搔攣痛者，滋而潤之；泄而痛者，温之；塞而痛者，通之；虚而痛者，補之；實而痛者，瀉之；陰陽不和者，調燮之；經絡秘濇者，冲和之；膿脹而痛者，開之；惡肉侵蝕者，去之；勞而痛者，逸之；損而痛者，續之。此等皆爲活法，惟在用者詳之。

發於心上多危險，五臟相干事可明。

註　五臟者，心肝脾肺四臟皆係於背，惟腎經一臟獨居於下。雖居於下，其本臟精華津液，元氣元神，盡行灌溉，榮注於上。故四臟之火，皆賴一臟之水以濟之。所謂五臟根本皆係於背，即此之意也。凡發癰疽者，未有不先傷五臟而後發之。況背乃太陽膀胱督脈所主，太陽者六經之首領也，督脈者十二經絡之總脈也，所以瘡生於背，毒犯於此。況心又屬君主之位，豈容毒相犯之？凡發於此，故多成危險難治之證，醫者不可不慎而察之！

心之以下多成順，六腑之因亦許輕。

註　凡瘡生於心之以下者，除腎俞一穴外，皆爲緩。六腑者，足陽明胃經、手太陽小腸經、足太陽膀胱經、手厥陰心包絡經〔一〕、手少陽三焦經、足少陽膽經，此經其名屬腑，其形在下，其氣主表，其病爲癰。故疾發於五臟者爲重，生於六腑者爲輕，此爲表裏臟腑輕重之別也。

脾家積毒生肩脊。

註　發生於肩下脊上者，乃因飲食膏粱積毒所致。發出高腫鮮明，根脚不過兩肩者爲順。先宜解毒護心爲主，次宜内托清心爲要，間用蠟礬丸、護心散防毒攻心。如腫平堅硬，漸大漸開，攻注兩肩胷項或腫而不定者，危。

心經火毒對心臨。

註　對心發者，乃心火妄動熱極而發之也。況心爲一身之主宰，周身蘊熱，流會於此，共結爲患，又稱毒剗君位，最易傷人，刑截督經，害非輕淺。況此穴背脊多坑，固難起發，瘡形落陷，腫不高尖，治當大降心火，急疏蘊熱，頂用針通，隨行拔法，務使毒氣内外疎通，各從門出，庶不内攻，方爲成效。保至十五日後，内無變證，得膿爲解。如是期變證，漸生堅硬，漸大不作膿者，死在二十二朝前後。但此證貴在乎早治，十中可保其三四也。

兩肩左右雙生發，肺肝積受不虚名。

註　左搭屬肝，右搭屬肺。生於左右肩骨移動之處爲可治。古云左搭串右，右搭串左，俱爲難治，予以爲不然。每醫左右相串者，未嘗見其死，惟在治法得宜耳。治之先用萬靈丹發汗，疎通内外；次以清肝解鬱湯、柴胡清肝湯，氣用四君子湯，血用四物湯，潰後八珍湯，俱兼六鬱湯參而調治，誠爲妥當。但此證原起於痰凝氣滯火鬱，氣血不調所生，正謂鬱者開之，滯者行之。如悞用瘡科解毒泄氣，悞補悞攻之藥，必致多危。

蓮子蜂窠防毒陷。

註　蓮子蜂窠，多生於背，與心相近，與脊中平。輕者形長高腫，或偏半背；重者形斜平塌，兩脅俱傷。孔似蜂窠，突如蓮子。

註〔一〕手厥陰心包絡經：據《靈樞》經脈載六腑經脈有手陽明大腸經，無手厥陰心包絡經。

瘡形可畏，常能多險多生；老弱不堪，反取常安常穩。大規只怕不純陽，治法何妨瘡勢惡？護心護膜，丸丹須要調停；執藥執方，活法在乎醫意。機參總論，法決存亡。

腰間腎俞發難生。

註　腎俞發者，生於兩腰内腎陷肉之間，或正中亦發，凡生於此者最爲險候。蓋内腎乃爲性命根本，藏精藏氣藏神。又謂受命先天，育女育男育壽。此等皆出於腎臟一竅也。其爲疾因房勞過度，氣竭精傷，慾火消陰，外陽煽惑，以致真水真陰，從此而耗散；既散之後，其臟必虚，所以諸火諸邪乘虚而入；既入之後，渾結爲瘡。如本臟稍有真陰制火，瘡形自可紅活高腫爲膿。治以人參養榮湯加山萸、五味子、黄蘗、知母，及加減八味丸，以救其源。若瘡形色紫黑，乾枯堅硬，不作膿者，爲真陰内敗，再無可生之理，必死在十五日前後爲期也。

督脈經虚從項發，俗名對口故相稱。

註　對口者，生於項後而對前口者是也，但有偏正之不同。發於正者屬督脈所主，發於偏者乃太陽膀胱所司，二者皆起於濕熱上攻凝結而成也。督脈者，發瘡雖正而反爲易治，因督脈起於下而貫脊行於上，故毒氣得之，反能衝突高腫，使邪毒不致下流低陷，乃爲外發，故多易治。膀胱者，發瘡雖偏而每爲難治，蓋膀胱之脈起於巔頂，貫項兩旁，順下而行，乃與瘡毒交會下流，故瘡多平塌。又太陽膀胱主司寒水，其質多冷多沉，故瘡於此多難起發，形色多難紅活，堅硬難潰，又易流注兩肩胷項作腫，十五日外無膿者，必然變黑歸陰，故多不治。俗呼以正爲重，以偏爲輕，此皆庸説，不得其消息故也。治以黄連消毒飲主之，餘皆降火化痰、解毒清心、托裏爲要也。

何期耳後多生發，夭疽鋭毒果非輕。

註　發生於耳後一寸三分致命之處，誠爲險惡之候。又左爲夭疽，右爲鋭毒。夭者妖變之物也，故屬肝木；鋭者鋒利之器也，是屬肺金。二者皆起於積想勞心，謀慮不決，致火旺而又鬱，鬱而又旺，以成此疾也。故形多堅硬，頭多隱伏，未潰先黑，未膿先腐，臭穢易生，元氣易敗，毒氣多致不得外發，後必内攻而死。但此證初生，起於隱微，令人多不知覺，及其知覺，毒已入内矣。如紅活高腫，易膿易腐者，無妨。

又有脱疽生手足，丹房補術孽根因。

註　脱疽之發，脱者落也，疽者黑腐也。此毒皆起於丹石補藥，房術秘法，興陽濇精，幸圖不泄，藥性暴烈，或洗或嚼，或噙於口，或藏臍下，霸阻精道，久戰不弱，取樂一時，恣情戲謔，毒積臟腑，真陰枯灼，種禍在身，終久必發。此是根因，發者難生。多生手足，發在骨筋。初生如粟，色似棗形，漸開漸大，筋骨伶仃。烏烏黑黑，痛割傷心，殘殘敗敗，污氣熏人。延至踝骨，性命將傾，此非天命，自喪其身。古人有法，截割可生，今人誰肯，割截爲名。治法雖有，詳在後文。

漫腫難治焮腫易，總論中間法可憑。諸瘡另自分門説，豈許輕干紊此呈？

註　漫腫者，肉腫瘡不腫；焮腫者，瘡腫肉不腫是也。此二者發瘡陰陽之大體，辨證順逆之要節。由此觀之，一決而可定也。初起理當升發，潰後不可用内消，宜用托藥；如不應者，乃毒勝氣血，死在旬日。或已發出而不腐潰，根脚堅硬，或軟而散大者，急投托藥大補脾胃；不應，死在二旬。若已潰而色不變紅活，亦不生肌收斂，瘡口暈大，腫痛不減，胃氣不回，急須峻補；不應者，乃脾崩，死在月餘。

治法總論第二

癰疽發背怎生醫？不論陰陽先灸之。不痛灸至痛，疼灸不疼時。

註　凡看大瘡，先要從容立定主意，以見標日期爲始，到今幾日，看瘡形與日期可否相對。相應則多吉，不應則多險。次看受病之源，發於何臟腑，出於何部位。但身體有上下，部位有險否，形色辨順逆，精神論有無。再看年紀老壯，氣血盛衰，發陰發陽，毒深毒淺，以陽爲易治者多生，以陰爲難治者多死。方診脈之虛實，可知順險，以決其終。凡瘡未潰前，脈要太過一二至，已潰後又宜不及二三分，此爲脈病相應，首尾自不變生。如其相反，恐防不測。但看法全在目力精巧，與心相應，一一參明，表裏透徹，然後方定治法。凡瘡七日以前，形勢未成，元氣未弱，不論陰陽表裏，寒熱虛實，俱當先灸。輕者使毒氣隨火而散，重者拔引鬱毒，通徹内外，邪得火引毒氣混合爲陽，方能發腫作痛，然後可汗可攻，或消或托，兼求標本參治，必以脈合藥，以藥合病，如此治之，自然無錯矣。故藥難執方，全在活法，大抵首尾俱不可損傷元氣脾胃爲要！

內服蟾酥丸一服，外將神火照三枝。

註　凡瘡初起七日之前，或已灸之後，未服他藥，宜用蟾酥丸一服得汗解爲妙，或萬靈丹發汗亦可。所謂毒氣隨汗而散，最爲捷徑。如二藥服後，或發汗不出，此乃表裏閉密之故，毒亦不輕，當神妙拔根方施治。神燈照法甚妙，亦不可用之太早。如瘡四五日之間，形未聚，毒未出，若用之早，恐留鬱而內毒反致難出。須用在八九日之後，瘡勢已定，毒氣已聚，未成膿腐之時。用此照之，已成者自高，未成者自消，不潰者自潰，不脱者自脱，亦且能解毒活血，消腫散瘀，誠良法也。

用膏貼頂上，敷藥四邊圍。

註　凡瘡最忌風寒所襲，初起之時，或已灸之後，俱當用太乙膏蓋貼頂上，功效在於拔毒提頂提膿，防御風寒不入。如焮痛高腫陽瘡，七日已後，瘡頭自有黃色稠膿相黏膏上，餘腫紅色，光亮鮮明，每日宜用葱湯洗淨換膏貼之。其正膿定在十一日前後出也，此爲易治易安之證。如七日之後，瘡不大腫高，四邊又不焮痛，瘡頭亦無膿意相粘，此爲陰陽相等之證，宜用化腐紫霞膏塗瘡頂上，外以膏藥蓋之。換至十日外，瘡頂漸腐，餘腫漸高，似有膿意之象，其正膿只在十五日之後可出也，此爲以險成順之證。至於二十日已後無膿者，乃純陰之證，縱治亦無效矣。又如瘡之四邊根脚餘腫，其功又在敷藥收束根本，庶不開大。初起時宜用金黃散敷於四邊，能拔毒消腫止痛；既潰後當用鐵桶膏箍之，庶瘡根漸收漸緊。但諸瘡原因氣血凝滯而成，切不可純用涼藥，冰凝肌肉，多致難腐難斂。必當散滯行瘀，拔毒活血藥用之，方爲妥當也。

氣盛兮頂自高而突起，血盛兮根脚束而無疑。

註　氣血者，人之所原稟，老者或有有餘，少者亦有不足，身之命脈，全賴於此，一或有乖，百病生焉。獨瘡科尤關係不淺。但腫瘍時，若無正氣衝托，則瘡頂不能高腫，亦不能焮痛潰膿。若無真陰相滋，則瘡根不能收束，色亦不能紅活收斂。凡視瘡之頂高根活，不論老少，定知氣血有餘，故知老幼俱可無妨。又宜交會明白。交會者，瘡根與好肉交界之處，高低自然分別明白，瘡形與好形各無混雜，自然分明也。以此觀之，了然明白矣。

高腫起者，忌用攻利之藥以傷元氣；平塌漫者，宜投補托之劑以益其虛。

註　凡瘡初發自然高起者，此瘡原屬陽證而內臟原無深毒，亦且毒發於表，便宜托裏以速其膿。忌用內消攻伐之藥以傷脾氣，膿反難成，多致不能潰斂。又瘡初起不高不赤，平塌漫者，此乃元氣本虛，急宜投托裏温中健脾之藥，催托毒氣在外，庶無變證矣。

內熱甚者，量加消毒清劑；便秘燥者，必須通利相宜。使臟腑得宣通，則氣血自流利。

註　腫瘍時內熱口乾，脈實煩燥，便秘喜冷者，此爲邪毒在裏，急與寒凉攻利，宜內疎黄連湯、四順清凉飲、內消沃雪湯，俱可選用。又兼有表證者，防風通聖散去麻黄，或雙解散加桔梗、天花粉。又或小便不利者，兼入天水散、五苓散，俱可合用，務使二便通利，以杜其源。又有元氣素虛者，恐不勝前藥，以托裏消毒散加蜜炒大黄，或兼猪膽導法，亦得通利爲度。首尾俱要閉而不泄，通而不泄，得臟腑和平，表裏透徹，方可便用托裏排膿內補之藥。又如潰瘍時，雖有口乾便閉，臟腑不和，小水不利等證，此因潰後膿水出多，內亡津液，氣血虛耗，不能榮潤臟腑所致。其人必脈細而數，口和而乾，飲食減少，好飲熱湯。此乃虛陽之火爲病，非前説有餘所比，只宜養氣血、滋津液、和臟腑、理脾胃。如此治之，則二便自和，亦無變證。常有悞行攻利，多致不救者。

十日之間瘡尚堅，必用鈹針當頭點破。

註　凡瘡十日已後，自當腐潰爲膿，如期不作膿腐，仍尚堅硬者，此屬陰陽相半之證，瘡根必多深固，若不將針當頭點入寸許，開竅發泄，使毒氣無從而出，必致內攻也。倘內有膿，又使易出，此爲開户逐賊之意也。亦有十日外瘡雖不腐潰，形尚紅活焮熱腫痛，此雖膿遲，後必自出，不必針之。蓋緣元氣不能充足，或失用補托之藥，又悞用寒凉，或蓋覆未暖，多致膿遲。有此證者，宜用補中健脾大托補藥，以得膿爲效。又以十五日至二十一日爲期，過此外者，縱有稀膿，但元氣被毒相拒，日久必致耗散，誠難歸結也。

半月之後膿亦少，須將藥筒對頂拔提。有膿血之交黏，必腐肉之易脱。

註　如瘡半月後仍不腐潰，不作膿者，毒必內陷，急用鈹針品字樣，當原頂寸許點開三孔，隨瘡之深淺一寸二寸皆可入之，入針不痛，再深入不妨；隨將藥筒預先煮熱，對孔竅合之，良久候温取下。如拔出之物，血要紅而微紫，膿要黄而帶鮮，此爲血氣營運活瘡，其人必多活。又謂膿血交粘，用藥可全；色鮮紅活，腐肉易脱。如拔出瘀血紫黑，色敗氣穢，稀水無膿者，此爲氣血內敗死瘡。所謂氣敗血衰，神仙嘆哉！此等之瘡難久候，其人必在月終亡。

且如斯時內有膿而不得外發者，以針鉤向正面鉤起頑肉，用刀剪當原頂剪開寸餘，使膿管得流通，庶瘡頭無閉塞。

註　已用藥筒拔膿之後，外既有孔，内竅亦通，瘡期又當大膿發泄之候，如尚膿少，此瘡頭必有瘀腐塗塞，内肉亦有頑膜阻隔，多致膿管不通難出也。須用針鉤，鉤起瘡頂頑肉，以鈹針利剪，隨便取去寸餘頑硬之肉，取之微痛，或有血出，俱不妨。隨用兩手輕重得宜，從瘡根焮處漸漸捺至中間，剪出膿管處内有聚膿，自然涌出，以黄色稠厚爲吉。其膿日漸多者爲輕，反此爲凶。務使塗塞者開之，令膿毒外發也。

頻將湯洗，切忌風吹。

註　凡瘡未潰前，或已用照藥後，俱要煎葱艾湯，每日淋洗瘡上一次，甚者早晚二次，使血氣疎通，易於潰散。又已潰時及藥筒提拔之後，尤宜避風。先去舊藥，用方盤靠身瘡下放定，隨用猪蹄湯以軟絹淋湯瘡上，并入孔内，輕手捺淨内膿，庶敗腐宿膿隨湯而出，以淨爲度。再以軟帛疊成七八重，勿令大乾，帶湯覆於瘡上，兩手輕盈，旋按片時，帛温再換，如此洗按四五次，使血氣疎通，患者自然爽快。亦取瘀滯得通，毒氣得解，腐肉得脱，疼痛得減，此手功之要法，大瘡不可缺也。候腐脱已見紅肉時，洗後隨用玉紅膏，用抿脚挑膏於手心，捺化搽塗新舊肉上，外用太乙膏蓋之，四邊脚根已消處，不必箍藥，每日如此用之，不數日間膿腐盡脱新肉頓生，更加内補調理得宜，輕瘡只在月餘，大瘡不過七十日，必完口而愈。

關節在於斯時，變生出於此候。

註　陽瘡以十四日爲關，陰瘡二十一日爲節，此時務要出膿勢定，膿出則腐脱，腐脱則肌生，肌生則收斂，收斂則瘡平，亦由次序來也。如期不得膿者，後必有變，所謂一關順，後必多順；一關逆，後必多逆也。

治當大補，得全收斂之功，切忌寒涼，致取變生之局。

註　凡瘡潰後，五臟虧損，氣血大虚，外形雖有餘而内臟實不足，法當純補，乃可無虞。但見已潰時發熱惡寒，膿多自汗作痛者，便進十全大補湯；但見虚熱少睡，飲食不甘者，便進黄芪人參湯；但見皮寒骨熱，欬嗽有痰者，便進托裏清中湯；但見四肢倦怠，肌肉消瘦，面黄短氣者，便進人參養榮湯；但見膿多心煩，少食發躁不睡者，便進聖愈湯；但見脾虧氣弱，身涼脈細，大便溏泄者，便進托裏温中湯；但見飲食不甘，惡心嘔吐者，便進香砂六君子湯；但見脾虚下陷，食少，虚熱間作者，便進補中益氣湯；但見腎虚作渴，不能相制心火者，便進加減八味丸，倣此選用。蓋托裏則氣血壯而脾胃盛，膿自排，毒自解，死肉潰，新肉生，飲食進，瘡口斂。

若不務補托而悞用寒涼，謂之真氣虚而益虚，邪氣實而益實，多致瘡毒内陷，膿多臭穢，甚則脈洪大渴，面紅氣短，則真氣虚而死矣。

蓋瘡全頼脾土，調理必要端詳。

註　脾爲倉廩之官，胃爲水穀之海；胃主司納，脾主消導。一表一裏，一納一消，運行不息，生化無窮。至於周身氣血，遍體脈絡，四肢百骸，五臟六腑，皆藉此以生養。蓋脾胃盛者，則多食而易飢，其人多肥，血氣亦壯；脾胃弱者，則少食而難化，其人多瘦，氣血亦衰。所以命賴以活，病賴以安，况外科尤關緊要。善養生者，節飲食，調寒暑，戒喜怒，省勞役，此則不損其脾胃也。否則精神氣血由此日虧，臟腑脈絡由此日損，肌肉形體由此日削，所謂調理一失，百病生焉，故知脾胃不可不愛護矣。

冬要温牀煖室，夏宜淨几明窻。

註　凡人之氣血喜煖而惡寒，蓋遇寒則結，遇熱則散。况瘡乃肌肉破綻之病，若不防御，則風寒最爲易襲。凡看瘡時，冬要著柴炭之火，烘烘煖氣，逼盡餘寒；夏宜淨几明窻，庶外風不入，然後方可揭膏洗貼瘡上。常見患者，夏月縱意當風取涼，或睡臥陰濕之處，冬又不知温牀煖室，多致寒侵，輕則有妨生肌完口，重則變爲崩塌不膿不斂陰證。

飲食何須戒口，冷硬膩物休餐！

註　人賴飲食以生養，要適其時。如腫痛自然傷胃氣，諸味不喜，直待潰後，膿毒一出，胃氣便回，方能思食。但所喜者，便可與之，以接補脾胃。如所思之物不與，此爲逆其胃氣而反致不能食也。但不可太過，然生冷傷脾，硬物難化，肥膩滑腸，故禁之。

癰疽雖屬外證，用藥却同内傷。

註　癰疽如腦項疔毒大瘡，形勢雖出於外，而受病之源實在内也，治之豈可捨内而治外乎？所以外不起者，内加托藥；表熱甚者，内必清解。血虚宜用四物湯；氣虚宜用四君子；脈虚足冷，温中；脈實身熱，涼膈。以此推之，内外自無兩途。

脈虚病虚，首尾必行補法；表實裏實，臨時暫用攻方。

註　丹溪云：凡瘡未破，毒攻臟腑，一毫熱藥斷不可用。凡瘡既破，臟腑已虧，一毫涼藥亦不可用。誠哉是言也！茲説又有不然。且如初病未破時，脈得微沉緩濇細數浮空，外形又兼身涼自汗，便利嘔吐少食，瘡形又不起發，不焮不痛，無潰無膿，此等證皆緣氣血虚弱之故。若執前云未破，毒攻臟腑之説，必投涼藥攻之，復損元氣，其能生乎？予謂治病，不論首尾，難拘日數，但見脈證虚弱，便與滋補，乃可萬全。如補不應，虛弱甚者，須用參朮膏、八仙糕；陽虛自汗食少者，單人參膏，或六君子湯加砂仁、木香，甚則加附子；泄瀉腸鳴胃虛嘔逆者，參苓白朮散加豆蔻、山藥、木香、柿蒂；脾虛下陷，溏泄及肛門墜重者，補中益氣湯加山藥、山萸、五味子選用。又有表實者，身體發熱無汗惡寒；裏實者脈大身熱，便燥口乾。假如表證急者，先用荆防敗毒散以解其表；裏證急者，先用四順清涼飲以攻其裏；表裏相兼者，宜防風通聖散發表攻裏。此隨其表裏先後，治以活法。古人謂受補者，自無痰火内毒之相雜；不受補者，乃有陰火濕熱之兼攻。又謂補而應藥者，多生；虛而不受補者，不治。

病要論久新，要法在於寬治猛治。

註 病有新久，勢有緩急。如受病之初，元氣未弱，治當隨證迎刃而解，若行霸道猛劑，定不能決效於危急時也。但要中病即已。表證盛者，用萬靈丹大加表散；裏證急者，以内疎黄連湯，急與通行。又如受病日久，邪正相拒，其元氣未有不衰弱者，縱有餘證、雜證、壞證，俱當先固其本，而後調之、和之、散之，使病氣漸退，元氣漸醒，飲食漸進，根本漸實，則餘患再無不愈之理。常見治者不論病之新久，本之盛衰，又不悟因虛致病，因病致虛，其中又有虛熱、虛寒之别，一例妄行攻治，如盲人騎瞎馬，半夜臨深池，豈不危哉！

藥必求標本，功莫别於先醫後醫。若一概以攻補，恐兩途之悞用。

註 以天地運氣標本言之，五運爲本，六氣爲標。以身體標本言之，五臟爲本，六腑爲標。以疾病標本言之，初病爲本，傳病爲標；元氣爲本，病氣爲標。凡治病者，必先治其本，後活其標，誠爲妥當。若先治其標，後治其本，使邪氣滋甚，其病益增。又謂緩則治其本，急則治其標。假如先得瘡疾而後得泄瀉、嘔吐、食少等證，此又宜捨本從標之法治之，候瀉止嘔定食進，方再治瘡。餘倣此。若一概攻補，必兩途悞用，此屬疾病邪正之標本也。

又説陽變爲陰，内外被寒涼剋伐。

註 發於陽者，爲癰、爲熱、爲實、爲疼。此原屬陽證易治，多因患者不覺，以爲小恙，不早求治，又外受風寒，内傷生冷；或再被醫者失於補托，又以涼藥敷圍，圖其内消以合病家之意，多致氣血冰凝，脾胃傷敗，使瘡毒不得外發，必致内攻以成不救者多矣。如變在十一日未出膿之前，形勢與好肉相平，不疼不熱，軟慢相兼，瘡孔止流清稀肥水，更兼身體不熱，脈亦微細，飲食厭餐，精神昏短，此乃瘡毒變入真陰，雖强投温中健脾之劑而不應者，百無一生。如變在十五日之後，已出膿時，毒氣已將外發，或調攝失宜，悮餐冷物，忽變爲陰者，急投托裏温中湯、十二味異功散，輕者十全大補湯，俱倍加參、芪、桂、附以救之。須得瘡熱作痛，膿出身温，脈起食進者爲吉。若瘡原本於陽，自多得生也。

豈期陰變爲陽，首尾得辛熱扶裝。病分真似，理究陰陽。

註　發於陰者，爲疽、爲冷、爲硬、爲虚，此原屬陰證難治。患者知覺欲其生，而故將辛香酒煎大方熱藥以助之，醫者又欲患處高腫，焮熱作膿，敷以熱藥，圖其起發，故瘡得藥性大熱而轉陰爲陽。雖得微腫微熱微痛微膿，但瘡形終不似真陽紅活，亦不能得其真厚黄膿，以瘡原本於陰故多死。若治法得宜，内外融和，奇偶中節，十中亦有一二可生者。要如救焚拯溺，可施者毋待少頃，恰似履冰臨淵，可禁者毋妄絲毫也。

既有針工之異説，豈無綫藥之品詳！

註　腫高而軟者，發於肌肉，膿熟，用針只四五分；腫下而堅者，發於筋脈，膿熟，用針只六七分；腫平肉色不變者，毒氣附於骨也，膿熟，用針必須入深寸許，方得見膿。又輕按熱甚便痛者，有膿且淺且稠；重按微熱方痛者，有膿且深且稀。按之陷而不起者，膿未成；按之軟而復起者，膿已成。按之都硬不痛者，無膿，非是膿即瘀血也；按之都軟不痛者，有膿，非是膿即濕水也。所謂有膿即當針，膿孔宜順下。若膿生而用針，氣血反泄，膿反難成；若膿熟而不針，腐潰益深，瘡口難斂。若膿深而針淺，内膿不出，外血反泄；膿淺而針深，内膿雖出，良肉受傷。元氣虚者，必先補而後針之，諸證悉退。又有氣癭腫而綿軟不痛者；血癭腫而内壘成塊者；頑毒結之日久，皮腐肉紫，根硬四邊，紅絲纏遶者；結核之證，漸大漸腐漸痛者。以上四證，俱不可妄破，妄破定然出血，不止者立危。但用針之法，妙在膿隨針出，而寂然無所知覺也。至於瘿瘤瘰癧痔漏疔毒堅硬頑瘡諸證，若非綫藥之功，亦不能刻期收效。

湯散丸丹，要在發而必中；神聖工巧，誠爲學者機關。千方百證，難盡短長。治在活法，貴在審詳。用之得當，醫可稱良。詞雖粗鄙，後學提綱。

註　嘗言昔者承平，今時擾攘。所以動静世務不同，勞逸機關已異。當原受病從外而來，今之受病從内而發。古者多實，設方宜散宜宣；今者多虚，治法宜滋宜補。若醫者不識古達今，一概施與，必多夭枉也。

陽證歌第三

癰疽不論上中下，惟在陰陽二證推。發背雖有正與偏，要取高低兩樣看。純陽初起必焮腫，更兼身熱有微寒。頂如尖字高突起，腫似灣弓根有盤。七日之間多焮痛，二七之期膿漸漫。動息自寧食知味，二便調勻無瀉乾。腫消膿潰精神爽，脱腐生新氣血完。五善自然稱并至，七惡全無半點干。痛便隨膿減，腫退自肌寬。新肉已生紅艷艷，腐皮自斂白漫漫。一身多爽快，五臟盡和歡。此屬純陽俱易治，百人百可保全安。

陰證歌第四

純陰初起不知瘡，粟米之形疙瘩僵。不紅不腫不知痛，少熱少焮少隄防。七朝之後身體倦，瘡根平大喜澆湯。頂不高兮根不活，色不光兮腐不穰。陷軟無膿空結聚，脈浮散大細飛揚。飲食不餐身戰慄，嘗湯止許意忙忙。瘡上生衣如脱甲，孔中結子似含芳。膿多臭穢身難便，舉動愴惶韻不長。瘡形成黑紫，面色變青黄。精神昏憒多鼾睡，言語無人自發揚。口乾多舌强，痰喘定身亡。此屬純陰俱不治，百人百可到泉鄉。

半陰半陽證歌第五

陰陽之證兩相交，生死同兼事可招。微熱微寒微赤腫，半昏半爽半平高。脈來雖數多無力，飲食雖餐不易消。腫而不潰因脾弱，潰而不斂爲膿饒。大便多溏小便數，上身有汗下身焦。五善雖兼有，七惡未全逃。口渴喜茶腸腹痛，面浮靨飲足心高。心煩不穩睡，神亂怕音焦。投方應病方爲妙，陰轉爲陽漸可調。心真造化，爾命堅牢。逢之任是神仙手，半死餘生定莫逃。

五善歌第六

心善精神爽，言清舌潤鮮，瘡疼兼不渴，睡醒得安然。肝善身輕便，因煩自不煩，指頭紅活色，坐起覺平康。脾善唇滋潤，衾幃蘭麝香，凡餐俱有味，膿厚更肥黄。肺善聲音響，無痰韻更長，肌膚多滑潤，大便自尋常。腎善誠爲要，水升火自降，口和兼不渴，小水得稀長。

七惡歌第七

一惡神昏憒，心煩舌上乾，瘡形多紫黑，言語自呢喃。二惡腰身强，雙睛邪視人，瘡頭流血水，驚悸是肝逆。三惡形消瘦，膿清臭穢生，瘡形多軟陷，脾敗不知疼。四惡皮膚槁，聲嘶韻不長，痰多兼喘息，鼻動肺將亡。五惡成消渴，飲多口更乾，形容多慘黑，囊縮腎真傷。六惡身浮腫，腸鳴嘔呃頻，大腸多滑泄，臟腑幷將傾。七惡瘡倒陷，形如剥鱔同，四肢多冷逆，污水自流通。

治病則例歌第八

外科之瘡有治例，説與君家須切記！病端百出别根因，方法甚多豈同類？熱與寒，通與秘，其中消息知端的。通多不足秘多餘，熱實寒虚分證治。陽似陰，陰似陽，似中妙理要推詳。不分表裏一例治，輕變重而重變亡。醫者貴乎多應變，不可偏執用其方。且如表證惡寒，宜用荆防敗毒散；裏證發熱，可施内疎黄連湯。瘡勢已成，托裏消毒散誠爲正法；内膿將潰，十全大補湯最是相當。人參養榮湯，治潰後虚熱發作；木香流氣飲，散結腫寒濕爲殃。飲食不甘，定用香砂開胃；精神怯少，須將參朮回陽。陰虚陽虚，須八珍最爲要領；盜汗自汗，得獨參一味可强。潰後多疼，乳香定痛散功奇莫緩；脾虚下陷，補中益氣湯奏效尤良。口燥讝言，瀉實火須黄連解毒湯；心煩衄血，理虚陽必犀角地黄湯。古法治癰疽，稱述仙方活命飲；今時醫發背，還期神授衛生湯。蟾酥丸在外科稱爲獨品，護心散解内毒號曰無雙。詎知蠟礬丸護膜護心，可羨淡中有味；還讚玉紅膏生肌生肉，堪誇壞裏呈祥。身涼自汗，腹痛腸鳴嘔逆，豈逃異功散？睡臥不寧，虚陽發躁膿多，定用聖愈湯。生脈散接虚羸，脈來微細；歸脾湯除驚悸，睡得安康。竹葉石膏湯治虚煩，身熱者何須疑慮？麥冬清肺飲除膈熱，有痰者毋待商量。金鯉湯治肺癰吐膿氣急，元龜丹攻結毒臭腐頑瘡。風熱生瘡通聖散，瘡瘍狂躁破棺丹。小柴胡湯除客邪往來潮熱，大防風湯攻腿膝寒濕爲殃。咽腫咽疼，定用清咽利膈散；斑紅斑紫，豈逃化斑解毒湯？八味丸蠲口乾妙藥，二神丸治脾泄奇方。香連丸爲臟腑瀉痢通用，甘露飲治口齒腐爛相當。六和湯和脾止吐瀉，雙解散解表理内傷。逍遥散善治女人諸病，保元湯常扶赤子多傷。皮膚毛髮乾焦，蘆薈丸效應甚捷；咽喉口齒腫痛，冰硼散功實非常。滋腎丸治下元腎虚不固，涼膈散解上焦膈熱多煩。九龍丹消魚口，吞之滅跡；二蛟散行濕腫，服下安康。吕祖一枝梅，止痢定驚，稱爲仙藥；真君妙貼飲，消疼止痛，號曰神方。痔漏瘻瘤疔毒，兒口内生疳，必用人中白散；大人咽喉腫痛，須將金鎖匙湯。下疳新久珍珠散，小便淋濇木通湯。古詩三品錠；癧疽流注諸風，今羨萬靈丹。柴胡清肝湯，治鬢疽肝膽有效；黄連消毒飲，醫對口督脈尤良。小兒口内生疳，必用人中白散；大人咽喉腫痛，須將金鎖匙湯。

風效，復元湯跌撲稱强。提肩散治肐膊强直作痛，拈痛湯除痛腿風濕相傷。小便生疳，龍膽瀉肝湯可羡；大頭腫痛，普濟消毒飲何妨！便毒懸癰，内消散吞何足慮？臀癰腿病，芪柴湯下自無殃。又有女子陰瘡，能腫能疼能至癢，在人活法，或消或補或蟲妨。蓋男子之囊癰，瀉肝經之濕熱。小兒赤遊丹，解毒兼砭血。凡治楊梅瘡，戒熏爲至切。舌下發痰包，利剪方能泄；出如鷄蛋清，消痰是真訣。結毒與頑瘡，紫金膏可貼。風瘡徹骨癢，雄黄散效絶。疔瘡先刺血，内毒宜汗泄。禁灸不禁針，怕綿不怕鐵。又有失榮腫，堅硬如巖凸。强陰失道證，形狀要分別。婦人之乳巖，此中一例決。未破肉峻嶒，已潰流臭血。如此幾般證，古今無治説。瘡有數百種，難以都陳白。惟在一點心，何須三寸舌？學者若精靈，萬事皆通徹。此爲粗糙歌，可譏亦可閲。

灸法併禁灸瘡穴第九

凡瘡初起，惟除項之以上，餘皆并用艾火。隨瘡勢之大小，灸艾壯之多少。用蒜切成薄片，安於瘡頂，上著艾炷，蒜上點火，三壯一换蒜片。初灸覺痛，以不痛似癢爲止；初灸不痛，以知痛癢爲住。如初灸全然不覺痛癢，宜去蒜，當明灸之。又陰瘡日數多者，艾炷不及事，以蒜搗爛鋪於瘡上，以艾亦鋪蒜上，點火灸之，必知痛甚爲效。此爲火氣方得入裏，知痛深處方是好肉。蓋艾火拔引鬱毒，透通瘡竅，使內毒有路而外發，誠爲瘡科首節第一法也。貴在乎早灸爲佳。又有禁灸數證，亦以參詳。頭乃諸陽之首，純陽無陰之處，凡生瘡腫，俱是亢陽熱極所致，如再加艾火，使毒氣熾甚，隨後反加大腫，最能引動內痰，發之必死。面生疔毒亦然。又有腎俞一穴，在於兩腰脊旁，係內腎命根所係之處，此穴發瘡，多因房勞素虧，腎水枯竭而成。若再加艾灸，火爍其源，必致內外乾涸，多成黑陷昏悶而死。又有患者元氣素虛，發瘡多不高腫，其人體必倦怠，精神必短而昏，脈必浮散空虛，數而不鼓，此內無真氣抵當火氣，如灸之其人必致昏憒而死。常謂艾火不虧人，此言悞矣！

論病生死法第十

初生如粟，裏可容谷；外面如麻，裏面如瓜；外面如錢，裏可容拳。起勢大，終無害。未老先白頭，無膿軟陷休。瘡從疙瘩起，有膿生方許。腫潰氣昂昂，不治自安康。根高頂又高，八十壽還饒。焮腫易腐爛，任大終無恙。瘡高熱焮疼，雖苦必然生。瘡軟無神氣，應補方爲益。肉腫瘡不腫，必竟生疑恐。膿穢不進食，泄瀉黄泉客。瘡色猪肝紫，無膿必定死。綿潰不腐爛，內怕葡萄嵌。仰臥不知疼，陰證命難生。腐盡有敗氣，笑裏終生淚。根散瘡平塌，神仙無治法。久病目露神，必竟命難存。面忽似塗脂，十日後分離。敗中有紅肉，雖重生門路。新肉如板片，不食終須變。手足皮枯槁，血敗生難保。脣白眼無神，腹脹瀉將傾。醃氣不滃氣，雖重多生意。眼眶黑色濃，癰疽怕此逢。房中香馥馥，是病終爲福。瘡熱身微熱，輕病何須説？生死此中求，片言一可決。

察形色順逆第十一

凡看人病，兼視其形色，後與脈病相參，誠識於始，以決其終，百無一失矣。何以知之？陰病見陽色，腮顴紅獻；陽病見陰色，指甲呈青，此二者俱死。又身熱脈細，脣吻反青，目珠直視者，死。面如塗脂，色若土黃，油膩黑氣塗抹者，死。脣舌乾焦，鼻生煙煤，眼神透露者，死。形容憔悴，精神昏短，身形縮小者，死。喘粗氣短，鼻掀睛露，語言譫妄者，死。循衣撲牀，遺尿失禁，撮空者，死。頭低項軟，眼視無神，吸吸短氣者，死。皮破無血，肉綻爛斑，麻木不知痛癢者，死。齒黃色如煮豆，脣白反理無紋，耳黑枯焦不聽，人中縮而坦平，口張氣出無回閉，鼻煽相隨呼吸行，汗出如珠不散，痰若膠而堅凝，鼻血紅如肺色，指甲彎而帶青，神昏神浮，神離神亂，緇衣生滿面，黑氣慘天庭，逢之都没命，法在此中評。

病有三因受病主治不同論第十二

三因者，内因、外因、不内外因。此説從於先古，其詞意尚有發而未盡者。内因者，皆起於七情蘊結於内，又兼厚味膏粱，熏蒸臓腑，房慾勞傷，虧損元氣，乃五臓受之，其病由此内發者。但發之多在富貴人及肥胖者十有八九，其見證瘡多堅硬，根蒂深固，二便不調，飲食少進，外軟内堅，平陷無膿，表實裏虛，毒多難出。得此者，即病證之内傷也，故曰内因。外因者，皆起於六淫，體虛之人，夏秋露臥，當風取涼，坐眠濕地，以致風寒濕氣襲於經絡；又有房事後得之，其寒毒乘虛深入骨髓，與氣血相凝者，尤重；或外感風邪，發散未盡，遂成腫痛，此肌肉血脈筋骨受之。其病由此外來者，發之多在不善調攝，淖薄勞碌人十有八九。見證多寒熱交作，筋骨疼痛，步履艱辛，濕痰流毒，以及諸風癱瘓，口眼歪斜，半身不遂，風濕風温，天行時毒等證，得此者即疾病之外感也，故曰外因。又有不内外因，内無七情干内，外無六淫傷外，何由來也？其病得之於飢飽勞役，喜怒不常，飲食者冷熱不調，動作者勤勞不惜，以致臓腑不和，榮衞不順，脾胃受傷，經絡凝滯，故爲疾者外無六經形證，内無便溺阻隔，其病多生於膜外肉裏肌膚之間，似瘰癧痰注氣痞癭瘤之屬。治法不必發表攻裏，只當養氣血、調經脈、健脾和中、行痰開鬱治之，法爲最善。此三因之理盡矣。

調理須知第十三

凡人無病時不善調理，而致生百病，況既病之後，若不加調攝而病豈能得愈乎？其調治有法：初起病時先看病者元氣虛實，次看瘡之陰陽險否，然後用藥調治，當攻即攻，可補便補，不可因循耽悞，以致變態不虞也。且患者又當安定心神，相忘諸念，毋使倉皇，乃保神氣不得變亂也。再順天時，假如夏熱，坐臥不可當風，忌置水於榻前牀下；冬寒須避，起居常要温和，非燃火不可開瘡看視，恐有寒侵，致生多變。又未潰之先，毒氣内作，倘有口乾渴證者，涼物須當少少與之，以滋蘊熱。至膿潰之後，生冷硬物一概禁之，不然傷脾損胃，膿必難成，致瘡軟陷，又難收斂。飲食須當香燥甘甜，粥飯隨其喜惡，毋餐過飽，宜少宜勲宜濃，方無停滯，又得易化故也。如大瘡潰後，氣血兩虛，脾胃并弱，必製八仙糕，早晚隨食數餅，以接補真元，培助根本。再熬參朮膏。如患者脾胃俱虛，飲食減少，胷膈不寬，飲食無味者，用白朮膏三匙，人參膏二匙，清米湯空心化服，喜飲酒者酒化亦可。若精神短少，昏沉多睡，自汗勞倦，懶於動作者，用人參膏三匙，白朮膏二匙，亦酒化服。如肌膚粗澀，面蒼不澤，或大便血少虛秘，以及皮乾髮槁者，同地黄膏各二匙和服，或飲陽春酒更妙。其功强健精神，頓生氣血，開胃助脾，潤肌榮骨。此二藥功甚非小，大瘡不可缺之，實非草藥之比。病者當信用之，乃無更變。若泛視之，則病多反復不常。故有易愈難愈之分，實在乎得此失此也。

雜忌須知第十四

凡病雖在於用藥調理，而又要關於雜禁之法。先要洒掃患房潔淨，冬必温幃，夏宜涼帳，庶防蒼蠅、蜈蚣之屬侵之。一切尼僧孝服、經事見行婦女及遠客生人，開瘡時俱當忌見。牛犬腥羶醃臘熏藏之物，俱能作渴生乾；瓜果梨柿菱棗生冷等類，又能損胃傷脾。鷄鵝羊肉蚌蛤河豚蝦蟹海腥之屬，并能動風發癢；油膩煎炒烹炙鹹酸厚味等件，最能助火生痰。赤豆蕎麪，動氣發病；惱怒急暴，多生痞滿；飲食太過，必致脾殃。瘡愈之後，勞役太早，乃爲羸證。入房太早，後必損壽。不避風寒，復生流毒。不減口味，後必瘡癢無度。大瘡須忌半年，小瘡當禁百日。此誠爲知命君子也。

看法

初起頂高根活，色赤發熱，焮腫疼痛，日漸高腫者順。已成焮痛，皮薄光亮，飲食如常，二便調和，身溫者順。已潰膿稠，色鮮不臭，腐肉自脱，焮腫易消，身輕者順。潰後膿厚稠黃，新肉易生，瘡口易斂，飲食漸進者順。初起頂平根散，色暗微腫，不熱不疼，身體倦怠者逆。已成腫堅，色紫不作膿不腐潰，惟口乾多煩躁者逆。已潰皮爛，肉堅不腐，腫仍不消，痛仍不減，心煩者逆。潰後膿水清稀，腐肉雖脱，新肉不生，色敗臭穢者死。

腫瘍治法

初起知痛或不痛，起發或不發，毋論陰陽表裏，日數遠近，但未見膿者，俱宜灸之；既灸，不知痛癢，明灸之。焮腫發熱，疼痛有時，脈浮數，無便秘者，宜藥托之。身體拘急，脈緊惡寒，飲熱就暖者，邪在表也，宜汗之。腫硬痛深，口乾便秘，身熱脈實者，邪在裏也，宜下之。焮痛勢甚，煩躁飲冷，舌乾口燥者，火在上也，宜清之。腫痛堅硬，背如負石，惡心乾嘔，邪毒在内，解毒拔之，腫痛日深，内膿不出，瘀肉塗塞瘡口者，急宜開割之。軟漫不作膿及不腐潰者，陽氣虚也，壯脾胃，助陽氣。身涼自汗，手足并冷，六脈虚細，便泄，陽脱也，急温之。

潰瘍治法

膿熟不潰，瘡不焮熱，食少便溏者，脾虚也，補托温中。膿清或多，瘡口散大，不生肌者，裏虚欲變證，峻虛，峻補之。出血或膿多，五心煩熱，躁甚不眠者，亡陽也，急補之。瘡口已合，經犯房勞，或值急暴復崩潰者，仍助氣血。

而內溫補。潰後面黄肌瘦，膿水清稀，瘡色淡白者，當香燥助脾。脈大無力，細濇微沉，自汗身涼者，氣血俱

補中益氣。身涼脈細，倦怠嬾言，食不知味者，脾弱也，醒脾助胃。風寒襲於瘡口，皮白綻而不收斂者，外照

補之。腐肉雖脱，新肉生遲，如涷色者，肉冷肌寒，大溫氣血。潰後食少，心煩不睡，發熱作渴，脾弱陰虛，

瘡名十律

背之左右謂疽癰，手膊肩臂亦相同。肺疽居右癰居左，蜂癰左右近喉嚨。耳後右爲鋭毒看，天疽左耳後相逢。左右兩肩名搭手，井疽正發在心中。流注牽藤六七成，發於心下正臍平。脅疽生在脅肋下，陰疽大體近期門。穿踝疽穿孤拐下，脚氣原來脚底生。左爲便毒右魚口，鶴膝風從膝眼成。肩下臑癰腋下疽，喉嚨上下氣癰醫。當脈兑疽君可記，三寸相離穿骨基。紅絲疔從手上起，蛾子喉風口內隨。腎疽當腎生左右，三里穴發附陰疽。離臍四寸爲嚇癰，再高三寸號幽癰。腸癰還從臍突起，胷疽乳上心肺中。合谷一疔名虎口，蛇頭魚肚指頭逢。腦後一疽名玉枕，莫作如常一樣同。肩疽樂疽居右手，石榴離肘上三分。左元陰右襠疽發，咬骨陰包穴上生。淵疽腎上腿附骨，佛頂疽生腦頂門。人世毒瘡當切記，管教患者即安生。顴骨爲疔脣上疽，鬢邊所發亦疽醫。眉中鳳眉旁侵腦，黑疔耳內不爲奇。鼻內生疔當速療，透腦原來髮際基。眉尾瘭疽是大毒，頰疔魚眼近腮齊。馬刀瘰癧氣癭瘡，一氣生來在頸間。虎毒龍泉脣上下，對口原來髮下藏。牙根脣上癰莫異，牙下生之疽一

行。頂牙縫突爲疔治，休作人間容易瘡。心肝脾肺腎癰疽，當看胷中穴道醫。更有黄頭并白泡，發無定處速如飛。左爲坐馬右下馬，尾骨頭尖鸛口疑。此物殺人能致命，火急攻醫切莫遲。婦人之乳有數種，高腫爲癰堅硬疽。還有乳巖真惡證，腫如頑石破如墟。鈕釦之風生頸項，裙帶風瘡脚下需。又有濕臁瘡等疾，總生下腿上安居。嬰兒走馬爛牙疳，黑腐沿開臭不堪。赤遊丹毒渾身到，鵝口瘡苔滿口漫。風瘡奶癬多搔癢，血灌膿窠痛欠安。還有心脾胎熱證，口疳重舌一般看。

疔瘡論

夫疔瘡者，乃外科迅速之病也。有朝發夕死，隨發隨死；有三日五日而不死，一月半月而終死。此在於毒中之淺深，臟腑之乖逆，節候之寒温，肅殺之瞬息。畜類尸忤，性情激變，暴戾一時，發生立判。人之氣血虚者，各隨臟腑而中之。且如毒氣發於心經者，生爲火焰疔。其患多生唇口手掌指節間，其發初生一點紅黄小泡，抓動癢痛非常，左右肢體麻木，重則寒熱交作，頭運眼花，心煩發躁，言語昏憒，此等出於心經之病也。毒氣發於肝經者，生爲紫燕疔。其患多生手足腰脅筋骨之間，初生便作紫泡，次日破流血水，三日後串筋爛骨，疼痛苦楚，重則眼紅目眯，指甲純青，舌强神昏，睡語驚惕，此等出於肝經之病也。毒氣發於脾經者，生爲黄鼓疔。其發初生黄泡，光亮明潤，四邊紅色纏繞，其患初生口角腮顴，眼泡上下，及太陽正面之處，發之便作麻癢，綳急硬强，重則惡心嘔吐，肢體木痛，寒熱交作，煩渴乾噦，此等出於脾經之病也。毒氣發於肺經者，生爲白刃疔。其發初生白泡，頂硬根突，破流脂水，癢痛驟然，易腐易陷，重則腮損咽焦，毛聳肌熱，欬吐膿痰，鼻掀氣急，此等出於肺經之病也。毒氣發於腎經者，生爲黑靨疔。其患多生耳竅胷腹腰腎偏僻軟肉之間，其發初生黑斑紫泡，毒串皮膚，漸攻肌肉，頑硬如釘，痛徹骨髓，重則手足青紫，驚悸沉困，軟陷孔深，目睛透露，此等出於腎經之病也。以上五疔，相應五臟。又紅絲疔起於手掌節間，初起形似小瘡，漸發紅絲，上攻手膊，令人多作寒熱，甚則惡心嘔吐。遲者紅絲至心，常能壞人。用針於紅絲盡處，挑斷出血，尋至初起瘡上挑破，俱用蟾酥條插入膏蓋，內服汗藥散之自愈。凡治此證，貴在乎早。初起即治者十全十活，稍遲者十全五六，失治者十全一二。初起項以上者，三陽受毒，必用鈹針刺入瘡心四五分，挑斷疔根，令出惡血，隨回疔丹或蟾酥條插入孔內，膏蓋之。如項之以下者，三陰受毒，即當艾灸。灸之不痛，亦須針刺插藥方效。隨後俱用蟾酥丸。冬月萬靈丹，發其大汗，毒方得解，庶不稽留毒氣，致生變證。今人治法，不論陰陽表裏，部位上下，凡見是瘡，便加艾灸。殊不知頭乃諸陽之首，亢陽熱極所致，其形雖小，其惡甚大，再加艾灸，火益其勢，逼毒內攻，反致倒陷走黃之證作矣。既作之後，頭面耳項，俱能發腫，形如尸胖，七惡頓起，治雖有法，百中難保一二。外又有疔名數種，形狀紛紛，故有舊説，未及重録也。

看法

初起如疥，形如粉刺，或小泡，或疙瘩，結腫不散者，順。瘡腫不作寒熱，亦不惡心，飲食有味，手足温暖者，順。形勢已成，瘡腫肉不腫，四圍白色，多痛少癢，作膿者，順。已潰出膿，瘡仍高腫，肉色鮮明，根內紅活漸平者，順。初起似疔非疔，軟慢灰色，四邊瘡根平塌漫腫者，凶。未發前先作寒熱如瘧，惡心不食，後出瘡如蚊跡蚤斑，或青紫黑泡，軟陷無根，腐爛深孔，氣粗足冷者，逆。瘡形似魚臍，頂凹灰白，軟漫相兼，脈細身冷者，多逆；已成，肉腫瘡不腫，根脚走散，瘡頂空腐，血水氣穢者，死。凡疔生項之以上，針刺不疼；項之以下，灸之不痛，俱死。已經走散，頭項耳面俱腫，煩躁脈細，痰動喘急者，死。日久原瘡無跡，走散之處仍復作膿，脈數脣焦，終死。病雖險惡，歲運順者，可活；瘡雖微險，歲運逆者，常危。

治法

初生項之以上者，必先針刺以去惡血，庶毒不攻內。初發項之以下者，必先艾灸以殺其勢，庶不侵良肉。

發熱惡寒，身體拘急，六脈緊數，邪在表也，宜汗散之。身體發熱，口燥咽乾，脈實有力，二便秘濇者，宜下之。針刺之後，瘡不作腐，邊腫不消，仍加插藥內用補托。初起悮灸，致毒走黄不住者，急當隨走處砭去惡血。惡寒發熱，乾嘔心煩作渴，悶亂神昏，宜解毒清心，托裏護膜。潰後氣血受傷，神怯食少，睡臥不寧，宜助脾胃斂神氣。將愈後氣血漸復，飲食當進，仍作渴者，急滋養腎水。

多骨疽論

多骨疽者，由瘡潰久不收口，乃氣血不能運行至此，骨無榮養所致。細骨由毒氣結聚，化成大骨。由受胎時精血交錯而結，日後必成此疽也。但腎主骨，宜服腎氣丸、十全大補湯，先補脾腎；次用艾附餅灸之，令温煖，腐毒朽骨，自然脱盡，生肌斂口而愈。

古今圖書集成醫部全録卷三百六十四

外科癰疽疔毒門

方

内疎黄連湯　治嘔啘心逆，發熱而煩，脈沉而實，腫鞕木悶而皮色不變，根脚深大，病因在内臟腑秘濇，當急踈利之。

黄連　芍藥　當歸　檳榔　木香　黄芩　梔子　薄荷　桔梗　甘草各一兩　連翹二兩

右除檳榔、木香爲末外，并剉，每服一兩，水一盞半，煎一盞，先吃一二服；次每服加大黄一錢，再加二錢，以利爲度。如有熱證，止服黄連湯；大便秘濇，加大黄；如無熱證，止用復煎散時時呷之。如此内外皆通，榮衛和調，則經絡自不遏絶矣。

内托復煎散　治腫焮於外，根盤不深，形證在表，其脈浮，痛在皮内，恐邪氣盛則必侵於内，急須内托以救其裏。

地骨皮　黄芪　防風各二兩　桂五錢　芍藥　黄芩　白朮　茯苓　人參　甘草　當歸　防已各一兩

右㕮咀，先將蒼朮一斤，用水五升，煎至三升，去蒼朮滓，入前藥十二味，再煎至三四盞，絞取清汁，作三四服，終日服之。又煎蒼朮滓爲湯，去滓，再依前煎十二味藥滓服之。此除濕散鬱熱，使胃氣和平。如或未已，再作半料服之。若大便秘及煩熱，少服黄連湯；如微利煩熱已退，却服復煎散半料。如此使榮衛俱行，邪氣不能内侵也。

當歸黄芪湯　治瘡瘍，臟腑已行而痛不可忍者。

當歸　黄芪　生乾地黄　川芎　地骨皮　芍藥各半錢

右㕮咀，水煎服。如發熱，加黄芩；如煩躁不能睡臥，加梔子；如嘔則是濕氣侵胃，倍加白朮。

右三方乃易水師弟治瘡之三法，今特列於篇首，而以古今諸方臚列於後，臨病之工，詳審脈證而施用之，庶乎可以無失矣。

托裏榮衛湯　治癰疽疔腫，及無名腫毒。

桂枝七分　人參　黄芪　紅花　真茅朮　柴胡　連翹　當歸身　羌活　黄芩　防風　甘草炙，各一錢

右作一服，水一鍾，酒一鍾，煎至一鍾，食前服。

加味當歸飲子　治諸瘡瘍。諸痛癢瘡，皆屬心火。火鬱則發之。

當歸　生地黄　升麻各五錢　防風二錢五分　荆芥穗　何首烏各二錢　柴胡　白芍藥　川芎　羌活　黄芪各二錢　紅花　蘇木　甘草各一錢

右㕮咀，每服五錢，水二盞，生薑三片，煎至八分，食遠服。沐浴取微汗效速，使血氣通和，服之應效。

人參敗毒散

人參　獨活　柴胡　桔梗炒　枳殼麩炒　羌活　茯苓　川芎　前胡　甘草各一錢　作一劑，水二鍾，薑三片，煎一鍾，服後服内托復煎散。

郭氏神效烏金散　治癰疽疔腫時毒附骨疽諸惡瘡等證。若瘡黑陷如石堅，四肢冷，脈細，或時昏昧，讝語循衣，煩渴，危篤者，服此汗之瘡起。

蒼耳頭端午午時收　草烏頭　火麻頭火日收　木賊去節　蝦蟆頭　樺皮節酥炙　麻黄去根節

右晒乾各等分，同入磁器内，鹽泥固濟，炭火内從早煅至申分，如黑煤色爲度，碾爲末，每服二錢，病重者三錢，用熱酒調下。未汗再一服。如汗乾，却服解毒疎利之藥。如修合此藥，必選天晴好日，於靜室中勿令鷄犬猫畜及陰人見之。又名首功元黑散。

奪命丹　治諸般腫毒疔疽惡瘡。

蟾酥　輕粉各五分　朱砂三錢　白礬枯　寒水石　銅緑　乳香　没藥　麝香各一錢　蝸牛二十一粒，另研

右件爲細末，將蝸牛另碾一處，如丸不就，用好酒糊爲丸如菉豆大，每服一丸，生葱三五莖嚼極爛，吐於手心，包藥在内，熱酒和葱送下，如重車行五七里，汗出爲效。重者再服一二丸。

蟾酥丸　治疔黄一切惡瘡。

川烏　蓮花蕊　大朱砂各一錢半　乳香　没藥各二錢　輕粉　蟾酥各一錢　麝香五分

右爲細末，糊爲丸，豌豆大，每服一丸，病重者二丸，依前法服取汗。

右三方，郭氏稱爲首藥，皆主乎發散。首出太陽例，後二方出少陰例。然皆刼劑也，智者當較輕重陰陽之分取擇用之。

寸金丹　一名返魂丹，三名再生圓，四名追命丹，五名延壽圓，六名來甦圓，七名知命圓，八名得道圓，非人勿示。此方若有人身患瘡未爛者，與三圓服之，嚥下便活。如口噤，但斡開牙關，研化三圓，灌下喉中立生。此方治發背腦疽癰腫，遍身附骨腫痛，先覺時飲水，口中煩渴發熱，四肢沉重，體壯熱。

麝香一分　南乳香　烏金石　輕粉　雄黄　狗寶　没藥各一錢　粉霜　黄蠟各三錢　硇砂五錢　鯉魚膽　狗膽各一個，陰乾用　金頭蜈蚣七條全者，酥炙　頭胎男孩兒乳一合　蟾酥二錢

右件爲細末，除黄蠟、乳汁二味熬成膏子，同和丸如菉豆大，小兒丸如芥子大，每服一丸，病重者加至三丸，白丁香七個研爛，新汲水調送下，用衣服蓋之睡，勿令透風，汗出爲度。大段疼痛如無頭瘡腫，不過三服，立效。服藥後，吃白粥瓜虀就睡，大妙。

烏金散　治疔毒腫痛。

牙皂四分　人言製　蟾酥　麝香各五分　血餘煅過　蛇蜕煅過　露蜂房煅，各一錢　蟬蜕酒洗　血竭　乳香　殭蠶炒去絲，各二錢　全蠍三錢，湯泡七次　辰砂研水飛　雄黄　穿山甲炙黄，各二錢半　天龍四錢，酒炙去頭足　川烏尖　没藥

右各爲細末，稱準分兩和匀，每服三分，赤砂糖調葱頭酒送下，取汗爲度。

勝金丹 治證同前。

麝香 白砒製，各五分 蟾酥一錢 雄黄 辰砂 乳香 没藥 血竭各錢半 全蠍泡炙 天龍去頭足炙 穿山甲炙，各三錢 殭蠶炙，五錢

右爲細末和匀，服法同前。

奪命丹 治證同前。

輕粉 麝香 白砒製，各五分 白礬煅研 血竭各一錢 蟾酥酒化 銅緑 寒水石煅 乳香 没藥 雄黄各二錢 蝸牛二十一個，連殼

右爲末，先將蝸牛研爛如泥，匀和前藥爲丸如菉豆大，辰砂一錢爲衣。如丸不就，加好酒打三五百下。每服二三丸。先用葱白三寸與病者嚼爛，吐於男左女右手心，將藥丸裹入葱白，用無灰酒一鍾熱送下，被蓋取汗爲度。重者不過三服。

内托羌活湯

羌活 黄蘗酒洗，各二錢 防風 藁本 連翹 當歸各一錢 肉桂三分 甘草炙 蒼朮 陳皮各五分 黄芪一錢五分

右作一服，酒二大盞，水一大盞，煎至一盞，去滓熱服，空心。以夾被蓋覆其癰，使藥行罷去之。一服愈。

托裏温經湯 治寒覆皮毛，鬱遏經絡，不得伸越，熱伏榮中，聚而赤腫，痛不可忍，惡寒發熱，或相引肢體疼痛。

麻黄去根節 白芷 當歸各二錢 防風去蘆 葛根各三錢 升麻四錢 炙草 白芍各錢半 人參 蒼朮各一錢

右剉如麻豆大，每服稱一兩，水二盞，先煮麻黄令沸熟去沫，再下餘藥，同煎至一盞，去滓，大温服訖，臥於暖處，即以綿衣覆之，得汗而散。

當歸拈痛湯 治一切風濕熱毒，浸淫瘡瘍，下注濕毒，脚膝生瘡赤腫，裏外臁瘡，膿水不絶，或癢或痛，

脈沉緊實數動滑者，并宜服之。

羌活　人參　苦參酒製　葛根　真茅朮　升麻各二錢　黄芩酒製　茵陳葉酒拌炒　甘草炙，各半兩　防風　當歸身　知母酒製　澤瀉　猪苓各三錢　白朮一錢半

右㕮咀，每服一兩，水煎，空心服，臨睡再服之。

復煎散　治癰疽發背。

黄蘗　黄芩　黄連　知母　生地酒洗，各一錢　防己　山梔　羌活　黄芪　麥門冬　甘草炙　獨活　人參各半錢　當歸尾二錢　陳皮　防風梢　甘草梢生　蘇木　當歸身　五味子　猪苓　藁本　連翹　桔梗各一錢半

右㕮咀，每服四錢，水一盞，煎至七分，去滓，隨證上下，食前後服。

金針散　治發背諸瘡腫。

皂角針春取一半新採，一半黑者

右一味，不拘多少，晒乾爲末，食後酒調二三錢服。

精要十宣散

人參　當歸　黄芪各二兩　川芎　防風　厚朴　桔梗　官桂　甘草　白芷各一兩

右爲細末，每服二錢，加至六錢止，熱酒調下。日數服，以多爲妙。不飲酒者，用木香濃煎湯下，然不若酒力之勝也。許學士云：此方得於都下異人，濟苦者，不可勝數。

十六味流氣飲　治無名惡腫癰疽等證。

川芎　當歸　芍藥　防風　人參　木香　黄芪　官桂　桔梗　白芷　檳榔　厚朴　烏藥　甘草　紫蘇　枳殼

右㕮咀，水煎服。

千金托裏散　治一切瘡腫，發背，疔瘡。

黄芪一兩半　厚朴　防風　桔梗各二兩　連翹二兩二錢　木香不見火　没藥各三錢　乳香二錢　當歸半兩　川芎　白芷

芍藥　官桂　人參　甘草各一兩

右爲細末，每服三錢，酒一大盞，煎三二沸，和滓温服。

托毒散《鬼遺》　治癰疽初起高腫，發痛不定，喘息氣粗。

附子一枚，炮去皮尖　當歸　麻黄　甘草　官桂　川芎　羌活　石葦　龍膽草

右九味等分爲末，每服二錢，水一大盞，薑三片，鹽少許同煎。

聖濟射干湯　治癰疽發背諸瘡腫痛，脈洪實數者。

射干　犀角　升麻　元參　黄芩　麥門冬　大黄各一兩　山梔半兩

右㕮咀，每服五錢，加竹葉、芒硝一錢，以利爲度。

托裏散　治一切惡瘡發背疔疽便毒始發，脈洪實數，腫甚欲作膿者，三服消盡。

川大黄　牡蠣　栝蔞根　皂角針　朴硝　連翹各三錢　當歸　金銀花各一兩　赤芍藥　黄芩各一錢

右爲粗末，每半兩，水酒各半煎服。

破棺丹　治諸熱腫，一切風熱瘡證，發熱多汗，大渴便秘，讝語結陽之證。

大黄二兩半，半生半熟　芒硝　甘草各二兩

右爲末，煉蜜丸如彈子大，每服半丸，病重一丸至二丸，食後，童便入酒半盞化服，或白湯合酒化服。

瀉心湯　治瘡毒癰腫，發躁煩渴，脈實洪數者。

大黄四兩　黄連　山梔　漏蘆　澤蘭　連翹　黄芩　蘇木各二兩　犀角一兩

右㕮咀，每服三五錢，水煎服。

清涼飲　治瘡瘍煩躁，飲冷焮痛，脈實大便秘結，小便赤濇。

大黄炒　赤芍藥　當歸　甘草各二錢

右，水煎服。

精要漏蘆湯

黄芪生　連翹　沉香　大黄　漏蘆各一兩　粉草半兩

右爲細末，每服二錢，薑棗湯調下。

内消升麻湯　治血氣壯實，若患癰疽，大小便不通。

升麻　大黄各二兩　黄芩一兩半　枳實麩炒　當歸　芍藥　甘草炙，各一兩

右㕮咀，水煎，食前服。

孫真人單煑大黄湯　脈實沉而數，膏粱食肉之輩，大腑秘者，詳審用之。

錦文大黄酒洗去皮

右一味，剉如麻豆大，水煮服。

宣毒散　治一切瘡毒，其功不可盡述。

大黄煨　白芷各五錢　作一劑，水二鍾，前一鍾，食前服。

内托散　治諸腫毒惡瘡，一服立愈。

大黄　牡蠣各半兩　栝蔞二枚　甘草三錢

右剉，每服三錢，水一大碗，煎七分，去滓温服。

車螯散　治癰疽初發腫痛，或少年熱盛發背等，急宜宣毒利下，熱退爲度。大人小兒，四季皆可服之。

紫背車螯一雙，鹽泥固濟，火煆通紅，置地上，出去火毒用　輕粉　甘草各二錢　大黄五錢　黄芩　漏蘆去鬚　瓜根各半兩

右爲末，每服二錢，薄荷湯下速利，酒亦可。

内消丸《寶鑑》　治瘡腫初生，及瘰癧結核，熱毒鬱滯，服之内消。

薄荷葉　皂角不蛀者，水煮至軟，二味煎濃膏　牽牛取頭末，各半斤　青皮　陳皮各一兩　沉香半兩　廣朮炮　京三稜炮，各三錢

右爲末，入牽牛頭末，用煎膏和丸如菉豆大，每服三十丸，煎連翹湯送下，食後。

神仙解毒萬病丸 一名追毒丸，一名玉樞丹，一名紫金錠。治一切毒及菰子鼠莽菌蕈金石，或吃疫死牛馬河豚等毒，或時行瘟疫，山嵐瘴瘧，急喉閉，纏喉風，脾病黄腫，赤眼，及衝冒寒暑，熱毒上攻，或自縊或溺水，或打撲傷損，癰疽發背，瘡腫湯火，或蛇蟲犬鼠所傷，或中邪狂走，鬼胎鬼氣，并宜服之。居家出入，不可無此藥，真濟世衛身之寶。

文蛤三兩，用淡紅黄色者搥碎洗淨，一名五倍子　山慈姑二兩　續隨子去殼研，以紙包壓去油再研，一兩　紅芽大戟洗淨，一兩五錢　麝香三錢，研

右各另爲細末和匀，以糯米粥和合於木臼中，杵千餘下，每料分作四十錠，於端午、重陽、七夕合。如欲急用，辰日亦得。勿令婦人孝服不具足人，及鷄犬之類見之。合宜珍重，否則無效。如癰疽發背未破，用冷水磨塗痛處并服，良久覺癢立消。陰陽二毒，傷寒心悶狂語，胷膈壅滯，邪毒未發，及瘟疫山嵐瘴氣，纏喉風，冷水入薄荷一葉同研下。急中顛邪，喝叫亂走，鬼胎鬼氣，并用暖無灰酒下。自縊或落水死，心頭煖者，及驚死鬼迷死，未隔宿者，并冷水磨灌下。蛇犬蜈蚣傷，并用冷水磨塗傷處，如腹脹或迷悶者，更宜服之。諸般瘧疾，不問新久，臨發時，煎桃柳枝湯下。小兒急慢驚風，五疳八痢，蜜水薄荷一葉同磨下。牙關緊急，磨一錠，外塗内服，量大小用之。牙痛酒磨塗及含少許吞下。湯火傷，東流水磨塗傷處。打撲傷損，炒松節酒下。年深日久，頭痛太陽疼，用酒入薄荷磨紙花貼太陽穴上，并服之。諸般癇疾，口眼歪斜，眼目掣眨，夜多唾涎，言語謇澁，卒中風口噤，牙關緊急，筋脈攣縮，骨節風腫，手脚疼痛，行步艱難，一應風氣疼痛，并用酒磨下。有孕婦人不可服。

郭氏瑞效丸 治腸癰、胃癰、内積，兼治男子婦人積聚證。

當歸　京三稜　檳榔　木鼈　山甲炒，各一兩　牡蠣爲末炒山甲，都用　連翹　枳殼各一兩半　硇砂焙　琥珀各一兩　巴豆二十一粒，去油　麝香少許

右爲末，酒糊爲丸桐子大，每服十丸至二三十丸，温酒下，臨卧再服。如利動臟腑，減丸數。大小便有膿

血出者，却用别藥調治之。

萬靈奪命丹郭氏　又名延壽濟世膏。治一切瘡腫疔疽，初起脈沉實，及服汗藥後，毒氣在裏不盡者，宜此下之。

朱砂　鹽花各二錢半　雄黄　明礬生用　楓香各二錢　赤石脂　黄丹飛過　琥珀　真輕粉各一錢五分　巴豆去殼水煮十沸　蓖麻子另研，各七七個　麝香　片腦各一錢

右爲末，用巴豆蓖麻子膏和藥爲丸，如和不就，加煉蜜就成膏，收磁器内。如用時，旋丸芡實大，每服一丸，井華水下，或湯亦得。忌熱物半日。大人小兒，以意加減與服。

一粒金丹　治一切惡瘡癰腫，無名腫毒。

沉香　木香　乳香各五分　巴豆霜一錢半　各爲細末，照稱分數和勻，用黑肥棗一個半，去皮搗爛爲丸如芡實大，每服一丸，量人虛實，先呷水一口，行一次。胃氣壯實者，只可呷水三四口，不可太過。後用水一口送藥下，行盡數次，以米飲補之。

威靈仙飲

生威靈仙不拘多少爲末　每服一錢，空心温酒調服，逐日微利爲度。

五香連翹湯　治諸瘡腫，初覺一二日便厥逆，咽喉塞，發寒熱。

沉香　木香　麝香　丁香　連翹　射干　升麻　獨活　桑寄生　甘草炙，各一兩　乳香　木通各二兩　大黄一兩半

右㕮咀，每服五錢，水一盞半，煎七分，温服取利。

千金漏蘆湯　治癰疽丹疹惡肉，時行熱毒赤腫。

漏蘆　連翹　黄芩　白蘞　枳殼　升麻　粉草　麻黄　朴硝各一兩　大黄一兩半

右除硝外，每服二錢，水一盞，薑三片，薄荷三葉，同煎温服，取利爲度。

防風通聖散　治時毒熱毒，便秘熱燥，若時毒飢饉之後，胃氣虧損者，須當審察，非大滿大實不用。

防風　當歸　川芎　芍藥　大黃　芒硝　連翹　薄荷　麻黃　桔梗　石膏　黃芩　滑石各一兩　白朮　山梔　荆芥各二錢五分　甘草二兩

右，水煎服；或爲末，白湯調下。仍量人虛實。

中和湯　治瘡屬半陰半陽，似潰非潰，似腫非腫，此因元氣虛弱，失於補托所致。

人參　陳皮各二錢　黃芪　白朮　當歸　白芷各一錢半　茯苓　川芎　皂角刺炒　乳香　没藥　金銀花　甘草節各一錢

右，水酒各半煎服。

內托散　一名護心散。一日至三日內，宜連進十數服。

真菉豆粉一兩　明乳香半兩，慢火於銀石器中炒，手指攪使乾，急傾出，搧冷，研極細

右研令勻，每服二錢至三錢，濃煎甘草湯調下，時時細呷，要藥常在胷膈間。若毒冲心，有嘔逆之證，大宜服此。如有寒而嘔逆，不宜服此，當用辛熱。

國老膏　治一切癰疽，能消腫逐毒，使毒不內攻，其效不可具述。

甘草大者二斤

右搥碎，河水浸一宿，揉令漿汁濃，去盡筋滓，再用絹濾過，銀石器內慢火熬成膏，用器收之。每服一二匙，無灰酒，或白湯亦可。曾服燥藥丹劑者，亦解之。《本事方》每甘草一斤，分作三服，温酒調下。今云一二匙，恐力少也。

解毒散　治癰疽始覺，便宜服。

犀角屑　升麻　朴硝　赤芍　木通各一兩，剉　石膏二兩　元參　麥冬去心　甘草生剉，各半兩

右，每服四錢，水一中盞，煎至六分，去滓温服，無時。

清心內固金粉散　又名金花散。

辰砂另研　白茯苓　人參　甘草各七錢半　菉豆粉四兩，研　白豆蔻仁　朴硝另研，各半兩　雄黄研　腦子研　麝香研，各二錢半

右以參、苓、白豆蔻諸藥爲末，入研藥令勻，每服一錢半，蜜湯調下，無時候。此藥專治惡瘡熱盛焮痛，作渴煩躁。此藥解毒。

內追毒丹　清心解毒散潮。

大朱砂　雄黄　生犀角　琥珀以上并別細研　黑角沉香各五錢　麝香一錢

右爲末，煉蜜丸梧桐子大，每服二十丸，燈心薄荷湯下。

獨勝散　治癰疽，皆緣血滯氣凝而致者。

香附子去毛令淨，以生薑汁淹一宿，焙乾，研極細

右無時，以白湯調二錢服之。又云疽疾多因怒氣得之。若有此疾，必多怒，但服香附，進食寬氣自有效。

遠志酒　治一切癰疽發背癤毒惡候，浸有死血陰毒在中，則不痛，敷之即痛；有憂怒等氣積而內攻，則痛不可忍，敷之即不痛；或蘊熱在內，熱逼人手不可近，敷之必清涼；或氣虚血弱，潰而不斂，若七情內鬱，治之必愈。

遠志不以多少泔浸，搥去心，乾爲末　酒一盞，調末三錢，澄清飲之，以滓敷於患處。

五香散　升降諸氣，宣利三焦，疎導壅滯，發散邪熱，治陰陽之氣鬱結不消，諸熱蘊毒，腫痛結核，或似癰癤而非，使人頭痛惡心，寒熱氣急。

木香　丁香　沉香　乳香　藿香各等分

右剉散，每服三錢，水一盞半煎，食後温服。

忍冬酒　初發便當服此，或貧乏中，或居鄉僻田夫野老，百發百中。

忍冬藤生取一把，以葉入砂盆研爛，入酒少許，調和得所，塗敷四圍，中心留一口，又取五兩，用木搥搗碎，不犯鐵器　甘草生剉，一兩

右二味，入砂瓶内，用水二碗，文武火煎至一碗，入好酒一大碗，煎十數沸，去渣，分爲三服，一日連夜進盡。病勢重，一日夜可二劑。

生地黄散 治發癰腫熱毒疼痛，心神煩悶。

生地黄二兩 川大黄剉碎炒 川升麻 黄芩 地骨皮 當歸剉微炒 木通 赤芍藥 黄芪 元參 甘草生，各一兩 赤茯苓一兩半

右爲散，每服四錢，水一中盞，入竹葉二七片，煎至六分，去滓，不拘時温服。

阿膠飲子《精要》 明阿膠炒如珠 粉草各一兩 橘紅半兩

右㕮咀，分作三服，以水一盞，煎七分，去滓温服。

牛膠飲 截癰疽惡瘡發險處，服之，使毒氣不攻於内。

牛膠通明者，四兩 用酒一碗入膠内，重湯煮，鎔透攪匀，傾出更浸酒，隨意飲，能飲者以醉爲度。此方活人甚多。

黄礬丸 服過一兩以上，無不取效，最止疼痛，不傷臟腑，活人不可勝數。

白礬一兩 黄蠟半兩

右，和丸如桐子大，每服十丸，漸加至五十丸，温酒送下。如未破即消，已破即合。一日服百粒則有效，能防毒氣内攻，尤能護膜，始終須服半斤。瘡愈後服之尤佳。

托裏消毒散 治胃氣虚弱，或因尅伐不能潰散，服之未成即消，已成即潰，腐肉自去，新肉自生。若腐肉既潰，而新肉不能收斂，屬氣虚者四君子湯爲主，屬血虚者四物湯爲主，氣血俱虚者十全大補湯爲主。并忌寒涼消毒之劑。

人參 黄芪鹽水拌炒 當歸酒拌 芍藥炒 川芎 白朮炒 白茯苓各一錢 金銀花 白芷各七分 甘草炙 連翹各五分

右，水煎服。

托裏散 治瘡瘍因氣血虚不能起發腐潰收斂，及惡寒發熱者，宜用此補托。其屬六淫七情及諸經錯雜之邪而爲患者，當各審其因而參以主治之劑。其屬胃氣虚弱者，當以六君子湯爲主。

人參氣虚者多用之　黄芪炒，各二錢　白朮炒　陳皮　當歸　熟地黄自製　白芍藥酒炒　茯苓各一錢半

右，水煎服。

散毒飲子 治癰疽初覺，腫結未成者，可以消散。

黄芪二兩　甘草炙　天羅生　山藥炒，各一兩　鬼腰帶葉半兩，生竹籬陰濕石岸絡石而生者好，絡木者無用，其藤柔細兩葉相對，形生三角

右爲粗末，每服三錢，水一盞，煎至七分，入酒三盞，同煎一二沸，去渣温服。

神效托裏散《精要》 治癰疽發背，腸癰、嬭癰，無名腫毒，焮赤疼痛，憎寒發熱，不問老幼虚弱幷治之。

黄芪去蘆　忍冬藤葉各五兩　當歸一兩八錢　粉草炙，八錢

右爲細末，每服五錢，酒一盞半，煎至一盞，病在上，食後服，在下，食前服，少頃再進，留滓外敷。

黄芪散《本事方》

綿黄芪　皂角刺揀紅紫者剉炒黄色，各一兩　甘草半兩　細末，每服五錢，酒一盞，乳香一塊，煎七分，去滓服。

黄芪四物湯

人參　黄芪　白朮　茯苓　芍藥　甘草　生薑　當歸　地黄　川芎

右，多加金銀花，水煎服。

内固黄芪丸《本事》

綿黄芪　人參各半兩

右爲末，入真生龍腦一錢研細，生藕汁和丸菉豆大，每服三十丸，温熟水下，加至四十丸，日三服。

回陽湯 治脾腎虚寒，瘡屬純陰；或藥損元氣，不腫痛，不腐潰；或腹痛泄瀉，嘔吐厥逆；或陽氣脱陷等證。

乾薑炮　大附子炮，各二錢　人參　白朮　黄芪各三錢　當歸　陳皮　甘草炙，各二錢　柴胡　升麻各五分

右，酒水煎服。不應，薑、附倍之。敷藥用回陽玉龍膏。

清熱消毒散 治一切癰疽陽證，腫痛發熱作渴。

黃連炒 山梔炒 連翹 當歸各一錢 川芎 芍藥炒 生地黃各一錢半 金銀花二錢 甘草八分

右，水煎服。

黃連消毒散 治腦疽背疽，腫焮疼痛，或麻木。

黃連製 羌活各一分 黃芩 黃蘗各半錢 生地黃 知母製 獨活 防風 當歸尾 連翹各四分 藁本 防己 桔梗各半錢 黃芪 蘇木 陳皮 澤瀉各二分 人參 甘草各三分

右，水煎服。

黃連解毒湯 治瘡瘍焮痛，煩躁飲冷，脈洪數，或發狂言。

黃芩 黃蘗炒 黃連炒 山梔各一錢半

右，水煎熱服。

排膿湯仲景

甘草二兩 桔梗三兩 生薑一兩 大棗十枚

右四味，以水三升，煮取一升，温服五合，日再服。

排膿散

枳實十六枚 芍藥一兩半 桔梗五錢

右三味，杵爲散，取鷄子黃一枚，以藥散與鷄子黃相等，揉和煎如薄粥，温服一升，即瘥。

連翹飲 治癰腫瘡癤排膿。

連翹 防風去叉，各三兩 薺苨 白芍藥 黃芩去黑心 元參各二兩 白茯苓去黑皮 人參 桔梗剉炒 前胡去蘆 甘草炙，各一兩 黃芪生，四兩 桑根白皮剉，一兩半 擣篩，每服五錢，水一盞半，煎八分，去滓温服，日二。

柞木飲子《精要》

乾柞木葉四兩半 乾荷葉中心蒂 乾萱草根 甘草節 地榆各一兩

右細剉，每服半兩，水二碗，煎一碗，分作二服，早晚各一服。未成者自消，潰者自乾。其荷蒂去惡血；萱根下水解毒，利胷膈；柞木有芒刺，能驅逐；地榆主下焦血病。輕小證候，或可倚仗。

車螯散

車螯一兩，煅通赤　生甘草二錢半　輕粉五分　爲細末，每服四錢，濃煎，栝蔞酒調，五更服，轉下惡物爲度。未知再用，效在五香之上。

内消散　治癰疽結鞕疼痛。

人參去蘆　瞿麥　白蘞　川升麻　當歸微炒　黄芩　防風　黄芪　沉香　甘草生，各一兩　赤小豆煮熟，一合　爲細末，每服二錢，不拘時温酒調服。

化毒爲水内托散　凡患癰疽發背，對口惡疔瘡，乳花，百種無名無頭歹瘡，此藥能令内消，去毒化爲黑水，從小便出，萬不失一。此方不可秘藏，不可輕視。寳之！寳之！

乳香　穿山甲　白芨　知母　貝母　半夏　金銀花　皂角刺　天花粉各一錢

右㕮咀，用無灰酒一碗，煎半碗，去渣，作一服，温進，不宜加減。將渣搗爛，加過秋芙蓉葉細末一兩，以蜜水潤，過一宿自消，不必用第二服。忌發物大效。

仙方活命飲　又名真人活命飲。治一切瘡瘍，未成膿者内消，已成膿者即潰。又止痛消毒之聖藥也。

滴乳香研　防風　白芷　貝母　赤芍藥　當歸尾　明没藥研　皂角刺炒　天花粉　甘草節　山甲炮，各一錢　陳皮　金銀花各三錢　在背俞，皂角刺爲君；在腹募，白芷爲君；在胷次加栝蔞仁二錢；在四肢，金銀花爲君。如疔瘡，加紫河車草根三錢，如無亦可。

右爲粗末，大者四兩、小者二兩作一劑，無灰酒十茶鍾，瘡小五茶鍾，入有嘴瓶内，以厚紙封口，勿令泄氣，煎至三大鍾，去渣，作三次服。接連不斷，隨瘡上下服。能飲酒者，服藥後再飲三五杯。此藥幷無酒氣，不動臟腑，不傷氣血。忌酸薄酒鐵器。服後側睡，覺痛定回生，神功浩大，不可臆度。

保安方潔古　治瘡托裏，或已成者速潰。

栝蔞新者一枚，去皮火焙　没藥通明者，一錢，研　金銀花　甘草　生薑各半兩

右爲細末，用好無灰酒三升，於銀石器内煎至一升，分作三盞，三次飲盡。病微者只一服。如服托裏藥，不能發散，又作瘡者，用此。

秘方托裏散　治一應瘡毒，始終常服，不致内陷。

栝蔞大者一枚，杵　當歸酒拌　黄芪鹽水拌炒　甘草　白芍藥各一兩半　皂角刺炒　金銀花　天花粉　熟地用生者，酒拌入瓷器，蒸半日，各一兩　用無灰酒五茶鍾，和藥五兩，入瓷器内，厚紙封口，再用油紙重封，置湯鍋内煮，用蓋覆之，煮至藥香，取出分服，直至瘡愈。

秘方拔毒散　治一切癰疽腫毒，其功不可盡述。

乳香　没藥　穿山甲炮　當歸　木鼈子　連翹各一錢　栝蔞實八錢　甘草炙，五分　牙皂角炒　貝母各七分　大黄生熟各一錢半　忍冬藤二錢　作一劑，用酒水各一鍾，煎至一鍾，食前服。

歸芪湯　治癰疽無頭，但腫痛。

黄芪　當歸　栝蔞仁　皂角刺　金銀花　甘草各一錢

右㕮咀，水一鍾半，煎八分，去滓，入乳香酒，再煎服。

榮衛返魂湯　又名通順散，又名何首烏散。

何首烏不犯鐵　當歸　木通去皮尖　赤芍炒　白芷不見火　茴香炒　土烏藥炒　甘草　陳枳殼麪炒，若惡心加薑汁炒

右方止此九味，各等分，水酒湯使隨證用之，水酒相半亦可。惟流注加獨活。每服四錢，病在上，食後服，病在下，食前服。

龍虎交加散　治發背、癰疽、發腦、發鬢、發髭，又治腦虚頭運，風濕之證。

南木香剉碎，用紙墊鍋焙乾，研爲細末　罌粟殼去頂穰筋剉，焙乾爲細末　甘草用濕紙裹煨，焙乾爲細末　吴白芷麪裹煨去麪，焙乾爲細末

川芎濕紙裹煨，焙乾爲細末

右件藥末，各另包收，看瘡加減用之。

如神托裏散　治發背等瘡初起；又治疔瘡，并一切腫毒，及發散傷寒。

蒼耳草根　兎耳草根　金銀藤用花亦可　五味子根各等分

右㕮咀，每服五錢，用生白酒二盞，煎至七分，去渣服。臥蓋取微汗。渣再煎。

前鋒正將　治一切癰疽，不問發背發肩，作臂疼痛，其效如神。

荆芥　薄荷　山蜈蚣　老公鬚　天花粉　菇片　菇蕒　敗荷心　川白芷　赤芍藥　豬牙皂角切炒，以上各等分

淮烏大者一個，煨　紅内消倍其數　甘草每十五文，入一文，喜甜加用

右爲末，每服二錢，薄荷茶清調下。欲快利，用酒調服效。若服經日未見效，恐是涼藥濇血，可加當歸、羌活。如熱重，雄黄酒調。乳癰，加萱草根研汁調。其餘候只用酒下，或麥門冬去心煎湯亦可，但較緩耳。

引兵先鋒　凡用内消，先用此藥退潮止渴解熱，以升麻葛根湯表散後服此。

木通　瞿麥　荆芥　薄荷　白芷　天花粉　甘草　赤芍藥　麥門冬去心　生乾地黄　山梔子　車前子　連翹各等分

右剉，每服二錢，燈心生地黄煎，熱潮加淡竹葉煎，温服，上膈食前，下膈空心。老人氣虚者，宜加當歸、羌活。

加味十奇散　主内護，治癰發已成未成，服内消藥三五日不效，或年四十以上，氣血衰弱，成者速潰，未成者速散，服至瘡口合而止。内能固濟，去舊生新。又名固壘元帥。

當歸酒浸　桂心不見火　人參　土芎　桔梗　香白芷　防風去蘆　厚朴去粗皮薑汁炒　甘草五文〔一〕　乳香　没藥并别研

右件藥各等分，研爲末，每服二錢，酒調，日三服，病愈而止。不飲者，麥門冬去心煎湯，或木香湯。

註〔一〕五文　即藥量，疑有脱文。

豨薟散 治癰疽發背，及一切癧毒等證如神。

豨薟草其葉長如牛舌，其氣如猪臭者　小薊根　五爪龍即五藤　生大蒜

右四物各等分，細研，用酒和勻，濾去渣，服一碗，得大汗通身而愈。

圍藥

五倍子炒，一兩　天南星　草烏頭　黄蘗　白芨各二兩

右爲細末，調如糊，隨血圍匝如牆壁，可移險處於不險處，如神。

敷藥

白蘞　白芷　天南星　白芨　貝母各等分

右爲末，水調敷，外用圍藥束定，内用敷藥提起，製之有理。

將軍鐵箍膏 治諸惡毒瘡紅腫突起，用藥箍瘡四圍，不令滋蔓，走疰毒氣。

鹽霜白梅　南星　大黄　蒼耳根各一兩　白芨　白蘞　防風　川烏頭各半兩　草烏頭　雄黄各三錢

右爲末，先以蒼耳根、霜梅搗爛，和餘藥調成膏，如乾入酢調得所，於瘡四圍用藥作鐵箍塗上，止留瘡高突處，如藥乾以鷄羽蘸水掃之，日換二三次大妙。

又方 治一切癰疽腫毒。

草烏　貝母　天花粉　南星　芙蓉葉各等分

右爲細末，酢調搽四圍，留頭出毒。如乾以酢潤之。

正鐵箍散

貝母去心　白芷　蒼耳草灰酢拌晒乾，各二兩。或加龍骨二錢尤妙

右爲細末，水調或香油調貼瘡上。

大鐵箍散

芙蓉　猪卷皮　木鼈子各四兩　白芷　黄蘗　寒水石　赤豆　白蘞　貝母各二兩　大黄　紫荆皮　白芨　真地

青　羌活去蘆，各一兩　防風半兩

右爲末，涼水調圍癰四畔。如肉脆，去白芨、白蘞，加生地黄、地榆，用芭蕉油調敷。熱甚者用三消散。

水黄散　圍腫毒。

犀角屑　大黄　白芨　草烏皮尖　白蘞　麝香　朴硝各等分

右爲細末，蜜酢調，薄攤油紙上，稍乾揭下，再添潤濕，貼之即消。

外用潰毒藥　治諸腫毒堅硬不消。

升麻　葛根　鼠黏子　地骨皮　金銀花　黄花地丁　甘草生，各等分

右爲粗末，每用五七錢，水一升，煎十沸，於腫處四畔熱用，冷則再煖。

圍腫方

草烏　白芨　白蘞　大黄蘗　朴硝各等分

右爲末，用蜜酢調圍腫外，即便收起。

神白膏　貼五發未破。

南星　大黄　草烏　白蘞各半兩　蚌粉　大柏皮　赤小豆各一兩

右爲末，取芭蕉頭研取油，調角四畔。加乳没尤妙。

雄黄散郭氏　治癰疽發背紫暈，疼痛不止。

粟米小粉，三兩，炒　草烏頭　南星　絡石　百合各一兩　白芨二兩　乳香　没藥　雄黄　黄丹各半兩

右爲極細末，温水調敷之。

鐵井欄　治無名腫毒，或背疽腫圍。

芙蓉葉重陽前收，研末　蒼耳端午前收，燒灰存性

右同研細，以蜜水調敷之。

烏龍膏 一名烏金散。治一切腫毒癰疽，收赤暈。

木鼈子去殼切 半夏各二兩 小粉四兩 草烏頭半兩

右于鐵銚內慢火炒，令轉焦爲細末，出火毒，再研，以水調稀稠得所，敷瘡四圍，中留頂出毒氣。或用酢調亦得。

宣毒散 初發或灸後敷貼，消腫收暈圍聚。

露蜂房三兩，炒焦 南星 赤小豆各半兩 小米一合 生草烏二錢半 生白礬半錢

右爲細末，用淡酢調塗四畔，乾即再上。

拔毒散 癰疽腫結通用，能散能潰。

南星上等大白者，一兩 草烏頭 白芷各半兩 木鼈子仁一個，研

右爲細末，分兩次，法酢入蜜調敷，紗貼之。

䘓毒散 治癰疽腫毒，未結則散，已結則潰，去風排膿。

天南星一兩 貝母七錢半 白芷 赤小豆 直殭蠶炒，各半兩 雄黃二錢

右爲細末，初用酢調敷，後用蜜水調敷。

退毒散 癰腫通用。

木鼈子去油 天南星 半夏生 赤小豆 白芷 草烏連皮尖，各等分

右爲細末，硬則法酢調敷，熱焮則蜜水調敷。

神功妙貼散 塗敷癰疽暈內，使膿血化爲水出，收暈斂毒。

大南星圓白者 蓖麻子仁各四錢 半夏生 白芷梢 五倍子 薑黄 貝母 白芨各三錢 没藥 乳香各二錢 花蕊石散二貼

右爲細末，夾和井水，入蜜調敷。瘡色黯晦，薑汁調敷。從暈邊抹收入裏，留中間如錢大，貼膏藥。若瘡開大，全用紗攤藥，以舊茶籠内白竹葉尾剪兩片如瘡勢，先貼藥上，然後貼瘡。年久蓬上竹葉亦得。竹葉出水借藥以行之。凡敷藥須是細末則不痛。

特異萬靈散　治癰疽發背腫毒等患，神妙。

軟石膏燒通紅，碗覆在泥地上一宿　大白南星　赤小豆　草烏連皮尖，各半兩　乳香二錢，别研

右爲細末，蜜水調成膏，從外抹收入，留最高處如錢勿敷。如瘡已破，切忌藥入瘡口，恐痛。斂毒排膿，不致潰爛，屢效。

又方　治冷癰青硬，無頭陰毒，并瘡疥毒瘡，皆效。

生鐵銹　輕粉各二錢　白松香一兩五錢　麝香少許　先將鐵銹、松香爲細末，入銚内，加麻油一兩，慢火煎數沸，離火待熱少退，入輕粉、麝香末攪勻，即爲膏矣。收貯。量瘡大小，攤貼患處。

隔皮取膿法　治諸般腫毒。

驢蹄甲細切炒　蕎麥麪各一兩　白鹽半兩　草烏去皮，四錢

右爲末，水調作餅子，慢火炙黄，出火毒，研米酢調成膏，用白紙攤貼患處，毒自毛竅而出，其腫自退。

雄黄散　治癰疽赤腫疼痛，未得膿潰，貼之成膿。

雄黄　黄蘗　檳榔　川大黄　血竭各七錢半　麝香研，一錢　黄連一兩　白芷　木香　芎藭　桂心各半兩　當歸炒，三錢

右爲細末，用臘猪脂調令勻，塗於絹上，貼腫處。候膿潰後，即用膏藥搜膿生肌。

萬應針頭丸《濟生》　治一切腦背疽惡毒大瘡欲死者，一粒即愈。

麝香二錢　血竭如蠟者用，散者不用　輕粉　蟾酥舌試辣者　硇砂各三錢　片腦一錢　蜈蚣一對，全用

右爲極細末，煉蜜和丸爲劑。如瘡有頭者，用針頭挑破，微有血出，將藥一黍米大放挑開瘡内，上用紙花，周圍唾津，濕貼瘡上，不過時刻即愈。如兩腋見無頭瘡，即是暗疔，即將兩手虎口内白土紋，用針挑破，如前

法用藥封蓋。忌雞鵝酒濕麪一切發熱之物。

萬搥青雲膏 治諸般癰腫，未成膿者貼散，已成膿者拔毒追膿。腹中痞塊貼塊上，瘧疾貼大椎及身柱，其效如神。

白松香淨者，一斤 輕粉二錢 蓖麻子去殼 杏仁去皮，各三百枚 乳香 没藥各一兩五錢 銅青三兩

右共作一處，用鐵槌木臼於日中搗成膏。如燥，少加香油杵之。或用石臼木杵搗亦可。用磁器盛，緋帛攤貼，湯中做不見火。

四虎散 治發背初生，筋脈緊急不舒。

附子生去皮，一兩 天南星 半夏 狼毒各半兩 一方無附子，有草烏各等分。

右爲末，熱酒調成膏，攤上腫處，以熟絹縛定，覺患處如火燒不妨。

回陽玉龍膏

草烏頭三兩，炒 軍薑二兩，煨 白芷不見火 南星煨 赤芍藥各一兩，炒 肉桂半兩，不見火 此方治陰發背，冷流注，鼓椎風，久損痛，冷痹風濕，諸脚氣冷腫無紅赤者，冷腫不痛者，足頑麻痹，婦人冷血風，諸陰證之第一藥也。用熱酒調塗。

洪寶丹 一名金丹，又名寸金，又名四黄散。

天花粉三兩 薑黄 白芷各一兩 赤芍藥二兩

右爲末，茶酒湯使，隨證熱塗。

金黄散 貼癰毒令内消。

白芷 白芨 白蘞

右等分，爲細末，新汲水調敷。

天花青露散 罨圍一切腫毒。

白芨　白蘞　白薇　白芷　白蘚皮　朴硝　青黛　黄蘗　老龍骨各一兩　大黄四兩　天花粉　青露各三兩

右爲細末，酢蜜調勻。如疽毒未成，則當頭罨退。若已成，四面圍之，中留頭，用替針膏貼之。

消腫散　圍罨腫毒，一切瘡癰并治。

大黄　水仙子　山藥　苧根　青露　赤小豆　寒水石　水薑　香蛤粉　花蕊石

右，將前藥搗和，如乾加酢蜜調勻。如疽毒未成，則當頭罨退。若已成，四面圍之，留一頭，用替針膏貼之。

神護膏　圍罨一切腫毒。

小赤豆　黄皮　白蘞　天花粉　天南星　白芷各等分

右爲末，陰用米酢與蜜水調；陽用商陸根，亦用芭蕉油。此是邵色婆黄金散，加黄皮爲主。

水澄膏　秘方，圍敷腫毒。

鬱金　白蘞　白芨　五倍子各一兩　乳香　雄黄各五錢

右爲細末，水調敷。如熱極者，用臘水尤妙。

五金膏　一名葵花散。

黄葵花七朵　川連二錢，去鬚　山梔三個，肥者　黄蘗五錢　川鬱金三錢

右爲末，井華水調成膏敷。此藥性急，宜速打之。

清水膏　治癰疽及一切毒腫堅硬，腫痛攻衝，四畔焮腫。抽熱毒，散腫氣。

羊桃根　大黄　黄芩　赤小豆　菉豆粉　黄蘗各一兩

右爲細末，用蕓苔菜取自然汁，入蜜少許相和，調藥令稀稠得所，看四畔腫赤處大小，剪生絹上勻攤，可厚一錢許，貼之，乾即易。

水調膏　治癰疽毒熱，赤焮疼痛。

川大黄生用研末　杏仁去皮尖研　鹽花各三分

右爲細末，研令匀，以新汲水調和，稀稠得所，旋即塗腫上，乾即易之。

水澄膏郭氏　治風熱腫毒，赤紅色，攻焮疼痛不止。

白芨　白蘞各四錢　鬱金一對　大黄　黄蘗　黄藥子　榆皮各七錢五分　乳香　没藥　雄黄各半兩

右爲細末，用新汲水一碗，藥末不以多少，澄於水内，藥定去水，敷於腫處，上用白紙封之，用鷄翎擄此水濕潤。

二黄散　治一切腫毒。

黄蘗　大黄各等分

右爲末，用酢調搽，如乾以水潤之。

揭毒散

大黄一兩半　白芨一兩　朴硝二兩

右爲末，用井水調搽，如乾再搽。

三消散　退極熱證赤腫焮開者。

朴硝　焰硝　大黄　梔子炒黑色　寒水石　南星各等分

右爲細末，生地黄汁調塗貼，芙蓉葉搗汁調亦可。

四面楚歌　敷諸般疽發腫赤，痛不可忍。未成則散，已成則破。至瘡口合而止。

荆芥和根剉碎　赤芍藥　大蘗根　土當歸　山大黄　土白芷　天南星圓白者　赤小豆　商陸根剉片子焙　白芨　赤蘞　白蘞　草烏　寒水石煨或炒，各等分

右爲末，生地黄汁調角四畔，或苦蘁根汁。腫用商陸根研汁。未潰則滿塗上，或有尖起處則留出瘡口。

水師晶明　治諸發已破未破，皆洗。如成膿潰爛，最要洗淨。去故肉，生新肉。洗後淨乾，再用角貼摻藥，一日一次。

大蘗皮　澤蘭　莽草　荆芥　赤芍　山大黄　土白芷　土當歸　獨活各等分

右剉粗散，用水一斗，入葱白、大椒、橘葉同煎熏洗。如已爛，入猪蹄下膝爪骨肉煎，可免乾痛。洗淨爲度。

硇砂膏　治癰疽腫毒，并治瘰癧，點落疣痣等。

硇砂生用，一錢　石礦灰一兩，炒黄色　白丁香三錢，炒黄色　黄丹半斤，生用　鹼一斤，淋水五碗

右四味，研爲極細末，次將鹼水煎作一碗，成膏待冷，以前末入膏和匀，藏磁器中。一應毒物，以此膏點之。白丁香即麻雀兒屎，用堅尖者，不用軟頹者。

六灰膏　治發背、疔瘡、癤子、腫毒、癧瘡、痔瘡、痣子、疣子，其功用與硇砂膏同也。

灰莧　桑木　棗木　蕎麥科　茄科各燒爲灰　石礦灰研細

右件多少不妨，和匀，湯泡水淋，淋下之水，煎成膏如糊，裝磁器中。一應毒物，以膏點之。若點癧瘡痔瘡，待爛去少許，再點之，再爛去，如是漸漸點去。

援生膏　治諸般惡瘡，及瘰癧鼠瘡才起者，點破即愈。

血竭一錢　蟾酥　輕粉各三錢　麝香五分　雄黄五錢　乳香　没藥各一錢

右件俱爲極細末，再用蕎麥稭灰或真炭灰一斗三升，淋灰湯八九碗，用栗柴或桑柴文武火煎作三碗，取一碗收留，將二碗盛於好磁器内，候温將藥末入灰湯内，用鐵瓢或桑柳枝右攪，又用好細石灰一升入藥，灰湯攪匀，取出候冷，過宿盛於小白磁罐内。凡遇諸惡瘡，點在當頭，一日二次，次日又一次。瘡頭食破約五分，血水出爲妙。恐日久藥乾，將前收留灰湯和用。

替針丸　治癰疽已潰未破，或破後膿出不快者。

白丁香　硇砂　没藥　乳香各一字　石灰藥汁内種糯米十四粒。其法用石灰五升，爐灰三升，以水五升，淋取清汁，入大鍋内熬濃汁，至三二升，用瓦器盛貯。臨用時，以小青盞盛取半盞濃汁，却用皮紙貼盞中濃汁面

上安定，然後取糯米十四粒，種在皮紙面上一宿即是。

右同爲細末，糯米飯丸如麥粒大，每用一粒，未破用津貼瘡頭薄處即破，膿滯不快則用一粒納瘡口內，使膿不滯，好肉易生。

又方

雄雀糞二十粒　硇砂　陳倉米　没藥各一字

右研勻，以米飯丸如粟大，每用一粒，貼瘡口眼中，即潰膿出。

替針丁香丸

草烏尖　硇砂　白丁香堅者

右爲末，酸酢調點，將破者令速潰。若急則無如刀快。蜞針一法亦妙，見後。

托裏温中湯　治瘡爲寒變而內陷者，膿出清稀，皮膚涼，心下痞滿，腸鳴切痛，大便微溏，食則嘔，氣短促，呃逆不絶，不得安臥，時有昏憒。

丁香　陳皮　沉香　茴香　益智仁各一錢　木香一錢半　黑附子炮去皮臍，四錢　羌活　乾薑炮，各三錢　甘草炙，二錢

加味十全湯　治癰疽潰後，補氣血，進飲食。

黄芪蒸　地黄蒸　當歸　川芎　人參　茯苓　芍藥炒　白朮　陳皮各一兩　粉草炙　桂心　五味子各半兩　烏藥七錢

右㕮咀，每服一兩，用水一碗，生薑五片，棗二枚，同煎，分作二服。留滓晒乾爲末服之。丹溪云：加味十全湯，須看年之老壯，資之强弱，證之緩急，時之寒熱，加減用之。

補中益氣湯　治瘡瘍之人，元氣不足，四肢倦怠，口乾發熱，飲食無味，或飲食失節，或勞倦身熱，脈洪大而無力，或頭痛惡寒自汗，或氣高而喘，身熱而煩。

黄芪炙，一錢五分　甘草炙　人參　當歸酒拌　白朮炒，各一錢　升麻　柴胡　陳皮各三分　作一劑，水二鍾，薑三片，棗二枚，煎一鍾，空心服。

人參養榮湯　治潰瘍發熱，或惡寒，或四肢倦怠，肌肉消瘦，面色萎黄，吸吸短氣，飲食無味，不能收斂，或氣血原不足，不能收斂。若大瘡愈後，多服之，不變他病。

白芍藥一錢半　人參　陳皮　黄芪蜜炙　桂心　當歸酒拌　白朮　甘草炙，各一錢　熟地黄酒拌　五味子炒杵　茯苓各七分半　遠志去心炒，五分

作一劑，水二鍾，薑三片，棗一枚，煎八分，食前服。

四君子湯　治脾胃虚弱，或因尅伐腫痛不散，潰斂不能，宜用此以補脾胃，諸證自愈。若誤用攻毒，七惡隨至，脾胃虚弱，飲食少思，或食而難化，或欲作嘔，或大便不實。若脾胃氣虚，瘡口出血，吐血便血，尤宜用之，蓋氣能攝血故也。凡氣血俱虚之證，宜於前湯但加當歸。脾胃既旺，飲食自進，陰血自生。若用四物沉陰之劑，脾胃復傷，諸證蜂起。若命門火衰而脾土虚寒，必用八味丸以補土母。

人參　茯苓　白朮各二錢　甘草炙，一錢

右，薑棗水煎服。

六君子湯　治脾胃虚弱，或寒涼尅伐，腫痛不消，或不潰斂，宜服此湯，以壯營氣，諸證自愈。

即四君子湯加陳皮、半夏。

異功散　治脾胃虚弱，飲食少思。

即四君子湯加陳皮。

四物湯　治血虚發熱，或因失血，或因尅伐，或因潰後致晡熱内熱，煩躁不安，皆宜服之。經云：血生於脾。若脾虚不能生血者，宜用四君子湯，加當歸酒炒、白朮以補脾。

熟地黄　當歸各三錢　芍藥二錢　川芎一錢半

右，水煎服。

八珍湯　調和榮衛，順理陰陽，滋養血氣，進美飲食，退虚熱，此氣血虚之大藥也。

當歸酒拌　川芎　芍藥炒　熟地黃酒拌　人參　白朮炒　茯苓各一錢　甘草炒，五分　作一劑，水二鍾，薑三片，棗二枚，煎八分，食前服。

十全大補湯　治潰瘍發熱，或惡寒，或作痛，或膿多或清，或自汗盜汗，及流注、瘰癧、便毒，久不作膿，或膿成不潰，潰而不斂，或血氣不足之人，結腫未成膿者，宜加枳殼、香附、連翹，服之自消。

人參　肉桂　地黃酒洗蒸焙　川芎　茯苓　白芍藥炒　白朮土炒　黃芪用鹽水拌炒　當歸酒拌，各一錢　甘草炙，五分　作一劑，用水二鍾，薑棗煎服。

歸脾湯　治憂思傷脾，血虛發熱，食少體倦；或脾不能攝血，以致妄行吐下；或健忘怔忡，驚悸少寐；或心脾作痛，自汗盜汗；或肢體腫痛，大便不調；或婦人經候不準，晡熱內熱；或屑瘡流注等證，不能消散潰斂。

白朮　白茯苓　黃芪炒　當歸　龍眼肉　遠志肉　人參　酸棗仁炒，各一錢　木香五分　甘草炙，三分

右，薑棗水煎服。

黃芪人參湯　治諸瘡破後，食少無睡，及有虛熱，穢氣所觸者。

黃芪二錢　人參　白朮　麥門冬　蒼朮　陳皮　升麻　五味子　當歸身　甘草各一錢　黃蘗炒，四分　炒麯五分

右作一服，水二鍾，煎至一鍾，食遠服。

托裏當歸湯　治潰瘍氣血俱虛，瘡口不斂，晡熱內熱，寒熱往來，婦人諸瘡，經候不調，小便頻數，大便不實等證。

當歸　黃芪炙　人參　熟地黃　川芎藭　芍藥各一錢　柴胡　甘草各五分

右，水煎服。

人參散　治癰疽內虛不足。

人參　白朮　上白茯苓　枸杞子各一兩　熟地黃　黃芪剉，各二兩　桂心　白芍藥　當歸微炒　甘草炙，各半兩

右剉碎，每服四錢，水一中盞，入生薑半分，棗三枚，煎至六分，去滓，不拘時溫服。

麥門冬湯　治癰疽潰後，膿水不絶。

麥門冬去心　黄芪剉　五味子炒　人參去蘆　白茯苓去黑皮　官桂去粗皮　當歸切焙　遠志去心　芎藭各一兩　甘草炙，七錢半

右㕮咀，每服五錢，水一盞半，入生薑半分擘碎，大棗二枚擘破，同煎至一盞，去滓，空心温服。

護壁都尉　治諸發已潰，去舊生新。老人氣血虚弱，宜補之。此潰後服，至愈而止。

防風去蘆　厚朴去粗皮薑汁炒　苦梗　白芷　黄芪炙，各半兩　人參二錢　川芎　甘草　柳桂　當歸各三錢

右爲末，每服二錢，空心，温鹽酒調服。至瘡口合後，更服爲佳。不飲酒，木香湯。兼服降氣湯尤妙。

六味丸　一名六味地黄丸。此壯水之劑。夫人之生，以腎爲主。凡病皆由腎虚而致。此方乃天一生水之劑，無有不可用者，世所罕知。若腎虚，發熱作渴，小便淋秘，痰氣壅盛，欬嗽吐血，頭目眩運，小便短少，眼花耳聾，咽喉燥痛，口舌瘡裂，齒不堅固，腰腿痿軟，五臟齊損，肝經不足之證，尤當用之，水能生木故也。此腎虚發熱，自汗盗汗，諸血失血，失音，水泛爲痰之聖藥，血虚發熱之神劑也。

熟地黄生者，自製，八兩　山茰肉　山藥各四兩　白茯苓　牡丹皮　澤瀉各三兩

右地黄杵膏，餘爲末，蜜和丸桐子大，每服七八十丸，滚湯下。

八味丸　治命門火衰，不能生土，以致脾土虚寒而患流注鶴膝等證，不能消潰收斂；或飲食少思，或食而不化，臍腹疼痛，夜多漩溺。

前方加肉桂、附子各一兩。

加減八味丸　治證同前。

即六味丸加肉桂、五味子各一兩。

人參内托散　治瘡瘍潰膿而作痛者。

人參　黄芪　當歸　川芎　厚朴　防風　桔梗　白芷　官桂　紫草　木香　甘草

右，入糯米一撮，水煎服。

黃芪散 治癰潰後，補虛去客熱。

黃芪 石膏各二兩 知母 麥門冬去心 白芍藥 白茯苓 桂心 熟地黃 人參去蘆 川升麻各一兩 甘草炙微赤，半兩

右剉碎，每服四錢，水一中盞，煎六分，去滓溫服，日三四服。

當歸補血湯 治瘡瘍潰後，氣血俱虛，肌熱躁熱，目赤面紅，煩渴引飲，晝夜不息，脈洪大而虛，重按全無。此脈虛，血虛也，若誤服白虎湯必死。宜此主之。

黃芪炙，一兩 當歸酒拌，三錢 作一劑，水一鍾半，煎六分服。

沉香散 治癰膿潰已絶，肌肉內虛，尚有餘熱。

沉香剉 柴胡去苗 黃芪 麥冬去心，各一兩 白朮七錢半 熟地黃二兩 黃芩 栝蔞根 甘草生剉，各半兩

右剉，每服四錢，水一中盞，入竹葉二七片，小麥五十粒，煎至六分，去滓，不拘時溫服。

加味逍遥散 治肝脾血虛，內熱發熱，或遍身瘙癢寒熱，或肢體作痛，頭目昏重，或怔忡頰赤，口燥咽乾，或發熱盜汗，食少不寐，或口舌生瘡，耳內作痛，或胷乳腹脹，小便欠利。

甘草炙 當歸 芍藥酒炒 茯苓 白朮炒 柴胡各一錢 牡丹皮 山梔炒，各七分

右，水煎服。

梔子黃芩湯 治發背癰疽潰後，因飲食有傷，調攝不到，發熱不住，用以退熱。

漏蘆 連翹 山梔仁 黃芩去心 防風 石葦如無，以桑白皮代 生甘草 生犀角屑 人參 苦參各去蘆 茯苓上白者，去皮，各二錢半 生黃芪去叉蘆，二兩

右爲粗末，每四大錢，水一鍾，煎至六分，去滓溫服。

六合回生丹 一名六合奪命散。治發背癰疽潰爛，有回生之妙。

鉛粉一兩 輕粉 銀硃 雄黃 乳香箬上炙 没藥炙，各二分半

右六味，各擇真正好者，研爲極細末，收貯。凡治其病，先煎好濃茶，將瘡洗淨，軟帛拭乾，後剖開猪腰子一枚，用藥一分，摻於猪腰子上，敷患處，待猪腰子上發熱如蒸，良久取去。自此拔毒氣，減痛苦，定瘡口。出膿穢，不可手擠。次日依前法仍敷之，第三日亦敷之。瘡勢惡甚，可敷七八九次，瘡小只敷一次可愈。猪腰子不發熱，勿治。又治對口瘡同前。

驪龍散 治發背癰疽，破與不破二者之間，功能捷奏。

珍珠五分　牛糞十二月生用，餘月燒存性　鐵銹各重一兩

右研極細末，以猪腦髓和好酢，調敷瘡口三五次愈。初起者自消。凡發毒品味忌食之。

麥飯石膏 在膿潰後圍瘡口。

麥飯石不拘多少，炭火煅至紅，以好酢淬之，如此煅焠十數次，研爲末，重羅去粗者，取細末入乳鉢，數人更遞研五七日，如麪極細爲妙　白蘞研爲細末　鹿角不用自脱者，須用帶腦頂骨全者，却是生取之角，截作二三寸長，炭火燒令煙盡，研羅爲末，再入乳鉢，更遞研令極細

右用麥飯石細末二兩，白蘞末二兩，鹿角灰四兩。最要研得極細方有效。粗則反致甚痛，細則能止痛收口排膿，精粗之異如此。和合量藥末多寡，用經年好米酢入銀石器内，熬令魚眼沸，却旋旋入藥末，用竹篦子不住手攪，熬一二時久，令稀稠得所，提出，以磁器盛之，候冷，以紙蓋覆，勿令著塵。用時先以猪蹄湯洗去膿血，以故帛挹乾，鵝翎蘸膏塗敷四圍，凡有赤處盡塗之，但留中心一口如錢大。未潰能令内消，已潰則排膿如湍水，逐日瘡口收斂。瘡久，肌肉腐爛，筋骨出露，用舊布片塗藥貼瘡，但内膜不穿，亦能取安。洗瘡勿可手觸嫩肉，亦不可口氣吹著。合藥亦忌腋氣之人，及月經有孕婦人見之。仍可熬好米酢一大碗，收磁器内，候逐日用藥於瘡上。久則藥乾，以鵝翎點酢拂拭藥上，勿令綳緊也。初則一日一洗一換藥，十日後兩日一換。

解毒百用膏

猪牙皂角煨　南星各一兩　大米一合炒黑　臭小粉乾者四兩炒焦去火毒

右爲末，和勻，蜜水調圍，治顛撲酒酢調圍。

逼毒散 劉氏貼發背癰疽，膿盡，四面皮黏，恐有膿毒攻起，宜用此。

黃藥子 白藥子各一兩 透明雄黃一錢 赤小豆二兩

右爲末，水調敷。

青散子 治發背癰疽，膿盡生肉平滿，宜用此緊瘡口生肌。

槿花葉盛時收陰乾，取四兩爲末 青赤小豆 白芨各二兩

右爲末，臨時用槿花末三錢匕，白芨、小豆末各一錢匕相和，新汲水調攤紙上，貼四畔，中心瘡口不用貼。

古今圖書集成醫部全録卷三百六十五

外科癰疽疔毒門

方

雄黄解毒散　治一切癰腫潰爛毒勢盛者，先用此藥二三次，以後用猪蹄湯。

白礬四兩　雄黄　寒水石煅，各一兩　用滚水二三碗，乘熱入前藥一兩，洗患處，以太乙膏或神異膏貼之。

猪蹄湯　治一切癰疽腫毒，消毒氣，去惡肉。凡瘡有口，便用此湯洗。

香白芷不見火　黄芩去心　赤芍藥　羌活　露蜂房取有蜂兒者　當歸去蘆　生甘草各等分

右爲粗末，看疽大小用藥。如疽大，加料用。先將豶猪前蹄兩隻一斤，只用白水三升煮軟，將汁分作二次，澄去面上油花，盡下面滓肉，每次用藥一兩，投於汁中，再用文武火煎十數沸，去滓，以故帛蘸藥湯，温温徐薄揩瘡上，死肉惡血，隨洗而下。淨洗訖，以帛挹乾。仍避風，忌人口氣吹之。有狐臭人、并月經見行婦人、猫犬并不許入病人房。洗瘡切勿以手觸著。洗疽之方，所敷甚多，惟此方極效。其用露蜂房有理，蓋以毒驅毒也。

集香散　洗癰疽潰爛。

白芷　藿香　茅香　香附子　防風各三錢　木香　甘草各一錢　作一劑，用水三碗，煎數沸，去渣，淋洗患處。

熏洗方　凡諸發及癰疽瘰癧臁瘡，湯盪火燒等疾，或有別作一種穢臭，氣息不堪聞者，最是惡證。或已破未破，或小或大，皆當作急治之。可用忍冬藤一握擂細，用無灰酒濾汁服之，以滓敷瘡四圍，用雲母膏別研，亦可剪開大口，以護其瘡之上，俟其瘡出膿，便以豶猪蹄湯等十分淨洗，久洗爲妙，至一二時辰不妨。次用后藥熏之。

好降真香末　楓香末

右二味於銚中攪勻，丸如彈子大，却取香爐一枚，依爐口造紙煙筒一個，如燒龍涎香樣，慢火熱之，緊以煙筒口熏瘡上，不拘丸數，稍倦暫止，然後更熏。未出膿者即出，已出膿者即乾，直候生肌合口，然後止。向後有赤腫去處，又再熏。大概欲屏去穢氣也。

追毒丹 治瘡疽黑陷者，用刀針開瘡，内此丹，使之潰，然後去敗肉排膿，隨證治之。癰疽疔瘡附骨疽，幷皆治之。

巴豆七粒，去皮心，不去油，研如泥　白丁香　輕粉各一錢　雄黃　黄丹各二錢

右件研和，加白麪三錢，滴水爲丸如麥大，針破瘡，内之，復以乳香膏，追出膿血毒物。漏瘡四壁，死肌不去，不可治，亦以此追毒去死肌，乃養肉令愈。疾小者，用一粒，大者加粒數用之。

追毒烏烏金散 治瘡口惡肉，毒潰膿血。

巴豆五錢　寒食麪一兩　好細墨一錠

右爲細末，用水和麪作餅子，將巴豆包定，休教透氣，文武火燒成深黑色爲細末，量瘡貼之。用膽汁就和成錠子，新水磨用，掃五七次妙。

又方《保命》治惡瘡有死肉者及追膿。

白丁香　輕粉　粉霜　雄黃　麝香各一錢　巴豆霜三個

右爲細末，新飯和作錠子用之。

神異膏 治癰疽壞爛，及諸瘡發毒。

雄黃五錢　滑石倍用

右爲末，洗後摻瘡上，外用綿子覆蓋相護。凡洗後破爛者，用此貼之。

止痛拔毒膏　治一切瘡發臭爛，不可近。未破則貼破，已破則生肉。杖瘡疔瘡皆用之。

盤蝥四十九枚　柳枝四十九條　木鼈子七個　乳香　没藥　麝香各少許　松脂三錢

右用真清油十四兩，煎黑柳條焦枯，濾去渣，入黄丹五兩，滴入水中，成珠爲度；却入諸藥，攪令勻，入瓷器中收了，後用。

青金錠子郭氏

銅緑三錢　青礬　膽礬　輕粉　白丁香　砒霜　苦葶藶各一錢　腦子少許　麝香

右將葶藶研細，次下諸藥，同研極細，打稠糊爲錠子，或煉蜜加白芨末一錢爲錠，如麻黄粗細，約二寸長，看瘡口深淺絍入。疼者可治，不疼難治。第一般緊峻碧雲錠子，砒霜生，開瘡口用。第二般緊緩碧霞錠子，砒霜煅，去死肉用。第三般緩慢碧玉錠子，去砒霜，加枯礬，生好肉用。

翠霞錠子　治年深冷漏日久，惡瘡，有歹肉用之。

銅緑　寒水石煅　滑石各三錢　明礬　膩粉　砒霜　雲母石研如粉，各一錢二分半

右研極細末，糊爲錠子，如麻黄粗細，長短不拘，量瘡口深淺絍之。如修合，候天色晴明則可。

信效錠子　治一切惡瘡。

紅娘子　黄丹　砒霜　鷹屎　土硝　白芨　銅緑各一錢半　腦子　麝香各少許

右研細末，些少兒乳汁和爲錠子用，中病即止。

紅玉錠子　去歹肉生肌。

乾胭脂　白礬枯，各三錢　輕粉　砒霜　黄丹　腦子　麝香各少許

右研極細末，稠糊和爲錠子用之。

時效針頭散　追蝕惡瘡歹肉，兼治瘰癧。

赤石脂半兩　乳香　白丁香各二錢　砒霜生　黄丹各一錢　輕粉　麝香各半錢　蜈蚣一條，焙

右爲極細末，摻於瘡口，歹肉自去矣。若動刀針，其瘡雖可，有瘢。

追毒餅 治諸般惡瘡，因針開了口後，又閉合生膿，脹痛不可忍，用此捻成小麥子大，放入瘡中，永不閉，膿水自出，瘡自乾好。

極好信石半錢 雄黃 雌黃 大朱砂各一錢 輕粉少許

右研爲細末，糯米糊丸如麥子大，若瘡口閉合生膿，將藥入內，仍以膏藥貼之。

翠青錠子 又名善效錠子。治腦疽發背惡瘡并潰爛，追膿水長肌。

銅青四錢 明礬枯 韶粉 乳香炙另研 青黛各一錢半 白蔹 輕粉真者，各一錢 麝香半錢 杏仁二七粒，去皮尖另研 如有死肉，加白丁香一錢。

右爲細末，稠糊爲餅子，或糯米飯和亦得，看淺深絍之，直至瘡平復，猶可用之，大有神效。如前數方不宜多用，謂犯生砒也。此藥無毒，恐病家猜疑是毒藥，請口内嘗之爲憑也。

搜膿錠子 先用追蝕等錠子，蝕去歹肉惡物，止有膿水，皆宜用之。

自然銅酢淬 川芎 白芷各半兩 黄連 白蔹各二錢半 木香一錢半 麝香少許

右爲極細末，糯米飯和爲錠子用之；或作散末，乾上亦佳。此二方乃潰瘍必用之要藥，余用之救人無算。凡瘡口深而窄者，先以綿杖子展淨膿水，却以軟飯和成錠子，長短大小，一以瘡爲準，須令藥至底乃效，外以膏藥護之。若瘡口淺而闊大者，藥湯洗過拭乾，只以乾末摻之。如瘡口乾燥，以自死竹蘸豆油點著，以碗承取滴下油瀝，調前藥末，鷄羽蘸塗，膿汁自止，瘡口又潤，新肉自生，神效。

神效當歸膏 治癰疽瘡毒，及湯火杖瘡潰爛，最能止痛，推陳致新。

當歸二兩 麻油四兩 白蠟五錢，如用黄臘一兩尤效 先用當歸入油煎至焦黑色，去渣，入蠟鎔化，即成膏矣。此方用蠟爲君。前人每云蠟爲外科之要藥，生肌定痛，續筋補血，其功不可盡述。常見善訟者，杖後隨食蠟兩許，飲酒一兩碗，一睡之後，血散痛止，輕者即消，重者雖腐潰亦易愈，可見蠟之功甚大，用者不可忽之！

神異膏《精要》治諸般惡毒瘡癤，發背癰疽，其妙如神。

露蜂房要蜂兒多者細剪淨　杏仁各一兩　全蛇蜕鹽水洗淨焙乾　元參去蘆，各半兩　綿黄芪七錢半　黄丹五兩，研細水飛，後入　男子亂髮洗淨焙乾如鷄子大　真麻油一斤

右件藥，先將麻油入銀銚中，同亂髮於風爐上，慢慢文武火熬，候髮焦鎔盡，以杏仁投入，候杏仁色變黑，好綿濾去渣；再將所熬清油入銀銚内，然後入黄芪、元參二味，慢火熬一二時，取出銚子，安一冷風爐上，候半時久，火力稍息，旋入露蜂房、蛇蜕二味，將柳枝急攪，移銚於火上，不住手攪，慢火熬至黄紫色；用綿濾過後，復入清油在銚内，乘冷投黄丹，急攪片時，又移銚於火上，文武火慢慢熬，不住手用柳枝攪千餘轉，候藥油變黑色，滴於水中凝結成珠子，則是膏成就矣。若珠子稀，再熬少時。必候得所，然後用瓷器内封收待用。或恐偶然熬火太過，稍硬難用，却少入蠟熬，添麻油在内，瓷器盛封蓋，於甑上蒸，乘熱攪匀，收而用之。膏藥熬成了，須用所盛瓷器，置淨水盆中，出火毒一晝夜，歇三日方可用。熬此膏藥極難於火候，須耐煩看火緊慢，火猛即藥中火發，千萬謹戒。膏藥方甚多，效無出於此右者！

熱瘡寒膏藥東垣

當歸酒洗焙乾，一兩　杏仁湯浸去皮尖，一百個　黄丹研細，六兩　肥嫩柳枝三兩半，切寸許洗乾　肥嫩桃枝一兩，切寸許洗乾　麻油一斤

右件先熬麻油熱，下桃柳枝熬令半焦，以綿裹當歸、杏仁同煎，至柳枝焦黑爲度，去藥渣濾油澄清，抹去銚中渣滓令淨，再上火令沸，旋旋入黄丹，熬成滴水中不散爲度。

神仙太乙膏　治八發癰疽及一切惡瘡軟癤，不問年月深淺，已未成膿，幷宜治之。蛇虎傷、蜈蚣螫、犬咬傷、湯火刀斧所傷，皆可内服外貼。如發背先以温水洗瘡淨，軟帛拭乾，却用緋帛攤膏藥貼瘡，即用冷水下；血氣不通，温水送下；赤白帶下，當歸酒下；欬嗽及喉閉纏喉風，幷用新綿裹膏藥置口中含化。

元參　白芷　當歸　赤芍藥　肉桂去粗皮　大黄　生地黄各一兩

右剉碎，用麻油貳斤浸，春五、夏三、秋七、冬十日，火熬黑色，濾去渣，入黄丹一斤，青柳枝不住手攪，

候滴水中成珠，不黏手爲度。傾入磁器中，以磚蓋口，掘窖子埋陰樹下，以土覆三日，出火毒。欲服，丸如鷄頭子大。

金絲萬應膏 治顛撲傷損手足肩背，幷寒濕脚氣，疼痛不可忍；小兒脾疳瀉痢，欬嗽不肯服藥者。

瀝青二斤半 威靈仙 黄臘各二兩 没藥 乳香各一兩，別研 木鼈子四七個，切片研 蓖麻子一百個，研 麻油夏二兩，春秋三兩，冬四兩

右先將瀝青同威靈仙下鍋熬化，以槐柳枝攪候焦黑色，重綿濾過，以瀝青入水盆候冷成塊，取出秤二斤淨，再下鍋鎔開，下麻油、黄臘、蓖麻、木鼈子泥，不住手槐柳枝攪勻，須慢火滴入水中不粘手，扯拔如金絲狀方可。如硬，再旋加油少許，如軟加瀝青，試得如法，却下乳没末，起鍋在炭火上，再用槐柳條攪數百次，又以粗布濾膏在水盆内，扯拔如金絲，頻換水，浸一日，却用小銚盛頓。如落馬墜車，於被傷疼痛處，火上炙熱，貼透骨肉爲驗，連換熱水數次浴之，則熱血聚處自消。小兒脾疳貼患處，瀉痢貼肚上，欬嗽貼背心上。

善應膏《得效》 治諸般惡瘡腫毒、發背、腦疽、瘰子、牙腫、打撲接骨，閃肭，刀斧傷、杖瘡、蛇蟲毒、狗馬咬、湯火、漆瘡、疥癬，貼之即愈。又治婦人吹乳，以藥丸如桐子大，新汲水下二十丸。肺癰腸癰，亦可爲丸吞服，温酒米飲，或北梗甘草煎湯皆可。不可犯葷手及火焙。

上等黄丹八兩，研極細 白膠香 明没藥 滴乳香幷別研 大當歸 川白芷 大黄 杏仁去皮尖 草烏頭 川烏頭 赤芍藥 檳榔 生乾地黄 亂髮洗淨 瀝青別研 土芎各一兩

右除乳香、没藥外，將瓷石銚子盛香油一斤，浸藥一宿，慢火煎熬諸藥黑色，再入葱白、亂髮煎少時，用生絹帛濾去滓，留下一兩藥油，復將所濾油於慢火上熬，却將黄丹入油内，用長柳條、槐條不住手攪，候有微煙起，提起藥銚，將柳條點藥滴在水面上，凝結成珠不散，方成膏。如不成珠，上火再熬。直待成膏，提起藥銚，攪無煙出，却入乳香、没藥、白膠香末攪勻，傾出瓷器中，將元留下浸藥銚油一併收拾器内，用新汲水將藥器坐於水内，一日一換，過三日出火毒，方可用之。如膏藥硬，約量加黄蠟、清油入膏内，攪勻得所。熬膏

極難於火候，須耐煩看火緊慢，火猛則藥中火發，不但失藥性，又燎傷製藥人面目，慎之！

元武膏　治癰疽發背、疔腫、内外臁瘡、陰疰下諸惡瘡，及頭項癰腫，不問已潰未潰皆可用，大能排膿散毒，止疼生肌，累有神驗。若疔腫，先用銀篦或鹿角針，於疔瘡中間及四畔針破，令惡血出，以追毒餅如小麥大，插入孔中，却用此膏貼之。如瘡壞爛至甚，難以藥貼，則將皂角一二片煎油，調匀此膏如稠糊，薄敷之；膿水或轉多，不數次敷之乾，愈妙。

大巴豆去殼膜　木鼈子去殼切片，各二兩，淨　黄丹四兩，研細　槐柳嫩枝各七寸長，七條，剉碎　真麻油十兩

右依前法，煎熬成膏貼用。

金絲膏　治傷筋動骨，損痛閃肭，風毒惡瘡，風濕筋寒諸病。

當歸尾　川白芷　杏仁去皮尖雙仁　元參　猪牙皂角去皮弦　黄蘗　草烏生剉，各三錢　白膠香明者，八兩　連鬚葉葱肥大者，十根　瀝青明者，半斤　乳香　沒藥別研爲末，各半兩　黄蠟明者，一兩　男子亂髮洗淨捘，如鷄子大

右用清油半斤，將八味依前法熬濾，却入膠香、瀝青攪匀，下黄蠟又攪，無煙方下乳香、沒藥。

長肌膏　治年久諸般爛瘡，貼之即愈。

白燭油四錢　黄蠟　香油各八錢　黄連三錢　大楓子去殼切細，五錢　番木鼈肉切細，二錢。以上七味，同煎濾，去渣入後藥　枯礬　輕粉各三錢　密陀僧五分，各研細

右將前七味煎濾，入後三味，拌匀俟凝，看瘡口大小，做薄餅，簪穿小孔十數，貼瘡上，或日易之。鹽茶湯洗瘡，并洗餅再貼，以好爲度。

精要生肌散　寒水石碎　滑石　烏鰂骨　龍骨各一兩　定粉　密陀僧　白礬灰　乾胭脂各半兩

右爲細末，乾摻用之。

平肌散　治諸瘡久不歛。

密陀僧煅研　花蕊石煅研　白龍骨各一兩　乳香另研　輕粉各一錢

右爲細末，和勻乾摻。

生肌散

白礬枯　檳榔各一兩　黄丹　血竭各一錢　輕粉半錢　密陀僧一錢半

紅玉散

軟石膏煅，半兩　黄丹炒，一錢半

完肌散

定粉　枯礬　黄連　乳香　龍骨各二錢　黄丹　輕粉各一錢

右爲極細末，貼瘡口，生肌長肉，看輕重選用之。

生肌散　治瘡口不合。

木香　輕粉各二錢　黄丹　枯礬各五錢

右件各另爲細末，用猪膽汁拌勻，曬乾再研細，摻患處。

又方　治寒瘡斂口藥。

歸身一錢，洗曬乾　青皮去白，二分　木香一分　黄連五分

右四味爲極細末，蠟油調塗，取效甚速。

保命乳香散　治瘡口大者。

寒水石煅　滑石各一兩　乳香　没藥各半兩　腦子少許

右各研細，和勻少許，摻瘡口上。

聖效散　收斂瘡口。

黄蘗一兩，去粗皮炒赤黑色　穿山甲一兩，炒　檳榔　木香各半兩，炒黄色　鷄脞胵七枚，生用

右爲細末，每用少許，候大膿出盡，洗淨，方可乾摻瘡上。

桃紅散　斂瘡口，定痛，辟風邪。

滑石四兩　乳香　輕粉各二錢　小豆粉一兩　寒水石三兩，煅

右爲細末，乾摻口上。一方，改小豆粉爲定粉。

又方　治瘡口久不收。

小椒去目炒黑　乳香　没藥各一錢　定粉　風化硝各二錢　白礬二錢半

右爲細末，摻之。

黄丹散　斂瘡口。

黄丹煅　枯礬　龍骨　寒水石　乳香　黄連　木香不見火　黄芩　檳榔　膩粉各三錢　腦子少許

右爲末，隨瘡乾濕用之。乾則用温鹽湯洗，濕淨乾却摻其上。用不可太早，須膿血去盡，臨好方用，不然則又釁作。

橘半胃苓湯　治癰疽嘔吐不下食，不知味。

橘紅　半夏薑製，各一錢　蒼朮米泔浸一宿炒　白朮炒　厚朴薑製　甘草炙　茯苓　人參　澤瀉　茅根各二錢　薑汁數匙

水二鍾，煎一鍾，入薑汁煎一二沸，作十餘次飲之。

托裏健中湯　治瘡瘍元氣素虚，或因涼藥傷胃，飲食少思，或作嘔瀉等證。

肉桂三分　人參　白朮　茯苓各二錢　半夏　炮薑各一錢　炙甘草五分　黄芪一錢五分

右，薑棗水煎服。

托裏益中湯　治中氣虚弱，飲食少思，或瘡不消散，或潰而不斂。

人參　白朮土炒　陳皮　半夏　白茯苓　炮薑各一錢　木香　炙甘草各五分

右，薑棗水煎服。

托裏抑青湯 治脾土虛弱，肝木所侮，以致飲食少思，或胷膈不利等證。

人參 白朮 茯苓 陳皮 半夏各一錢 芍藥 柴胡 甘草各五分

右，薑棗水煎服。

托裏清中湯 治脾胃虛弱，痰氣不清，飲食少思等證。

人參 白朮 陳皮 茯苓各一錢 半夏八分 桔梗七分 甘草五分

右，薑棗水煎服。

托裏益黃湯 治脾土虛寒，水反侮土，以致飲食少思，或嘔吐泄瀉等證。

人參 白朮 陳皮 茯苓 半夏各一錢 炮薑 丁香 炙甘草各五分

右，薑棗水煎服。

托裏越鞠湯 治六鬱所傷，脾胃虛弱，飲食少思等證。

人參 白朮各二錢 陳皮 半夏各一錢 山梔 川芎 香附 蒼朮各七分 炙甘草五分

右，薑棗水煎服。

人參理中湯 治瘡瘍，脾胃虛寒，嘔吐泄瀉，飲食少思，肚腹作脹，或胷膈虛痞，飲食不入。

白朮 人參 乾薑 甘草炙，各等分

右，薑棗水煎服。

黃芪人參湯 癰疽膿血大泄，敗臭痛甚，宜用。

人參 蒼朮米泔浸炒 白朮炒 麥門冬去心 陳皮 當歸酒拌 神麯炒 甘草炙 五味子杵，各一錢 黃芪炙，二錢 黃蘗炒 升麻各四分

右作一劑，水二鍾，薑三片，棗二枚，煎八分，食遠服。

加味解毒湯 癰疽大痛不止，宜用。

黄芪鹽水拌炒　黄連炒　黄芩炒　黄蘗炒　連翹　當歸酒拌，各七分　甘草炙　白芍藥　梔子仁炒，各一錢

右作一劑，水二鍾，煎八分服之，藥下痛即止。

内補黄芪湯

黄芪鹽水拌炒，二錢　熟地黄酒拌　人參　茯苓　甘草炙，各五分　芍藥炒　川芎　官桂　遠志去心　當歸酒拌，各八分　麥門冬去心五分

作一劑，水一鍾半，薑三片，棗二枚，煎六分，食遠服。

當歸和血散　治瘡瘍未發出，内痛不可忍；及治婦人産前産後腹痛。

當歸二錢　乳香半錢　没藥一錢半　芍藥三錢

右爲細末，每服一錢，水一中盞，煎七分，和滓温服，日二。婦人酒煎。瘡既發，不須用。瘡癢者，加人參、木香。婦人服之，加赤芍藥。

迴瘡金銀花散　治瘡瘍痛甚，色變紫黑者。

金銀花連枝葉俱用，剉研二兩　黄芪四兩　甘草一兩

右㕮咀，用酒一升，同入壺瓶内，閉口，重湯煮三兩時辰，取出去滓頓服之。一方無黄芪。

郭氏定痛托裏散　治一切瘡腫疼，痛不可忍。如少壯氣充實，先用疎利，後服此藥。

粟殼去蒂炒，二兩　當歸　芍藥　川芎各半兩　乳香　没藥　桂各三錢

右㕮咀，每服五錢，水煎。

乳香止痛散　治一切瘡腫疼痛不止。

粟殼六兩　白芷三兩　炙草　陳皮各一兩半　乳香　没藥各一兩　丁香半兩

右㕮咀，每服三錢，水一盞半煎。

乳香黄芪散　治一切惡瘡、癰疽、發背、疔瘡，疼痛不可忍者，或未成者速散，已成者速潰，敗膿不假刀砭，其惡肉自下；及治打撲傷損，筋骨疼痛。

黄芪去蘆　當歸酒洗　川芎　麻黄去根節　甘草生　芍藥　人參去蘆　粟殼蜜炒，各一兩　乳香另研　没藥另研，各五錢　陳皮一兩

右爲細末，每服三錢，水一盞，煎至七分，去渣温服。如瘡在上，食後；在下，食前服之。

人參内托散　治瘡瘍潰膿而作痛者。

人參　黄芪　當歸　川芎　厚朴　防風　桔梗　白芷　官桂　紫草　木香　甘草

右，入糯米一撮，水煎服。

乳香丸　治發背及一切疽瘡潰爛，痛不可忍。

乳香　没藥并另研極細　羌活　五靈脂　獨活各三錢　川芎藭　當歸　真菉豆粉　交阯桂　川白芷　白膠香各半兩

右爲細末，煉蜜丸如彈子大，每服一丸，細嚼薄荷湯送下。手足損痛，不能起者，加草烏，用木瓜鹽湯送下。

乳香定痛散　治一切瘡瘍潰爛疼痛。

乳香　没藥各五錢　滑石　寒水石各一兩　冰片一錢

右爲細末，擦患處，痛即止。敷藥中加南星、半夏，能止痛；更加蓖麻仁尤佳。

乳香膏　治諸瘡痛久不瘥。

乳香另研，一兩　食鹽　杏仁去皮尖雙仁研　松脂各一兩半　生地黄取汁三合　黄蠟三兩　白羊腎脂脂半斤

右先熬脂令沸，下杏仁、地黄汁、蠟煎，候蠟鎔盡，入乳香、鹽、松脂煎，以柳蓖攪令勻，稀稠得所，磁盒盛，敷瘡上，日二三度。

乳香膏

木鼈子去殼細剉　當歸各一兩　柳枝一尺六寸剉，同以清油四兩煎令黑色，次用後藥　乳香　没藥各半兩　白膠香明淨者四兩，同研極細，入油煎化，用綿子濾之

右，煉藥鐵銚令極淨，再傾前藥油蠟在內，候溫入黄丹一兩半，以兩柳枝攪極得所，再上火煎，不住手攪，候油沸起住攪，注在水中成珠不散爲度，秋冬欲軟，春夏欲堅，傾在水中出火毒，捜成劑收之。

東垣聖愈湯　治諸惡瘡血出不止，以寒水石細末摻之，立止。或瘡時間作黑色，不可潰也，藥力去盡，却紅和。如血出多而心煩不安，不得眠睡，此亡血也，此湯主之。

熟地黄　生地黄各三錢　當歸身一錢半　川芎二錢　黄芪五分　人參三分

右㕮咀，都作一服，水一盞半，煎至一盞，去滓稍熱服，無時。

和氣散　治癰疽潰後，氣虚滑泄，四肢逆冷。

蒼朮四兩，米泔浸三日，洗淨曬乾，再以米醋炒令香黄色　甘草炙　青皮去穰，各一兩　良薑炒　肉桂　乾薑炮，各半兩　陳粟半升

右七味爲末，每服一錢，用炒茴香末半錢相和，温酒調下，不拘時。

瞿麥散　治癰疽發背，排膿止痛，利小便。

桂心　赤芍藥　當歸　黄芪　芎藭　瞿麥　白蘞　麥門冬去心，各等分　赤小豆一合，酒浸炒

右㕮咀，每服四錢，酒煎温服。如諸癰已潰未潰，瘡中膿血不絶，痛難忍者，加細辛、白芷、白蘞、薏苡仁。

參苓白朮散

人參　茯苓　白朮炒　蓮肉去心　砂仁炒杵　薏苡仁炒　山藥各二兩　桔梗炒　甘草炙　白扁豆去皮薑汁浸炒，各一兩

右爲細末，每服二錢，用石菖蒲煎湯調下。

調胃白朮散　癰疽聲嘶色敗，脣鼻青赤，面目浮腫，宜用。

白朮炒　茯苓各二錢　陳皮　白芍藥炒　檳榔　澤瀉各一錢　木香五分　作一劑，水二鍾，薑三片，煎八分，食後服。如腫不退，加白朮炒、枳實麩炒各一錢。

附子理中湯　治瘡瘍，脾胃虚寒，或誤行攻伐，手足厥冷，飲食不入，或腸鳴腹痛，嘔逆吐瀉。

附子　人參　茯苓　白芍藥各三錢　白朮四錢

右，水煎服。

薑附湯　治瘡瘍，真陽虧損，或誤行汗下，或膿血出多，失於補托，以致上氣喘急，自汗盜汗，氣短頭運。

人參　附子炮製去皮臍，各一兩　乾薑炮　白朮各五錢

右作二劑，水煎服。

參附湯　治失血過多，或膿瘀大泄，或寒涼汗下，真陽脱陷，上氣喘急，自汗盜汗，氣短頭運等證，急服以救元氣，緩則不治。

人參一兩　附子炮去皮臍，五錢

右，薑五片，水煎服；不應倍之。

懷忠丹　治内癰有敗膿敗血，腥穢殊甚，以致臍腹冷痛，用此推膿下血。

白芷　單葉紅蜀葵花根各一兩　白礬枯　白芍藥各五錢

右研爲末，鎔黄蠟丸如梧子大，空心米湯下三十丸，推膿下血，出盡後，服十宣散補之。忌發物。

葶藶大棗瀉肺湯　治肺癰喘不得臥。

葶藶炒黄研細如彈丸大　大棗十二枚　水三升，入棗先煮取二升，去棗入葶藶，又煮一升頓服之。又曰治肺癰，胷滿脹，一身幷面目浮腫，鼻塞清涕出，不知香臭酸辛，欬逆上氣，喘鳴迫塞，用前方三日一劑，可至三四劑。須先與小青龍湯一劑乃與之。

桔梗湯　治欬而胷滿，振寒脈數，咽乾不渴，時出濁唾腥臭，久久吐膿如粥者，肺癰也。

桔梗　甘草炙，各一兩　用水三升，煮取一升，去滓分温再服，則吐膿血也。亦治喉痹。《三因》甘草倍之，每四錢，名四聖散。《千金》亦名桔梗湯，用桔梗三兩，甘草二兩，服後必吐膿血。

葦莖湯　治肺癰。又云：一本治欬，有微熱煩滿，心胷甲錯。

葦莖三升，切　桃仁五十枚，去皮　薏苡仁　冬瓜仁各半升　用水一斗，先煮葦莖得五升，去滓，入諸仁煮取二升，分温五服，當吐如粥。

如聖丸梅師　治風熱毒氣上攻，咽喉痛痹，腫塞妨悶；及肺癰喘嗽唾膿血，胷滿振寒，咽乾不渴，時出濁沫，氣臭腥穢，久久咯膿，狀如米粥。

樟腦　牛黄各另研　桔梗　甘草生用，各一錢　爲細末，煉蜜丸，每兩作二十丸，每用一丸噙化。

仲景桔梗白散　治欬而胷滿，振寒脈數，咽乾不渴，時出濁唾腥臭，久久吐膿如米粥者，爲肺癰。

桔梗　貝母各三分　巴豆去皮炒研如脂，一分

右三味爲散，强人飲服半錢匕，羸者減之。病在膈上者吐膿血，膈下者瀉出。若下多不止，飲冷水一碗則定。

牡丹散《本事》　治肺癰吐膿血作臭，胷乳間皆痛。

牡丹皮　赤芍藥　地榆　苦梗　薏苡仁　川升麻　黄芩　生甘草各一錢半

右作一服，水二鍾，煎至一鍾，食遠服。一方無黄芩，加生薑煎，名升麻湯。

如金解毒散　治肺癰。

桔梗一錢　甘草一錢半　黄連　黄芩　黄蘗　山梔并炒，各七分　作一劑，水二鍾，煎八分，作十餘次呷之，勿急服。

桔梗湯　治男婦欬而胷膈隱痛，兩脚腫滿，咽乾口燥，煩悶多渴，時出濁唾腥臭，名曰肺癰，小便赤黄，大便多濇。

桔梗　貝母　當歸酒浸　栝蔞仁　枳殼麩炒　薏苡仁微炒　桑白皮　防己　甘草節各一兩　百合蒸　黄芪各一兩半

北五味子　甜葶藶　地骨皮　知母　杏仁各半兩

右剉碎，每服四錢，水一盞半，生薑三片，煎七分，不拘時温服。欬者加百藥煎，熱加黄芩，大便不利加煨大黄少許，小便濇甚加木通、車前子煎，煩躁加白茅根煎，欬而疼甚加人參、白芷煎。

四順湯 治肺癰吐膿，五心煩熱，壅悶欬嗽。

貝母去心 紫菀去苗土 桔梗炒，各一兩 甘草炙剉，半兩

右擣篩，每服三錢，水一盞，煎五七沸，去滓不拘時稍冷服。如欬嗽甚，加去皮尖杏仁三枚同煎。小兒量減。

瀉白散 治肺癰。

桑白皮炒，二錢 地骨皮 甘草炙 貝母去心 紫菀 桔梗炒 當歸酒拌，各一錢 栝蔞仁錢半 作一劑，水一鍾，薑三片，煎八分，食遠服。

濟生排膿湯 治肺癰得吐膿後，以此排膿補肺。

生綿黃芪二兩細末，每二錢，水一碗煎五分服 肺癰收斂瘡口，止有合歡樹皮、白蘞煎湯飲之。

排膿散 治肺癰吐膿後，宜服此補肺。

黃芪鹽水拌炒 白芷 五味炒杵 人參各等分 爲細末，每服三錢，食後蜜湯調下。

寧肺湯 治欬嗽唾膿自汗，上氣喘急，用此補肺；及治榮衛俱虛，發熱自汗。

人參 當歸酒拌 白朮 熟地黃 川芎 白芍藥 甘草炙 五味子擣 麥門冬去心 桑白皮炙 阿膠蛤粉炒 白茯苓各一錢 作一劑，水二鍾，薑二片，煎八分，食後服。

人參補肺湯 治肺證欬喘短氣；或腎水不足，虛火上炎，痰涎壅盛；或吐膿血，發熱作渴，小便短濇。

人參 黃芪蜜炙 白朮土炒 白茯苓 陳皮 當歸各一錢 山茰 山藥各二錢 麥冬七分 甘草炙 五味子各五分 熟地黃自製，一錢半 牡丹皮八分

右，薑棗水煎服。

人參平肺散 治心火剋肺，傳爲痘瘻，欬嗽喘嘔，痰涎壅盛，胷膈痞滿，咽嗌不利。若因肝木太過而致，當補肺；若因腎水不足而患，當補脾肺；若因心火旺而自病，當利小便。

人參　陳皮　甘草炙　地骨皮　茯苓各一錢　知母炒，七分　五味子杵炒，四分　天門冬去心　青皮各五分　桑白皮炒，一錢

右，水煎服。

參芪補脾湯　治肺疽，脾氣虧損，久欬吐膿涎，或中滿不食，必服此藥補脾土，以生肺金，否則不治。

人參　白朮各二錢　黄芪二錢五分　茯苓　陳皮　當歸各一錢　升麻三分　麥門冬七分　五味子四分　桔梗六分　甘草炙，五分

右，薑棗水煎服。

葶藶散　治肺癰，欬嗽氣急，睡臥不安，心胷脹滿。

甜葶藶子二兩半，隔紙炒至赤色　百合炒　白附子　北五味炒　甘草節　人參　款冬花　百藥煎　紫菀去木，各一兩　大朱砂半兩，另研

右爲末，每服二錢，燈心湯調下。

補肺散　治肺癰，已吐出膿血，以此潤護。

真鍾乳粉一兩　白滑石二兩

右研細，每服三錢，米飲調下。

理肺膏　治肺癰正作，欬唾不利，胷膈迫塞。

訶子去核　百藥煎　五味子微炒　條參去蘆　款冬花蕊　杏仁　知母　貝母　甜葶藶子　紫菀　百合　甘草節各五錢

右爲末，用白茅根淨洗，稱三斤，研取自然汁，入磁石器中熬成膏；更添入好蜜二兩，再熬勻，後調和前藥爲圓如梧子大，温水吞下。

五香白朮散　寬中和氣，滋益脾土，生肺金，進美飲食。

沉香　木香　明乳香　丁香　藿香葉各半兩　白朮　人參　白茯苓　薏苡仁　山藥　扁豆　桔梗　縮砂　白豆蔻　粉草　蓮肉各一兩

右爲末，蘇鹽湯調，空心服；棗湯亦可。有汗，加浮麥煎湯下。

薏苡附子散　治身甲錯，腹皮急，如腹脹本無積聚，身熱脈數者。

附子炮，二分　敗醬五分　薏苡仁一錢

右爲末，每服方寸匕，以水二合煎頓服，小便當下。《三因》薏苡、附子同前，敗醬用一兩一分，每四錢，水盞半，煎七分，去渣，空心服。

牡丹湯　治腸癰，小腹腫痞，按之即痛，小便如淋，時時發熱，自汗惡寒，其脈遲緊者，膿未成，可下之，當有血；洪數者膿已成，不可下。

牡丹皮　栝蔞仁各一錢　桃仁去皮尖雙仁　芒硝各二錢　大黄五錢

右作一服，水二鍾，煎至一鍾，去滓，入硝再煎數沸，不拘時服。

薏苡仁湯　治腸癰腹中㽲痛，煩躁不安，或脹滿不食，小便濇。婦人產後虚熱，多有此病，縱非癰，但疑似間便可服。

薏苡仁　栝蔞仁各三錢　牡丹皮　桃仁各二錢

右作一服，水二鍾，煎至一鍾，不拘時服。

牡丹散　治腸癰冷證，腹濡而痛，時時利膿。

牡丹皮　人參　天麻　白茯苓　黄芪　木香　當歸　川芎　官桂　桃仁去皮炒，各七錢半　白芷　薏苡仁　甘草炙，各五錢

爲細末，每服三錢，用水一鍾，煎至七分，食前温服。

梅仁湯　治腸癰，裏急隱痛，大便秘濇。

梅核仁四十九粒，去皮尖　大黄三兩　牡丹皮一兩七錢半　芒硝二兩半　冬瓜仁四兩　犀角鎊，一兩半

右剉如麻豆大，每服五錢，水二盞，煎至一盞，去滓温服，以利下膿血三兩行爲度。

大黄湯　治腸癰小腹堅鞕，腫大如掌而熱，按之則痛，其上色或赤或白，小便稠數，汗出憎寒，其脈遲緊者未成膿，如脈數則膿已成。

大黄剉炒　牡丹皮　硝石研　芥子　桃仁湯浸去皮尖雙仁炒，各半兩

右剉碎，每服五錢，水一盞，煎至一盞，去滓，空心温服，以利下膿血爲度，未利再服。

四聖散　治腸癰，癰疽生於腦髭背腋，乳便毒，服之神效。

生黄栝蔞一枚，去皮　粉草四錢，研末　没藥研末，三錢　乳香研末，一錢

右用好紅酒二大碗，慢火煎至一碗，分作兩服，兩日服盡，大便順導惡物妙。若乾栝蔞則用兩枚。一方：若病在上，食後服；病在下，食前服。毒已結成，即膿化爲水；毒未成，即於小便中出。疾甚，再合服，以退爲度。

排膿散　治腸癰小腹脹痛，脈滑數，或裏急後重，或時時下血。

黄芪鹽水拌炒　當歸酒拌　金銀花　白芷　穿山甲用蛤粉炒　防風　連翹　栝蔞仁杵　甘草各一錢　作一劑，水二鍾，煎八分，食前服。若膿將盡，去穿山甲、連翹，加當歸、川芎，或爲末，每服三錢，食後蜜湯調下亦可。

射干湯　治胃脘癰，人迎脈逆而盛，嗽膿血，榮衛不流，熱聚胃口成癰。

射干去毛　梔仁　赤茯苓去皮　升麻各一兩　赤芍藥一兩半　白朮半兩

右爲末，每服五錢，水二盞，煎至一盞，去渣，入地黄汁一合、蜜半合，再煎温服，不計時候。

復元通氣散《精要》　治諸氣濇耳聾，腹癰便癰，瘡疽無頭，止痛消腫。

青皮　陳皮各四兩　甘草三寸，生熟各半　穿山甲炮　栝蔞根各二兩　金銀花淨者　連翹各一兩

右爲細末，熱酒調下。

芍藥湯　治胃脘積熱，結聚爲癰。

赤芍藥　石膏　犀角鎊　麥門冬　薺苨　木通各二兩　朴硝　升麻　元參　甘草各一兩

右㕮咀，每服五錢，水一盞半，煎八分，去滓，不拘時温服。

荆防敗毒散　治疔瘡。

黄連　羌活　青皮　白殭蠶　獨活　防風　蟬蜕　細辛　赤芍藥　甘草節　獨脚茅各等分

右㕮咀，每服五錢。先將一服入澤蘭葉少許，薑十錢重，同擂爛，熱酒和服；然後用酒水各半盞，薑三片煎服。病勢退減後，再加大黄少許，煎服，略下一二行，蕩去餘毒，更用白梅、蒼耳子，研爛貼瘡上，拔去根脚。加鮮菊花搗汁入藥尤妙。

二活散

羌活　獨活　當歸　烏藥　赤芍藥　金銀花　連翹　天花粉　甘草節　白芷各四錢半　紅花　蘇木　荆芥　蟬蜕　乾葛各三錢　檀香二錢

右爲細末，每服三錢，煎蒼耳湯調下。

奪命丹　治疔瘡發惡心，及諸惡瘡。

蟾酥乾者，半錢，酒化　朱砂水飛，三錢　枯礬　寒水石水飛，各一錢　輕粉五分　銅緑一字　麝香一字　海羊二十個，研。即蝸牛也。不用亦效

右件爲細末，將海羊另研爲泥，和藥一處，丸如菉豆大。如丸不就，加好酒成之。病輕者一丸、二丸，重者三丸。未效再服。服時嚼葱白一大口，極爛，置手心，放藥丸於葱内裹合，熱酒送下，暖處臥取汗出爲效。忌冰水。薛氏有銅緑、麝香、没藥、乳香各一錢。

返魂丹《瑞竹》　治十三種疔。

朱砂　膽礬各一兩半　血竭　銅緑　雄黄　蝸牛生用　枯白礬各一兩　輕粉　没藥　蟾酥各半兩　麝香少許

右將蝸牛、蟾酥研爛，餘藥爲細末，同研和丸如鷄頭大，每服一丸。令病人先嚼葱白三寸，吐在手心，將

藥丸裹在葱白内，用熱酒一盞吞下，如重車行五里許，有汗出即瘥。如不能嚼葱，研爛裹下極效。

返魂丹　經云：汗之則瘡愈。必用此藥汗之。

乳香　没藥　辰砂　雄黄各一錢半　輕粉　片腦　麝香各五分　蝸牛不拘多少　蟾酥　青黛　粉草　硼砂各一錢

右爲細末，用海羊擣膏爲丸，如難丸，加酒麪糊些少，丸如彈子大，每服一丸，兼生葱頭二三個，細嚼嚥下。疔腫及癰腫毒氣入膈者，得微汗即解。一方加銅緑、寒水石、輕粉、枯礬各一錢。

飛龍奪命丹　治疔瘡、發背、腦疽、乳癰疽、附骨疽，一切無頭腫毒惡瘡，服之便有頭，不痛者服之便痛，已成者服之立愈。此乃惡證藥中至寶，病危者服之立安矣，萬無一失。此乃家傳之秘方，不敢輕泄。神速之驗，即日立效。

輕粉　腦子無亦可　麝香各半錢　寒水石　血竭　膽礬各一錢　蟾酥乾者酒化　乳香　没藥　朱砂爲衣　銅緑各二錢　雄黄三錢　蝸牛二十一個，無亦效　蜈蚣一條，酒炙黄去頭足

右爲細末，先將海羊連殼研爲泥，和前藥爲丸如菉豆大，如丸不就，入酒打麪糊爲丸，每服二丸。先用葱白三寸，令病人嚼爛，吐於手心，男左女右，將藥丸裹在葱白内，用無灰熱酒三四盞送下，於避風處，以衣蓋覆之，約人行五里之久，再用熱酒數杯以助藥力，發熱大汗出爲度。初覺，二丸即消。如汗不出，重者再服二丸，汗出即效。三五日病重者，再進二丸，即愈。如疔瘡走黄過心者，難治之，汗出冷者亦死矣。如病人不能嚼葱，擂碎裹藥丸在内，熱酒送下。瘡在上，食後服；瘡在下，食前服。服此藥後，忌冷水、黄瓜、茄子、油膩豬鷄魚肉濕麪，一切發風發瘡毒類之物，不可食之。又忌婦人洗换。狐臭，百發百中。此藥活人多矣。

走馬赴筵丹　治疔瘡。

片腦一分　没藥　乳香　硼砂　硇砂　雄黄　輕粉各三錢　麝香少許

右爲細末，蟾酥汁和爲丸如黄米大，每服一丸，温酒送下。

羅氏破棺丹　治瘡氣入腹危者。

大黃二兩，半生半熟　甘草　芒硝各一兩

右爲細末，煉蜜丸如彈子大，每服半丸，食後温酒化下，或童溺半盞研化之。忌冷水。

破棺丹

山梔　牽牛末　大黃各一兩　甘草　京三稜炮，各七錢

右煉蜜丸如彈子大，酒化服之。一方有當歸、赤芍、連翹、牡蠣、金銀花、紫花地丁，宜選用之。

内托連翹散　疔瘡出時，皮色不變，及不疼痛，按摇不動，身發寒熱，便是此瘡。有水疔、魚臍疔、紫燕疔、火疔諸般疔瘡。如瘡黃，於黃上用針刺，仍服内托散，自然消散。

連翹　白芷　乾生地黃　赤芍藥各一兩　大黃去皮　山梔去頂蒂　薄荷葉各七錢　朴硝二兩　黃芩去心，半兩　甘草一兩半

右爲粗末，每服一兩，水一碗，燈心竹葉煎七分。其人喘，加人參少許。大病只三四服愈。如服了心煩嘔，用不二散止之。

不二散

甘草半兩　菉豆粉一兩

右爲末，分作二服，酸虀水下。

奪命丹　治疔瘡大便秘實不通者，或心腹痛者。

巴豆去殼　大黃各一錢　輕粉二分　鬱金　雄黃　乳香各五分　朱砂　黃丹各三分　麝香少許　蟾酥不拘多少

右末，麪糊爲丸如菉豆大，隨虛實服之，茶清送下五七丸至九丸止，以利爲度。如無此丸，以雄黃丸代之。

雄黃丸　治證如前。

巴豆十四粒　麝香少許　全蠍　牙皂　雄黃　大黃　鬱金各一錢

右末，米糊丸如菉豆大，朱砂爲衣，每服五七丸，清茶送下，以利爲度。

追毒丸

海浮石燒赤酢淬七次，半兩　川烏一兩　乳香　没藥各一錢　巴豆四十九粒

右爲末，酢糊丸如桐子大。若患二三日，服十丸；五六日服十四丸，隨病上下服之。先吃冷酒半盞或一盞，又用冷酒吞下。如嘔不妨，出藥依上服之。病人大便不動，再用三丸。如疔看得端的，爪破用頭垢塗患處，後服藥。

五聖散　治疔瘡。

皂角針二兩　栝蔞一個　大黄　金銀花　生薑　甘草各一兩

右㕮咀，用好酒二升，同煎至八分，去渣，不拘時温服。

奪命返魂散　治一切疔瘡憎寒發熱，昏悶不語，腫遍皮膚，不思飲食。

大黄　連翹　山梔子以上各二錢半，研爲細末　巴豆　杏仁各二錢，麩皮同炒黑色，研爲細末　人言五錢，用大蒜五個，去心填入人言，同燒過性，研爲末　牽牛頭末　苦丁香各一錢

右爲細末研勻，每服半錢，病重者服一錢，用新汲井華水調下，一服見效。如病重無脈者，吃下藥約一頓飯時吐了藥，便醫不得，吐不了藥即活。

立馬回疔奪命散　治疔瘡及喉痹乳蛾腫痛大效。

牡蠣　當歸　牛蒡子　殭蠶各半兩　大黄一兩

右㕮咀，每服半兩，用青石磨刀水酒各一盞煎，去滓連進二服。疔瘡服後出汗者生，無汗者死。

御史散　治疔瘡。

生鐵銹三錢

爲末，木香磨酒調下，分病上下，食前食後服之，得微汗而愈。此方乃秘法也，未嘗試用。常治疔瘡有赤絲攻心腹者，用鐵銹三錢、牡蠣二錢、青鹽一錢爲末，挑破瘡頭，以燈盞内油調搽，其絲自回，名喚回丹，但未用服。考之《本草》云：鐵銹，生鐵上衣也，治惡瘡疥癬蜘蛛等咬，蒜磨敷之，亦未云服。家藏方用貓兒眼草

一擔細切，以水擔餘浸二日，煮百餘沸，去渣取汁，煎至三四碗，用生鐵銹細研末三兩，徐徐入汁内，以鐵杖不住手攪，再煎至二碗許，成膏子，治一切癰疽瘡毒，甚效。瘰癧潰後，塗瘡孔内尤妙。

加減通聖散 治疔瘡、瘴氣、紫游風等證。

防風 荆芥 連翹 赤芍藥 當歸 川芎 桔梗 黄芩 梔子 青木香 甘草 元參 牛蒡子 大黄 芒硝 紫金皮 鷄屎子 詐死子 谷藤根 芙蓉根 嫩柏根 青王叉

右，薄荷、生地黄煎服。

追疔奪命湯 秘方速效，能内消腫。

羌活 獨活 青皮多用 防風多用 黄連 赤芍藥 細辛 甘草節 蟬蜕 白殭蠶 鷄爪川黄連各等分 再加紫河車 澤蘭 金銀花

右㕮咀，每服五錢。先將一服加澤蘭少用葉、金銀花各一兩，生薑十片，同藥擂爛，好酒鏇之，熱服，不吃酒者水煎爲妙；後用酒水各一盞半，生薑十片，煎盞半，熱服，汗出爲度；病退減後，再加大黄二錢，煎如前，熱服，再利一二次去餘毒爲妙。此方以藥味觀之，甚若不切，然效速神驗，萬無一失，累用累效。如有别證再出，宜隨證加減治之，速效。若心煩嘔吐，加甘草節一錢，豆粉酸漿水下。嘔逆惡心，加乳香，豆粉甘草湯下。有膿加何首烏、白芷。要利，加青木香、大黄、牽牛、梔子。在脚，加木瓜。以上各等分。

加減追疔奪命湯 治疔瘡及癰疽發背惡瘡，焮赤腫痛創人；或紫游風、赤游風，并大效。

防風 赤芍藥 連翹 羌活 獨活 細辛 青皮 白殭蠶 蟬蜕 青木香 甘草節 金銀花 紫河車 獨脚蓮

右，生薑、澤蘭、生地黄煎服。病勢退減，加大黄取利，下三五行，去大黄。

防風當歸湯 治疔瘡發熱，大便實者。

金銀花 山慈姑 青木香 當歸 赤芍藥 白芷 防風 荆芥 連翹 升麻 羌活 獨活 甘草 大黄

右，薄荷、生地黄煎服。

雄麝湯 解疔毒如神。凡解毒，不可無雄黄、朱砂。

雄黄　朱砂　麝香　乳香并另研，各一錢　白芷　茜根　真菉豆粉　地丁各二錢　牡蠣　白殭蠶　牛蒡子炒　朴硝　大黄　山梔子　金銀花　青木香　荆芥穗　甘草各一錢　核桃二個，去膜殼

右，以白芷以後十四味細切，用無灰酒一碗浸少時，擂細，又加水一碗，同煎至一碗，去渣及濁脚，入前雄黄等五味調勻，作一服。更審患處經絡分野，依東垣引經瀉火藥加之尤妙。欲利倍加大黄、朴硝，二味臨後下。茜草即過山龍。地丁即大薊也，一云剪刀草，開黄花者名黄花地丁，開紫花者名紫花地丁。

解毒消瘴散 治疔瘡瘴氣發熱者。

柴胡　黄芩　黄蘗　梔子　木通　赤芍藥　當歸　防風　連翹　大黄　甘草　青木香　紫金皮　鷄屎子　詐死子　青王叉　嫩柏根　苦花子

右，薄荷、生地黄煎服。

刧瘴消毒散 治瘴氣腫痛發熱者，及因剥割瘴死牛馬猪羊而中其毒者，或因食瘴死之肉而中其毒者。先服加減通聖散，通利大便，次服此藥。

百丈光即天瓠，又名土人參　苦花子　大小青　金腦香即社茶根，梗葉俱可用　臭木待根　紫金藤　生藍葉　水圹根　烏苞根　嫩柏根　青王叉　山烏豆　鷄屎子　晚祥西　狸咬柴　土木香

右，薄荷煎服。腫勢甚，加水金鳳、水苦薺。手足拘攣，加鉤藤根、梭婆子根。發熱，加吉面消、毛蕨根。小便不通，加木通、梔子。

青黄消毒散 治疔瘡瘴氣，服涼藥過劑，沉而不發不退者。

雄黄研　大小青各一兩　八角茴香五錢

右末，陳酒調服；又以酢和米泔塗患處，一日服三次。

四神丹 治因剥割瘴死牛馬猪羊，不避其氣，以中其毒，或因食瘴死牛馬豬羊之肉者，或手足各處發疔毒，或起紫泡，或起堆核，初則創人，次漸腫大，疼痛不可忍，瞀悶發熱，口渴心煩，四肢强痛，頭目昏花，一切瘴毒，幷皆治之。先服此藥，次服切瘴消毒散。

苦花子又名毛連子，又名小葉金鷄舌，梗葉俱用　土木香根名青木香，梗名天仙藤，花名馬兜鈴　仙人薯用根，新鮮生者爲妙，乾者次之，各二兩　晚蠶砂一兩

右鍘碎擂，水和煮濃汁，冷服。熱極加芭蕉心。小便不利加琉璃草，又名耳環尻，擂和前藥服之。

萬全散 治瘴氣時毒、疔瘡、蛇犬咬等證。

嫩柏根　水圹根　狸咬柴　烏苞根　青王叉　生藍葉　溪楓根　穿山蜈蚣

右，薄荷煎服，及調雄黄末服，或合七神散更妙。

七聖紫金錠 治疔瘡、瘴氣、時毒等證。

土木香　苦花子連梗葉　仙人薯　晚蠶砂　柏花各一兩　朱砂　雄黄各三錢

右末，秫米糊爲丸，以毛屎梯根磨水化下。

朱墨丸 治疔瘡瘴毒。

朱砂　京墨各等分

右末，以蟾酥汁爲丸如梧桐子大，每服一二丸，以葱白煎湯呑下，日服一二次。

萬病解毒丸 治疔瘡、癰疽、發背、腫瘍、時毒、狐狸毒、鼠莽毒、丹毒、驚毒、瘴毒、風毒、熱毒、蠱毒、河豚毒、疫死牛馬猪羊毒、蛇犬蜈蚣蜂蠍百蟲螫咬毒、湯火所傷、中惡邪氣、無名腫毒、菰毒、砒毒、藥毒、瘡毒、光粉輕粉毒，一切邪熱毒悉皆治之。

麝香二錢　朱砂五錢　山豆根　續隨子取仁　雄黄　紫河車　獨脚蓮各一兩　五倍子三兩　紅牙大戟一兩五錢　山慈姑二兩

右末，秫米糊和勻，杵搗一千餘下，印作錠子，隨意大小，每服一錠，井水磨化，冬月用薄荷湯磨服，日可進二三服。

刷瘴散　治疔瘡、瘴毒，服藥後，可用此藥刷塗。

生藍葉　地薄荷　紫金藤

右，擂米泔水暖刷患處，次加蠶砂、凌霄花、鷄肶花。二花如無，以葉代之。

掞瘴散　治疔瘡、瘴毒潰爛成瘡。

柏樹皮去外面粗皮　側柏葉各等分

右細末，以柏油先刷，次掞末。

洗瘴方

柏葉　朴葉　柳枝　連叉葉

右，煎水淋洗之。

羅氏托裏散　治一切發背疔瘡。

黄芪兩半　厚朴　川芎　防風　桔梗各二兩　連翹二兩二錢　芍藥　官桂　白芷　甘草節　人參各一兩　木香　没藥　乳香　當歸各半兩

右爲細末，每服三錢，酒一大盞，煎二三沸，和渣温服。

連翹黄芪湯　治疔瘡。因食瘴死牛羊，足生大疔，如釘入肉，痛不可忍者。

金銀花　黄芪　當歸　蜈蚣一條，去頭足酒炙　連翹　甘草

右，生薑煎服。

羅氏保生錠子　治疔瘡、背疽、瘰癧，一切惡瘡。

金脚信　輕粉各二錢　雄黄　硇砂各三錢　麝香一錢半　蟾酥一錢　巴豆生，四十九粒，另研

右爲細末，用黄蠟五錢鎔開，將藥和成錠子，冷水浸少時取出，旋丸，捏作餅子如錢眼大，將瘡頭撥開，每用一餅，次用神聖膏，後用托裏散。若瘡氣入腹危者，服破棺丹。世傳疔瘡必有一條紅綫，可針紅綫所至之處，出毒血，然後敷藥。

滴滴金 治疔瘡。

硇砂 輕粉 人言 雄黄 朱砂各一錢 麝香少許

右爲細末，每用些少，先以針刺開瘡頭，貼藥黄水出，效。

疔瘡錠子

硇砂一錢 白芷 雄黄 蒼耳子 甘草各半錢

右爲細末，用蟾酥汁和作錠子，如前法用。須五月五日合。

回瘡錠子 治疔瘡大效。

草烏頭一兩 蟾酥七粒 巴豆七個，去皮 麝香一字

右爲細末，麪糊和就，捻如錠子。如有惡瘡腫毒，不痛無血者，用針深刺至痛處，有血出，以此錠子紝之，上用膏藥貼之，疔瘡四畔紝之，其疔二三日自然拔出。此藥最宜緊用。此證大抵與傷寒頗類，其中亦有可針鐮砭射出血者，亦有久而潰爛出膿者，其間變異百端，不可不慎也！

神聖膏藥羅氏 治一切惡瘡。

木鼈五十個，去皮 當歸 藁本各半兩 没藥 乳香各二錢 白芨 琥珀各二錢半 黄丹 黄蠟各二兩 白膠香三兩 巴豆十五粒，去油 粉霜 膽礬各一錢 槐柳枝各一百二十枝 清油

右件一處先將槐柳枝下在油内熬焦取出，復下餘藥，熬勿至焦濾出，却將油澄清，下黄丹再熬成膏，用緋帛攤之，立有神效。

奪命散《保命集》 治疔瘡。

烏頭尖　附子底　蠍梢　雌黄　雄黄各一錢　蜈蚣一兩　硇砂　粉霜　輕粉各五分　腦子　麝香各少許　砒二錢半

右爲細末，先破瘡出惡血，以草杖頭用紙帶藥末插入於内，以深爲度。

郭氏寸金錠子　治疔毒惡瘡。

朱砂三錢　黄丹　明礬枯　砒霜　輕粉　花鹼　白芨各錢半　蟾酥　腦子　麝香各少許

右研極細末，稠糊和爲錠子，用之。

郭氏提疔錠子　治疔瘡危篤發昏，兼治瘰癧。

雄黄　朱砂各二錢　青鹽　砒霜生　白丁香　盤蝥去翅足　真輕粉各一錢五分　蟾酥　麝香各一錢　黄蠟　蓖麻子三七粒

右爲細末，於銀器内或磁器，先將蠟鎔化，和前藥，丸如桐子大，捻作餅子，用針刺破疔瘡，放一餅子於瘡頭上，又刺四邊五七下，惡血出爲妙，却用軟膏藥貼之，立驗。内服首功元黑散或蟾酥丸。

郭氏守效散　點疔瘡惡肉。

砒霜生　白丁香　松香　真輕粉　川烏　生礬各二錢　蜈蚣一條，焙乾

右爲極細末，鈹針刺破瘡口，令血出，唾津調藥貼之瘡上，其根自潰。

麝香蟾酥丸　治一切癰疽、發背、疔瘡内毒，如未破，用針刺破，撚藥在内，膏藥貼之，其瘡即潰。

蟾酥　輕粉　乳香各五分　信　雄黄各一錢　巴豆十個，去皮油　麝香少許　寒水石三錢

右爲細末，滴水爲丸，作錠子如小麥粒大，量瘡大小用之。寒食麪糊爲丸。

追毒丹　取黄，去疔頭，追膿毒，立效。

蟾酥乾者用酒化　硇砂　白丁香無此味加巴豆　真輕粉各一錢　雄黄　朱砂爲衣，各二錢　蜈蚣酒浸炙乾黄　巴豆七粒，去殼不去油

右總爲細末，麪調水爲丸，如丸不就，用酒打麪糊爲丸，如麥大，兩頭尖，入於針破口内，用水沉膏貼之，後用膏藥及生肌藥追出膿血毒物。又如有黑陷漏瘡者，四圍死敗肉不去，不生肌者，不可治也，亦用此藥追毒，去死肌敗肉，生新肉而愈。小者用一粒，大者加用之，病輕者不必用針，只以手指甲爬動於瘡頂上，安此藥，

水沉膏貼之，其瘡即時紅腫爲度，去其敗肉爲妙。

海馬拔毒散 治疔瘡大效，兼治惡瘡發背。

海馬二個，炙　穿山甲黃土炒，去土　朱砂　水銀各一錢　麝香　片腦各少許　雄黃三分

右爲末，針破瘡口，點藥入内，一日一點，大有效。

芫花根膏 治魚臍疔瘡久治不瘥者。

芫花根一兩　黑豆三合　猪牙皂角五挺　白礬三兩，煅研細

右用酢一斗，將前三味先浸三日於釜中，以火煎至二升，去渣，却入鐺中，煎至一升，入白礬末攪令匀，去火成膏。但是魚臍丹惡瘡攤於帛上貼，日二易之。

四聖旋疔散 治疔瘡生於四肢，其勢微者，先以好酢調藥塗上，以紙封之，次内服托裏之藥，其疔自旋出根。

巴豆仁五分　白殭蠶　輕粉　硇砂各二錢半

右爲細末，酢調用之。

拔毒散 治疔瘡。

鹽白霜　粉霜　膽礬　硇砂各一錢，另研　蜈蚣一條，炙

右爲末和匀，先用羊骨針挑破頭，點藥在上，酢糊紙貼上，其根一時自出。

保生餅子 治諸疔等瘡。

金脚信二錢　雄黃　硇砂各三錢　輕粉　麝香各一錢　巴豆四十九粒，泡熟去殼研

右爲末和匀，用黃蠟一兩鎔和藥成錠，水浸少時取出，用時捻作餅如錢眼大，以羊角骨針挑瘡頭，按藥在上，以酢糊紙貼之，膏藥亦可，黃水出爲效。

濟生金砂散 取疔瘡。

道人頭微炒存性，一兩。即蒼耳子　硇砂三錢半　雄黄三錢　蟾酥以多爲妙

右，將瘡四圍刺破，油調藥末於瘡内，緋帛封之，數日疔自出。如瘡入腹嘔逆者，蒼耳搗汁飲之。

鐵罐膏　治一切惡瘡内毒，此藥止痛，追死肉。

桑柴灰　蕎麥稭灰　石灰各一碗　炭灰少許

右用瓦罐一個，底旁鑽一穴，塞住，將前項灰填在内，用水注滿，厚紙封固，一伏時，用蘆筒插在罐孔内淋之，盡其水，不用灰，將淋灰水於鍋内慢火熬，用鐵片續續攪，以滴水不散爲度，鐵罐盛之，封口，或有諸般瘡及腸風痔漏，量瘡用之妙。

又方　用針刀點破疔頭，以蟾酥敷之，後用。

野菊花　莎草根　甜菜葉　擂細，以無灰酒盡量調服之，酒醒，疔化爲水，即痛定。如熱除，不必去疔，亦自愈也。

鐵粉散　專治冷疔瘡經久不效。

多年生鐵三錢，炒過　松脂一錢　黄丹飛過　輕粉各五分　麝香少許

右爲細末，用清油調搽瘡口，立效。

又方　治疔瘡。

山慈姑　鐵銹　生薑　江茶　鹽少許　用銀針撥開疔瘡，即以前藥搭作餅子如大棋子，放疔頭上，甚者半月，皮皺可醫，不皺難治矣。

雄黄散　治疔瘡。

雄黄　硇砂　蒼耳草燒灰

右爲末，酢調數次，將菊花搗爛，薑汁調，清者服之，濃者敷之。

追毒丸　治疔瘡發背。

蝦蟆糞二分　麻蟲　雄黄　黄丹各一分

右爲末，水丸如米大，將瘡撥開頭，入藥在内，以膏藥貼之。

蜣蜋膏　治疔毒。

蜣蜋三個，肚白者佳　黄麻蟲十個

右二味搗勻，撥破患處貼之。如患在手足間，有紅絲上臂，絲盡處將針挑斷出血，仍用前藥。

又方　治疔瘡毒氣入腹，昏悶不食。

紫花地丁　蟬蜕　貫仲各一兩　乳香炙　丁香各二錢

右爲細末，每服二錢，空心温酒下。

又方　治疔瘡危篤者，二服即愈，輕者一服立效。

土蜂房一小窠，全　蛇蜕一條，全

右作一處，器皿中盛，用黄泥封固，火煅存性，研爲細末，每服一錢，空心好酒調服，少頃腹中大痛，痛止，其瘡已化黄水矣。仍服五聖散。

五聖散

大黄　甘草各一兩　生薑　皂角針　金銀花各二兩　栝蔞一個

右㕮咀，用好酒二升同煎至八分，去渣，不拘時服。

破棺丹　治疔黄走癊不止。

當歸　赤芍藥　山梔子　牽牛各二兩半　連翹　牡蠣　金銀花　紫花地丁各一兩半　京三稜　甘草各二兩　便秘加大黄三兩。

右爲細末，煉蜜和丸如彈子大，每服一丸，食前用童便化開服。忌飲酒及生冷硬物。

立馬回疔丹　治疔瘡走癊不止。

金脚信　蟾酥　血竭　朱砂　没藥各半錢　輕粉　龍腦　麝香各一字

右爲細末，用生草烏汁和如麥子大，用時將瘡頂刺破，將藥一錠放瘡口内，第二日瘡腫是效。

又方　治疔走了黄，打滚將死者。

牡蠣　大黄　山梔子　金銀花　木通　連翹　牛蒡子　地骨皮　乳香　没藥　栝蔞　皂角刺

右各等分，剉碎，每服半兩，氣壯者加朴硝，用水一碗，酒半碗，煎一服，定愈。

蟾酥走黄丸　治疔瘡走黄。

朱砂研　黄丹飛　白麪各等分

右末，取蟾酥搜作劑，丸如麥粒大。先刺瘡口，次安一粒在瘡口内，仍以水沉膏貼之；又以五七丸葱湯吞下，發汗即愈。

迴瘡蟾酥錠子　治疔瘡毒氣攻心欲死，以針刺其瘡向心行處，但覺痛有血處下錠子。若累刺至心側近皆不痛無血者，急針百會穴；痛有血者下錠子。若無血以親人熱血代之，猶十活三四。初發無有不效。大抵疔瘡生於胷背頭項最急，初生痛癢不常，中陷如釘，撼之有根，壯熱惡心是也。

南星　款冬花　巴豆仁　黄丹　白信各一錢　獨活五分　盤蝥去頭足，十個

右爲極細末，用新蟾酥和藥如黍米大，撚作錠子。每遇疔瘡，先以針刺其瘡，必不知痛，有血出者，下錠子；如覺痛，不須再用。若更不知痛，再隨瘡所行處，迎奪刺之，至有血知痛即止。其原瘡亦覺疼痛，以膏藥貼之，膿出自瘥。用錠子法度，以銀作細筒子一個，約長三寸許，隨針下至瘡痛處，復以細銀絲子内藥於筒内，推至痛處。

化毒丸　治内疔。

朱砂　雄黄各一錢　蟬蜕十枚　硼砂生　輕粉各五分　麝香一分　片腦半分

右末，蟾酥爲丸菉豆大，每用一丸，舌上含化取涎，化後以井水漱淨。無此丸，用單蟾酥代之亦可。

古今圖書集成醫部全録卷三百六十六

外科癰疽疔毒門

單方

遠志酒：治一切癰疽、發背、癤毒惡候，漬有死血，陰毒在中則不痛，敷之即痛；有憂怒等氣積而内攻，則痛不可忍，敷之即不痛；或蘊血在内熱逼人，手不可近，敷之必清涼；或氣虚血冷，潰而不斂，若七情内鬱，治之必愈。遠志，不以多少，泔浸，搥去心，曬乾爲末，酒一盞，調末三錢，澄清飲之，以滓敷於患處。

忍冬藤酒：治食膏粱炙煿過多及服金石補藥日久發疽。預服免患。忍冬藤鮮者五兩，乾者一兩，大甘草節一兩，作一劑，用水三鍾，煎至二鍾，入無灰好酒一鍾，再煎十餘沸，去渣，分三次服，能飲酒者一次服。另取藤搗爛，酒調塗患處，中留頭出毒，乾再搽。一方無甘草節。

槐花酒：治發背一切瘡毒，不問已成未成，但焮痛者幷治之。槐花四五兩微炒黄，乘熱入酒二鍾，煎十餘沸，去渣熱服，未成者二三服，已成者一二服。

癰疽瘡腫：用金針散。皂角針，春取，一半新採，一半黑者，一味不拘多少，曬乾爲末，食後酒調二三錢服。

癰疽腫痛無頭：用貝母、穿山甲、天花粉共爲末，每服三錢，水二鍾，煎半鍾，一日四服，其毒自在大小便下矣。可與前方合爲一貼。

一切癰疽能消腫逐毒，使毒不内攻，其效不可具述，名國老膏。用甘草大者二斤搥碎，河水浸一宿，揉令漿汁濃，去盡筋滓，再用絹濾過。銀石器内慢火熬成膏，用器收之，每服一二匙，無灰酒或白湯亦可。曾服燥藥丹劑者亦解之。《本事方》每甘草一斤分作三服，温酒調下。今云一二匙，恐力少也。

截癰疽惡瘡發險處服之，使毒氣不攻於内，名牛膠飲。用牛膠通明者四兩，用酒一碗入膠内，重湯煮鎔透，攪勻傾出，更浸酒，隨意飲，能飲者以醉爲度。此方活人甚多。

黄礬丸：服過一兩以上，無不取效，最止疼痛，不傷臟腑，活人不可勝數。用白礬一兩、黄蠟半兩，右和丸如桐子大，每服十丸，漸加至五十丸，温酒送下，如未破即消，已破即合。一日服百粒，則有效。能防毒氣内攻，尤能護膜。始終須服半斤。瘡愈後服之尤佳。一方用明礬飛過研細，以鷄子二個取清，調礬末稀稠如糊，用無灰陳好酒化開服之，膿未成者即消，已成膿者從大小便出，神效。其功大勝黄礬丸。

一切瘡腫：牛蒡根三莖洗淨，煮令爛，於盆中研令細，去筋膜，汁中即下米煮粥，鹹淡任性，服一碗甚良。無忌。名牛蒡粥。

猪牙皂角，去皮如法，酢炙焦黄爲末，每服半錢，加穿山甲全者，看患人證在何處，就取此處甲用。以蛤粉炒爲末一錢，與皂角末相和，温酒調下，證在上食後服，證在下食前服，神效。名破毒無比散。

一切無名腫毒瘡癤：貝母一味去心切細，一半生曬，一半微炒，和勻爲末，病在上食後服，病在下食前服，酒調一二錢。名消毒散。

神效葱熨法：治流注結核骨癱鶴膝等證，腫硬或先已隔蒜灸而餘腫未消，最宜用熨以助氣血而行壅滯，其功甚大。又爲跌撲傷損止痛散血消腫之良法。用葱白頭搗爛炒熱頻熨患處，冷再换。

凡癰腫初起，以熱湯頻沃之，即散。

凡腸癰，取死人塚土作泥塗之，良。

一切癰腫：伏龍肝以蒜和作泥貼之，乾再易。或鷄子黄和亦可。《外臺秘要》，下同。

瘭疽出汁，著手足肩背累累如米：用竈突墨、竈屋塵、釜下土研勻，水一斗煮三沸，取汁洗，日三四度。

石癰不膿：梁上塵、葵根莖灰等分，用酢和敷之。《千金方》

惡癰腫毒痛：鉛白霜一分，甘草半生半熟爲末，綿裹含嚥。《聖惠方》

骨疽出骨：一名多骨瘡。又時出細骨，乃母受胎未及一月，與六親骨肉交合，感其精氣，故有多骨之名。以密陀僧末桐油調勻，攤貼之，即愈。《壽域方》

雌雄疔瘡：用鐵粉一兩，蔓青根三兩，搗如泥封之，日二換。《集元方》

疔腫拔根：用鐵渣一兩，輕粉一錢，麝香少許爲末，針畫十字，以點藥入內，酢調麵糊，敷之神效。《普濟方》

疔腫初起：多年土內銹釘，火煅酢焠，刮下銹末，不論遍次，鍛取收之，每用少許，人乳和，挑破敷之，仍炒研二錢，以蜜水煎滾，待冷調服。《普濟方》，下同。

癰疽楊梅諸惡瘡：水銀一兩，朱砂、雄黄各二錢半，白礬、緑礬各二兩半，研勻罐盛，燈盞蓋定，鹽泥固濟，文武火煉，在罐口掃收，每以三錢入乳香、没藥各五分，灑太乙膏上貼之絶效，名曰五寶霜。

魚臍疔瘡四面赤中央黑：銀朱，水和丸，每服一丸，温酒下，名走馬丹。

疔瘡惡毒：刺四邊及中心，以雄黄末敷之，神驗。

一方：用雄黄、蟾酥各五分爲末，葱蜜搗丸小米大，以針刺破瘡頂，插入甚妙。

手足甲疽：熏黄蛇皮等分爲末，以水洗淨，割去甲入肉處敷之，一頃痛定，神效。《近效方》

癰疽瘀肉：石灰半斤，蕎麥稭灰半斤，淋汁煎成霜，密封，每以針劃破搽之，自愈。

疔瘡惡腫：石灰、半夏等分，研末塗之。《普濟方》，下同。

疔瘡發背：白浮石半兩，没藥二錢半爲末，酢糊丸梧子大，每服六七丸，臨臥冷酒下。

疔腫熱毒：磁石末酢和封之，拔根立出。《外臺秘要》

甲疽腫痛：石膽一兩，燒煙盡，研末敷之，不過四五度瘥。《梅師方》

疔毒腫痛：白薑石末和鷄子清敷之，乾即易，疔自出神驗。《崔氏方》

潰癰作癢：以鹽摩其四圍即止。《外科精義》

疔瘡腫毒：好硇砂、雄黄等分研，以銀篦挑破瘡口，擠去惡血，安藥一豆入内，紙花貼住，即效。毒氣入腹嘔吐者，服護心散。《瑞竹堂方》

癰疽不合：石硫黄，以筯蘸插入孔中，以瘥爲度。《外臺秘要》

疔瘡腫毒：雪白礬末五錢，葱白煨熟，搗和丸梧子大，每服二錢五分，以酒送下，未效再服。久病孕婦不可服。《衛生寶鑑》

魚睛疔瘡：枯礬末，寒食麪糊調貼，消腫無膿。《崔氏方》

疔腫惡瘡：二仙散，用生礬、黄丹等分，臨時以三稜針刺血，待盡敷之，不過三次決愈。《衛生寶鑑》

諸般癰疽：用甘草三兩微炙切，以酒一斗同浸瓶中，用黑鉛一片鎔成汁，投酒中，取出，如此九度，令病者飲酒至醉，寢後即愈也。

又方：甘草一大兩，火炙擣碎，水一大升浸之，器上横一小刀子，露一宿，平明以物攪令沫出，去沫服之，但是瘡腫發背皆效。

又方：用甘草三大兩生搗篩末，大麥麪一兩和勻，取好酥少許入内，下沸水，搜如餅狀，方圓大於瘡一分，熱敷腫上，以紬片及故紙束之，仍令通風。冷則換之。已成者膿水自出，未成者腫便内消。仍吃黄芪粥爲妙。

些小癰癤，發熱時，即用粉草節晒乾爲末，熱酒服一二錢，連進數服，痛熱皆止。《外科精要》

疔瘡腫毒：生薺苨根搗汁，服一合，以滓敷之，不過三度。

癰疽便閉：紫草、栝蔞實等分，新水煎服。《直指方》

疔瘡腫毒：白芨末半錢，以水澄之，去水，攤於厚紙上貼之。《袖珍方》

癰疽腫毒：黄連、檳榔等分爲末，鷄子清調搽之。《簡易方》

癰疽瘡腫，已潰未潰：胡黄連、穿山甲燒存性等分爲末，以茶或鷄子清調搽之。《簡易方》

瘡口不合：秦艽爲末摻之。《直指方》

癰疽、疔瘡、惡瘡及黄疸：慈姑連根，同蒼耳草等分搗爛，以好酒一鍾，濾汁温服，或乾之爲末，每酒服三錢。《乾坤生意》

癰疽疔腫，一切惡瘡：金絲草、忍冬藤、五葉藤、天蕎麥等分，煎湯温洗，黑者加酢。

又：鐵箍散，用金絲草灰二兩，酢拌曬乾，貝母五兩去心，白芷二兩爲末，以涼水調貼瘡上，香油亦可。或加龍骨少許。

諸瘡腫痛：撫芎煅研，入輕粉，麻油調塗。《普濟方》

疔瘡初起：白芷一錢，生薑一兩擂，酒一盞温服，取汗即散。《袖珍方》

癰疽赤腫：白芷、大黄等分爲末，米飲服二錢。《經驗方》

一切癰疽、瘡癧、惡瘡、下癢臁瘡潰後，外傷風寒，惡汁臭敗不斂，幷主之：木香、黄連、檳榔等分爲末，油調頻塗之，取效。《和劑局方》

疔腫諸毒：荆芥一握切，以水五升煮取二升，分二服，冷飲。《藥性論》

一切瘡疥：荆芥末，以地黄自然汁熬膏，和丸梧子大，每服三五十丸，茶酒任下。《普濟方》

熱毒瘡腫：秋後收連錢草，陰乾爲末，水調敷之，生搗亦可。《寇氏衍義》

疔腫垂死：菊花一握，搗汁一升，入口即活。此神驗方也。冬月採根。《肘後方》

癰疽疔腫，一切無名腫毒：用野菊花連莖搗爛，酒煎熱服，取汗，以渣敷之即效。《集效方》

又方：用野菊花莖葉、蒼耳草各一握，共搗，入酒一碗，絞汁服，以渣敷之，取汁即愈。或六月六日採蒼耳葉，九月九日採野菊花爲末，每酒服三錢亦可。《易簡方》

疔瘡腫毒：艾蒿一擔燒灰，於竹筒中淋取汁，以一二合和石灰如糊，先以針刺瘡至痛，乃點藥三遍，其根

自拔，神驗。《千金方》

癰疽不合，瘡口冷滯：以北艾煎湯洗後，白膠香熏之。《直指方》

一切癰瘡，婦人妬乳、乳癰，小兒頑瘡，及浸淫黄爛熱瘡、疥癬、陰蝕：并用天麻草切五升，以水一斗半煮一斗，分數次洗之以殺癢。《千金方》

急慢疔瘡：用益母草搗爛敷之，仍絞汁五合服即消。

又方：用益母草四月連花採之，燒存性，先以小尖刀十字劃開疔根，令血出，次遶根開破，捻出血拭乾；以稻草心蘸藥撚入瘡口，令到底，良久當有紫血出，捻令血淨；再撚藥入，見紅血乃止。一日夜撚藥三五度。重者二日根爛出，輕者一日出。看瘡根腫脹起即是根出，以針挑之，出後仍敷藥，生肌易愈。忌風寒、房室、酒肉、一切毒物。

丁瘡惡腫：千針草四兩，乳香一兩，明礬五錢爲末，酒服二錢，出汗爲度。

癰疽發背初起未成者：苧根熟搗敷上，日夜數易，腫消即瘥。《圖經本草》

諸瘡腫毒：牛蒡根五莖洗，煮爛搗汁，入米搗服，食一碗甚良。《普濟方》

積年惡瘡、反花瘡、漏瘡不瘥者：牛蒡根搗，和臘月猪脂，日日封之。《千金方》

一切疔腫危困者：蒼耳根葉搗，和小兒尿絞汁，冷服一升，日三服，拔根甚驗。

又方：用蒼耳根苗燒灰，和酢淀塗之，乾再上，不十次，即拔根出。

又方：蒼耳根三兩半，烏梅肉五個，連鬚葱三根，酒二鍾，煎一鍾，熱服取汗。《邵真人方》

疔瘡腫毒：地菘葉浮酒糟同搗，敷之立效。《集效方》

癰疽腫毒，一切惡瘡：端午採豨薟草一兩，乳香一兩，白礬燒半兩爲末，每服二錢，熱酒調下。毒重者，連進三服，得汗妙。《乾坤秘韞》

發背疔瘡：豨薟草、五葉草即五爪龍、野紅花即小薊、大蒜等分，擂爛入熱酒一碗，絞汁服，得汗立效。

《乾坤生意》

疔瘡腫毒：端午採豨薟草暴乾爲末，每服半兩，熱酒調下，汗出即愈，極有效驗。《集簡方》

癰疽惡肉：白炭皮、白荻灰等分，煎膏塗之，蝕盡惡肉，以生肉膏貼之，亦去黑子。此藥只可留十日，久則不效。《肘後方》

癰疽疔腫惡肉：地黃三斤，水一斗煮取三升，搗敷之，或去渣煎稠，塗紙上貼之，日三易。

癰瘡已潰：用牛膝根略刮去皮，插入瘡口中，留半寸在外，以嫩橘葉及地錦草各一握，搗其上。牛膝能去惡血，二草溫涼止痛。隨乾隨換，有十全之功也。《經驗方》

瘭疽惡毒，肉中忽生一黶子，大如豆粟，或如梅李，或赤、或黑、或白、或青，其黶有核，核有深根應心，能爛筋骨，毒入臟腑即殺人，但飲葵根汁，可解其熱毒。《集驗方》

癰腫無頭：三日後取葵子一百粒，水吞之，當日即開也。一云只吞一粒即破，如吞兩粒，即有兩頭也。一方葵子爲末，水調敷之。

腸胃生癰：懷忠丹，治内癰有敗血，腥穢殊甚，臍腹冷痛，用此排膿下血。單葉紅蜀葵根、白芷各一兩，白枯礬、白芍藥各五錢爲末，黄蠟鎔化和丸梧子大，每空心米飲下二十丸，待膿血出盡，服十宣散補之。《皆效方》

諸瘡腫痛不可忍者：葵花根去黑皮搗爛，入井華水，調稠貼之。《普濟方》

癰疽腫毒：黄蜀葵花用鹽摻收瓷器中，密封經年不壞，每用敷之，自平自潰。無花，用根葉亦可。《直指方》

便癰初起：黄葵子七七粒、皂角半挺爲末，以石灰同酢調塗之。《永類鈐方》

癰腫無頭：龍葵莖葉搗敷。《經驗方》

發背癰腫成瘡者：龍葵一兩爲末，麝香一分，研勻塗之，善。

一切癰疽發背惡瘡：用蝦蟆一個，同老鴉眼睛草莖葉搗爛敷之即散，神效。一方無蝦蟆。

疔腫毒瘡，黑色焮腫者乃服丹石毒也，赤色者肉麪毒也。用龍葵根一握洗切，乳香末、黄連三兩，杏仁六十枚，和搗作餅，厚如三錢，依瘡大小敷之，覺癢即換去。癢不可忍，切勿搔動，候焮久瘡中似石榴子戢戢然，乃去餅。時時以甘草湯温洗，洗後以蠟貼之。終身不得食羊血。如無龍葵，以蔓菁根代之。《聖濟總録》

魚臍疔瘡：瞿麥燒灰，以油和敷之甚佳。崔氏方

疔腫初起：王不留行子爲末，蟾酥丸黍米大，每服一丸，酒下，汗出即愈。

發背癰毒，痛不可忍：龍牙草即馬鞭草搗汁飲之，以渣敷患處。

疔瘡惡腫：五月五日收旱蓮草陰乾，仍露一夜收，遇疾時嚼一葉貼上，外以消毒膏護之，三二日疔脱。《聖濟總録》

癰疽腫毒：連翹草及根各一升，水一斗六升，煮汁三升服，取汗。《外臺秘要》

癰腫惡肉不消者：蒴藋灰、石灰各淋取汁，合煎如膏，敷之能蝕惡肉。亦去痣疵。此藥過十日，即不中用。《千金方》

惡瘡痂癢作痛：萹竹搗封，痂落即瘥。《肘後方》

一切疔腫：蒺藜子一升，熬搗，以酢和，封頭上拔根。《外臺秘要》

諸瘡腫毒：蒺藜蔓洗三寸截之，以水五升煮取二升，去渣納銅器中；又煮取一升，納小器中，煮如飴狀，以塗患處。《千金方》

一切癰疽，及腸癰、奶癰，赤腫未破或已破，而膿血不散，發熱疼痛能食者，并宜排膿托裏散。用地蜈蚣、赤芍藥、當歸、甘草等分爲末，每服二錢，温酒下。《和劑局方》

癰疽惡瘡：紫花地丁連根，同蒼耳葉等分搗爛，酒一鍾攪汁服。《經驗方》

癰疽發背，無名諸腫：紫花地丁草三伏時收，以白麪和成，鹽酢浸一夜貼之。昔有一尼，患發背，夢得此方，數日而痊。《集效方》

一切惡瘡：紫花地丁根日乾，以罐盛燒烟，封瘡熏之，出黄水取盡愈。《易簡方》

疔瘡腫毒：紫花地丁搗汁服，危極者亦效。

又方：用葱頭生蜜共搗貼之。若瘤瘡，加新黑牛屎。

腫毒初起：大黄、五倍子、黄蘗等分爲末，新汲水調塗，日四五次。《簡便方》

癰腫焮熱作痛：大黄末酢調塗之，燥即易，不過數易即退，甚驗，神方也！

一切毒腫：商陸根和鹽少許搗敷，日三易之。《千金方》

石癰如石，堅硬不作膿者：生商陸根搗擦之，燥即易，取軟爲度。亦治濕漏諸癤瘡傷。

瘡傷水毒：商陸根搗炙，熱布裹熨之，冷即易之。《千金方》

緩疽腫痛：蔄茹一兩爲散，温水服二錢。《聖惠方》

石癰堅硬不作膿者：莨菪子爲末，酢和敷瘡頭，根即拔出。《千金方》，下同。

癰疽腫毒：以烏頭炒、黄蘗炒各一兩爲末，唾調塗之，留頭，乾則以米泔潤之。

癰疽肉突：烏頭五枚，濃酢三升淹五日，洗之，日夜三四度。《古今録驗》

疔瘡腫痛：酢和附子末塗之，乾再上。《千金方》

疔毒初起：草烏頭、川烏頭各三個，杏仁九個，飛羅麪一兩，爲末，水調搽留口，以紙蓋之，乾以水潤之。《經驗方》

疔毒惡腫：生烏頭切片，酢熬成膏，攤貼，次日根出。

又方：兩頭尖一兩、巴豆四個搗貼，疔自拔出。《普濟方》

疔瘡發背：草烏頭去皮爲末，用葱白連鬚和搗，丸豌豆大，以雄黄爲衣，每服一丸。先將葱一根細嚼，以熱酒送下。或有惡心嘔三四口，用冷水一口止之。即以被厚蓋，汗出爲度，亦治頭風。《乾坤秘韞》

惡毒諸瘡及發背、疔瘡、便毒等證：二烏膏，用草烏頭、川烏頭於瓦上，以井華水磨汁塗之；如有口即塗諸四邊，乾再上。亦可單用草烏磨酢塗之。

癰腫初起：芫花末和膠塗之。《千金方》

癰癤已潰：芫花根皮搓作撚插入，則口不合，令膿易竭也。

癰瘡未潰：菵草一兩爲末，鷄子白調塗帛上貼之，日二易，取痛爲良。

癰腫初起：栝蔞根苦酒熬燥搗篩，以苦酒和塗紙上貼之。

諸般癰腫：新掘天門冬三五兩洗淨，沙盆擂細，以好酒濾汁頓服，未效，再服必愈。《醫學正傳》

癰疽毒瘡：赤何首烏不限多少，瓶中文武火熬煎，臨熟入好無灰酒相等，再煎數沸，時時飲之。其渣焙研爲末，酒煮麪糊丸梧子大，空心温酒下三十丸。疾退，宜常服之。《外科精要》

疔瘡發背初起：水調白蘞末塗之。《肘後方》

一切癰腫：白蘞二分、藜蘆一分爲末，酒和貼之，日三上。

諸瘡不斂：白蘞、赤蘞、黄蘗各三錢，炒研，輕粉一錢，用葱白漿水洗淨敷之。

癰腫不散：生白藥根搗貼，乾則易之，無生者研末，水和貼。《圖經本草》

一切癰疽初起，不問發於何處：用木蓮四十九個，揩去毛，研細解開，温服，功與忍冬草不相上下。《外科録要》

疔瘡黑凹：用髮繩劄住，將尖葉薜荔搗汁，和蜜一盞服之，外以葱蜜搗敷四圍。《聖惠方》

一切腫毒，不問已潰未潰，或初起發熱：用金銀花俗名甜藤，採花連莖葉，自然汁半碗，煎八分服之，以渣敷上，敗毒托裏，散氣和血，其功獨勝。疔瘡、便毒、喉痺、乳蛾方 皆同。《積善堂方》

敷腫拔毒：金銀藤大者燒存性，葉焙乾爲末，各三錢，大黄焙爲末四錢，凡腫毒初發，以水酒調搽四圍，留心泄氣。《經驗方》

癰疽發背：生菖蒲搗貼之，瘡乾者爲末，水調塗之。

腫毒初起：水中萍子草搗敷之。《肘後方》

一切癰疽：馬蹄草即蓴菜，春夏用莖，冬月用子，就於根側尋取，搗爛敷之，未成即消，已成即毒散，用菜亦可。《保生餘録》

數種疔瘡：馬蹄草又名缺盆草、大青葉、臭紫草各等分，擂爛，以酒一碗浸之，去渣温服，三服立愈。《經驗良方》

熱毒腫幷丹毒：但取渠中藻菜切搗敷之，厚三分，乾即易，甚效無比。

熱毒丹瘡：《千金方》用愼火草搗汁拭之，日夜拭一二十遍。一方入苦酒搗泥塗之，乾則易。

一切腫毒：野園荽一把，穿山甲燒存性七分，當歸尾三錢，擂爛，入酒一碗絞汁服，以渣敷之。《集簡方》

瘡瘍：刺骨草血竭搗罨之，自出。《本草權度》

一切腫毒初起：用透骨草、漏蘆、防風、地榆等分煎湯，綿蘸，乘熱不住燙之，二三日即消。

治疔瘡如櫻桃者：用佛掌花根同生薑蜜研汁服之，外以天茄葉貼之。

疔腫惡瘡：胡麻燒灰、針砂等分爲末，酢和敷之，日三。《普濟方》

癰瘡不合：烏麻炒黑搗敷之。《千金方》

癰疽發背初作：即以麻油一斤，銀器煎二十沸，和醇酢三碗，分五次，一日服盡。《直指方》

腫毒初起：麻油煎葱黑色，趁熱通手旋塗自消。《百一選方》

疽瘡有蟲：生麻油渣貼之，綿裹，當有蟲出。《千金方》

一切疔腫：面和臘猪脂封之，良。《梅師方》

癰疽發背，一切腫毒：蕎麥麪、硫黄各二兩爲末，井華水和作餅，曬收，每用一餅，磨水敷之，痛則令不痛，不痛令痛，即愈。《直指方》，下同。

瘡頭黑凹：蕎麥麪煮食之，即發起。

赤根疔腫：白粉熬黑，和蜜敷之。《千金方》

癰疽發背：稷米粉熬黑，以鷄子白和塗練上，剪孔貼之，乾則易，神效。《葛氏方》

疔瘡惡腫：小豆花末敷之。

瘡腫，傷風中水痛劇者：黍穰燒烟熏，令汗出愈。《千金方》

石癰諸癰：赤小豆五合，納苦酒中五宿，炒研以苦酒和塗即消，加栝蔞根等分。《范汪方》

癰疽初作：赤小豆末水和塗之，毒即消散，頻用有效。《小品方》

服硫發癰：酢和豉研膏敷之，燥則易。《千金方》

一切腫毒：葱汁漬之，日四五度。

疔瘡惡腫：刺破，以老葱生蜜杵，貼兩時，疔出，以酢湯洗之，神效。《聖濟總録》

瘡犯惡露，甚者殺人：薤白搗爛，以帛裹煨熱，去帛敷之，冷即易換；亦可擂作餅，以艾灸之，熱氣入瘡，水出即瘥也。《梅師方》

一切惡瘡：熬豉研敷之，不過三四次出。《楊氏産乳》

魚臍疔瘡：寒食餳塗之，良。乾者燒灰。《千金方》

風熱腫毒：蕓薹苗葉根、蔓菁根各三兩爲末，以鷄子清和貼之即消。無蔓菁即以商陸根代之甚效。《近效方》

癰疽不潰：苦酒和雀屎如小豆大，敷瘡頭上，即穿也。《肘後方》

癰疽初起：乾薑一兩炒紫，研末酢調，敷四圍留頭，自愈，奇方也！《諸證辨疑》

惡毒癰腫，或連陰卵髀間，疼痛攣急，牽入小腹，不可忍，一宿即殺人者：用茴香苗葉，搗汁一升服之，日三四服，其渣以貼腫上。冬月用根。此是外國神方，永嘉以來，用之起死回生，神效。

一切腫毒：松香八兩，銅青二錢，蓖麻切五錢，同搗作膏攤貼。

疔瘡腫毒：馬齒菜二分、石灰三分爲末，鷄子白和塗之。

對口惡瘡：野苦蕒搗汁一鍾，入薑汁一匙，和酒服，以渣敷一二次，即愈。

魚臍瘡，其頭白似粟，腫痛不可忍：先以針刺破頭及四畔，以白苣汁滴孔中，即愈。

疔瘡初起，不拘已成未成：用翻白草十科，酒煎服，出汗即愈。

疔毒作痛：魚腥草搗爛敷之，痛一二時不可去草，痛後一二日即愈。

疔瘡惡腫：野灰藋菜葉燒灰，撥破瘡皮，唾調少許點之，血出爲度。

腫毒初起：帶泥山藥、蓖麻子、糯米等分，水浸研，敷之即散也。《普濟方》

熱毒瘡腫：生茄子一枚割去二分，去瓤二分，似罐子形，合於瘡上即消也。如已出膿，再用取瘥。《聖濟總録》

癰疽不斂，瘡口太深：用絲瓜搗汁頻抹之。《直指方》

諸瘡久潰：絲瓜兒根熬水掃之，大涼即愈。《應驗方》

疔腫難拔：黑牯牛拋糞在地，待生菌子焙乾，豨薟草等分爲末，以竹筒去兩頭，緊縛合住疔上，用水和末一錢，入筒內，少頃沸起，則根拔出；未出再作二三次。《醫學正傳》

諸瘡腫痛：杏仁去皮研濾取膏，入輕粉麻油調搽，神效。鮑氏

癰疽瘡腫，已潰未潰：皆可用鹽白梅燒存性爲末，入輕粉少許，香油調塗四圍。《簡易方》

卒得惡瘡，人不識者：桃皮作屑納之。《孫真人方》

諸瘡久壞不愈者：棗膏三升，煎水噴洗取愈。

疔腫惡毒：以針刺四畔，用榴皮著瘡上，以面圍四畔灸之，以痛爲度，仍内榴末敷上，急裹經宿，連根自出也。《肘後方》

一切癰腫、背癰、附骨疽未成膿者：核桃十個，煨熟去殼，槐花一兩研末，杵勻，熱酒調服。《古今録驗》

疔瘡惡腫：核桃一個平破，取仁嚼爛，安殼內，合在瘡上，頻换甚效。《普濟方》

石癰堅硬如石，不作膿：用橡子一枚，以酢於青石上磨汁塗之，乾則易，不過十度即平。《千金方》

疔瘡惡腫：用荔枝五個或三個，不用雙數，以狗糞中米淘淨爲末，與糯米粥同研成膏，攤紙上貼之，留一

孔出毒氣。

又方：用荔枝肉、白梅各三個，搗作餅子，貼於瘡上，根即出也。

瘡腫作痛：生椒末、釜下土、蕎麥粉等分，研酢和敷之。

腸癰已成，小腹腫痛，小便似淋，或大便難澁下膿：用甜瓜子一合，當歸炒一兩，蛇蜕皮一條，㕮咀，每服四錢，水一盞半，煎一盞，食前服，利下惡物妙。《聖惠》

一切腫毒：野葡萄根曬研爲末，水調塗之，即消也。

諸般癰腫，拔毒止痛：荷葉中心蒂如錢者，不拘多少，煎湯淋洗，拭乾，以飛過寒水石同臘猪脂塗之。

毒腫入腹：鷄舌香、青木香、薰陸香、麝香各一兩，水四升煮二升，分二服。

癰疽惡肉：丁香末敷之，外以膏藥護之。《怪證奇方》

癰疽惡毒：番降末、楓乳香等分爲末，熏之，去惡氣甚妙。《集簡方》

一切惡瘡：用白膠香、瀝青各一兩，以麻油、黄蠟各二錢半，同鎔化，入冷水中扯千遍，攤貼之。《儒門事親》

惡瘡疼痛：楓香、膩粉等分爲末，漿水洗淨貼之。

癰疽寒顫：乳香半兩，熟水研服，顫發於脾，以乳香能入脾故也。《直指方》

收斂瘡口：血竭末一字，麝香少許，大棗燒灰半錢同研，津唾調塗之。

癰疽腫毒：黄蘗皮炒、川烏頭炮等分爲末，唾調塗之，留頭，頻以米泔水潤濕。《集簡方》

斂瘡生肌：黄蘗末，麪糊調塗效。《宣明方》

一切毒腫不問硬軟：取楸葉十重敷腫上，舊帛裹之，日三易之，當重重有毒氣爲水，流在葉上。冬月取乾葉，鹽水浸軟，或取根皮搗爛敷之，皆效。止痛消腫，化膿血，勝於衆藥。《東陽方》

癰疽發背大如盤，臭不可近：桐葉酢蒸貼上，退熱止痛，漸漸生肉收口，極驗秘方也。《醫林正宗》，下同。

癰腫初起：桐油點燈，入竹筒内熏之，得出黄水即消。

疔瘡腫毒，一切癰疽發背，不問已成未成，但焮痛者皆治：槐花微炒、核桃仁各二兩，無灰酒一鍾，煎十餘沸熱服，未成者二三服，已成者一二服，效。

疔腫惡瘡：皂角去皮酥炙焦爲末，入麝香少許，人糞少許，和塗，五日後根出。《普濟方》

便癰初起：皂角子七個，研末敷之。一方照年歲吞之。《儒門事親》

腹內生瘡在腸臟不可藥治者：取皂角刺不拘多少，好酒一碗，煎至七分温服，其膿血悉從小便中出，極效；不飲酒者，水煎亦可。《經驗方》

瘡腫無頭：皂角刺燒灰，酒服三錢，嚼葵子三五粒，其處如針刺爲效。

卒生惡瘡，不可名識者：柳葉或皮，水煮汁，入少鹽頻洗之。《肘後方》

一切惡瘡：巴豆三十粒，麻油煎黑，去豆，以油調硫黄輕粉末，頻塗取效。

癰疽惡肉，一切瘡毒：巴豆仁炒黑研膏，點痛處則解毒，塗瘀肉上則自化。加乳香少許亦可。若毒深不能收斂者，宜作撚紝之，不致成痛。《外科精義》

石癰堅硬不作膿者：蜀桑白皮陰乾爲末，烊膠和酒調敷，以軟爲度。《千金》

癰口不斂：經霜黄桑葉爲末敷之。《直指方》

癰疽瘑毒：狗頭骨灰、蕓薹子等分爲末，水和敷之。《千金》

惡瘡不愈：狗頭骨灰，同黄丹末等分敷之。《壽域方》

長肉生肌：老狗頭腦骨瓦炒二兩，桑白皮一兩，當歸二錢半爲末，麻油調敷。《直指方》

癰瘡大痛：壁虎焙乾研末，油調敷之，即止。《醫方摘要》

癰疽不合：破蒲席燒灰，臘月猪脂和，納孔中。《千金》，下同。

內癰未成：取伏鷄屎水和服即瘥。

凡諸般惡瘡：取東牆上土，及大黄等分爲末，用無根井華水調搽，乾則再上。《瑞竹堂方》，下同。

一切惡瘡：取燕窠内外泥糞研細，油調搽。一加黄蘗末。

凡惡瘡腫毒：用松木上白蟻泥同黄丹各炒黑研，和香油塗之。

無名惡瘡：梁上倒掛塵二條，韭地蚯蚓糞少許，生蜜和捻作餅，如錢大，陰乾，用蜜水調，頻敷之。《簡便方》

諸般毒瘡：用門臼塵，切蒜蘸擦，至出汗即消。

瘡傷水濕：胡粉、炭灰等分，脂和塗孔上，水即出也。《千金方》

蛇皮惡瘡：鐵漿頻塗之。《談野翁方》

一切惡瘡：雲母和敷之。《千金方》

惡肉毒瘡：一女年十四，腕軟處生物如黄豆大，半在肉中，紅紫色，痛甚，諸藥不效。一方士以水銀四兩，白紙兩張，揉熟蘸水銀擦之，三日自落而愈。

日久頑瘡不收者：銀硃一錢，千年地下石灰五分，松香五錢，香油一兩爲末，化攤紙上貼之。《應急良方》

廣東惡瘡：雄黄一錢半，杏仁三十粒去皮，輕粉一錢爲末，洗淨，以雄猪膽汁調上，二三日即愈，百發百中。《積德堂方》

多年惡瘡：多年石灰研末，鷄子清和成塊，煅過再研，薑汁調敷。《救急方》

諸般腫毒：吸鐵石三錢，金銀藤四兩，黄丹八兩，香油一斤，如常熬膏貼。

一切癰疽發背，無名腫毒，年少氣壯者：用黑白牽牛各一合，布包搥碎，以好酢一碗熬至八分，露一夜，次日五更温服，以大便出膿血爲妙，名濟世散。《張三丰仙方》

癰腫癤毒，潰爛疼痛：用薔薇皮更炙熨之。《千金方》

年深惡瘡：無心草根、乾薑各三錢，鈎苓根五錢，爲末摻之。《外科精義》

瘡疽不出：紅花子、紫草茸各半兩，蟬蜕二錢半，水鍾半，煎減半，量大小，加減服。《傷寒論》

腫毒已破：青大麥去鬚炒，暴乾爲末敷之，成靨揭去，又敷，數次即愈。

癰腫熱毒：家芥子末同柏葉搗塗，無不愈者，大驗。得山芥更妙。《千金翼》，下同。

一切癰腫：猪膽汁和芥子末貼之，日三上。猪脂亦可。

疔腫惡毒：蒼耳蠹蟲燒存性研末，油調塗之，即效。或以麻油浸死收貯，每用一二枚搗敷，即時毒散，大有神效。時珍

一切疔瘡及無名腫毒惡瘡：用蒼耳草梗中蟲一條，白梅肉三四分，同搗如泥，貼之立效。《經驗方》

又方：麻蟲即蒼耳草内蟲，炒黃色，白殭蠶、江茶各等分爲末，蜜調塗之。《總録》

又方：用蒼耳節内蟲四十九條，搥碎，入人言少許，搥成塊，刺瘡令破敷之，少頃以手撮出根，即愈。

疔瘡毒腫不破，則毒入腹：用蟬蜕炒爲末，蜜水調服一錢，外以津和塗之。《雜纂》

又方：用蟬蜕、殭蠶等分爲末，酢調塗瘡口四圍，候根出，拔去再塗。《大成》

一切惡瘡，及沙蝨水弩惡疽：五月五日取蜣蜋蒸過，陰乾爲末，油和敷之。《聖惠》

疔腫惡瘡：楊柳上大烏殼硬蟲，或地上新糞内及泥堆中者生取，以蜜湯浸死，新瓦焙焦爲末，先以針燒過，針撥開，好酢調敷之。《普濟方》

無名惡瘡忽得，不識者：用死蜣蜋杵汁塗之。《廣利》

疔腫惡毒：透骨膏，用八角兒楊柳上者陰乾去殼四個，如冬月無此，用其窠代之，蟾酥五分，巴豆仁一枚，粉霜、雄黃、麝香少許，先以八角兒研如泥，入鎔化黃蠟少許，同衆藥末和作膏子，密收，每以針刺瘡頭破出血，用榆條送膏子麥粒大入瘡中，以雀糞二個放瘡口，瘡回即止，不必再用也。忌冷水。如針破無血，係是著骨疔，即男左女右，中指甲末刺出血糊藥；又無血，即刺足大拇糊藥；如都無血，必難醫也。

疔腫有根：用大針刺作孔，削蔓菁根如針大，染鐵生衣刺入孔中；再以蔓菁根、鐵生衣等分，搗塗於上，有膿即易出，須臾根出立瘥。忌油膩、生冷、五辛、黏滑、陳臭。《肘後方》，下同。

天行熱毒攻手足，腫痛欲斷：用母猪蹄一具去毛，以水一斗，葱白一握煮汁，入少鹽漬之。

癰疽不斂，不拘發背一切瘡：用鼈甲燒存性研摻，甚妙。《怪證奇方》

腸癰内痛：鼈甲燒存性研，水服一錢，日三。《傳信方》

癰腫未成，用此拔毒：水調牡蠣粉末塗之，乾更上。《集驗方》

癰疽赤腫：用米酢和蚌蛤灰塗之，待其乾即易之。《千金》

癰疽有毒蟲：鹿角燒末，苦酒和塗，磨汁亦可。

骨疽不合，骨從孔中出：掘地作坑，口小裏大，深三尺，以乾鷄屎二升同艾及荆葉擣碎，入坑内，燒令煙出，以疽口就熏，用衣擁之，勿令泄氣，半日當有蟲出甚效。《千金方》

一切諸瘡：五倍子、黄蘗等分，爲末敷之。《普濟方》

一切腫毒：五倍子炒紫黑色，蜜調塗之。

瘡口不收：五倍子焙研末，以臘酢脚調塗四圍效。

耳垢：治癰腫未成膿，封之即散；疳蟲蝕鼻生瘡，及毒蛇螫人，幷敷之。時珍

一切癰腫未潰：用乾人屎末、麝香各半錢研勻，以病人津調貼頭外，以酢麪作錢護之，膿潰去藥。《衍義》

疔腫初起：刮破，以熱屎尖敷之，乾即易，不過十五遍即根出，立瘥。《千金方》

收斂瘡口：血竭末一字，麝香少許，大棗燒灰半錢，同研津調塗之。《究原方》

疔腫拔根：取户邊蜘蛛杵爛酢和，先挑四畔血出，根稍露，敷之，乾即易，一日夜根拔出，大有神效。《千金方》，下同。

積年諸瘡：蜘蛛膜貼之，數易。

一切腫毒，已成未成：用水膠一片水漬軟，當頭開孔貼之，未百日者自消，已潰者令膿自出也。《外臺秘要》

諸瘡腫毒：全蠍七枚，梔子七個，麻油煎黑，去渣入黄蠟化成膏，敷之。《濟寮方》

凡疔腫：取糞坑下土、蟬蛻、全蠍等分，擣作錢大餅，香油煎滾温服，以渣敷瘡四圍，疔自出也。《聖濟總録》

疔瘡惡腫：牡狗屎，五月五日燒灰塗敷，數易之。又治馬鞍瘡神效。《聖惠》

魚臍疔瘡似新火針瘡，四邊赤，中間黑，可刺之；若不大痛即殺人也。用臘月魚頭灰髮灰等分，以鷄溏屎和塗之。《千金方》

疔瘡惡腫：黑牛耳垢敷之。《聖惠方》

疔腫未破：白馬齒燒灰，先以針刺破，乃封之，用濕面圍腫處，酢洗去之，根出大驗。《肘後方》

赤根疔瘡：馬牙齒擣末，臘猪脂和敷，根即出也。燒灰敷之，亦可愈。《千金方》

疔腫傷風作腫：以馬屎炒熨瘡上五十遍，極效。《聖惠方》

疔瘡中風腫痛：用驢屎炒熨瘡上五十遍，極效。《普濟方》

腫毒初起：敗龜板一枚燒研，酒服四錢。

疔瘡惡腫：用田螺入冰片化水，點瘡上。《普濟方》

繞指毒瘡生手足指上：以活田螺一枚生用，擣碎敷之即愈。《多能鄙事》

疔瘡惡腫：十二月猪膽風乾，和生葱擣敷。《普濟方》

拔取疔黃：蟾酥以面丸梧子大，每用一丸安舌下，即黃出也。《青囊雜要》

拔取疔毒：蟾酥以白麪、黃丹搜作劑，每丸麥粒大，以指爬動瘡上插入，重者挑破納之，仍以水澄膏貼之。《危氏方》

疔瘡惡腫：蟾酥一錢，巴豆四個，擣爛飯丸錠子如菉豆大，每服一丸薑湯下；良久，以萹蓄根、黃荆子研，酒半碗服，取行四五次，以粥補之。《乾坤秘韞》

一切瘡毒：蟾酥一錢，白面二錢，朱砂少許，井華水調成小錠子如麥大，每用一錠，井華水服。如瘡勢緊急，五七錠，葱湯亦可，汗出即愈。

腸內生癰：雄鷄頂上毛并屎燒末，空心酒服。《千金》

決癰代針：白鷄翅下兩邊第一毛燒灰，水服即破。《外臺》

癰疽惡瘡初腫起：當歸、黄蘗皮、羌活爲細末，生鷺鷥膝擂汁，調敷瘡之四圍，自然收毒聚作小頭即破，切不可併瘡頭敷之，恐毒氣四攻，不可收也。《養痾漫筆》

癰疽勢腫惡不潰堅硬：以利刀將患處劃成十字路，用麪水調稠厚，週圍瘡口外高起五分許，如塘池樣，將梧桐淚填半滿，用好米酢滴淚上，須臾自沸，勿令滾出麪外；次日用金銀花煎湯洗淨，再如前用一次，只用酢洗，不痛，爛肉自去。

疔瘡腫毒：用針刀旋破疔頭，以蟾酥敷之，後用野菊花、莎草根、甜菜葉擂細，以無灰酒盡量調服之。酒醒，疔化水，即痛定。如熱除，不必去疔，亦自愈也。

疔瘡入腹嘔者：煎道人頭濃汁飲之。

疔瘡毒氣入腹，昏悶不食：紫花地丁、蟬蜕、貫仲各一兩，丁香二錢爲末，每服二錢，空心温酒下。

古今圖書集成醫部全録卷三百六十七

外科癰疽疔毒門

針灸

《素問》曰：夫癰氣之瘜者，宜以針開除去之。夫氣盛血聚者，宜石而瀉之。

東方之域，其民食魚而食鹹，其病皆爲癰瘍，其治宜砭石。

癰不知所，按之不應手，乍來乍已，刺手太陰旁三痏，與纓脈各二。

《靈樞經》曰：凡刺之害，中而不去則精泄，不中而去則致氣，精泄則病甚而恇，致氣則生爲癰疽也。

凡刺癰邪，勿迎隴，易俗移性，不得膿，脆道更行，去其鄉，不安處所，乃散亡。諸陰陽過癰者，取之其輸瀉之。鈹針者末如劍鋒，以取大膿。

病之生時有喜怒不測，飲食不節，陰氣不足，陽氣有餘，榮氣不行，乃發爲癰疽。陰陽不通，兩熱相搏，乃化爲膿。小針能取之乎？岐伯曰：以小治小者，其功小；以大治大者，多害。故其已成膿血者，其惟砭石鈹針之所取也。

《甲乙經》曰：項腫不可俛仰，頰腫引耳，完骨主之。

咽腫難言，天柱主之。

䪼腫脣癰，顴髎主之。

頰腫痛，天牖主之。

頭項癰腫不能言，天容主之。

身腫，關門主之。

胷下滿痛膺腫，乳根主之。

面腫目癰，刺陷谷出血立已。

犢鼻腫，可刺其上，堅勿攻，攻之者死。

疽，竅陰主之。

脈風成爲厲，管疽發厲，竅陰主之。

管疽，商丘主之。

《千金方》曰：癰疽始作大，大痛或小痛，或發如米粒，即便出膿，宜急斷口味，利去其毒，用騎竹馬灸法〔一〕，或就患處灼艾，重者四面中央總灸一二百壯，更用敷藥，其效甚速。

騎竹馬灸法，治一切瘡瘍，無有不愈。令病人以肘凴几，豎臂腕要直，用篾一條，自臂腕中曲處横紋，男左女右，貼肉量起，直至中指尖盡處，截斷爲則，不量指甲；却用竹杠一條，令病人脱衣正身騎定，前後用兩人扛起，令病者脚不著地，又令二人扶之，勿令傴僂，却將前所量臂篾，從竹杠坐處，尾骶骨盡處，直貼脊背，量至篾盡處爲則，用墨筆點定，此只是取中，非灸穴也。却用薄篾作則子，量病人中指節，相去兩横紋爲則，男左女右，截爲一則，就前所點記處，兩邊各量一則，盡處即是灸穴。兩穴各灸五七壯。疽發於左則灸右，疽發於右則灸左，甚則左右皆灸。蓋此二穴心脈所過之處，凡癰疽皆心火留滯之毒，灸此則心火流通而毒散矣。起死回生之功，屢試屢驗。

癰腫已潰未潰，用香豉三升，入少水搗成泥，照腫處大小作餅，厚三分。瘡有孔，勿覆孔。上鋪豉餅，以艾列於上灸之，但使温温，勿令破肉。如熱痛即急易之。患當減，覺輕快。一日灸二次。如先有孔，以汁出爲妙〔二〕。

註〔一〕騎竹馬灸法　查《千金》無此灸法。其最初記載見於宋・聞人耆年所撰之《備急灸法》，該書列有騎竹馬灸法專篇。

〔二〕癰腫……爲妙　此即豉餅灸法，見於《千金翼》卷二十三癰疽發背，所述意同而文稍異。

《三因方》曰：癰疽初覺腫痛，先以濕紙覆其上，視之先乾處是頭也。大蒜切片置頭上，以大艾炷灸之三壯，即换一蒜，痛者灸至不痛，不痛者灸至痛乃止。大概以百壯爲準。最要早覺早灸爲上。如有頭，則不必紙覆也。若十數頭作一處生者，即用大蒜研成膏，作薄餅鋪頭上，聚艾於餅上灸之。

《直指方》曰：初發小點一二日，急以蒜片貼其中心，以小艾炷灸五壯而止。

《河間六書》曰：凡瘡瘍，須分經絡部分，氣血多少，腧穴遠近。

從背出者，當從太陽五穴選用：至陰在足小指外側，去爪甲角如韭葉；通谷在足小指外側本節前陷者中；束骨在足小指外側本節後陷中；崑崙在足外踝後跟骨上陷中；委中在膕中央約紋中動脈。

從鬢出者，當從少陽五穴選用：竅陰足小指次指端，去爪甲如韭葉；俠谿在足小指次指，岐骨間本節之陷中；臨泣在足小指次指本節後間陷中；陽輔在外踝上四寸輔骨前絶骨端如前三分；陽陵泉在膝下一寸外廉陷中。

從髭出者，當從陽明五穴選用：厲兑在足大指次指，去爪甲如韭葉；内庭在足大指次指外間陷中；陷谷在足大指次指間本節後陷中；衝陽在足趺上五寸骨間動脈，去陷骨三寸；解谿在衝陽後一寸五分，腕上陷中。

從腦出者，則惟絶骨一穴，在外踝上三寸動脈中。

癰疽已覺微漫腫，硬皮不變，脈沉不痛者，當外灸之，引邪氣出而止。經曰：陷下者灸之。如外微覺木硬而不痛者，當急灸之，是邪氣深陷也；淺者不可灸。如有膿水，亦不可灸，當針之。

《得效方》曰：癰疽初發漸大，以濕紙一片搭瘡上，其一點先乾處，即是正頂。先以水洗去人皮鹹，取大筆管一個安於正頂上，却用大水蛭一條安其中，頻以冷水灌之，蛭當吮其正穴膿血，皮皺肉白，是毒散無不差。如毒大蛭小，須用三四條方見效。如血不止，以藕節上泥塗之。

《資生方》曰：有善治癰疽者，皆於瘡上灸至二三百壯，無有不愈。但艾炷小作之，小則人不畏灸，灸多則作效必矣。堅硬不潰，名曰石癰，當上灸百壯，石子當碎出。

《東垣十書》曰：初覺癰疽發背，欲結未結，赤熱腫痛，先以濕紙覆其上，立視先乾處即癰頭也。取蒜切片如三錢厚，安頭上，用大艾炷灸之三壯，換一蒜片，痛者灸至不痛，不痛者灸至痛，早覺早灸爲上，一日二日十灸十活，三日四日六七活，五日六日三四活，過十數日者不可灸。若有十數頭作一處者，用蒜研成膏作薄餅。鋪頭上，聚艾燒之，亦能活也。若初發赤腫，中間有一黄粟米頭，用獨蒜切去兩頭，取中間切片安瘡頭上，著艾灸十四壯，多至四十九壯。

《丹溪心法》曰：凡癰疽之發，或因内有積熱，或因外寒鬱内熱，若於生發之處艾灸以散其毒，治之於早，可以移深爲淺，改重爲輕。諸項灸法皆好，惟騎竹馬灸法，尤爲切要，此消患於未形之策。

多灸則内服乳粉托裏散，防火氣入心。

《醫壘元戎》曰：瘡瘍自外而入者不宜灸，自内而出者宜灸。外入者托之而不内，内出者接之而令外。故經曰：陷者灸之。灸而不痛，痛而後止其灸。灸而不痛者，先及其潰，所以不痛；而後及良肉，所以痛也。灸而痛，不痛而後止其灸。灸而痛者，先及其未潰，所以痛；而次及將潰，所以不痛也。

《薛己醫案》曰：伍氏云：凡用蒜餅灸者，蓋蒜味辛温有毒，主散癰疽，假火勢以行藥力也。有只用艾炷灸者，此可施於頑疽痼發之類。凡赤腫紫黑毒甚者，須以蒜艾同灸爲妙。

凡治癰疽、發背、疔瘡，若初灸即痛者，由毒氣輕淺；灸而不痛者，乃毒氣深重。悉宜内服追毒排膿，外敷消毒之藥。大抵癰疽不可不痛，又不可大痛，悶亂不知痛者難治。

凡隔蒜灸者，不論壯數，則邪無所容，而真氣不損，但頭頂見瘡，宜用騎竹馬法及足三里灸之。

夫瘡瘍之證，有諸中必形諸外，在外者引而拔之，在内者疎而下之。灼艾之功甚大，若毒氣鬱結，瘀血凝滯，輕者或可藥散，重者藥無全功矣。東垣曰：若不針烙，則毒氣無從而解，是故善治毒者，必用隔蒜灸。舍是而用苦寒敗毒等劑，其壯實内熱者或可，彼怯弱氣虚者，未有不敗者也。又有毒氣沉伏，或年高氣弱，或服剋伐之劑，氣益以虚，膿因不潰者，必假火力以成功。大凡針灸，若未潰則拔引鬱毒，已潰則接補陽氣，祛散寒邪，瘡口自合，其功甚大。常治四肢瘡瘍氣血不足者，只以前法灸之皆愈。疔毒甚者，尤宜灸。蓋熱毒中隔，内外不通，不發泄則不解散。若處貧居僻，一時無藥，則用隔蒜灸法尤便，每三壯一易蒜片，大概以百壯爲度。用大蒜取其辛而能散，用艾炷取其火力能透，如法灸之，必瘡發膿潰，繼以神異膏貼之，不日自愈。一能使瘡不開大，二内肉不壞，三瘡口易合，見效甚神。丹溪云：惟頭爲諸陽所聚，艾壯宜小而少。

凡瘡不起者托而起之，不成膿者補而成之，使不内攻，膿成而及時針之，不數旬即愈矣。常見患者皆畏針痛而不肯用，又有恐傷肉而不肯用。殊不知瘡雖發於肉薄之所，若其膿成必腫高寸餘，瘡皮又厚分許，用針深不過二分，若發於背必腫高二三寸，入針止於寸許，況患處肉既已壞，何痛之有？何傷之慮？凡怯弱之人，或患附骨等疽，待膿自通，以致大潰，不能收斂，氣血瀝盡而死者多矣。

凡瘡既成膿，皮膚不得疎泄，昧者待其自穿。殊不知少壯而充實者，或能自解。若老弱之人，氣血枯槁，或兼攻發太過，不行針刺，膿毒乘虚内攻，穿腸腐膜，鮮不悞事。若毒結四肢，砭刺少緩，則腐潰深大，亦難收斂。毒結於頰項胷腹緊要之地，不問壯弱，急宜針刺；否則難治。大抵瘡瘍之證，感有輕重，發有深淺，淺者腫高而軟，發於血脈；深者腫下而堅，發於筋骨。然又有發於骨髓者，則皮肉不變，故古人製法，淺宜砭而深宜刺，使瘀血去於毒聚之始則易消。若膿成之時，氣血壯實者或自出。怯弱者，不行針刺，鮮有不悞。凡瘡瘍透膜，十無一生，雖以大補藥治之，亦不能救，此可爲待膿自出之戒也。故東垣云：毒氣無從而解，膿瘀無從而泄，過時不烙，反攻於内，内既消敗，欲望其生，豈可得乎？兹舉一二以告同道，幷使患者知所慎云。

若治元氣不足之證，即其初患，便當内用參、芪、歸、朮，温補脾胃；外用桑枝葱熨，接補陽氣，使自消散。若久而不能成膿者，亦用前二法補助以速之。若膿既成而不潰，用艾於當頭灸數炷以出之，却服十全大補湯。

又云：癰有椒眼十數頭，或如蜂窠蓮房，膿血不出者，用針横直裂之。如無椒眼之類，只消直入取膿，不必裂之。一法當椒眼上個個灸之亦佳，不必裂也。又云：癰者皮薄腫高，多有椒眼粒；疽者皮膚頑硬，狀如牛頸之皮。癰成膿則宜針，針宜用馬銜鐵爲之，形如韭葉樣，兩面皆利，可以横直裂之五六分許，攻去毒血，須先灸之而後裂。疽成膿則宜烙，可用銀篦大二寸，長六寸，火上燒令赤，急於毒上熨烙，得膿利爲度。

毒氣已成者，宜用托裏以速其膿；膿成者當驗其生熟深淺而針之。膿生而用針，氣血既泄，膿反難成；若膿熟而不針，腐潰益深，瘡口難斂。若瘡深而針淺，內膿不出，外血反泄；若瘡淺而針深，內膿雖出，良肉受傷。若元氣虚弱，必先補而後針，其膿一出，諸證自退；若膿出而反痛，或煩躁嘔逆，皆由胃氣虧損，宜急補之。若背瘡熱毒熾盛，中央肉黯，內用托裏壯其脾胃，外用烏金膏塗於黯處。其赤處漸高，黯處漸低，至六七日間，赤黯分界，自有裂紋，如刀劃然，黯肉漸潰矣，當用鈹針利剪徐徐去之，須使不知疼痛，不見鮮血爲妙。雖有裂紋，膿未流利，及膿水雖出，而仍痛者，皆未通於內，并用針於紋中引之。患於背胛之間，肉腐膿出，腫痛仍作，此內有毒筋間隔，膿未通耳，尤宜引之。若元氣虚弱，悞服剋伐，患處不痛，或肉將死，急溫補脾胃，亦有生者。後須純補之藥，庶可收斂。若妄用刀針，去肉出血，則氣無所依附，氣血愈虚，元氣愈傷矣，何以生肌收斂乎？

針灸之法，有太乙人神、周身血忌、逐年尻神、逐日人神，而其穴有禁針禁灸之論，犯之者其病難瘳，理固然也。但瘡瘍氣血已傷，肌肉已壞，宜迎而奪之，順而取之，非平人針灸之比，何忌之有？《外科精義》云：瘡瘍之證，毒氣無從而解，膿瘀無從而泄，反攻於內，內既消敗，欲望其生，豈可得乎？危惡之發於致命之所，禍在反掌，腹癰囊癰，二便不通，胷腹脹悶，脣疔喉痹，咽喉腫塞，其禍尤速，患者審之！

蜞針法，治癰疽初作，先以筆管一個入螞蜞一條，以管口對瘡頭，使蜞吮瘡膿血，其毒即散。如瘡大須換三四條。若吮正穴，蜞必死矣，累試累效。若血不止，以藕節上泥塗之。若瘡頭未明，以井邊泥塗上先乾處即是。

癰疽初發小點，一二日間急以大蒜頭横切如錢，貼其中心，頓小艾炷灸之五壯而止。若形狀稍大，以黄秈紙蘸酒全貼，認先乾處爲筋脚，於先乾處灸之，或兩處先乾皆灸，但五七壯止。又法，屈指從四圍尋按，遇痛處即是根，就此重按深入，自覺輕快，即此灸之，更於别處灸。若或大腫，即擣蒜爲餅焙乾，蘸法酢灸熱，更換頻罨，或以熨斗火於蒜餅上熨之，更換熱餅頻熨。如覺患處走散，即以綿帛覆蓋，勿令氣泄，俟少間敷藥。凡癰疽展大如龜之形，且看頭向上下，先灸其前兩脚，次灸其尾，或紅筋走緊而長，從盡處灸之，須留頭幷後兩脚勿灸。若盡灸之，不惟火氣壅聚，彼毒無所走散，又攻入裏也。或辨認不明，以白芷三分，漢椒、桑白皮各一分，連鬚葱白十片，取新汲水煎湯入酸酢半盞，淋洗少頃，其筋自現，可以辨驗頭尾。

豆豉餅治瘡瘍腫硬不潰，及潰而不斂，幷一切頑瘡惡瘡，江西豆豉爲末，唾津和作餅子，如錢大，厚如三文，置患處，以艾壯於餅上灸之。餅乾，再用唾津和作如瘡大，用漱口水調作餅覆患處，以艾鋪於餅上燒之。如未成者用之即消，已成者縱不能全消，其毒頓減，前人俱稱有奇功，不可忽之！

霹靂火治內疔之證，發汗之妙方也。凡瘡始覺，不曾服出汗之藥，過數日間，外證皆罷，或在胷腹，或在脅肋，赤焮腫起，此乃毒氣入裏，內疔之所發也。宜用此法出汗，毒氣方能出也。先置水桶一個，鐵銚一個，令病人側臥於桶上，四圍以衣衾蓋護，勿令泄氣。却以鵝卵石火燒極紅，放銚內，以銚安桶內，以酢投於銚內淬之，熏蒸出汗，未透，再加火力再淬之，須令腫處汗透，不必遍身出汗也。

附子餅治潰瘍，氣血虛不能收斂，或風邪襲之，以致氣血不能運於瘡所，不能收斂。用炮附子去皮臍研末，以唾津和爲餅，置瘡口處，艾壯於餅上灸之，每日灸數壯，但令微熱勿痛。如餅乾，再用唾津和做，以瘡口濕潤爲度。

《證治準繩》曰：砭法治丹毒疔瘡，紅絲走散，或時毒瘀血壅盛。用細磁器擊碎，取有鋒芒者一塊，以箸一根劈開頭尖夾之，用綫縛定，兩手指輕撮箸，稍令磁芒正對患處懸寸許，再用箸一根頻擊箸頭，令毒血遇刺皆出，毒入腹膨脹者難治。

灸乃開結破硬之法，倘有一點白粒，如粟米起，四圍微腫如錢，便當於米粒上著艾，灸十四五壯。三日內灸者，只成灸瘡而散；三日外者，其腫漸少，宜多灸之，或灸火著處，則結熱可伸，灸處先潰，則毒勢分減，庶免展開，不致下陷，及壞筋骨傷氣血也。所謂灸至不痛者，謂著皮肉未壞處則痛，火至著毒處則不痛，必令火氣至著毒處方止。所謂灸至痛者，謂初著毒處不痛，至好肉則痛，必令火氣至好肉方止。畏灸者，或用獨蒜瓣、或用豆豉餅、或用椒薑鹽爛搗捻作餅子，如三錢厚，鋪艾灸之，熱則易新餅，亦可散也。灸乃從治之意，惟頭爲諸陽所聚，艾炷宜小而少；若少陽分野，尤不可灸，灸之多至不救。亦有因灸而死者。蓋虛甚，孤陽將絶，其脈必浮數而大，且鼓精神，必短而昏，無以抵當火氣，宜其危也。

劉宗厚曰：此謂癰疽初發，宜灸之也。然諸瘡患久成痛者，常有膿水不絶，其膿不臭，内無歹肉，尤宜用附子浸透，切作大片，厚二三分，於瘡上著艾灸之，仍服内托之藥，隔二三日再灸之，不五七次，自然肌肉長滿矣。至有膿水惡物，漸漬根深者，郭氏治用白麪、硫黄、大蒜三物，一處搗爛，看瘡大小，捻作餅子，厚約三分，於瘡上用艾炷灸二十一壯，一灸一易，後隔四五日方用翠霞錠子，并信效錠子，互換用之，紝入瘡内，歹肉盡去，好肉長平，然後貼收斂之藥，内服應病之劑，調理即瘥矣。蓋不止宜灸於瘡之始發也。大抵始發宜灸，要汗下補養之藥對證，至灸冷瘡，亦須内托之藥切當。設反逆，不惟不愈，恐致轉生他病之患也。

針烙

凡用針烙，先察癰疽之淺深，及膿未成已成。高阜而軟者，發於血脈；腫平而堅者，發於筋脈；皮色不相辨者，發於骨髓。高阜而淺者，用鈹針開之。疽始生白粒，便可消退，漸長如蜂窠者，尋初起白粒上烙，及四圍烙四五處。如牛項之皮者，疽頂平而淺者，皆宜用火針烙之。其針用圓針，如箸如緯，鋌大，頭圓平，長六七寸，一樣二枚，蘸香油於炭火中燒紅，於瘡頭近下烙之，宜斜入向軟處，一烙不透，再烙必得膿也。瘡口烙者，名曰熱瘡，膿水常流下，不假按抑，用紝藥使瘡口不合。舊用紙撚及新取牛膝根，如瘡口大小，略刮去皮，一頭繫綫紝之。不如用翠青、搜膿等錠子，臨用以糯米飯和成軟條子，看淺深紝之，外用拔毒膏貼之。瘡毒未成，烙之可散；潰而未破，針之可消，但要用得其宜耳。若當用針烙而不用，則毒無從而泄，膿瘀蝕其膏膜，爛筋壞骨，難乎免矣。若毒深針淺，膿不得出，毒淺烙深，損傷良肉，不當其所，他處作頭，此皆不能瘉疾，反增痛耳。或瘰癧潰久不癒，漏瘡經年，或通或閉，癰疽瘡口不收，皆因冷滯不能收斂，亦因瘡口內外四畔烙之。癰疽正發，及膿見後紅腫焮開，用鐵針燒赤，四圍刺之，則紅腫隨縮矣。

《古今醫統》曰：烙法，方其已熟未潰之時，用鐵一烙，極是快意。方扇火欲著時，誠是驚人！余常用矣，臨時猶且顫悸，況未曾經歷者乎？烙後膿水流通，百無所忌，名曰熟瘡。其瘡突者針口宜向下，然須是熟於用烙者，識淺深，知穴道，審生熟。非其時則所出皆生血，當其時則出黃膿瘀肉。用尖針烙者，不得法，尖針頭細，其口易合，惟用平圓頭者爲妙。蓋要孔穴透，或恐瘡口再合，用牛膝根如瘡口之大小，略割去粗皮，插入瘡口，外留半寸許，即用嫩橘葉、地錦草各一握，研成膏敷之。牛膝能使惡血常流，二藥溫涼止痛，隨乾隨換，此十全之功也。

《景岳全書》曰：按立齋云：灼艾之法，必使痛者灸至不痛，不痛者灸至痛，則毒必隨火而散，否則非徒無益而反害之。愚意癰疽爲患，無非血氣壅滯，留結不行之所致。凡大結大滯者，最不易散，必欲散之，非借火力不能速也，所以極宜用灸。然又有孫道人神仙熏照方，其法尤精尤妙。若毒邪稍緩，邪深經遠而氣有不達，灸之爲良；若毒邪熾盛，其勢猛急而垂危者，則宜用熏照方，更勝於灸也。

上古有砭石之製，《內經》有九針之別，製雖不同，而去病之意則一也。其瘡瘍一科，用針爲貴。用之之際，雖云量其潰之淺深，尤當隨其肉之厚薄：若皮薄針深，則反傷良肉，益增其潰；肉厚針淺，則膿毒不出，反益其痛，用針者可不慎哉！至於附骨疽，氣毒流注，及有經久不消，內潰不痛者，宜燔針開之。若治咽喉之患，常用三稜針；若丹瘤及癰毒四畔焮赤，疼痛如灼，宜用砭石去血，以泄其毒，則重者減，輕者消。如洪氏室患腹癰，膿脹悶瞀，以鈹針刺膿出，即蘇。一人患囊癰，膿熟腫脹，小便不利，幾殆，急針之，膿水大泄，氣通而愈。大抵用針之法，迎而奪之，順而取之，所謂不治已成治未成，正此意也。今之患者，或畏針而不用，醫者又徇患者之意而不針，遂至膿已成而不得潰，或得而潰，所傷已深矣，卒之夭枉者十常八九，亦可悲矣！

經曰：天溫日明，則人血淖溢而衛氣浮，故血易瀉，氣易行；天寒日陰，則人血凝濇而衛氣沉，是以因天時而調血脈也。故凡遇天寒水冰，或陰氣凝滯之時，欲行針刺，則先當温衣覆蓋，或以艾葉炒熱，或熱鹽熱衣類，先熨其處，務令血脈温和而後刺之，則血瀉氣行，其病立已。若血寒脈濇，遽爾用針，則邪毒不瀉，徒傷良肉，反以益其病也。

導引

《保生秘要》曰：諸毒瘡腫導引法，以兩手交叉抱頸，以左右肩一上一下，用意使氣血和暢，内息綿綿，遍身得汗，毒自化解。

運功，瘡癤氣濇於皮膚，疽毒皆發於臟腑，患在前，歸元發引，患在背，起艮行庭。瘡癤之疾，隨手可運毛竅，發散腫毒之憂，得力通關，逐出大腸，繞患處著意爲之。

毒初起時，先於患處内小圈而至大圈，復用水以洗之。或毒成不散，則自内裏用意，以火攻出。待出膿後，則自外大圈旋轉至小圈，仍用水而收口。

醫案

《李杲十書》曰：元好問飲酒太過，脈候沉數。九月間腦下項上出小瘡，不痛不癢，如白頭瘡。凡四日後腦項麻木，腫勢外散，熱毒焮發；又二日痛大作，夜不得寐。醫處以五香連翹湯，後再邀予診視。云：膏粱之變，不當投五香連翹湯，已無及矣；且疽已八日，當先以火攻之，然後用藥。以大艾炷如兩核許者攻之百壯，始覺痛。次爲處方，是足太陽膀胱之經，其病逆，當反治；脈中得弦緊，按之洪大而數，又且有力，必當伏其所主而先其所因，其始則同，其終則異，必先歲氣，無伐天和，以時令言之，可收不可汗，經與病俱禁下，法當結者散之，鹹以軟之，然受寒邪而禁鹹，遂製黄連消毒飲治之而愈。

《丹溪心法》曰：一男子年五十餘，形實色黑，背生紅腫，近胛骨下痛甚，脈數而洪緊，食亦嘔，正冬月，與麻黄桂枝湯加酒黄蘗、生附子、栝蔞子、甘草節、羌活、青皮、人參、黄芪、半夏、生薑六貼而消，此非内托之意歟？

嘗治一婦人，年將七十，形實性急而好酒，腦生疽，十五日，脈弦緊急且濇，予急用大黄酒煨細切，酒拌炒爲末，又酒拌炒人參入薑煎調一錢重，又兩時再與，得睡而上半身汗，睡覺病已，此亦内托之意也。

東陽李兄年踰三十，形瘦膚厚，連得憂患，又因作勞且過於色，忽左腿外廉側上發一紅腫，其大如粟。一醫聞其大腑堅實，與承氣湯二貼下之，不效。又一醫教與大黄、朱砂、生粉草、麒麟竭，又二三貼。半月後召余視之，曰：事去矣！又一李兄四十餘，面稍白，神甚勞，忽脅下生一紅腫如桃。一人教用補劑，衆笑且排，於是以流氣飲、十宣散雜進之。旬餘後召余視之，余曰：非惟不與補劑，抑且多得解利，氣血俱憊，難矣！已而果然。

一男子年近六十，形素肥，初夏於左髆外廉側生一核，方圓二寸餘，不甚痛。召余治，診其脈息，緩大而弱。余曰：此因憂悶而生，當氣升散之時，須急與人參膏五六斤，又看作何應。病家召他外科，以十宣散五六貼而瘡甚。余曰：此大虚也，勿以輕小視之！病家不信，一外科仍以十宣散進之，又五六貼，瘡平陷出清水而死。此可爲因虚而生癰疽者之戒。

一老人年七十，患背疽徑尺餘，已雜與五香、十宣數十貼，膿血腥穢，嘔逆不食者旬餘，病人自去吃内托散，膈中不安，且素有淋病三十年，今所苦者淋之痛與嘔吐不得睡而已，急以參、芪、歸、朮煮膏，以牛膝湯入竹瀝飲之，三日後盡藥一斤半，淋止思食，七日後盡藥四斤，膿自涌出而得睡，又兼旬而安。

一男子年六十餘，性好酒肉，背疽見膿，嘔逆發熱，蓋其得内托十宣多矣。醫以嘔逆，於嘉禾散中加丁香以温胃行氣。時七月大熱，脈洪數有力，余因謂此脈證在潰瘍，尤爲忌，然形氣實，只與人參膏和竹瀝飲之，盡藥十五斤，竹百餘竿而安。余曰：此病幸安也，不薄味，必再作。仍厚味自若，夏月醉後，坐水池中，又年餘左脅旁生一軟塊如餅，二年後軟塊爲疽。本人見膿血淋漓而脈洪數有力，又嘔逆食少，遂自以人參膏入竹瀝飲之，又百餘竿而安。今八十歲，强健如舊。此病兩次以老年血氣弱，專服人參竹瀝而愈。若與内托十宣散，恐未能若是之安全也。

《衛生寶鑑》曰：丁巳夏末余從軍迴，住於曹州界，以事至州，有趙同知謂余曰：家舅牛經歷病頭目赤腫，耳前後尤甚，疼痛不可忍，發熱惡寒，牙關緊急，涕唾稠粘，飲食難下，不得安臥。一瘍醫於腫上砭刺四五百餘針，腫赤不減，其痛益甚，不知所由然，願請君一見！余遂往診，視其脈浮緊，按之洪緩，此證乃寒覆皮毛，鬱遏經絡，熱不得升，聚而赤腫。經云：天寒則地凍水冰，人氣在身中，皮膚致密，腠理閉，汗不出，血氣强，肉堅澁。當是之時，善行水者不能往冰，善穿地者不能鑿凍，善用針者亦不得取四厥，必待天温冰釋凍解，而後水可行，地可穿，人脈亦猶是也。又云：冬月閉藏，用藥多而少針石也，宜以苦温之劑，温筋散寒則已，所謂寒致腠理，以苦發之，以辛散之，宜以托裏温經湯。麻黄苦温，發之者也，故以爲君。防風辛温，散之者也；升麻苦辛，葛根甘平，解肌出汗，專治陽明經中之邪，故以爲臣。血流而不行者則痛，以白芷辛温，當歸身辛甘温，以和血散滯；濕熱則腫，蒼朮辛甘温，體輕浮，力雄壯，能泄膚腠間濕熱；人參、甘草甘温，白芍藥酸微寒，調中益氣，使托其裏，故以爲佐。依方餌之，以薄衣覆其首，以厚被覆其身，臥於煖處，使經血温，腠理開，寒乃散，陽氣宣通，大汗出後，腫減八九分。再服去麻黄、防風，加連翹、鼠粘子，腫痛悉去。經言汗之則瘡已，信哉斯言！或人以仲景言瘡家雖身痛，不可發汗，其理何也？余因説此乃營氣不從，逆於肉理而生瘡腫，身作疼痛，非外感也。若外感寒邪而作疼痛，故戒之以不可發汗，汗之則成痓也。

戊午冬，余從軍住冬於武城縣，有賈倉使父年踰六旬，冬至後數日，疽發於背，五七日腫勢約七寸許，不任其痛。瘍醫曰：膿已成，可開發矣，彼懼不從。越三日，醫曰：不開恐變證生矣。遂以燔針開之，膿泄痛減。以開遲之故，迨二日變證果生，覺重如負石，熱如焫火，痛楚倍常，六脈沉數，按之有力，此膏粱積熱之變也。邪氣酷熱，固宜以寒藥治之，時月嚴凝，復有用寒遠寒之戒，乃思《内經》曰：有假者反之，雖違其時，以從其證可也。與瘍醫議，急作清涼飲子加黄連，秤一兩五錢，作一服服之，利下兩行，痛減七分。翌日復進前藥，其證悉除。後月餘平復。

陳録判母年七十有餘，亦冬至後腦出疽，形可甌而大。命瘍醫診視，俟瘡熟以針出膿。因怒笞侍女，瘡輒内陷凹一韭葉許，面色青黄不澤，四肢逆冷，汗出身清，時復嘔吐，脈極沉細而遲。蓋因衰老之年，嚴寒之時，病中苦楚，飲食淡薄，已滌肥膿之氣，獨存瘦悴之形，加之暴怒，精神愈損，故有此寒變也。病與時同，與瘍醫議，速製五香湯一劑，加丁香、附子各五錢，劑盡，瘍復大發，隨證調治而愈。《内經》曰：凡治病必察其下，謂察時下之宜也。諸痛癢瘡瘍皆屬心火，言其常也。如瘡盛形羸，邪高痛下，始熱終寒，此反常也，固當察時下之宜而權治。故曰經者常也，法者用也，醫者意也，隨所宜而治之，可收十全之功矣。

至元壬午五月二十八日，王伯禄年踰五旬有七，右臂膊腫盛，上至肩，下至手指，色變皮膚涼，六脈沉細而微。此乃脈證俱寒，予與瘍醫孫彥和視之，曰：此乃附骨癰，開發已遲，以燔針啓之，膿解清稀。次日肘下再開之，加呃逆不絶，彥和與丁香柿蒂散兩服，稍緩。次日呃逆尤甚，自利，臍腹冷痛脹滿，飲食減少，時發昏憒，於左乳下黑盡處灸二七壯；又處托裏温中湯，用乾薑、附子、木香、沉香、茴香、羌活等藥，㕮咀一兩半，欲與服。或者曰：諸痛癢瘡瘍皆屬心火，又當盛暑之時，用乾薑、附子可乎？予應之曰：理所當然，不得不然。《内經》曰：脈細皮寒，瀉利前後，飲食不入，此謂五虚。況呃逆者胃中虚寒故也，諸痛癢瘡瘍皆屬心火，是言其定理也，此證内外相反，須當捨時從證也，非大方辛熱之劑急治之，則不能愈也。遂投之，諸證悉去，飲食倍進，瘡勢温，膿色正。彥和復用五香湯數服，後月餘平復。噫！守常者，衆人之見；知變者，知者之事。知常而不知變，細事因而取敗者亦多矣，況醫乎哉！守常知變，豈可同日而語哉！

《薛己醫案》曰：一男子胷患癰，腫高焮痛，脈浮而緊，以内托復煎散二劑，表證悉減，以托裏消毒散四劑而消。

一男子腹患癰腫硬，木悶煩熱，便秘脈數而實，以黄連内疎湯一劑少愈；以黄連解毒湯二劑頓退；更以金銀花散四劑，瘡頭出水而消。

一男子患腿痛而不焮腫，内亦便利調和，用托裏榮衛湯數劑而消。

一婦人項患毒，焮痛發寒熱，以荆防敗毒散二劑少愈；以小柴胡湯加連翹、牛蒡子、桔梗四劑而消。

一男子肩患毒，焮痛飲冷，煩躁便秘，脈數而實，以清涼飲二劑少愈；以金銀花散四劑悉退；又以十宣散去桂加天花粉、金銀花數劑，瘡頭潰而痊。

一婦人臂患腫，惡寒不作膿，以十宣散六劑而潰；以托裏散數劑而瘳。

一男子患癰，腫硬疼痛，發熱煩躁，飲冷脈沉實大便秘，乃邪在臟也，用内疎黄連湯疎通之以絶其源。先投一劑，候行一次，勢退一二；再進一劑，諸證悉退，乃用黄連消毒散四劑而消。

一男子内股患毒，腫硬痛甚，不作膿，隔蒜灸五十餘壯，勢退七八；以仙方活命飲四劑而膿成；用十宣散六劑膿潰而愈。凡瘡大痛，或不痛麻木，灸最良。

一婦人臂腫未成膿，飲食少思，遇勞作痛，發熱，以補中益氣湯二劑，痛少止；以補氣血健脾胃而消。

一男子素弱，胷患癰，飲食少而倦，以六君子湯加芎、歸、黄芪，膿成針之；更以托裏藥而愈。

一婦人脅患癰，未成膿，惡寒脈緊，以十宣散加柴胡二劑，表證悉退；更以托裏散數劑，膿潰而愈。

一婦人臂患毒腫硬，咽喉壅塞，四肢逆冷，發寒熱，以五香連翹湯二劑頓愈，以瘡科流氣飲四劑而消。

一男子臂患癰，脈弦緊有力，以白芷升麻湯三劑頓退，又二劑而消。

一婦人肩下患毒，脈弦緊，以白芷升麻湯二劑，表證已退；更以托裏藥潰之而愈。

一男子臂患癰不作膿，灸以豆豉餅及飲托裏藥三十餘劑而潰，又月餘而瘳。

一男子膿熟不潰，余欲針之，補以托裏。彼不信，乃服攻毒藥，反致惡心少食，始悟而用針；更以六君子湯加藿香、當歸四劑少可；再以加味十全大補湯數劑而斂。凡瘡膿熟不行針刺，膿内侵蝕，輕者難療，重者不治。老弱之人，或偏僻之處，乃緊要之所，若一有膿，宜急針之，更以托裏，庶無變證。

一男子患毒作痛，服寒涼藥，痛雖止而食愈少，瘡亦不潰，以六君子湯而食進；再以托裏藥潰之而愈。大抵瘡疽之證，寒熱虛實，皆能爲痛。熱毒之痛者，以寒涼之劑折之；寒邪之痛者，以温熱之劑散之；因風而痛者除其風；因濕而痛者導其濕；燥而痛者潤之；塞而痛者通之；虛而痛者補之，實而痛者瀉之；膿鬱而閉者開之；惡肉侵蝕者去之；陰陽不和者調之；經絡秘濇者利之。慎勿概用寒涼之藥。况血脈喜温而惡寒，若冷氣入裏，血即凝滯，反爲難瘥之證矣。

一男子素弱，肘患腫，欲内消，服涼藥反致作瀉少食，以二神丸及香砂六君子湯加肉豆蔻而瀉止食進，又以托裏藥而腫亦消。丹溪云：癰疽因積毒在臟腑，當先助胃壯氣，使根本堅固；次以行經活血藥佐之，參以經絡時令，使毒氣外發，施治之早，可以内消，此内托之意也。又云：腫瘍内外皆壅，宜以托裏表散爲主。如欲用大黄，寧無孟浪之過？潰瘍内外皆虛，宜以接補爲主。如欲用香散，未免虛虛之失。大抵癰腫之證，不可專泥爲火。經云：營氣不從，逆於肉理，乃生癰腫。又云：形傷腫，氣傷痛。六淫七情皆能致之，况稟有虛實及老弱不同，豈可概用寒涼之藥？設若毒始聚，膿未作，勢不盛，庶可消。尤當推其病因，别其虛實。若概用寒涼藥，必致悮事。如膿將成，邪盛氣實，用消毒之劑，先殺其毒，雖作膿不爲大苦，潰亦不甚。若就用托裏，必益其勢。如膿將成不成，及不潰，方用托裏，膿成勢盛者針之，膿一出，諸證悉退矣。

一男子膿熟不潰，微痛少食，倦怠發熱。予爲針之，膿涌出，熱益甚，乃虛故也，急以人參黄芪湯二劑，熱愈甚，此藥力尚未及也，又二劑果應，再以當歸補血湯數劑而痊。東垣云：發熱惡熱，大渴不止，煩躁肌熱，不欲近衣，脈洪大按之無力，或目痛鼻乾者，非白虎湯證也，此血虛發躁，宜當歸補血湯主之。

一婦人脾氣素弱，患毒未作膿，發寒熱兼嘔，以不換金正氣散二劑而止；以托裏散六劑而潰；更以健脾藥而斂。

一男子患癰，膿成不潰，投以補劑而潰，更以健脾藥而愈。丹溪云：氣血壯實，膿自涌出。信夫！

一男子潰而瘀血不腐，以參、芪、歸、朮峻補氣血；更以桑木灸之腐而愈。

一童子腋下患癰，不斂膿清，脈大倦怠，懶食少寐，自汗口乾，以内補黄芪湯及豆豉餅灸之，兩月而愈。

凡瘡膿潰而清，或瘡口不合，或聚腫不赤，肌寒肉冷，自汗色脱者，皆氣血俱虚也，非補不可。

一男子腰患毒，膿熟不潰，針之膿大泄，反加煩躁，以聖愈湯四劑而寧；更以人參養榮湯加麥門冬、五味子兩月而愈。此人後患濕氣，遂爲痼疾。凡瘡膿血去多，瘡口雖合，尤當補益，務使氣血平復，否則更患他證，必難治療。慎之！

一婦人患臂癰，瘡口紫陷，膿清不斂。彼以爲毒未盡，欲服攻毒之劑。予謂瘡瘍之證，腫起堅硬，膿稠者，實也；腫下軟慢，膿稀者，虚也。遂用附子餅灸之，及飲十全大補湯百劑始愈。

一婦人患附骨癰，久而不斂，致腿細短軟，脈來遲緩，以十全大補湯加牛膝、杜仲，及附子餅灸之，兩月餘而愈。凡膿潰之後，脈濇遲緩者易愈，以其有胃氣故也；脈來細而沉，時止者，裏虚而欲變證也。若煩痛尚未痊也。洪滑粗散者難療，以其正氣虚而邪氣實也。

一男子風襲瘡口，牙關緊急，腰背反張，以玉真散一服而愈，仍以托裏藥而斂。

一男子患癰將斂，遍身作癢，脈浮，以消風散二服而止；更以托裏藥而愈。

一男子肩下患疽，已數日，漫腫微痛，頭甚多，皆如粟許，色不變，不起發，此氣血虚也，診其脈果然。先以仙方活命二劑殺其大勢；更以托裏藥而起發瘡頭，雖潰，但流血水，氣血尚虚，不能爲膿也。彼欲服太乙錠子，予謂此藥止能攻毒，不能托裏。彼不深信，至四次飲食不進，瘡色黑陷，吃逆不絶，胃氣虚極也，不治。

一男子近脅患疽，腫而不潰，投大補之劑，潰而已愈，後患弱證而歿。强投温中健脾之劑，不應而死。

一男子腰中患疽，發而不潰，其氣血止能起發，不能培養爲膿也。投大補藥數劑而潰，又數劑膿出尚清。乃服參芪歸朮膏斤餘，膿少稠；數斤，膿漸稠，肌肉頓生。凡大癰疽，借氣血爲主。若患而不起，或潰而不腐，或不收斂，及膿少或清，皆氣血之虚也，宜大補之，最忌攻伐之劑。亦有膿反多者，乃氣血虚而不能禁止也。若潰後發熱作渴，脈大而膿愈多，屬真氣虚而邪氣實也，俱不治。常見氣血充實之人，患瘡皆腫高色赤，易腐潰而膿且稠，又易於收斂；怯弱之人，多不起發，不腐潰，及難於收斂。若不審察而妄投攻劑，虛虛之禍不免矣。及患後當調養，若瘰癧流注之證，尤當補益也；否則更患他證，必難措治。慎之！

一男子肩患毒，腫硬作痛，惡證迭見，用白礬末三錢糊丸，以葱頭七莖煎湯送下，腫痛悉退；再服，諸證亦退；更以仙方活命飲二劑出水而消。此秘方，名千金化毒湯，本礬末葱湯調服，因末難服，故易爲丸。

一男子胷患癰，焮痛煩躁，發熱作渴，脈數而實，時季冬，予謂此熱毒内畜也，須舍時從證，欲治以内疎黄連湯。彼以時當隆冬，乃雜用敗毒藥，愈熾，仍求治。投前湯二劑，後去二次，諸證悉退；以金銀花散加連翹、山梔四劑，出水而消。大抵證有主末，治有權宜。治其主則末病自退，用其權則不拘於時，泥於守常必致病勢危甚。况雜用攻劑，動損各經，故丹溪云：凡瘡發於一經，只當求責本經，不可干擾餘經。羅謙甫云：守常者，衆人之見；知變者，智者之事。知常而不知變，細事因而取敗者多矣。

一上舍年踰四十，因怒脅内作痛不止，數日後外結一塊，三寸許，漫腫色不赤，按之微痛，余謂怒氣傷肝，致血傷氣鬱爲患，以小柴胡湯對四物，倍用芎、歸、黄芪、貝母、肉桂治之。彼謂丹溪云：腫瘍内外皆壅，宜托裏表散爲主。又云：凡瘡未破，毒攻臟腑，一毫熱藥，斷不可用。况此證爲氣血凝滞，乃服流氣飲，愈虛，始信而復求。始視之，虛證併臻，診之胃氣更虛。彼欲服余前藥，余謂急者先治，遂以四君子湯加酒炒芍藥、炮乾薑四劑少安；更加當歸，又四劑，胃氣漸醒；乃去乾薑，又加黄芪、芎、歸、肉桂數劑，瘡色少赤，并微作痛；又二十餘劑而膿成，針之，却與十全大補湯。喜其謹疾，又兩月餘而瘳。夫氣血凝滞，多因營衛之氣弱，不能運散，豈可復用流氣飲以益其虛？况各經血氣，多寡不同，心包絡、膀胱、小腸、肝經，多血少氣；三焦、膽、腎、心、脾、肺，少血多氣。然前證正屬膽經少血之臟，人年四十以上，陰血日衰，且脈證俱屬不足，腫瘍内外皆壅，宜托裏表散爲主，乃補氣血藥而加之以行散之劑，非專攻之謂也。若腫焮痛甚，煩躁脈大，辛熱之劑，不但腫瘍不可用，雖潰瘍亦不可用也。凡患者須分經絡氣血，地部遠近，年歲老幼，稟氣虛實，及七情所感，時令所宜而治之。常見以流氣、十宣二藥，概治結腫之證，以致取敗者多矣。

一婦人瘡潰後，吐鮮血三碗許，余用獨參湯而血止；用四君、熟地、芎、歸而瘡愈。此血脱補氣，陽生陰長之理也。若用涼血降火沉陰之劑，脾土生氣復傷，不惟血不歸源，而死無疑矣。

一武職患腦疽，内潰熱渴，頭面腫脹如斗，胷背色焮如塗丹，煩熱便秘，此表裏俱實，若非苦寒之劑，内疎外泄，則不救。遂針周項出膿，及用清涼飲一劑加大黄五錢，再用消毒散而痊。

一男子瘡潰而煩渴不安，以聖愈湯二劑而寧；以人參、黄芪、當歸、地黄四劑渴止；又以八珍湯二十餘劑而愈。大抵潰後有此證，屬氣血不足，須用參、芪以補氣，當歸、地黄以養血。若用苦寒之劑，必致有悞。

一男子患毒作渴，右關脈數，以竹葉黄芪湯治之少愈；更以補中益氣湯加黄芩而愈。

一男子潰後口乾，遇勞益甚，以補中益氣湯加五味子、麥門冬治之而愈，更以黄芪六一湯而斂。

一男子患毒，潰後作痛，肢體倦怠，瘡口不合，飲食不甘，以六君子湯加黄芪、川芎、當歸，四劑而愈；更以托裏散，月餘而斂。

一男子潰後作痛，脈數而無力，以托裏散加生地黄、黄蘗二劑而止；更以托裏散數劑而安。

一男子潰後發熱，左手脈數而有力，以人參敗毒散一劑而止；更以托裏散而瘥。

一男子潰後，發熱，焮痛不止，煩躁便秘，右手脈沉實，以清涼飲一劑而止；更以托裏消毒散四劑而瘳。

一男子潰後作痛，而脈濇，以定痛托裏散飲之，敷乳香定痛散而止；更以托裏散數劑而愈。

一男子潰而作痛，脈浮緊，以内補黄芪湯四劑而止，又二十餘劑而愈。

一男子項患毒，潰而作痛，以參、芪、地黄、芎、歸補之而止；更以八珍湯加黄芪、桔梗，三十餘劑而愈。

一男子患癰，潰而作痛，脈軟而濇。余謂氣血虚，欲補之。彼不信，乃服攻伐之劑。反發寒熱，始信之。仍投大補藥而痊。大抵瘡之始作也，先發爲腫，氣血鬱積，蒸肉爲膿，故多痛。膿潰之後，腫退肌寬，痛必漸減，若反痛，乃虚也。丹溪云：膿出而反痛，此爲虚也，宜以補之。亦有穢氣所觸者，和解之；風寒所逼者，温散之。齊氏云：瘡疽之證，有臟腑、氣血、上下、真邪虚實不同也，不可不辨。如漫腫堅硬膿稠者，瘡疽之實也；腫下軟慢膿稀者，瘡疽之虛也。瀉利腸鳴，飲食不入，嘔吐無時，手足幷冷，脈弱皮寒，小便自利，或小便時難，大便滑利，聲音不出，精神不爽者，悉臟腑之虛也；大便鞕，小便濇，飲食如故，腹滿膨脹，胷膈痞悶，肢體疼痛，口苦喉乾，煩躁多渴，身熱脈大，精神昏塞者，悉臟腑之實也。凡諸瘡疽，膿水清稀，瘡口不合，聚腫不赤，肌寒肉冷，自汗色脱者，氣血之虛也；腫起色赤，寒熱疼痛，皮膚壯熱，膿水稠黏，頭目昏重者，氣血之實也。頭痛鼻塞，目赤心驚，咽喉不利，口舌生瘡，煩渴飲冷，睡語咬牙者，上實也；精滑不禁，大便自利，腰脚沉重，睡臥不寧者，下虛也。肩項不便，四肢沉重，目視不正，睛不了了，食不知味，音嘶色敗，四肢浮腫者，真氣虛也；腫焮尤甚，痛不可近，多日不潰，寒熱往來，大便秘濇，小便如淋，心神煩悶，恍惚不寧者，邪氣之實也。又曰：真氣奪則虛，邪氣勝則實。又曰：諸瘡爲癢，爲虛也。又曰：診其脈洪大而數者實也，細微而軟者虛也。虛則補之，和其氣托裏也；實則泄之，疎利而導其氣。《内經》謂血實則決之，氣虛則掣引之，是也。

一男子潰後發熱作痛，脈浮數，按之無力，勞而尤甚，以補中益氣湯治之而止；更以十全大補湯而愈。常治左手脈小於右手而熱者，用血藥多於氣藥；右手脈小於左手而熱者，用氣藥多於血藥。

一男子潰後，發熱頭痛，脈浮緊，虛而兼表邪也，以補中益氣湯加川芎、白芷二劑而止；更以托裏藥而愈。

一婦人潰後，發熱少寐，四肢倦怠，以黄芪人參湯治之而安；更以十全大補湯加貝母、遠志、麥門冬、酸棗仁、香附，月餘而愈。

一婦人潰後發熱，服清熱敗毒藥愈甚，診之脈濇，以四物湯加粟殼、乳香、沒藥二劑少止；又二劑而安。

一男子潰後，發熱頭微痛，日晡尤甚，脈浮，按之則濇，以人參養榮湯加柴胡、地骨皮而愈；又月餘而斂。

一男子潰而惡寒，用四君子湯加桂，倍用黄芪大料，四劑而止；膿水尚多，投八珍湯加桂，數劑漸少；惟瘡口不合，以附子餅及十全大補湯，每劑加炮附子五分，數劑乃去附子，又服月餘而愈。

一男子潰後將愈，因勞四肢發熱，煩躁不寐，以聖愈湯四劑而寧；更以托裏藥而愈。丹溪云：有四肢熱，逢風寒如炙於火者，是人陰氣虛而陽氣盛也。

一男子潰後畏寒，脈虛，以四君子湯加炮薑四劑而愈；以十全大補湯月餘而斂。仲景云：脈虛則血虛，血虛生寒，陽氣不足也。瘡腫脈虛，宜托裏養血。信夫！

一婦人潰後發熱，服涼藥，反畏寒，以十全大補湯二劑而止；又以托裏藥而痊。

一男子潰後發熱，服涼藥益甚，診之脈浮，乃氣虛也，以補中益氣湯加五味子、麥門冬，治之而止；更以托裏藥而斂。

一婦人潰後發熱，脈浮而數，虛而兼表證也，以補中益氣湯倍柴胡、升麻一劑而止；以托裏藥月餘而斂。

一男子患癰潰而飲酒，焮痛發熱，服黄連解毒湯二劑而止；更以托裏消毒散而愈。常治痛而大便秘脈實者，用清涼飲治之。

一男子患癰，時值陰寒，忽惡寒，右手脈有而似無，此胃氣虛而不任風寒也，以四君子湯加炮薑、肉桂二劑少止；又四劑而安。丹溪云：有衛氣虛衰，不能温分肉實表而惡寒者；又有上焦之邪，隔絶榮衛，不能升降出表而惡寒者。東垣云：夜則惡寒，晝則安静，是陰血自旺於陰分也；夜則惡寒，晝亦惡寒，是重陰無陽也，當急瀉其陰，峻補其陽；夜則安静，晝則惡寒，是陰氣上溢於陽中也。

一男子胷患毒焮腫，作嘔喜冷，脈洪數，以黄連解毒湯二劑頓退；更以金銀花散六劑而消。

一男子因瘡痛傷胃氣，少食作嘔惡寒，以六君子湯加當歸四劑少愈；以十宣散加白朮、茯苓、陳皮數劑而膿成；針之，又以前散去防風、白芷，數劑而痊。

一婦人脾氣素弱，患毒未作膿，發寒熱兼嘔，以不换金正氣散二劑而止；以托裏散六劑而潰；更以健脾藥而斂。

一男子作渴，欲發疽，以加減六味丸治之而消。

一男子患腦疽發熱，脈數無力，以前丸治之。不信，自服滋陰藥，以致不救。

一男子日飲水數碗，冬月亦然，彼恃壯竊喜，後口舌生瘡，欲治以前丸。彼以爲謬，乃服生津液藥，渴不能止，發背疽而歿。

一男子脚面發疽，愈而作渴，以前丸治之而愈。夫加減八味丸，治陰虛火動之聖藥也，有是證者，何以舍此？

一富商稟賦頗厚，素作渴，日飲水數碗。面發一毒，用消毒藥潰而雖愈，尺脈尚數，渴亦不止。時孟秋，余謂心火，難免疽毒之患，須服加減八味丸，以補腎水。彼不信，至夏果脚背發疽，脈數，重按之則濇而無力，此水涸火旺之脈也，足竟黑腐而死。

一男子稟頗實，乏嗣，服附子等藥致作渴，左足大指患疽，色紫不痛，脈亦數而濇，亦死。大抵發背腦疽脱疽，腫痛色赤，水衰火旺之色，尚可治；若黑若紫，火極似水之象也，乃腎水已竭，精氣已涸，决不治。

又一貴人病疽疾，未安而渴作，一日飲水數升，愚遂獻加減八味丸方。諸醫大笑云：此藥若能止渴，我輩當不復業醫矣。乃用木瓜、紫蘇、烏梅、人參、茯苓、百藥煎等生津液之藥止之而渴愈甚，數劑之後，茫無功效，不得已而用此，服之三日，渴止。因此相信，遂久服，不特渴疾不作，血氣亦壯，飲食加倍，强健過於少壯之年。蓋用此藥，非余敢自執鄙見，實有源流。自爲兒時，聞先君云：有一士夫病渴疾，諸醫皆用渴藥，治療累載不安，有一名醫診之，使服加減八味丸，不半載而疾痊。因疏其病源。今醫者治癰，却以生津液止渴之藥，誤矣！其疾本起於腎水枯竭，不復上潤，是以心火上炎，不能既濟，煎熬而生渴，今服八味丸，降其心火，生其腎水，則渴自止矣。復疏其藥性，云内北五味子最爲得力，此一味獨能生腎水，平補降心火，大有功效。家藏此方，親用有驗，故敢詳著之，使有渴疾者信其言，專志服餌取效，無爲庸醫所惑，庶廣前人之志。如臂痛、脚氣、風氣，四肢拘攣，上氣眼運，肺氣喘嗽，消食利小便，久服輕身，聰明耳目，令人光澤多子。

一婦人面患毒，焮痛發熱作渴，脈數，按之則實，以涼膈散二劑少愈；以消毒藥數劑而平。

一男子肩患疽作渴，脈數有力，以黄連解毒湯三劑而止；更以仙方活命飲四劑潰而愈。

一男子患毒作渴，右關脈數，以竹葉黄芪湯治之少愈；更以補中益氣湯加黄芩而愈。

一人年三十，面患瘡，已潰作渴，自服托裏及降火藥不應。余診其脈，浮而弱。丹溪云：潰瘍作渴屬氣血俱虚，况脈浮虚？投以參、芪各三錢，歸、朮、熟地各二錢，數服渴止；又以八珍湯加黄芪數劑，脈斂而愈。余治瘡瘍作渴，不問腫潰，但脈數發熱而渴，以竹葉黄芪湯治之。脈不數，不發熱，或脈數無力而渴，或口乾，以補中益氣湯。若脈數而便秘，以清涼飲。尺脈洪大，按之無力而渴，以加減八味丸幷效。若治口燥舌黄，飲水不歇，此丸尤妙。

一男子患癰，未作膿，焮痛煩躁，便閉脈實，以内疎黄連湯二劑，諸證悉退；以四物加芩連四劑而消。

一男子潰後便濇，脈浮，按之則濇，以八珍湯加紅花、桃仁、陳皮、杏仁，治之而愈。

一弱人潰後，便秘而脈濇，以四物湯加紅花、桃仁、黄芪，治之而愈。

一男子潰後便秘而脈浮，以四君子湯加陳皮、杏仁、當歸，治之而愈。

一老人潰後，大便秘，小便赤濇，診之脈浮數而濇，以八珍湯加黄蘗、知母治之而已愈，後小便復數而赤，大便秘，口乾目花，以加減八味丸滋腎丸治之而愈。此證乃陰血虚，陽火盛，故用前藥有效。向投苦寒之劑，必致有悞矣。

一男子潰後，便濇肌膚作癢，余以氣血虚不能營於腠理，用補劑治之。彼不信，乃服風藥，以致不救。大抵瘡瘍始作，便秘脈數而濇者，宜降火凉血爲主；潰後便秘脈濇者，宜補血氣爲主。若投風藥，禍在反掌。

舉人于廷器腿患多骨疽年餘，出腐骨少許，午前畏寒，午後發熱，口乾唾痰涎，便頻數，余以爲足三陰虧損，朝用補中益氣湯，暮用八味丸加黄芪、當歸、五味子各三十餘劑，外用敷藥，諸證漸愈；又以十全大補之類，喜其慎疾而愈。

一男子上齶腫硬，年餘方潰，内熱作渴，肢體消瘦，六脈洪大，左手尤甚，用補中益氣湯、六味丸，出腐骨一塊；仍服前藥，諸證悉去，瘡口亦斂。

一婦人年三十餘，素弱，左手背漸腫，一年後潰出清膿，腫黯連臂，内熱晡熱，自汗盜汗，經水兩月一至，此肝脾氣血虧損，朝用歸脾湯，夕用逍遥散，腫處頻用葱熨法，兩月餘諸證漸愈，瘡出腐骨；仍服前藥，前後共三百餘劑得愈。

一婦左手指患疔，麻癢，寒熱惡心，左半體皆麻，脈數不時見。曰：凡瘡不宜不痛，不可大痛；煩悶者不治。今作麻癢，尤其惡也，用奪命丹二服不應；又用解毒之劑，麻癢始去，乃作腫痛。余曰：勢雖危，所喜作痛，但毒氣無從而泄，乃針之，諸證頓退；又用解毒之劑而瘥。

蘇庠盛厚博掌後患疔，紅絲至腕，惡寒發熱，勢屬表證，與奪命丹一服，紅絲頓消；又用和解之劑，大勢已退。彼又服敗毒藥，發渴發熱，紅絲仍見，脈浮大而虚，此氣血受傷而然，以補中益氣湯主之而愈。蓋奪命既服，瘡邪已散，而復用敗毒之劑，是誅伐無過，失《内經》之旨矣。

一儒者患疔，元氣素弱，余補其氣血，出膿而愈。後因勞役，瘡痕作癢，乃别服敗毒散一劑，以致口噤舌强，手足搐搦，痰涎上涌，自汗不止。此氣血復傷而致痙也，用十全大補加附子一錢，灌服而甦。

一男子患疔，服奪命湯，汗不止，瘡不痛，熱不止，便不利，此汗多亡陽而真氣傷矣，用參、芪、歸、朮、芍、防、五味二劑，諸證悉退，惟以小便不利爲憂。余曰：汗出故小便不利，汗止則陽氣復而自利矣。仍用前藥去防風加麥冬，倍用黄芩、當歸，四劑而小便利，瘡潰而愈。

表甥居富，右手小指患疔色紫，或云小瘡，針刺出血，敷以凉藥，掌指腫三四倍，黯而不痛，神思昏憒，煩躁不寧，此真氣奪而邪氣實也，先以奪命丹一服，活命飲二劑，稍可。余因他往，或遍刺其手，出鮮血碗許，腫延臂腕，焮大如瓠，手指腫數倍，不能潰。余用大劑參、芪、歸、朮之類，及頻灸遍手而腫漸消。但大便不實，時常泄氣，此元氣下陷，以補中益氣加骨脂、肉蔻、吴茱萸、五味，大便實而氣不泄；又日以人參五錢，麥冬三錢，五味二錢，水煎代茶飲之；又用大補藥五十餘劑而漸愈。此證初若不用解毒之劑，後不用大補之劑，欲生也難矣！

一人年二十，脣患疔四日矣，有紫脈自瘡延至口内，將及於喉。余曰：此眞氣虚而邪氣實也，若紫脈過喉則難治矣！須針紫脈并瘡頭出惡血以泄其毒則可。乃别用解毒之劑，頭面俱腫，求治甚篤。余曰：前日之言不誣矣！診其脈洪數，按之如無，口中腫脹，針不能入，爲砭面與脣，出黑血碗許，勢雖少退，略進湯水，終至不起。

都憲張恒山左足指患疔，痛不可忍，急隔蒜灸三十餘壯，即能行步。欲速愈，或用涼藥敷貼，遂致血凝肉死，毒氣復熾。再灸百壯，服活命飲，出紫血，毒才得解。脚底通潰，腐筋爛肉甚多，將愈，誤用生肌藥，反助其毒，元氣虧損而不能愈。余治以托裏藥，喜其稟實，客處三月餘方愈。大凡疔患於肢節，灸法有回生之功。設投以涼劑，收斂腠理，隧道壅塞，邪氣愈甚，多致不起。若毒未盡，驟用生肌，輕者反增潰爛，重者必致危亡。

一男子足指患疔，腫焮痛赤，用隔蒜灸、人參敗毒散加金銀花、白芷、大黄二劑痛止；又用十宣散加天花粉、金銀花去桂，數劑而愈。

一男子足患疔瘡作癢，惡心嘔吐，時發昏亂，脈浮數，明灸二十餘壯，始痛；以奪命丹一服腫起；更以荆防敗毒散而愈。

一男子患疔，發熱煩躁，脈實，以清涼飲下之而愈。

一男子胷患疔，遍身麻木，脈數而實，急針出惡血，更明灸數壯始痛；服防風通聖散得利而愈。

一男子左手背患疔，當日一臂麻木，次日半體皆然，神思昏憒，遂明灸至二十餘壯，尚不知痛；又三十餘壯始不麻，至百壯始痛；以奪命丹一服，腫始起，更用神異膏及荆防敗毒散而愈。

一老婦足大指患疔甚痛，令灸之，彼不從，專服敗毒散，致眞氣虚而邪氣愈實，竟至不救。蓋敗毒散雖能表散瘡毒，然而所感有表裏，所發有輕重，體段有上下，所稟有虚實，豈可一概而用之耶？且至陰之下，藥力難到，專假藥力則緩不及事，不若灸之爲良。故下部患瘡，皆宜隔蒜灸之，痛則灸至不痛，不痛則灸至痛。若灸之而不痛者，宜明灸之，及針疔四畔，去惡血，以奪命丹一粒入瘡頭孔内，仍以膏藥貼之。若針之不痛，或無血者，以針燒赤頻烙患處，以痛爲度。或不痛，眼黑如見火光者，此毒氣入臟腑也，不治。若患在手足，紅絲攻心腹者，就於絲盡處刺去惡血，宜服荆防敗毒散。若絲近心腹者，宜挑破瘡頭去惡水，亦以膏藥貼之。如麻木者，服奪命丹。如牙關緊急，或喉内患者，并宜噙一二丸。凡人暴死，多是疔毒，用燈照看遍身，若有小瘡，即是，宜急灸之，俟醒更服敗毒藥或奪命丹。人汗入肉，食之則生疔瘡，不可不慎！

《外科正宗》曰：一監生右顴下生疔，三日形如魚目，詢問起居，但麻癢不常，此即肺經受毒之證也，用針刺入四五分，其硬如骨有聲；隨用蟾酥條插至三日，猶不腐化。此堅頑結聚之病，藥力不及，換用三品一條鎗插至七日，外用糊紙封蓋，至十一日脱出疔根一塊，約有指許；以長肉玉紅膏漸搽漸長；先服托裏消毒散加金銀花二錢、白芷五分；脱後用八珍湯加天花粉、麥冬、黄芪、陳皮各一錢，調理月餘；候瘡生肉已平，用珍珠散摻上，結皮而愈。

一監生中年喪妻，繼娶幼室，乃嬌態人也，自服補腎助陽之藥，以致腎水受傷，不能上制心火，左顴發生一泡，先紫後黑，麻木不知痛癢。凡黑者腎經之毒也，其毒不淺。且喜瘡之四邊，尚未走散，此猶可取，隨用針刺疔上。量别藥不濟其事，用冰螄散厚糊作條，插入患孔，用糊紙密封，勿令泄氣。朝服加減八味丸以滋腎水，午服益氣養榮湯接補真氣以滋不足，晚用琥珀蠟礬丸護心解毒，候至十一日外，疔根與藥結成一塊，依期脱落。次用生肌斂口，補助調理脾胃之劑，二十日而愈。後因其不慎調理，失於保節，幾及三年，復成虛損癆瘵而歿。

一婦人年近四旬，夫主不和，愁鬱種種，抱懷不散，時值季夏，歲荒之極，腮發一疔，六日後方延余視。其時疔毒已經走散，頭目唇項俱腫，形色紫赤。余曰：肉腫瘡不腫，疔毒走黄，不治之證。彼婦流涕歎曰：一家皆絶也！余問曰：何其如此？婦又曰：吾夫乃不肖之人。婦有一女二子，俱未適配，設若婦死，寄托於夫，子女日後必爲流蕩輩也。故婦在一家生，婦逝一家死，自然之理。余時聞之，沉吟不已，如此何以得生？不忍棄之。况此瘡勢大，又非藥力可回。思之，當先僱一貧人，以飯餐飽，再用火酒數杯，隨用針刺腫上十餘處，令彼噙吸惡血數碗，將温湯洗淨，用蟾酥錠磨濃塗之，四圍敷金黄散，早晚二次；内以護心散、蠟礬丸、清心護裏，兼服降火化痰開鬱安神之藥調治，庶保不變。吸血之後，餘腫稍退。至六日，因夫妻反目，復腫，比前尤甚，復用針刺其甚腫之上約十餘處，出血三四碗，針孔上小膏蓋貼，餘腫仍敷。其人出血多而其内必虚，以人參養榮湯加香附、貝母服，數日後針口漸膿，餘腫漸消，原瘡處復得高腫，仍用蟾酥條插化，亦漸腐潰，外用生肌斂口，内服開鬱和中養血健脾等劑，調理百日外方愈。此病設若相論瘡勢形色，則百無一生之理，此功出於勉强行之，亦得其生。後三子一女，相繼婚配，其夫亦守其終，見今已六旬半矣。

一婦人年二十二歲，右耳垂向前一寸生疔三日，請余視之。形有豆大，頂陷灰色，此肺經感毒發爲白刃疔也。又驗其根脚綿軟，毒不結聚，爲陷伏陰證也。未及針刺。伊舅曰：何恙也？余直告曰：疔瘡證。彼聽冷笑不信。余因辭不用藥，隨其信否。彼復請客醫治之，視曰：風熱疙瘩，乃小恙也。彼家告以某醫曾曰是疔瘡，醫者點頭而笑曰：此真胡説！患家喜悦。天下事大相懸絶。醫用消風散一服，毒氣全收，隨發昏憒喘急而死。

一年少婦顴下生疔，疙瘩作癢。余欲針之，彼家不信。辭後自灸，次日四邊漸腫，瘡漸軟陷；又三日頭面大腫，復請治之。余觀原瘡灸上已結黑靨，乾陷無膿，此毒氣内陷，外肉已死；又面目浮腫，光亮發熱，形狀不堪，此正氣衰而邪氣實也，雖治亦不效，後必終死。彼家方悔。後延半月果歿。

一男子上齶腫痛月餘，以散風清熱藥，俱已不效。又兩月破流血水，百日外方出細骨，大小三十餘塊。以十全大補湯併吹生肌散，兩月餘而斂。中存一小孔，簪脚大，通鼻透氣，致難全斂，爲愈而不愈也。

一男子左手上髆結腫年餘，方出爛斑，破流稀膿；延至半年，方出多骨一條，如鵝髆骨一樣，長約四寸。内服養血健脾藥，外搽玉紅膏，又月餘而斂。

一男子小腿正面臁骨腫痛二年，諸藥不應，此多骨瘡也。後破出骨一塊，肌肉腐爛，元氣虚弱，以十全大補湯加山茱萸、牛膝、木瓜，服至兩月餘不斂。每日以神燈照法，將火氣助之，又出朽骨一塊，上有蛀眼數十孔。以三骨炭火煆紅爲末，入生肌藥中用之收斂。問曰：用骨者何？此骨原稟氣血結成，故用之復還元氣也。此理合天然之數矣。

一女人口左上牙根突腫如粟，堅硬如石，不痛，此多骨疽也，藥亦不效。後三年始痛，破流臭膿，後出多骨，形如小鼈，腫仍不退，此骨未盡。稍久又出小骨二塊，色枯峻嶒，其腫方退。以四君子湯加升麻、陳皮，外以甘草煎湯漱口，生肌散日搽三次而收斂。

《寓意草》曰：黄鴻軒手臂忽生癰癤，漫腫無頭，痛極莫耐，外科醫者咸謂熱毒所致。揆之平素，淡泊明志，寧靜居心，絶無生熱致毒之因，究莫識其所起也。尊公我兼謂昌善議病，盍舍樽俎而一代庖人乎？昌曰：吾議此證，請先爲致賀，後乃言之。瘡瘍之起，莫不有因：外因者天行不正之時毒也，起居傳染之穢毒也；内因者，醇酒厚味之熱毒也，鬱怒横决之火毒也。治火毒與治諸毒，原自天淵。蓋火與元氣，勢不兩立，以寒涼折之，則元氣轉漓矣。鴻軒於四者總無其因，不問知爲胎毒之餘也。凡人稟受天地之氣，有清濁之不同，惟純粹以精之體，其福澤壽算，俱不可限量。然從父母搆精而有身，未免夾雜慾火於形骸，所賴者惟在痘瘡一舉，暗將所藏慾火，運出軀外，復其粹精之恒體。如鑛金相似，必經紅爐煆煉，而渣滓與精瑩始分之爲兩。吾嘗以此法觀出痘者之眸子，七八日後眼開之時，黑白分明者精金也，赤筋紅膜包裹者混金也。至於瞳人模糊，神光不現，則全非金矣。鴻軒幼時出痘太多，元氣不能充貫，又爲雜證所妨，臓腑中之火毒雖盡，而軀殼間之留滯猶存，所以痘癰之發，必於手足之委中、曲池者，則以零星小毒無處可容，而潛避於呼吸難到之處耳。今之癰癤，正當委中之穴，其爲痘毒何疑？毒伏肘腋之下，原無所害，但粹精之體，微有夾雜，是亦賓鑑之纖塵，白璧之微纇也。日者太和元氣充滿周身，將十五年前之餘滓，盡欲化爲膿血而出，他人見之爲毒，吾早已卜其爲興者機矣。豈有暢於四肢而不發於事業者哉？治法，外用馬齒莧熬膏攻之速破，内用保元湯托之盡出，仍以痘癰門藥爲治，即日自當痊愈，必不似瘡毒之曠日持久。但不識證而以治瘡毒寒涼瀉火諸藥投之，適以增楚貽患耳。孰謂外科小恙可無樽俎折衝之人耶？如法治之，潰出膿水甚多，果不用生肌長肉而自愈。

古今圖書集成醫部全録卷三百六十八

外科附骨流注門

黄帝靈樞經

癰疽篇

發於股脛，名曰股脛疽，其狀不甚變而癰膿搏骨，不急治，三十日死矣。

註　此足少陰之毒也。其狀不甚變者，毒附於骨而不外發，故皮膚不甚變爲癰毒之狀也。

千金方 唐·孫思邈

附骨疽

凡附骨疽者，以其無破《外臺》作故，附骨成膿，故名附骨疽，喜著大節解中；丈夫産婦，喜著胜中；小兒亦著脊背。大人急著者，先覺痛，不得動揺，按之應骨，痛經日便覺皮肉漸急，洪腫如肥狀是也。小兒才手近，便大啼呼，即是肢節有痛候也。大人緩者，先覺肌烘烘然，經日便覺痛痹不隨。小兒四肢不能動揺，亦如不隨狀，看肢節解中，若有肌烘烘處，不知是附骨疽，令遍身成腫，不至潰，體皆有青黯。大人亦有不别，呼爲賊風風腫，不知是疽也。凡人身體患熱，當風取凉，風入骨解中，風熱相搏，便成附骨疽。其候嗜眠沉重，忽忽耳鳴。又秋夏露臥，爲冷所折，風熱伏結而作此疾。急者熱多風少，緩者風多熱少。不知取風冷，何故而有此疾？由其血盛肌嫩，爲風折之，即使凝結故也。凡初得附骨疽，即須急服漏蘆湯下之，敷小豆散得消，可服五香連翹湯。

有久瘻餘瘡，敗爲深疽者，在腨脛間喜生瘡，中水惡露寒凍不瘥，經年成骨疽，亦名胻瘡。深爛青黑，四邊堅強，中央膿血汁出，百藥不瘥。汁潰，好肉處皆虚腫，亦有碎骨出者。可溫赤龍皮湯，夏月日日洗，冬月四日一洗，青肉多可敷白蔄茹散，蝕去惡肉，可三日敷之，止後長敷家猪屎散，得瘥止。取猪屎燒灰作末如粉，置瘡中令滿，白汁出吮去，隨更敷之，瘥止。若更青肉，復著白蔄茹散如前法，家豬屎散取平復。凡骨疽百療不瘥者，可瘡上以次灸之，三日三夜便瘥。如瘡不瘥，瘥而復發，骨從孔中出者，名爲骨疽。取先死烏雌鷄一隻，去肉取骨，熬焦如炭，取三家牛梏木刮取屑，三家甑箄各一兩，皆燒成灰，合導瘡中碎骨，當出數片瘥。

瘡瘍全書 宋·竇漢卿

流注證治

血潰流注證，多生膏粱形重之人，有此疾者，好食煎炒炙煿糖蜜之類，其疽大者如雞卵，形象猶如紫李，只腫不紅，内串經絡之間，流注骨節之内，遍身瘦疼，百節疼痛，用内托散加木瓜、白芍、連翹，再服乳香護心散、黄礬丸，外敷圍藥。當以意消息，切勿執方也。

小腸流注證，受在心經伏熱，結聚成毒也，當用敗毒流氣飲，再服清心流氣飲治之。

冷漏濕毒流注，此毒或因足癢抓破，有傷湯火風氣，或因寒濕流注於足脛，生瘡形如牛眼，四畔紫色黑色，常出臭血水，先用三稜針刺周迴血出盡後，用金絲膏貼之，呼出毒水腐肉，後以紫金膏貼，看瘡已紅活，再合隔紙膏貼之。

氣毒流注證，因喜怒不常，飲食失節，氣上停食，或因負重努力，傷其經絡，宜服觸毒流氣飲、内托千金散、黄礬丸、護心丹。此證乃乘虚感風濕熱相結而成，初生一二，漸至於多，及二三五十者，或遍體皆生，先發汗以解風濕，次用參、芪之劑補之，圍藥薑汁酢調，次服内托千金散大加參、芪，霖雨加蒼朮、澤瀉。

附骨證治

夫附骨癰者，即貼骨癰也，皆附骨貼肉而生，字雖殊而病則一。此證之發，因盛暑身熱，賊風入於骨節，與熱相搏，復遇冷濕所折。或居勞太過，兩足下水，或坐臥濕地，身體虚弱而受寒邪，致風熱伏結壅遏，附骨成疽，著大骨節間，其急者，身不得動，按之應骨痛，經日便覺皮肉生急，洪洪如肥狀；其緩者，一點痠疼，漸覺長大，行步艱難，以致骨肉不相續。若失治，令身成膿不潰，至死身變青黯，但痛按之至骨，久則結腫，則成瘰癧。其附骨疽久而即腫結膿，以此爲異。若治附骨疽，係賊風中之，則病深膿多。凡偏枯攣曲之生，乃附骨疽之漸也。四肢困倦，乍寒乍熱，小便赤，大便澀，無汗，須用紫蘇、蘄艾、鳳仙草煎湯熱熨之，使腠理開發，以布拭乾，再用乾被覆之，燒乳香熏之。如虚甚，隨服人參膏，略加附子以助其氣，復以艾火攻之，萬無不愈者。

丹溪心法　元・朱震亨

附骨疽

環跳穴痛，防生附骨疽，以蒼朮佐黄蘗之辛，行以青皮，冬加桂枝，夏加黄芩，體虚加杜牛膝，以生甘草爲使，大料煎，入生薑汁，食前飲之。痛甚者，恐十數貼發不動，少加麻黄一二貼；又不動，恐疽將成，急掘地成坎，以火煅紅，沃以小便，赤體坐其中，以席圍下體，使熱氣熏蒸，腠理開，氣血暢而愈。

附骨癰，熱在血分之極，初發時以青皮、甘草治之，破後當養血。

外科精義 元・齊德之

論附骨

夫附骨疽者，以其毒氣深沉附著於骨也。此疾與賊風相類而不同，人不能辨，治之誤矣。蓋附骨疽者，夏秋露臥爲冷折之，風熱伏結，附骨成疽。賊風之候，由風邪之氣搏於骨節，故其痛深骨髓，遇寒則痛甚。附骨疽痛而不能轉，初按之應骨皮肉微急，洪洪如肥狀者是也。其賊風皮骨不甚熱，而索索惡寒，時復汗出，常欲熱熨痛處，即得少寬。其附骨疽初時但痛無時，乍寒乍熱而無汗者，經久不消，陰極生陽，寒化爲熱而潰也。賊風不治，久而變爲攣曲偏枯，所以不同也。認是賊風，則服越婢治風之劑，即得差矣。認是附骨疽，急宜服漏蘆湯，或五香連翹散疏下之，次用内消升麻湯，及溻潰膏貼之之類，縱不能消，亦得浮淺。又有緩疽石疽與附骨疽，亦相類而異者。蓋緩疽石疽，皆寒氣所作，深伏於骨髓之間，有腫與皮肉相似，若疼而堅硬如石，故謂之石疽；緩疽其熱緩慢，積日不潰，久乃亦紫黯色，皮肉俱爛，故名曰紫疽。此二者，其治初覺便宜補虚托裏温熱之劑以取消之。其次調治，臨疾制宜，故不復具載。

醫學入門 明・李梃

附骨疽

賊風，因風邪搏於骨髓，故其痛亦徹骨，遇寒則甚，外證惡寒有汗，痛處常欲熱熨，失治變爲攣曲偏枯，宜越婢湯主之。

緩疽石疽，皆寒氣伏於骨髓，但緩疽其熱緩慢，色紫黯，久則皮肉俱爛；石疽腫與皮肉相似，疼痛堅硬如石。二者初起便宜温熱，托裏補虛，次乃隨證調治。

外感因露臥風冷寒濕襲深者，初起痛不能轉，寒熱無汗，經久寒鬱爲熱，便秘者，漏蘆飲子主之。有不敢下者，須分經內托汗散。在尻臀者，內托羌活湯；腿內近膝股漫腫木硬者，內托芪柴湯；腿外側者，內托酒煎湯；左腿外側漫腫長闊，行步作痛，以手按至骨大痛者，黄連消毒散。通用檳蘇散、敗毒散。

內傷厚味，及勞役與酒後乘涼浴水，邪入髀樞，環跳穴左右，積痰瘀血搏成，宜青草蒼蘗湯微汗。服此不愈，恐疽將成者，急掘地坑，用火燒紅，沃以小便，令患者赤體坐其上，以被席圍抱下截，使熱氣熏蒸，腠理開，氣血暢而愈。

內傷生冷飲食寒涼藥物，血凝於內，飲食如常，活命飲。食少體倦者，六君子湯加當歸、藿香。如因勞役傷食，右腿偏腫者，補中益氣湯。

內傷鬱怒，腫痛如錐，赤暈散漫，先用活命飲，次用八物湯加柴胡、牡丹皮、山梔。

內傷勞役，兩腿腫痛，寒熱食少，此濕痰下注也，補中益氣湯加半夏、茯苓、芍藥。

內傷房室，兩臀腫硬，二便不通者，腎氣丸料加車前子、牛膝煎服，兼用十全大補湯；有寒熱者逍遥散。

附疽初起，宜青皮、甘草節二味煎服，以行其氣，或灸熨患處。若膿已成，即用火針，使毒不得內潰，帶生用亦無妨，且不痛，又易斂口。

附骨疽漫腫光色者，用蜂房、蛇蜕、頭髮灰各等分爲末，每三錢酒調服；或神應膏爲丸梧子大，每三十丸，温酒下，外仍貼之。已潰者，用平肌散，或狗頭骨燒煙熏之。魚眼瘡亦妙。

腿上一切寒濕瘡，用鴿子糞煅過爲末，乾摻，如燥痛加黄丹少許，桐油調敷。凡癰疽生伏兎穴者，不治。

流注

流者，行也；注者，住也。或結塊或漫腫，皆因素有痰火，或外感風寒，邪氣流行，至其痰注之處而發；

或内傷鬱怒，以致痰火驟發；或内傷房室，陰虚陽氣湊襲，逆於肉理而成；或内傷勞役，飲食搏動而發；或跌撲閃挫，一時氣逆血凝而成；或産後惡露未盡，復被感傷凝注。多生四肢或胷腹腰臀關節之處，初起宜葱熨法；實者十六味流氣飲敗毒散，痰痛便秘者古半硝丸；虚者二陳四物湯、托裏益氣湯、不换金正氣散、六君子湯加芎歸、補中益氣湯加木香枳殼選用，令其自潰自消。若潰久不斂者，縱有表邪，只托裏爲主，十全大補湯、人參養榮湯、補中益氣湯、托裏抑青湯、托裏益氣湯、八味丸，更佐以豆豉餅、琥珀膏，祛散寒邪，補接陽氣。膿成以火針破之，内有膿管以藥綫腐之。若過用寒涼者不治。

薛氏醫案

明·薛己

附骨疽

附骨疽，有因露卧風寒，深襲於骨者；有因形氣損傷，不能起發者；有因剋伐之劑虧損元氣，不能發出者；有因外敷寒藥，血凝結於内者。凡此皆宜灸熨患處，解散毒氣，補接陽氣，温補脾胃爲主。若飲食如常，先用仙方活命飲解毒散鬱，隨用六君子湯補托榮氣。若體倦食少，但用前湯培養諸臟，使邪不得勝正。若膿已成即針之，使毒不得内侵，帶生用針亦無妨。如用火針亦不痛，且使易斂。其隔蒜灸能解毒行氣，葱熨法能助陽氣，行壅滯，此雖不見於方書，余嘗用之大效，其功不能盡述，惟氣血虚脱者不應。

流注

暴怒所致胷膈不利者，調氣爲主；抑鬱所致而不痛者，宜調經脈，補氣血；腫硬作痛者，行氣和血；潰而不斂者，益氣血爲主；傷寒餘邪未盡者，和而解之；脾氣虚，濕熱凝滯肉理而然，健脾除濕爲主；閃肭瘀血凝滯爲患者，和氣血，調經絡；寒邪所襲，筋攣骨痛，或遍身痛，宜温經絡，養血氣。

流注之證，多因鬱結，或暴怒，或脾氣虚，濕氣逆於肉理；或腠理不密，寒邪客於經絡；或濕痰，或閃仆，或産後瘀血流注關節；或傷寒餘邪未盡爲患。皆因真氣不足，邪得乘之，故氣凝血聚爲患也。然此證或生於四肢關節，或生於胷腹腰臀，或結塊，或漫腫，或痛或不痛，悉宜用葱熨法，及益氣養榮湯，固其元氣，則未成者自消，已成者自潰，可全愈也。若不補氣血，及節飲食，慎起居，戒七情，而專用寒涼剋伐者，俱不治。若久而不斂，瘡口無傷者，宜豆豉餅或附子餅灸之，以祛散寒邪，接補陽氣，或外用琥珀膏貼之。若内有膿管，或生瘀肉而不斂者，用針頭散腐之自愈。錠子尤效。

流注之證，或因飲食勞倦，脾胃傷損；或因房勞陰虚，陽氣湊襲；或因營氣不從，逆於肉理；或因腠理不密，外邪客之；或暴怒傷肝，或鬱結傷脾，或濕痰流注，或跌撲血滯，或産後惡露，皆因氣血凝滯而成也。或生於四肢關節，或生於胷腹腰臀，或結塊，或漫腫，或作痛，皆元氣虧損所致，悉宜葱熨，及用益氣養榮湯，固其元氣，則未成者自消，已成者自潰。若久而不斂，佐以豆豉餅、琥珀膏，祛散寒邪，補接陽氣。若内有膿管而不斂者，用針頭散腐化之。經云：形傷腫，氣傷痛。又曰：真氣奪則虚，邪氣盛則實。若不補氣血，節飲食，慎起居，戒七情，而專用寒涼剋伐，其不死者幸耳。

醫林集要

明·王璽

附骨疽

附骨疽，乃流注之敗證也。如用涼藥，則内傷其脾，外冰其血。脾主肌肉，脾氣受傷，飲食必減，肌肉不生；血爲脈絡，血受冰則氣血不旺而愈滯。宜用理脾脾健則血自生而氣自運行矣。

又有白虎飛尸，留連周期，或展轉數歲，冷毒朽骨，出盡自愈。若附骨腐者可痊，正骨腐則爲終身廢疾矣。有毒自手足或頭面腫起，或兼疼痛，上至頸項骨節去處，如瘰癧貫珠，此風濕流氣之證也，宜以加減小續命湯及獨活寄生湯治之。

有兩膝腫痛起，或至遍身骨節疼痛者，此風濕痹，又名歷節風，宜附子八物湯治之。

又有結核在項腋，或兩乳旁，或兩胯軟肉處，名曰瘰癧癰，屬冷證也。

又有小兒宿痰失道，致結核於頸項臀髆膂背之處，亦冷證也，俱宜熱藥敷貼。

以上諸證，皆緣於腎。腎主骨，腎虛則骨冷而爲患也。所謂骨疽皆起於腎，亦以其根於此也。故用大附子以補腎氣，腎實則骨有生氣，而疽不附骨矣。

證治準繩

明·王肯堂

附骨疽

或問附骨疽何以别之？曰：凡患流注，表未盡則餘毒附骨而爲疽，在股外屬足太陽陽明經，在股内屬足厥陰足少陰經。又云：風濕折熱，熱結而附骨成疽。蓋骨者腎之餘，腎虛則骨冷，而遂附著於骨也。骨冷則氣愈滯而愈積，但能爲腫不能爲膿。流注者傷寒之餘毒，骨疽者流注之壞證也。流注非傷寒之罪，乃醫者表之未盡也；骨疽非流注之過，乃庸醫涼藥之誤也。又云：久得厚味，乃醉後涉水，或履冰霜雪，寒入髀樞，積痰瘀血相搏而成疽。初時暫痛無時，乍寒乍熱而無汗，久則痛深入骨而不移，按之痛不止者，是也。初覺即隔蒜灸之，以多爲上，宜勝金丹烏金散汗之；壯實者，一粒金丹下之，或八陣散。久則極陰生陽，寒化爲熱，肉腐而成膿，膿成則宜烙，十全大補湯加牛膝、木瓜補之。有久潰毒結，留連展轉，經歲不已，腐出朽骨者，骨雖出而不愈，有終身之咎。視其白膿清稀者，碎骨初脱，肉深難取；膿白而稠者，碎骨將出，肉淺可取。大抵久腐出骨，不論强弱老幼，必須補益，使氣血和暢，正氣漸復，邪氣漸退，自然收斂，十全大補湯、人參養榮湯，在所當用。未成膿者，以沖和膏貼之，蓋有獨活能動盪氣血也。已潰者，宜服何首烏散，此藥能調和陰陽也。

流注

色黄不串流者，俗曰馬㾦；串流者名曰走散流注，俗曰瓜藤馬㾦。外形微腫，骨節内疼甚，名曰嘣骨馬㾦。若遍身骨節内疼痛不能起坐，無堆，作熱不退者，亦曰嘣骨馬㾦。若脊背及髀骨上起堆，或一二個或三五個，名曰過脊馬㾦。若尾骶上起堆作熱者，名曰殺著馬㾦。若髁骨下痛甚無堆但腫者，名曰鎖脚馬㾦。若骨相交接之處，疼痛無堆微腫，名曰接骨馬㾦。此證因風熱走散四肢，治當疏風散熱。初起不可用火針烙之，腫勢盛者只宜刺以稜針，久熟者可火針烙之。流注入股者死。傷寒餘邪未盡者和解之，以人參敗毒散，次以小柴胡合二陳湯，加羌活、川芎、枳殼、當歸、白朮。暴怒所致，胷膈不利者，調氣爲主，宜方脈流氣飲。抑鬱所致而不痛者，宜調經脈，補氣血，益氣養榮湯。腫硬作痛者，行氣和血，宜瘡科流氣飲。潰而不斂者，益氣血，宜人參養榮湯、十全大補湯。脾氣虚，濕熱凝滯肉理而致者，但腫一塊不痛，肉色不變，飲食少思，宜健脾除濕，六君子湯加芎、歸、黄芪、白芍、肉桂。閃肭瘀血，凝滯爲患者，和氣血，調經絡，宜方脈流氣飲，次以二陳合四物，加香附、烏藥、桔梗。寒邪所襲，筋攣骨痛，或遍身痛，宜温經絡，養氣血，宜大防風湯及五積散合敗毒散加川牛膝、杜仲，或獨活寄生湯；次以四物湯加黄芪、羌活、杜仲。病尚有潮熱者，裏有寒，邪未盡散，宜榮衛返魂湯加乾葛、升麻、紫蘇、川芎、獨活，薑水煎服。如無潮熱，用榮衛返魂湯加獨活，酒水各半煎服。接骨馬㾦，用穿山蜈蚣、白田柯、石楠藤、山良薑、九節香、紫金皮、含笑葉煎水，時時熱淋洗之，却服續骨散、九金六馬散。起堆核數枚，但小些，名馬疔，又名馬鈴，用紫金鍾、紫金皮、紫河車、天南星磨酢煖塗，又用紫金皮、紫金藤、紅内消、馬蹄香、馬蹄藤煎酒服。鎖脚馬㾦，用野芋子根、馬藍草、藜蘆子、紫河車、山枇杷根皮、山布瓜根、紫金皮擣爛，鹽糟炒敷，又以煎水熱淋洗之，却服輕脚散、九金六馬散。嘣骨馬㾦，用穿山蜈蚣、紫金皮、石楠藤、白田柯、溪楓根、九節香、對節金鷩煎水淋洗，却服嘣骨散、九金六馬散、四味浸酒方。過脊馬㾦，用山枇杷根皮、藜蘆子、小樟子根皮、天門冬、天南星、仙人掌根、山布瓜根、赤牛膝、半夏、凌霄根皮、佛桑花、馬藍草、野芋子根、天銅柯、普營子根皮、赤毛桃根皮、赤芎根皮搗爛，半泔半酢調，煖刷渣封，瓜藤馬瘨幷效；却服觸脊散、九金六馬散。瓜藤馬瘨，用山布瓜根多、赤葛子根皮、樟柳根、紫金皮、紫金鍾、落鴉鎗根、七葉楊香、天花粉、真珠簾根、白芙蓉葉、凌霄根皮、溪楓根皮、赤毛桃根皮搗爛，鹽糟炒敷之。又方：山布瓜根、葛合根、紫河車、藜蘆子、馬鞭穗、紫金皮、山枇杷根皮、凌霄根皮、佛桑花、落鴉鎗根、白田柯搗爛，鹽糟炒敷之。又方：山布瓜根、紫金皮、溪楓根皮搗爛，酒炒敷之，此方馬瘨幷大效，却服九金六馬散、四味浸酒方，又用洗腫方熱淋之。殺著馬瘨，用紫河車、山枇杷根皮、藜蘆子、山布瓜根、凌霄根皮、佛桑花、葛合根、石萍搗爛，酢調刷渣封，用洗腫方淋洗，却以九金六馬散、觸骶散服之。諸馬瘨，有熱者用去熱散，有表者用荆防敗毒散，有裏者用内踈黄連湯，有表復有裏者用追疔奪命湯；却用水金鳳搗爛，敷堆核上即效。馬疽有熱未成，服藥即能退之；若已成者，但要出膿，其熱即退。若生堆核四五個，只一二個未成膿，餘者皆已出膿，其熱亦不能退，要五個盡出膿，熱方退也。若潰爛者，即係潰瘍，宜查本門治之。

流注起於傷寒，傷寒表未盡，餘毒流於四肢經絡，濇於所滯而後爲流注也。如病尚有潮熱，則裏有寒，邪未盡散，榮衛返魂湯，方中可加升麻、蘇葉。如服此而熱不退可加乾葛，如有頭疼加川芎，幷用薑水煎。如無潮熱，可用水酒相半煎，酒大能行血生氣故也。氣生血行，病愈可必。然流注須表者何也？所以推其因，究其源，不忘病之根本也。寒邪既盡，表之太過，則爲冷流注，尤爲難治，故宜略表爲妙。表後第二節，宜服温平之藥，乃十宣内補是也。如不效，第三節，宜加附子，或服四柱散數服即止。温藥亦不可多用，恐增痛苦，反成膿血不乾，第四節，仍歸本方收效。然表未盡，則餘毒附骨而爲骨癰。夫流注者，傷寒之餘毒；骨癰者，又流注之敗證也。流注非傷寒之罪，乃醫者表之未盡也。骨癰非流注之過，又庸醫涼藥之過也。庸醫無識，心盲志聾，妄稱明見，雖知爲骨癰，而治之無法，又復托之涼藥，烈之毒刃，則毒氣滯，涼藥觸鐵器則愈附骨而不能愈矣。不然，則人之骨何以有癰？骨而成癰，非藥所治，故名附骨疽，又名曰虎飛尸。留連周期，展轉數歲，冷毒朽骨，出盡自愈。其不愈者，至於終身有之，此皆失於初也。其骨腐者，多爲副骨，猶或可痊，正骨腐則終身廢疾。故膿白而清者，碎骨初脱，肉深難取；膿黄而稠者，碎骨將出，肉淺可取，宜以利刃取之。又有流注大如匏瓠覆碗，見於胷背，其證類發而甚，用榮衛返魂湯之後，形勢一有微動，即非發矣，宜以内補十宣，與此方隨證通變用之，可以内消。大抵流注皆原於冷，故爲痛者骨痛也，骨者腎之餘，腎虚則骨冷，骨冷所以痛，所謂骨疽皆起腎者，亦以其根於此也。故補腎必須大附子，方能作效。腎實則骨有生氣，疽不附骨矣。凡用藥不可執一，貴乎通變。

流注冷證，多附骨内，硬不消，骨寒而痛，筋縮不伸。若輕用刀針，并無膿血，若止有乳汁清流，或有瘀血，宜用此藥敷之。若稍緩，止以軍薑、白芷、肉桂、草烏等分，熱酒調敷，骨寒除而痛止，則氣温和而筋自伸，肉硬自消矣。然治流注不可無木蠟以破積滯之氣，消堅硬之腫，最妙。又不可多，多則能解藥性，蓋此證主於温藥故也。

或問足脛之間生瘡，狀如牛眼，或紫或黑，膿水淋漓，止處即潰爛，久而不斂，何如？曰：此名濕毒流注，暴風疾雨，寒濕暑氣，侵入腠理而成，宜防風通聖散加木瓜、牛膝、防己之類，或當歸拈痛湯加牛膝。

或問脚膝間膿水不絶，連年不愈，何如？曰：此名下注瘡，亦名濕毒瘡。因脾胃濕熱下注，以致肌肉不仁而成瘡也。在外屬足太陽少陽經，在内屬足厥陰足太陰經。宜服防風通聖散加木瓜、防己、牛膝之類，外用祛風等湯藥洗，製女貞葉貼之。

外科正宗

明・陳實功

附骨疽

夫附骨疽者，乃陰寒入骨之病也。但人之氣血生平壯實，雖遇寒冷則邪不入骨。凡入者，皆由體虚之人，夏秋露臥，寒濕内襲，或房慾之後，蓋覆單薄，寒氣乘虚入裏，遂成斯疾也。初起則寒熱交作，稍似風邪，隨後臀腿筋骨作痛，不熱不紅，疼至徹骨，甚者屈伸不能轉側，日久陰變爲陽，寒化爲熱，熱甚而腐肉爲膿，此疽已成也。凡治此證，初起寒熱作痛時，便用五積散加牛膝、紅花，發汗散寒，通行經絡；或萬靈丹發汗亦可。次以大防風湯行經活血，滲濕補虚。又有生於尻臀部位，漫腫作疼者，内托羌活湯；腿内近膝股漫腫木痛者，内托芪柴湯；腿外側者，内托酒煎湯。初起，通用人參敗毒散加木瓜、牛膝、蘇木、紅花；虚者十全大補湯加羌活、防己、牛膝。已成欲作膿者附子八珍湯。膿成脹痛者即針之，膿稠而黄體實者十全大補湯，膿清色白體虚者保元大成湯，食少體倦者香砂六君子湯，脾虚寒熱者補中益氣湯，以此調理可也。又有風濕相成之證，初起寒熱交作，次傳腿腫作痛，其形光亮微紅，發熱腫痛，按之如泥不便起者，宜當歸拈痛湯或茯苓佐經湯，間服萬靈丹和之。以上之證，皆由元氣不足中來，不可悞用損脾泄氣敗毒等藥，外禁寒凉等法。如悞用之，必致氣血冰凝，内肉瘀腐，日久化爲污水敗膿，流而不禁者，終死。又有房慾勞傷，寒熱互變，氣血乖違，經脈横解，受病日深，以成斯疾者，其患大腿漸漸腫如冬瓜，上過胯腹，下連足底，牽連漫腫，皮色不紅，日久潰膿，色白腥穢，腫仍不消，痛仍不減，元氣日衰，身體縮小，唇舌乾焦，二便枯秘，諸藥不效，飲食不進者，終爲不治。

看法

初起，身微寒熱，飲食如常，結腫微紅，疼不附骨者，順。已成，舉動自便，結腫成囊，疼痛有時，膿易成者，爲吉。已潰，膿稠腫消痛減，身體輕便，甦醒睡穩不熱者，吉。潰後，元氣易復，飲食易進，内肉易實，膿水易乾者，吉。初起，身發寒熱，漫腫色白，肢體牽强，疼痛附骨者，險。已成，舉動不便，通腿漫腫，不熱不紅，不作膿者，爲險。已潰，膿水清稀，氣穢腥臭，腫痛不消，形體日削者，死。潰後，脾胃虚弱，飲食無味，口渴不止，唇白皮枯者，死。

治法

初起，發熱惡寒，身體拘急，腿脚腫痛，脈浮緊者，宜散之。已成，腿脚腫痛，皮色不變，上下通腫者，宜散寒温經絡；寒熱作腫，色白光亮，按之如泥不起者，宜健脾滲濕；身體無熱，惡寒脈遲而濇，腿腫不熱者，宜養血温經絡；暑中三陰，脈洪而數，腿脚焮腫，口乾便燥者，宜下之。已潰，膿水清稀，飲食減少，形體消瘦者，宜補中健脾胃。潰後，腫痛不減，膿水不止，虚熱不退者，宜温中養氣血。愈後，筋骨牽强，曲伸不便者，宜滋養氣血，通利關節。

景岳全書　明・張介賓

附骨證論治

附骨疽一證，近俗呼爲貼骨癰。凡疽毒最深而結聚於骨際者，皆可謂之附骨疽。然尤惟兩股間肉厚處乃多此證。蓋此證之因，有勞傷筋骨而殘損其脈者，有恃酒力房而因爍其陰者，有憂思鬱怒而留結其氣者，有風邪寒濕而湊滯其經者。凡人於環跳穴處，無故酸痛久而不愈者，便是此證之兆，速當因證調治，不可遲也。蓋其初起，不過少陽經一點逆滯，逆而不散，則以漸而壅，壅則腫，腫則潰，至其延漫，則三陰三陽，無不連及，而全腿俱潰。然此證無非元氣大虧，不能運行，故致留滯不散，而後致決裂，誠危證也。若潰後脈和，雖見困弱之甚，只以大補氣血爲主，皆可保全。若潰後脈反洪芤，而煩躁不寧，發熱口渴，則必不可治。至若治此之法，凡以勞傷筋骨而致者，宜大營煎兼大防風湯治之。若酒色傷陰者，宜八味丸、六味丸或右歸丸兼大防風湯主之。若憂思鬱怒結氣者，宜瘡科流氣飲或五香連翹湯，兼大防風湯主之。若風寒外襲者，宜五積散兼大防風湯主之。大抵此證初起，即宜用大營煎温補氣血，或兼仙方活命飲通行毒氣。有火者，宜速用連翹歸尾煎以解散其毒，仍宜速用隔蒜灸或豆豉餅尋頭灸之，以速散其毒，最爲捷法。其有濕熱痰飲等證，當幷求後法以治之，庶免大害也。若環跳久痛不已，或見臀股微腫，度其已成，勢不能散，只宜速用托補，專固根本，使其速起速潰，則根本既實，雖凶亦無大害，必且易潰易斂而易愈也。若脈見滑數，按之軟熟，膿已成也，速宜針之，無使久留，以防深入之患。其有不明利害，苟圖目前，或用剋伐消散再傷元氣，或用寒涼敷藥以遏其毒氣，以致日延日甚，而元氣日敗，則一潰不可收拾矣。考諸方書，俱未詳及此證，故悉其所因，幷附治案。

方

瘡科流氣飲 治陰發流注，恚怒氣結，堆核腫硬作痛；或胷膈痞悶；或風寒濕毒，搏於經絡；或血不和，結成腫塊，肉色不變；或漫腫木悶無頭；或陰發乳岩等證，未成速散，已成速潰，敗膿自出，惡肉自去，非常之驗。

桔梗 人參 當歸 桂 甘草 黄芪鹽水炒 厚朴薑製 紫蘇 白芍藥 烏藥 防風 枳殼 檳榔 南木香 川芎 白芷

右，生薑煎服。疼痛加乳香、没藥，瘡乾加知母、貝母，瘡不乾加炒皂角刺，流注加羌活、獨活，氣滯加香附，胃虚加陳皮。此乃行氣散血之劑，若服之過度，則氣血虚耗，何以爲膿？學者知之。

敗毒流氣飲 治流注初發，堆核硬痛，不可忍，用此疎邪流氣。

羌活 獨活 青木香 赤芍藥 當歸 紫蘇 陳皮 香附 白芷 三稜 蓬莪朮 枳殼 川芎 桔梗 柴胡 半夏薑製 赤茯苓 甘草

右，生薑煎服。熱加大黄、黄芩，虚加人參、黄芪。

方脈流氣飲 治陰發流注瘰癧，及鬱結腫聚結塊，或走注疼痛，或心胷痞悶，脅腹脹滿，嘔吐不食，上氣喘急，欬嗽痰盛，或面目四肢浮腫，大小便秘者。

紫蘇　青皮　白芍藥　當歸　白茯苓　烏藥　桔梗炒　半夏薑製　黄芪炒　川芎　枳實炒　陳皮　防風　南木香　大腹皮　甘草　檳榔　枳殼

右，生薑煎服。流注加羌活、獨活、白芷梢，小便不通加木通、梔子，浮腫加猪苓、澤瀉，氣滯加香附，血滯加肉桂，嘔吐加藿香，瘰癧加夏枯草。此行氣耗血之劑，不過二三劑止之，不可多服。

去毒散　治馬瘨發熱者，此藥退熱，腫瘍亦效。

吉面消　山烏豆　雞屎子　雞肶根　水墈子　過山龍　金涼傘大葉　白根子　紫金藤　九牛天竹　臭木待根　連叉大青　落鴉瓜藤

右，水煎服。

九金六馬散　治馬瘨瘨流注，馬瘟馬面，馬腿馬挪，癧疽腫瘍，乳癧脅癧，便毒頭風風核等發者。

金星草　金鶯根　金銀花　馬蹄金　紫金皮　鐵馬鞭　白馬骨　地馬梢　紫金藤　馬蹄藤　山紅花根　金涼傘根　金腦香　山烏豆　雞屎子　毛裹金釵　水滚子　穿山蜈蚣

右，水煎，入酒和服。

散血消核湯　治前證。

紫金皮　大薊根　山蘇木　溪楓根　山烏豆　雞屎子　赤牛膝　馬蹄金　馬蹄藤　鐵馬鞭　白馬骨　馬蹄香　穿山蜈蚣

右，水煎，入酒和服。

二馬散　治前證。

馬蹄金　鐵馬鞭　撥雪根

右，水煎，入少酒和服。

立效散　治前證。

水滚子根多　淡茶櫟根中　晚祥西根少

右，水煎，入酒和服。或合六馬散亦效。

浸酒方　治馬痹創人，此藥退創。

老公鬚根　毛裹金釵根　狗骨子根　大葉毛吹曲

右，浸酒煖服，不可煎。

續骨散　治接骨證。

天燈心　紫背草　赤牛膝　山蘇木　鈎鉤藤　馬蹄香　馬蹄金　紫金皮　天花粉　白馬骨　鐵馬鞭　臭木待根　酒罈子根

右，酒水各半煎服。

輕脚散　治鎖脚證。

天燈心　紫背草　赤牛膝　鈎藤根　山蘇木　酒罈根　白馬骨　馬蹄金　鐵馬鞭　穿山蜈蚣

右，酒水各半煎服。

嘟骨散　治嘟骨證。

馬蹄金　馬蹄藤　白馬骨　紫金皮　鈎鉤藤　鐵馬鞭　酒罈根　馬蹄香　天燈心　山蘇木　赤牛膝　地茄根

紫金藤　李子根　烏苞子　臭木待根　穿山蜈蚣

右，水酒各半煎服。

蠲脊散　治過脊證。

紫金皮　天燈心　酒罈根　馬蹄香　馬蹄金　紫背草　狗骨根　地茄根　山蘇木　白馬骨　鐵馬鞭　臭木待根

右，生地黄酒水各半煎服。

蠲骶散　治殺著證。

溪楓根　白田柯　赤牛膝　白馬骨　撥雪根　馬蹄藤　馬蹄香　地馬梢根　穿山蜈蚣　馬蹄金　金腦香

右，水酒各半煎服。

退創散　治馬瘨滿身創人，轉動不便。

地馬梢根　白馬骨　鐵馬鞭　頭形花根　鷄屎子　詐死子　馬蹄金　山茄根　狗骨根　對節金鶯根

右，水煎，入酒和服。

釣藤鉤散　治馬瘨腫瘍，病後筋脈拘急。

石楠藤　羊帶歸根　天燈心　狗骨子根　真珠簾根　豨薟草根　釣藤鉤　伸筋藤

右，水煎，入酒和服。

馬鞭散　治馬瘇。

石楠藤　涼藤子　晚祥西　雪裏開　馬蹄金　鐵馬鞭　鬼腰帶根

右，水煎，入酒和服；又用雪裏開搗，糟炒敷之；又用樟樹根皮、山枇杷根皮搗，糟炒敷之。

妙草散　治前證。

白根子　赤芎根皮

右搗，糟炒敷之；又用七層樓煎酒服之。

二妙散　治滿身起堆是馬瘨。

馬蹄香　香圓橘葉

右搗，糟炒敷之；又用秦椒酒煎。

四七湯　治七情鬱結，狀如破絮，或如梅核，骾在咽間，或中脘痞滿，痰涎壅盛，或喘，惡心少食。

厚朴一錢五分　半夏薑製，七分　紫蘇葉　茯苓各一錢

右作一劑，水一鍾，薑三片，棗二枚，煎六分，食遠服。

內托黄芪酒煎湯

黄芪　當歸尾各二錢　柴胡一錢半　連翹　肉桂　鼠黏子炒，各一錢　升麻七分　黄蘗　炙甘草各半錢

原在足厥陰肝經之分，少侵足太陰脾經之分，其脈左部細而弦，按之緩而微有力，爲製此方主治。一方無黄蘗。

丁未四月十一日，於左腿近膝股內出附骨癰，不辨肉色，漫腫，皮澤木硬，瘡勢甚大。其左脚乃肝之脾土也，右㕮咀，作一服，水一盞，酒一盞，同煎至一盞，去滓熱服，宿食消盡，一服而愈。昔賈德茂男年十歲，

內托黄芪柴胡湯　治附骨癰。

黄芪二錢　柴胡　土瓜根酒洗淨，各一錢　羌活半錢　連翹一錢三分　官桂　黄蘗　生地黄各二分　當歸七分半

右，燒灰存性，研細，酒下三錢。

露蜂房　蛇退　頭髮洗淨，各等分

三生散　治諸瘡大痛，不辨肉色，漫腫光色，名附骨癰，如神。

轎夫，環跳穴痛甚如鷄啄火灼，適製有藥，以酒調三錢飲之，未愈，更進一服，霍然如失，明日舁轎如故，了無苦矣。

按此方世多用之。萬氏家抄，亦已收載。然但知其可爲敷藥，散腫止痛，而不知其可以內服，爲下部癰疽內消之聖藥也。予有

及熟睡爲準。史鶴亭太史，親見顧天宇室人驗過。

右三味等分，以各五錢爲率，酒調空腹服；外又以三味等分爲敷藥，香油調敷患處。其驗以服藥後出臭汗

性已過，勿用。用時研極細　白蘞末　生豌豆粉

黄狗下頦連舌連皮毛劈下，入罐鹽泥封固，鐵盞蓋口，煅一炷香，煙覺清即止，務宜存性，不可過，過則無用矣。視其骨灰正黑色者爲妙。若帶白色，其

黄狗下頦方　治肚癰少腹癰，及腿上貼骨癰，神效。又云可治發背。大抵此方治下部癰疽妙。

右爲末，每服二錢，空心温酒下；或酒糊爲丸，鹽湯下亦可；或煉蜜爲丸服亦可。

白芷　桔梗炒　川芎藭　遠志去心　厚朴薑製　人參各一兩　防風四錢

附子用童便數碗，浸三日夜，切作四塊，再浸數日夜，童便一日一换，炮　桂心　赤小豆　甘草炙　黄芪鹽水浸炒　當歸酒拌　茯苓

內塞散　治陰虚陽氣湊襲患腫，或潰而不斂，或風寒襲於患處，致氣血不能運，至久不愈，遂成漏證。

右㕮咀，好糯米酒一盞，水一大盞半，同煎至一大盞，去滓，空心，宿食消盡温服，待少時，早膳壓之，使不令大熱上攻中上二焦也。丁未季春蒲度主老，年七十，因寒濕地氣，得附骨疽於左腿外側足少陽膽經之分，微侵足陽明分，闊六七寸，長一尺，堅硬漫腫，不辨肉色，皮澤深，但行步作痛，以指按至骨大痛，與藥一服，立止；再服，堅硬腫消。

當歸散　治附骨癰，及一切惡瘡。

當歸半兩　山梔子十二枚　木鼈子一枚，去殼　甘草一兩

右爲細末，每服三錢，冷酒調服。

漏蘆湯　治附骨疽。

漏蘆去蘆　升麻　連翹　麻黄去根節，各一兩　防己　木香　白蘞　沉香各半兩　大黄剉炒，一兩半

右剉碎，每服五錢，水一盞半，入竹葉七片，煎至七分，入芒硝一錢，攪匀去滓，空心温服，取利三二行，未利再服。

應痛丸　治走注疼痛，疑是附骨疽者。

蒼朮去皮　當歸　黑牽牛　草烏頭炮，各一兩

右爲細末，酢糊爲丸如小豆大，每服三十丸，空心酢湯下。

貫衆湯　治附骨癰生股上，伏肉間，淋渫。

貫衆　地骨皮　穀精草　枇杷葉拭去毛刷炙　荆芥去梗　蜀椒去目并合口者，各一兩

右擣篩，以水三升，煮取二升，和滓淋渫，蘸布帛搨之。

密陀僧散

杏仁去皮尖及雙仁者，二七枚　自然銅酢淬　密陀僧各半兩

右用苦竹筒一枚，入藥在内，紙封筒口，慢火煨，候筒黄色取出，研極細，看瘡大小用藥，以新汲水調匀，用鷄翎掃塗癰上，甚者不過二七日效。

黑丸子 治風寒襲於經絡，腫痛或不痛，或打撲跌墜，筋骨疼痛，瘀血不散，遂成腫毒；及風濕四肢疼痛，或手足緩弱，行步不前；并婦人血風勞損。

百草霜 芍藥各一兩 當歸 白芨各四錢 赤小豆 白蘞各一兩六錢 骨碎補焙，八錢 川烏炮，二錢 南星焙，三錢 牛膝焙，六錢

右爲末，煉蜜丸梧子大，每服三十丸，鹽湯或酒下。風疾哽，吃煨葱一莖，温酒下。孕婦勿服。

單方

環跳穴痛，防生附骨癰：以蒼朮佐黄蘗之辛，行以青皮，冬月加桂枝，夏月加條子黄芩，體虚者加土牛膝，以生甘草爲使，大料煎，入生薑汁帶辣，食前飲之。病甚者，恐朮、蘗、桂枝十數貼發不動，少加麻黄一兩貼。又不動者，恐癰將成矣。急掘地成坑，以火煅紅，沃以小便，赤體坐其上，以被席圍抱下體，仗熱氣熏蒸，腠理開，血氣暢而愈。

久癰瘡敗壞成骨疽：以龍骨末粉瘡四面，厚二分，以膏著瘡中，日二易，蟲出如髮盡愈。膏方：用大蝦蟆一枚自死者，亂髮一塊，鷄子大，猪脂一斤，取上二味，内脂中煎，略消盡，下待冷，更内鹽一合，攪和前藥用。《千金》，下同。

又方：槲皮燒末，飲服方寸匕。

又方：新剥鼠皮如錢孔大，貼腫上即膿出。已潰者，取脊上脂貼之。

附骨疽漏：蜣螂七枚，同大麥擣敷。劉涓子

附骨壞瘡久不瘥，膿汁不已，或骨從瘡孔中出：用蝦蟆一個，亂頭髮一鷄子大，猪油四兩，煎枯去滓，待凝如膏，先以桑根皮烏頭煎湯洗，拭乾，煅龍骨末摻四邊，以前膏貼之。《錦囊》

積年骨疽，一捏一汁出者：熬飴糖敷瘡上，仍破生鯉魚搨之，頃時刮視，蟲出更洗敷藥，蟲盡則愈。《肘後》

骨疽膿出黑色：鯽魚一個去腸，入白鹽令滿，紥定，以水一盞，石器内煮至乾焦爲末，猪油調搽，少痛勿怪。危氏方

附骨疽瘡：狗頭骨燒煙，日熏之。《聖惠》

香附餅：治瘰癧流注腫塊，或風寒襲於經絡，結腫或痛。用香附爲末，酒和量大小做餅，覆患處，以熱熨斗熨之，未成者内消，已成者自潰。若風寒濕毒，宜用薑汁作餅。

針灸

《千金方》曰：附骨疽，灸間使後一寸，隨年壯，立瘥。

醫案

《李杲十書》曰：蒲津王世祥年七十，感寒濕地氣，二月間得附骨癰於左腿外側足少陽之分，少侵足陽明分，闊六七寸，長一小尺，堅硬漫腫，不辨肉色，皮澤深，以指按至骨，大痛，又行步作痛，與柴胡、鼠黏子各一錢半，連翹、肉桂各一錢，黄芪、歸梢各二錢，黄蘗、甘草各五分，升麻七分，酒煎服，少時以早膳壓之，藥下咽，疼痛立止；二日後，柔軟而腫消矣。

賈德茂男十歲，四月天氣大熱，於左足大腿近膝股内足厥陰肝之經，少侵足太陰脾之經分，出附骨疽，不辨肉色，漫腫，皮澤木硬，病勢甚大。其脈在三部細弦，按之洪緩略有力，用黄芪二錢，柴胡梢、生地各一錢，連翹一錢三分，肉桂、土瓜根各三分，酒黄蘗二分，歸尾七分半，酒水煎，空心服，一劑愈。

朱震亨《心法》曰：朱紹八官右腿腫，生附骨癰，吃草藥酒，多生膈痰，熱壅無力，予用人參、黄連、茯苓各一錢，栝蔞子四十九粒，分二貼，入竹瀝熱飲而愈。

《衛生寶鑑》曰：至元壬午，有王伯禄者，年五十七，右臂髆腫盛，上至肩，下至手指，色變皮膚涼，六脈沉細而微，脈證俱寒。瘍醫孫彦和視之，曰：此乃附骨癰，開發已遲，以燔針起之，膿清稀；次日再開之，加

吃逆不絶，彦和與丁香柿蒂湯兩服；稍緩待日，吃逆尤甚，自利臍腹冷痛，腹滿飲食減少，時發時憒，於左乳下黑盡處，灸之二七壯。又處以乾薑、附子、木香、沉香、茴香、羌活數藥，㕮咀一兩半，欲與服。或者曰：諸痛癢瘡皆屬心火，又當盛暑之時，用乾薑、附子可乎？予應之曰：理所當然，不得不然。《内經》曰：脈細，皮寒，瀉利前後，飲食不入，此謂五虚。吃逆者，胃中虚極也。諸腫瘡瘍皆屬心火，是定理也。此證内外相反，須當舍時從證，非大方辛熱之劑急治之，則不能愈也。遂投之，諸證悉去，飲食進，瘡勢温，膿色正。彦和又與五香湯數服，月餘平復。噫！守常者，衆人之見；知變者，大人之事。知常而不知變，細事因而取敗者，亦多矣，况醫乎？守常知變，豈可同日而語哉！

《薛己醫案》曰：大尹都成慶患附骨疽，内痛如錐，外色不變，勢不可消，喜其未用寒劑，只因痛傷胃氣而不思飲食，用六君子湯治之，飲食少進；更以十全大補二十餘劑，而膿成針去；仍以大補湯倍用參、芪、歸、朮，加麥門、五味、遠志、貝母數服，膿漸止而瘡亦愈。按二證蓋因濕熱滯於肉理，真氣不能運化，其治宜實脾土，和氣血，隔蒜灸，而疽自消矣。

李户部孟卿環跳穴患附骨疽，彼謂小瘡，遂服敗毒之劑，更用寒涼藥敷之，因痛極刺之，膿瘀大泄，方知爲癰也。請予治，診其脈右關浮大，此胃氣已傷，故瘡口開張，肉紫下陷，捫之不熱。彼云瘡内更覺微冷，自意必成漏矣。遂以豆豉餅灸之，飲以六君子湯加藿香、砂仁、炮薑數劑，胃氣漸醒，飲食漸進，患處漸熯，肌肉漸生；再以十全大補湯而愈。

王時亨室産後腰間腫痛，兩腿尤甚，此由瘀血滯於經絡而然也。不早治，必作骨疽。遂與桃仁湯二劑，稍愈；更以沒藥丸數服而痊。亦有惡血未盡，臍腹刺痛，或流注於四肢，或注股内，疼痛如錐，或兩股腫痛，此由冷熱不調，或思慮動作，氣所壅遏，血畜經絡而然，宜沒藥丸治之。亦有經血不行，流注四肢，或股内痛如錐，或因水濕所觸，經水不行而腫痛者，宜當歸丸治之。凡惡血停滯，爲患匪輕，治之稍緩，則流注而爲骨疽，多致不救。

一婦人患附骨癰，久而不斂，致腿細短軟，脈來遲緩，以十全大補湯，加牛膝、杜仲及附子餅灸之，兩月餘而愈。凡膿潰之後，脈濇遲緩者易愈，以其有胃氣故也。脈來細而沉時直者，裏虚而欲變證也。若煩痛，尚未痊也。洪滑粗散者難療，以其正氣虚而邪氣實也。

一男子腰中患此，發而不潰，其氣血止能起發，不能培養爲膿也，投大補藥數劑而潰，又數劑膿出尚清。乃服參芪歸朮膏斤餘，膿少稠；數斤，膿漸稠，肌肉頓生。大凡癰疽借氣血爲主，若患而不起，或潰而不腐，或不收斂，及膿少或清，皆氣血之虚也，宜大補之。最忌攻伐之劑。亦有膿反多者，乃氣血虚而不能禁止也。若潰後發熱作渴，脈大而膿愈多，屬真氣虚而邪氣實也，俱不治。常見氣血充實之人，患瘡皆腫高色赤，易腐潰而膿且稠，又易於收斂；怯弱之人多不起發，不腐潰，及難於收斂。若不審察而妄投攻劑，虚虚之禍不免矣。及患後當調養，若瘰癧流注之證，尤當補益。否則更患他證，必難措置，慎之！

一女髀樞穴生附骨疽，在外側廉少陽經分，始末用五香湯、十宣散，一日惡寒發熱，膈滿，猶大服五香湯，一夕喘死。此升散太過，孤陽發越於上也。

一人年踰四十，夏患附骨疽，予以火針刺去瘀血，更服托裏藥而愈。至秋忽不飲食，痰氣壅甚，勞則口舌生瘡，服寒藥腹痛，彼疑爲瘡，脾胃脈輕取似大，按之無力，此真氣不足，虚火炎上也，治以八味丸。彼不信，自服二陳四物，幾殆。復請予，仍以前丸治之而愈。

一人附骨癰畏針不開，臀膝通潰，脈數，發渴煩躁，時嗽，飲食少思。齊氏曰：瘡瘍煩躁，時嗽腹痛，渴甚或泄利無度，或小便如淋，此惡證也。膿出之後，若脈洪數難治，微濇遲緩易治。刺之膿出四五碗，即服參、芪、歸、朮大劑；翼日脈稍斂，更服八珍湯加五味子、麥門冬、肉桂、白蘞三十餘貼，脈緩膿稠，三月乃愈。

一老人腿患附骨疽，腫硬，大按方痛，口乾脈弱，腫聚不潰，飲食少思。予謂腫下而堅者，發於筋骨；肉色不變者，發於骨髓。遂投以參芪等藥三十餘劑，膿雖熟不穿。予謂藥力難達，必須針刺。不聽，至旬日方刺，涌出清膿五六碗，然衰老氣血不足，養毒又久，竟不救。大抵瘡瘍旬日不退宜托之，有膿刺之，有腐肉取之，虚則補之，此十全之功也。

一人患貼骨疽，腿細短軟，瘡口不合，以十全大補湯，外灸附子餅，貼補藥膏，調護得宜，百貼而愈。

一後生叉骨痛，以風藥酒飲一年，予以防風通聖散去硝黄，加生犀角、浮萍百餘帖，成一疽，得皮革膿出而愈。後五六年，其處再痛，予曰：舊病作，無能爲矣。蓋發於新娶之後，多得香辣肉味，若能茹淡遠房勞，猶可生也。出膿血四五年，延及腰背皆空，又三年而死。此純乎病熱者。

一婦年四十餘，近環跳生疽，尺脈沉緊，腿不能伸。經曰：脾移寒於肝，癰腫筋攣。蓋脾主肉，肝主筋，肉温則筋舒，肉冷則筋急。遂與乳香定痛丸，少愈；更以助胃壯氣血藥二十餘劑而消。

一少年天寒極勞，叉骨痛，兩月後生疽，深入骨邊，臥二年，取剩骨而安，此寒搏熱者也。取久疽及痔漏中朽骨，用烏鷄脛骨以砒實之，鹽泥固濟，火煅紅，地上出火毒，去泥，用骨研細，飯丸如粟米大，以紙撚送入竅内，更以膏貼之。

一婦人因怒，脅下腫痛，胷膈不利，脈沉遲，以方脈流氣飲數劑少愈，以小柴胡湯對二陳加青皮、桔梗、貝母數劑頓退，更以小柴胡湯對四物二十餘劑而痊。

一男子腿患潰而不斂，用人參養榮湯，及附子餅，更以補劑煎膏藥貼之，兩月餘而愈。

一男子腿患腫，肉色不變不痛，脈浮而滑，以補中益氣湯加半夏、茯苓、枳殼、木香飲之，以香附餅熨之。彼謂氣無補法，乃服方脈流氣飲，愈虚。復求治，以六君子湯加芎、歸數劑，飲食少進；再用補劑，月餘而消。夫氣無補法，俗論也。以其爲病痞悶壅塞，似難於補，殊不知正氣虚而不能運行，則邪氣滯而爲病。經云：壯者氣行則愈，怯者則著而爲病。苟不用補法，氣何由而行乎？

一男子臂腫筋攣骨痛，年餘方潰不斂，診其脈更虚，以内塞散一料少愈，以十全大補湯及附子餅灸之而愈。《精要》云：留積經久，極陰生陽，寒化爲熱，以此潰多成瘻，宜早服内塞散排之。

一男子腿患久而不斂，飲大補藥及灸附子餅，更用針頭散紝之而愈。

一男子臂患年餘尚硬，飲食少思，朝寒暮熱，以八珍湯加柴胡、地骨皮、牡丹皮，月餘寒熱少止；繼以益氣養榮湯，及附子餅灸之，兩月餘，膿成針之；更服人參養榮湯半載而痊。

一婦人膿潰清稀，脈弱惡寒，久而不愈，服内塞散，灸以附子餅而瘳。

一婦人久而不斂，忽發寒熱，予決其氣血俱虚，彼反服表散之劑，果大熱而死。大抵流注之證，多因鬱結或暴怒，或脾氣虚，濕氣逆於肉理，或腠理不密，寒邪客於經絡，或閃仆，或産後瘀血流注關節，或傷寒餘邪未盡爲患，皆因真氣不足，邪得以乘之。常治，鬱者開之，怒者平之，閃仆及産後瘀血者散之，脾虚及腠理不密者除而補之，傷寒餘邪者調而解之。大要以固元氣爲主，佐以見證之藥。如久而瘡口寒者，更用豆豉餅或附子餅灸之。有膿管或瘀肉者，用針頭散腐之自愈，錠子尤效。若不補血氣，及不慎飲食起居七情，俱不治。

一男子元氣素弱，將欲患此，胷膈不利，飲食少思，予欲治以健脾胃，解鬱結，養血氣。彼不從，乃服辛香流利之劑，致腫脹。又服三稜、蓬朮、厚朴之類，飲食愈少，四肢微腫，兼腰腫一塊，不潰而歿。蓋此證本虚痞，今用剋伐之劑，何以不死？况辛香燥熱之劑，但能劫滯氣衝快於一時，若不佐制過服，則益增鬱火，煎熬氣液而爲痰，日久不散，愈成流注之證。

一男子臂患出腐骨三塊，尚不斂，發熱作渴，脈浮大而濇，乃氣血俱損，須多服生血氣之劑，庶可保全。彼惑於火尚未盡，仍用涼藥，内服外敷，幾危，始求治。其形甚瘁，其脈愈虚。先以六君子湯加芎歸，月餘飲食漸進；以八珍湯加肉桂三十餘劑，瘡色乃赤；更以十全大補湯，外以附子餅灸之，僅年而瘥。

通府李廷儀患流注，吐痰氣促，自恃知醫，用化痰理氣等劑，半載而潰；用托裏等劑，膿水淋漓，腫硬不消，寒熱往來，飲食少思，肌肉消瘦，大便不實，手足時冷，兩尺脈浮大，按之微細。余曰：此屬命門火衰，當用八味丸。不信，乃服參、芪、歸、朮之類，更加痰喘泄瀉。服八味丸、益氣湯年餘而痊。

一婦人背患流注，内潰脹痛，服流氣化痰之劑，自汗盜汗，脈大而弱，此元氣虧損之證也。與參、芪各一兩，歸、朮各五錢，肉桂二錢，服而針之。至夜半，始出稀膿二碗許。翼日，大汗倦甚，煩熱作渴，揚手氣促，脈洪大而數，仍用前藥加附子一錢，炙甘草二錢，二劑脈證悉退。又以六君子加薑桂二十餘劑，始離牀褥。後因勞復，寒熱作渴汗出，時仲冬，寢幃氣出如霧，用十全大補加桂附二劑而痊。

一婦人久患流注，脾胃虛弱，忽痰壅氣喘，頭摇目劄，手揚足擲，難以候脈，視其面，黃中見青，此肝木乘脾土也，用六君加柴胡、升麻治之而甦，更以補中益氣加半夏、茯苓而安。

一弱人流注内潰，出敗膿五六碗，是時口眼歪斜，以獨參湯加附子二錢，二劑小愈，更以十全大補之劑，月餘而痊。大抵瘡瘍膿血既泄，當大補氣血爲先，雖有他證，當以末治之。

一儒者患流注，發熱作渴，頭痛自汗，脈洪大，按之無力，此氣血虛寒也，用十全大補加麥門、五味治之，其證益甚；仍用前藥加附子一錢，四劑諸證悉退；却去附子加肉桂二十餘劑，氣血漸復。又因勞心，發熱惡寒，飲食減少，此脾胃復傷，元氣下陷，用補中益氣加附子一錢，二劑熱止食進，仍用大補元氣而安。後因考試不利，懷抱不舒，更兼勞役，飲食日少，形氣日衰，吐痰作渴，頭痛惡寒，或熱來復去，或不時而動，仍用補中益氣數劑，諸證漸愈，元氣漸復，乃去附子再加肉桂五分，百餘劑而愈。

《外科正宗》曰：一男子中寒發散未盡，大腿腫痛，脈浮數而無力，此風寒未盡，内虛故也。以五積散去麻黃加牛膝二服，疼痛稍減；又以内托黃芪酒煎湯四服，痛腫俱消。惟腿外側結腫一塊不退，此瘀血凝滯欲作膿也，以托裏藥，候膿熟針之，更以十全大補湯而斂。

一男子勞碌，遇寒每發腿疼，發則寒熱嘔吐，胷痞不食，此因氣惱飲食不節，脾胃受傷，故脾氣有虧，飲食不能運化，痰滯中脘，濕熱動而下，流注爲脚氣，以開結導引丸二服，行去停痰；又以半夏佐經湯數服，嘔止膈利；更以附子六物湯數劑，消而不發。

一老人年六旬，過慾腎虛，致筋攣痹縮，脚膝無力，不能步履，外貼祛風逐濕膏，内服三因勝駿丸而愈。

一男子右腿腫痛，兩月餘昏沉危篤。余曰：膿已成久，强開之，出膿盆許，以獨參湯連進二服而甦，以十全大補湯調理百日外而安。

一男子房事後陰寒，大腿無形作痛，至夜尤甚，不能步履，醫以散寒除濕消痰止痛藥治之，其痛益增。診之，脈細濇而無力，此氣血不足，寒氣所乘之證，與以大防風湯二劑，疼痛頓減；又四劑，其疾全安。

一男子暑月慾後當風睡臥，致寒氣襲於左腿，遂成腫痛，寒熱交作，胷痞不食，以保安萬靈丹，葱湯化服，洗浴發汗，以散骨髓寒毒；後以大防風湯去羌活加紅花、破故紙，温暖腎經，通行經絡，腫痛漸消，血脈漸和；後以三因勝駿丸間服，調理兩月而愈。

一監生以慾後受寒，致成腿痛。予以暖腎氣温經絡散寒邪藥治之。彼以爲緩，請内醫，日服表散之劑，外邪雖散，其内必虚。又以小柴胡湯等藥調理，致虚熱發作，口燥咽乾，煩渴不已。又以知母石膏湯清其上，防風木瓜威靈仙等劑攻其下。衆議紛紛，雜藥妄進，致病愈劇。仍復請治。其時腿患愈腫，其形縮小，此必死之證也。況此證原從腎經受寒，非附子、破故紙不能通達關節，非羌活、防風牛膝不能通行閉滯，非人參、白朮、炙甘草不能使脾氣行達四肢，非川芎、當歸、白芍、熟地、紅花，不能養血活血。凡病從虚而入者，先補其虚，後攻其病。況治此證，不加温補而反用發散解肌，以正風寒有餘之法治之，不死何可得也？後果死。

《景岳全書》曰：有魏生者，年三十餘，素多勞碌，忽患環跳酸痛，數月後大股漸腫，延予視之，曰：此附骨疽也，速當治之。與以活命飲二劑，未及奏效而腫益甚，因慌張亂投，或清火，或解毒，遂致嘔吐發熱，飲食不進，其勢甚危。然後懇求相救，遂以參芪内托散大加炮薑，數劑而嘔止食進。其腫軟熟，知其膿成，即爲針之，針處出膿不多；復以九味異功煎與之，遂得大潰。且瓣瓣出膿，潰者五六處，而腿肉盡去，止剩皮骨矣。潰後復嘔惡，發熱不食，遂以十全大補湯及九味異功煎相間與之，然後熱漸退，食漸進，稍有生色。然足筋短縮，但可豎膝仰臥，左右挨緊，毫不能動，動則極痛，自分已成廢物。此後凡用十全大補湯八十餘劑，人參三斤，而腿肉漸生，筋舒如故，後成一精壯男子，此全得救本之功也。

一男子陳姓者，年近三旬，素不節慾，忽見環跳酸痛，月餘不愈。予曰：此最可畏，恐生癰毒之患。彼不信，又謀之一庸醫，反被其詬曰：此等胡說，真可笑也。筋骨之痛，亦常事耳，不過風熱使然，何言癰毒？遂用散風清火等藥。至半年後，果見微腫，復來求治。予曰：速用托補以救根本，尚不遲也。彼又不信而謀之瘍醫，曰：豈有腫瘍未潰而遽可温補耶？復用清火消毒之劑，及其大潰而危，再延余視，則證脈俱敗，方信予言而痛悔前失，已無及矣。

一膏粱子茅姓者，年未三旬，素以酒色爲事，亦患此證，早令服藥，執拗不從；及其腫而膿成，令速針之，亦畏痛不從。而不知膿既已成，偏聽庸流敷以苦寒解毒之藥，尤不可解，但有愈久愈深，直待自潰而元氣盡去，不可收拾矣。

古今圖書集成醫部全録卷三百六十九

外科游風丹毒斑疹門

黄帝素問

至真要大論

少陽司天，客勝則丹胗外發及爲丹熛。

註　丹胗即斑疹，因火熱而發於外。丹熛即赤游，發於外而欲游於内也。

千金方　唐·孫思邈

丹毒

丹毒一名天火，肉中忽有赤如丹塗之色，大者如手掌，甚者遍身，有癢有腫，無定色。有血丹〔一〕者，肉中腫起，癢而腹痛，微虚腫，如吹狀癮疹起也；有雞冠丹者，赤色而起，大者如連錢，小者如麻豆粒狀，肉上粟粟如雞冠肌理也，一名茱萸丹；有水丹者，由遍體熱起，遇水濕搏之，結丹晃晃黄赤色，如有水在皮中，喜著股及陰處。此雖小疾，不治令人致死。

註〔一〕血丹　原作白丹，據《千金》卷二十二「丹毒」改。

癮疹

《素問》云：風邪客於肌中則肌虛，真氣發散，又被寒搏皮膚，外發腠理，開毫毛，淫氣妄行，則爲癢也。所以風疹瘙癢，皆由於此。又有赤疹者，忽起如蚊蚋啄，煩癢，劇者重沓壟起，搔之逐手起，又有白疹者亦如此。赤疹，熱時即發，冷即止。白疹，天陰冷即發。白疹宜煮礬石汁拭之，或煮蒴藋和少酒以浴之，良。或煮石楠汁拭之，良。餘一切如治丹方法。俗呼爲風屎，亦名風尸。

瘡瘍全書 宋·竇漢卿

丹毒

内丹者，從脅下至腰下，腫發赤色，名曰内丹。如早覺可治，至腰便不可治。其病多大小便不通，有不過三日而飛遍身青黑色而死。用救急丹酢磨敷内丹處，更服連翹敗毒散。

游丹者，即遍身丹毒也。初發兩手青，腫徹上下，急痛，若經一宿二宿，腫氣遍身，入心内者即死。初覺急治之，宜服五香連翹湯、木香流氣飲，以金箍散敷之。宜用治疔之法治之。

小兒患赤游火丹，皆從母胎中受蘊熱，故發皮膚遊走不定。從腹起於四肢收者輕，四肢收於腹者重，急治得生。小兒赤游火丹，因蘊熱所致，即胎毒也。或母懷胎之時，好食辛辣毒物，沐浴熱湯，冬天炭火，以致熱氣入胎，嗜慾無度，或生下火烘衣裳，或火烘牀褥，以致熱毒内外交攻，半歲上下無有不發者。初起身體發熱，燃火視之，其色紅赤，啼哭不止，其光遊走不定，發於四肢者生，發於腰腹者死。急用碗鋒砭去其紫血，自下而上則毒血流下，不可逆砭。急用乳香末，鷄子清調勻塗砭處，時用芭蕉根汁塗之；内服朱砂化毒丹，生蜜調下，再用紫金錠水磨汁下。

又有十種丹毒：一、飛灶丹，從頭頂腫起，漸發紅腫，頸項俱浮，眼睛紅色，用生葱一束，搗爛取汁塗之。

又方以朴硝五錢、雄黄末二錢和勻，芭蕉根汁調和，用敗筆蘸汁潤之。須令病者臥之，將此汁自下潤至巔頂，其毒從百會穴出。若隨下潤之，則毒氣侵於咽喉亦難治。大人患此，亦同治法。二、吉灶丹，從頭額腫痛，用赤小豆末，鷄子清調敷之。前方亦妙。三、鬼火丹，從面上起赤腫，用伏龍肝末，鷄子清調敷，再用芭蕉根汁潤之；益母草灰爲末，酢調敷之亦妙。四、天火丹，從背上起赤點，用桑皮末羊脂調敷之。五、天灶丹，從臂上起赤腫，黄色，用柳樹枝燒灰爲末，蜜調敷之。六、水丹，兩脅虛腫，用生鐵屑末，或針砂，或銹釘末，猪糞調塗。七、胡次丹，從臍上起黄腫，用檳榔末米酢調敷之。八、野火丹，從兩脚上起赤腫，用乳香末，羊脂調敷之。九、煙火丹，亦從兩脚上起赤白點，用猪槽下土，麻油調搽。十、胡漏丹，從陰上起黄腫，用屋漏處土，羊脂調搽。

明理論　金・成無己

腎氣游風毒在腿肚，受在膀胱經，冷氣傷腎，復傷膀胱，此乃風毒也，當用紫蘇流氣飲、檳榔丸。

飛游毒，因榮衛受肌熱而生赤腫，走注不定，用温水洗患處，三稜針刺毒上二三十針，或磁鋒砭之亦妙，後用拔毒散敷之，内服解毒十宣湯。

河間六書　金・劉完素

丹證難易

丹毒自腹内生出四肢者則易愈，自四肢入腹者則難治。

金絲瘡

一名紅絲瘡，其狀如綫，或如繩，巨細不一，經謂丹毒是也，但比煙毒不甚廣闊，人患此頭上有之，下行至心則死；下有之，上行者亦然。可於瘡頭截，輕刺之出血，後嚼萍草根塗之自安。

活法機要 元·張潔古

斑論

斑疹之病，其爲證各異。瘡法焮腫於外者，屬少陽三焦相火也，謂之斑；小紅點行皮膚之中不出者，屬少陰君火也，謂之疹。凡顯斑證，若自吐瀉者，慎勿亂治而多吉，謂邪氣上下皆出也。大凡瘡疹首尾皆不可下，恐妄動而變，此謂少陽通表，宜和之也，當先安裏解毒，次微發之。安裏解毒，須安五臟，防風湯是也。如大便不濇者，須微發之藥，錢氏方中甚多，宜選用之。如大便秘，宜微利之，當歸丸、棗變百祥丸是也。初知斑疹，若使之斑疹幷出，小兒難禁，是以別生他證也。首尾不可下者，首曰上焦，尾曰下焦，若能吐利，尤不可下也，便宜安裏。若不吐瀉者，先安裏藥三五服。如能食而大便秘結内實者，宜疎利之。若内虛而利者，宜用裏藥，末後一服調微發之藥服之。大抵安裏之藥多，發表之藥少，秘則微疎之，令邪氣不壅併，而能作番次，使兒易禁也。身溫煖者順，身涼者逆。二者宜多服防風湯和之安裏。若大便實秘，能飲食而内實，宜當歸丸微利之。

丹溪心法 元·朱震亨

證屬風熱

風熱挾痰而作，自裏而發於外，通聖散中消息，當以微汗散之，切不可下。

内傷斑者，胃氣極虛，一身火游行於外所致，宜補以降，於《陰證略例》中求之。發斑似傷寒者，痰熱之病發於外，微汗以散之，若下之非理。

疹屬熱與痰在肺，清肺火降痰，或解散出汗，亦有可下者。蓋疹即瘖疹，汗之即愈，通聖散中消息之。癮疹多屬脾，隱隱然在皮膚之間，故言癮疹也。發則多癢或不仁者，是兼風兼温之殊。色紅者，兼火化也。

黄瓜水調伏龍肝，去紅點斑。

戴云：斑，有色點而無頭粒者是也。疹，浮小有頭粒者，隨出即收，收則又出是也，非若斑之無頭粒者，當明辨之。

斑疹之病，其爲證各異。瘡發焮腫於外者，屬少陽三焦相火也，謂之斑；小紅靨行皮膚之中不出者，屬少陰君火也，謂之疹。

又傷寒陽證發斑有四，惟温毒發斑至重，紅赤者爲胃熱也，紫黑者爲胃爛也，一則下之早，一則下之晚，乃外感熱病發斑也。以元參、升麻、白虎等藥服之。

陰證發斑，亦出背胸，又出手足，亦稀少而微紅，若作熱證，投以涼藥大誤矣。此無根失守之火，聚於胸中，上獨熏肺，傳於皮膚而爲斑點，但如蚊蚋虱蚤形狀而非錦紋也，只宜調中温胃加以茴香、芍藥，或以大建中之類，其火自下，斑自消退，可謂治本而不治標也。

證治要訣

明·戴思恭

發丹

發丹色狀不一，癢痛亦異，大概皆因血熱肌虚風邪所搏而發。然色赤者多，以赤故謂之丹，宜消風散，入燒楓樹子存性爲末，酒調服；有發而色白者，謂之冷瘼，宜消風散，雜黑神散酒調。此病多緣肌肉疎，爲風邪所襲而成，風熱則赤，風冷則白，此今人呼赤爲丹，白爲瘼。所以用酒調土硃服之而愈者，亦以脾主肌肉，土能入脾，各從其類。古方一名爲癮疹，非特分寒熱，亦兼備四氣。近世方論呼白爲婆瘼，赤爲血風。赤白二證，并可用烏藥順氣散和消風散，酒調服。白者多用順氣散，赤者多用消風散。病此者，俱宜用煎藿香正氣散。有人一生不可食鷄肉及獐魚動風等物，才食則丹隨發，以此見得係是脾風。脾主一身之肌肉，藿香正氣散乃治脾之藥，而土硃亦入脾之藥，此方屢試應驗。

醫學入門 明·李梴

斑疹游風

斑屬三焦無根之火，疹屬心火，其上侵於肺則一也。外因初起頭疼，身大熱，口知味者，忌大汗下，宜解肌微汗，有自吐瀉者即愈。內因頭或微疼，但手心熱脾胃虛者，宜大補以降其火；體壯者，宜清肺以化其肌。有色痕而無頭粒，重者紅如錦繡成片，多發在胷腹，傷寒誤温誤下，心火所生雜病，全是風熱挾痰，手少陽相火，自裏發外，治宜安裏藥多，發表藥少。

外感者，敗毒散加紫草，或升麻葛根湯加元參。咽痛者，元參升麻湯。狂言或見血者，陽毒升麻湯。渴者，化斑湯。便閉者，防風通聖散微利之，便不甚閉去硝黄。身疼加蒼朮、羌活。痰嗽加半夏。熱甚者，黑奴丸。斑爛者　黑膏。

內傷發斑，輕如蚊迹疹子者，多在手足，初起無頭疼身熱，乃胃虛火游於外，宜調中益氣湯、黄芪建中湯。內傷痰熱上攻頭面者，升麻葛根湯加元參、貝母、黄芩、生地、麥門冬。

內傷挾外感者，調中疎邪湯、參蘇飲。

疹有頭粒，或如粟米，或如蚊蟲咬迹微紅，或隨出隨没，或没而又出，紅靨隱隱皮膚表分，欲出不出，但作瘙癢，全無腫痛，名曰癮疹，當春發，在傷寒最重，即温毒也，升麻葛根湯加牛蒡子、荆芥、防風，或鼠黏湯。

赤疹，因天熱燥氣乘之，稍涼則消，川芎茶調散、人參羌活散、胡麻散；裏熱者，解毒湯。白疹，因天寒冷氣折之，稍煖則消，惺惺散；裏虚者理中湯。似赤似白微黄，隱於肌肉之間，四肢重著，此風熱挾濕也，多因浴后感風，與汗出解衣而得，宜消風散。寒加官桂，暑加黄芩、柴胡，濕加蒼朮、茯苓。如肢體不仁者，黄連橘皮湯。遍身疹多痛極者，古苦皂丸。又有斑疹幷出者，不可概用風藥，恐變痰嗽渴嘔瘡疹。

面生紫赤瘾疹，及雀子斑汗斑，皆此類之緩者。

疹色赤者，又名丹疹，或遍五色，因血盛熱毒，畜於命門，被風毒逐動相火，則發滿遍身，甚則肌爛，寒月升麻葛根湯，暑月人參羌活散。熱加黄芩、元參，冷加黄芪、白芷，詳小兒門外治土硃散、浮萍湯。

凡斑疹赤色身煖，自胷腹散四肢者吉；黑色身涼，自四肢入腹者死。舊分瘾疹丹疹各類，今合一，以其因治同也。

薛氏醫案

明·薛己

赤白遊風

赤白遊風，屬脾肺氣虚，腠理不密，風熱相搏；或寒閉腠理，内熱怫鬱；或陰虚火動，外邪所乘；或肝火風熱。治法：風熱，小柴胡湯加防風、連翹；血熱，四物湯加柴胡、山梔、丹皮；風熱相搏，荆防敗毒散；内熱外寒，加味羌活散；胃氣虚弱，補中益氣湯加羌活、防風，及消風散；血虚加味逍遥散、六味丸。若肝腎虚熱，六味丸，則火自息，風自定，癢自止。若用祛風辛熱之劑，則肝血愈燥，風火愈熾，元氣愈虚，腠理不閉，風客内淫，腎氣受傷，相火翕合，血隨火化，反爲難治矣。

丹毒

凡小兒丹毒，遍身俱赤，不從砭治，以致毒氣入腹則不救。蓋此證乃惡毒熱血，蘊畜於命門，遇相火而合起也。如霞片者，須砭去惡血爲善。如腫起赤色，游走不定者，宜先以生麻油塗患處砭之，以泄其毒。凡從四肢起入腹者不治。雖云丹有數種，治有數法，無如砭之爲妙。嘗見患稍重者，不用砭法，俱不救。

斑疹

脈浮者，消風爲主。脈浮數者，祛風清熱。脈沉數者，瀉火爲主。脈數按之沉實者，解表攻裏。

外科正宗

明·陳實功

論證治

火丹者，心火妄動，三焦風熱乘之，故發於肌膚之表。有乾濕不同，紅白之異。乾者色紅，形如云片，上起風粟，作癢發熱，此屬心肝二經之火，治以涼心瀉肝，化斑解毒湯是也。濕者色多黄白，大小不等，流水作爛，又且多疼，此屬脾肺二經濕熱，宜清肺瀉脾除濕，胃苓湯是也。腰脅生之，肝火妄動，名曰纏腰丹，柴胡清肝湯，外以柏葉散、如意金黄散敷之。

赤游丹受毒於未生前，發病於有生後。蓋身在胞胎，皆賴父精母血，借以生養，父母不能節慾，而淫火猖熾，胎必侵受，又不戒厚味，及炭火烘熏，重衾疊褥，往往受熱，貽之於子；及至生後，熱湯洗浴，烘熏衣物，觸動内毒，發時身先發熱，啼叫驚搐，次生紅腫，光亮發熱，瞬息遊走，發無定處，先從頭額起者，名天罩丹，以升麻葛根湯，母子同服。餘皆起於腹背，流入四肢者輕；起於四肢，流入胷腹者重。有此總皆先砭惡血爲要。

砭血之後，先用精猪肉切片貼之，一時許換如意金黄散，用水芭蕉搗汁調敷，甚者日换二次；内以大連翹飲、消毒犀角飲、五福化毒丹。毒氣入裏，腹脹堅硬不乳者，紫雪散下之。三日後身漸徹涼，砭血之處，肉便軟活，聲清腹軟，乳哺如常者順；反此爲逆。

景岳全書　明·張介賓

斑疹丹毒

斑疹一證，雖已有正門詳載，然彼以小兒麻疹爲言，其有非麻疹而無論大人小兒，忽患斑疹小瘡者，此雖與彼相類，而實有小異也，是亦不可不辨而治之，蓋多由風熱外感之證耳。治此之法，脈浮而身熱，有表證者，惟散風邪爲主。脈浮而數者，祛風兼清熱；脈沉滑而無表證者，清火爲主；脈浮沉俱滑數而表裏兼見者，宜表裏雙解之。然惟小兒多有此證，須察其表裏虚實，酌而治之可也。總之，小兒脆弱，宜安裏之藥多，攻發之藥少，秘則微泄之，結則微導之，但令邪氣不壅而散之易，則證輕而自安矣。大抵身温煖者順，身涼者逆。

方

金花散　治一切丹毒熱痛焮赤。

鬱金　黄連　黄芩各一兩　糯米三合

右爲末，每用蜜水調如泥，鷄翎掃丹上，乾即易之。《鬼遺》有甘草、山梔仁、大黄各一兩。

又方　治一切丹毒惡氣，攻刺身體，赤腫疼痛不可忍。

車前子　益母草　地膽草

右，等分爛研，乾再塗之。如無新者，只以乾者爲末，冷水調敷。

又方

赤小豆一升　羊角燒灰，半兩

右爲末，鷄白和塗。如無羊角，即單用小豆亦良。

又方　治丹毒瘤。

蜈蚣乾者，一條　白礬如皂子大　雷丸一個　百部二錢

右爲細末，酢調搽之。

搨方

升麻　漏蘆　芒硝各二兩　梔子二十枚　黄芩三兩　蒴藋五兩

右件以水三升浸良久，煮取二升，以故布染汁搨，後須服漏蘆湯。

五香湯　主熱毒氣卒腫痛結核，或似癰疽，使人頭疼寒熱氣急者，數日不除則殺人。

青木香　藿香　沉香　丁香　薰陸香各一兩

右，以水五升，煮取二升，分三服，不瘥更服之。

搨方《鬼遺方》　治丹癰疽始發焮熱浸淫長成。

升麻　芒硝　黄芩各三兩　黄連　芎藭　大黄各二兩　當歸　甘草炙　羚羊角屑，各一兩

右㕮咀，以水一斗三升，煮取五升，絞去滓，鐺中内芒硝上火，攪令成沸盡滓，稍分適冷熱，貼帛搨腫上數過，其熱隨手消散，王練甘林所秘而不傳者。

朱氏家傳方　治火丹。

伏龍肝　猪槽下土多年者　朱砂少許

右爲末，鷄子清調，鵝毛掃。

又方

藟藟花根　曲蟮土　壁上多絲蟲窠　百草霜　伏龍肝　猪槽下土

右如上法用之。

聖塗散鄭愈　治諸般丹毒。

凌霄花　萬州黄各一分　苧根半兩，切焙

右同杵爛，以酒和蜜同調服，少許仍塗丹上，立效。

麻黄散《千金》　治惡毒丹及風疹。

麻黄　升麻　葛根各一兩　射干　雞舌香　甘草炙，各半兩　石膏半合

右㕮咀，以水三升，煮取一升，大人作一服，三歲兒分三服，日三。

拔毒散　治熱毒丹腫，游走不定。

石膏生　寒水石生，各四兩　黄蘗　甘草各一兩

右爲細末，以新水調掃之；或紙花子小貼尤妙，涼水潤之。

郭氏金黄散　治熱毒丹流，遊走不定，疼痛不止。

寒水石二兩　鬱金一對　藍實　大黄　黄蘗　黄連　景天各一兩

右爲細末，用鷄子清調敷，水亦可。

風丹　痛者爲丹毒，癢者爲風丹。

白朮七分　枳實炒　黄芩四錢

右，分八貼下之，食前。

又方　治風丹遍身癢，因酒得者。

浮萍半兩　防風　黄芪　羌活三錢　乾葛　麻黄各一錢　生甘草半錢　當歸二錢

右，水煎服。

又方 治冷丹風。

防風　甘草　白殭蠶　蟬蛻　川芎　白芷　茯苓　荆芥　陳皮　厚朴　蒼耳子　人參

右爲末，豆淋酒調服二錢。

如冰散 治風邪熱毒，壅滯肌肉，榮衛不宣，藴積成腫，血濇膚腠，如丹之狀，風隨氣行，遊無定處，邪毒攻衝，焮赤熱痛。

片腦一錢，另研　朴硝五兩，另研　寒水石　蛤粉各三兩　白芷一兩

右爲細末研勻，每用新汲水調，稀稠得所，以鷄翎塗掃，不令藥乾。

升麻膏《千金方》，下同。治丹毒。

梔子四十枚　升麻　白薇一作白蘞　漏蘆　連翹　芒硝　黄芩各二兩　蛇銜　枳實各三兩　蒴藋四兩

右十味微擣碎，以水三升浸半日，以猪膏五升，煎令水氣盡，去滓，膏成敷上，諸丹皆用之，及熱瘡腫上，日三。

升麻湯 治丹毒。

升麻　漏蘆　芒硝各二兩　梔子二十枚　黄芩三兩　蒴藋五兩

右六味㕮咀，以水一斗，浸良久，煮取七升，冷，以故帛染汁搨諸丹毒上，常令濕，搨後須服飲之幷漏蘆湯。

漏蘆湯 治前證。

漏蘆　白芨　黄芩　麻黄　白薇　枳實　升麻　芍藥　甘草各二兩　大黄三兩

右十味㕮咀，以水一斗，煮取三升，分三服，快下之。無藥處，單用大黄亦得。

石南湯 治六十四種風淫佚，走人皮中如蟲行，腰脊强直，五緩六急，手足拘攣，癮疹，搔之作瘡，風尸身癢，卒面目腫起，手不得上頭，口噤不能言。

石南　乾薑　黄芩　細辛　人參各一兩　桂心　麻黄　當歸　川芎藭各一兩五錢　甘草二兩　乾地黄十八銖　食茱

萸三十銖

右十二味㕮咀，以水六升，酒三升，煮取三升，分三服。大汗勿怪。

又方　治風瘙癮疹，心迷悶亂。

天雄　牛膝　桂心　知母各四分　栝蔞根　白朮各五分　防風六分　人參二兩　乾薑　細辛各三分

右十味，治下篩，酒服半錢匕，加至一匕爲度。

又方　治瘙癢皮中風虛。

枳實三升　松葉切一升　獨活　蓯蓉　黄芪　秦艽各四兩　丹參　蒴藋各五兩

右八味㕮咀，以酒二斗，浸六宿，每服二合，日二，稍加之。

又方

白朮三兩　戎鹽　礬石各半兩　黄連　黄芩　細辛　芎藭　茵芋各二兩

右八味㕮咀，以漿水一斗，煮取三升，洗之，日三，良。

又方

馬藺子　蒴藋　礬石　茺蔚子　蒺藜子　茵芋　羊桃　萹竹各二兩

右八味㕮咀，以漿水三斗，煮取一斗二升，内礬石洗之，日三。

又方

蒴藋　防風　羊桃　石南　茵芋　芫花　蒺藜　礬石各一兩

右八味㕮咀，以漿水一斗，煮取五升，去滓，内礬石，令小沸温浴之。

又方　治癮疹癢痛。

大黄　升麻　黄蘗　當歸　防風　芍藥　黄芩　青木香　甘草各二兩　楓香五兩　芒硝一分　地黄汁一升

右十二味㕮咀，以水一斗，煮取三升，去滓，下芒硝令消，帛染搨病上一炊久，日四五度。

又方 治舉體癢痛如蟲嚙，癢而搔之，便脱落作瘡。

大黄二兩 礬石三兩 蒺藜子三升 蛇牀子 茺蔚子各二升 防風五兩 大戟一斤

右七味㕮咀，酒四升，水七升，煮取四升，去滓内礬石，以帛染拭之。

又方 治風瘙腫瘡，癢在頭面，搨洗之。

大黄 芒硝各四升 莽草二分，一本作甘草三兩 黄連六分 黄芩八分 蒺藜子五合

右六味㕮咀，以水七升，煮取三升，去滓下硝，以帛染搨洗，日一度，勿近目。

又方 治身體赤，癮疹而癢，搔之隨手腫起。

莽草二分 當歸 芎藭 大戟 細辛 芍藥 芫花 蜀椒 附子 躑躅各四分 猪膏二升半

右取十味㕮咀，以酒漬一宿，脂膏煎之，候附子色黄，膏成去滓，以敷病上，日三

青羊脂膏 治風熱赤疹，搔之遂手作瘡。

芍藥 甘草各三兩 寒水石 白芷 白芨 黄芩 防風 黄芪 升麻各四分 竹葉切 石膏各一升 青羊脂四兩

右十二味㕮咀，先以水八升，煮石膏竹葉取四升，去滓，浸諸藥，以不中水猪脂二升合煎，膏成，敷病上，良。

漏蘆散《寶鑑》 治臟腑積熱，發爲腫毒，時疫疙瘩，頭面洪腫，咽嗌堵塞，水藥不下，一切危惡疫癘。

漏蘆 升麻 大黄 黄芩各一兩 藍葉 元參各一兩

右爲粗末，每服二錢，水煎，腫熱甚，加芒硝二錢半。

消毒丸 治時毒疙瘩惡證。

大黄 牡蠣燒 白殭蠶炒，各一兩

右爲末，煉蜜丸彈子大，新水化下一丸，無時。内加桔梗、鼠黏子尤妙。

調中湯丹溪，下同。 治内傷外感而發陰斑。

陳皮　砂仁　藿香　芍藥炒　甘草炙　桔梗　半夏　白芷　羌活　枳殼各一錢　川芎　麻黄　桂枝各半錢　蒼朮一錢半

右㕮咀，薑三片，水煎服。

消毒犀角飲子　治斑及癮疹。

牛蒡子六錢，《正宗》作黄連　荆芥　防風各三錢　甘草一錢

右㕮咀，水煎服。

通聖散

川芎　當歸　麻黄　薄荷　連翹　白芍　黄芩　石膏　桔梗各一兩　滑石三兩　荆芥　梔子　白朮各二錢半　甘草

右剉，水煎服。如身疼加蒼朮、羌活，痰嗽加半夏，每服細末三錢，生薑三片，擂細盪起，煎沸服之。

元參升麻湯　治斑在身汗下吐後，毒不散，表虚裏實發於外，甚則煩躁譫妄。

元參　升麻　甘草各等分

右㕮咀，水煎服。

化斑湯　治傷寒汗吐下後，發斑脈虚。

知母六兩　石膏一斤　甘草二兩　粳米六合　人參

右㕮咀，時時煎服。

大建中湯

黄芪　當歸　桂心　芍藥各二錢　人參　甘草各一錢　半夏　黑附炮去皮，各二錢半

右㕮咀，每服五錢，水二盞，薑三片，棗二枚，煎，食前服。

化斑解毒湯《正宗》，下同。治三焦風熱上攻，致生火丹，延及遍身癢痛者。

元參　知母　石膏　人中黄　黄連　升麻　連翹　牛蒡子各等分　甘草五分

水二鍾，淡竹葉二十片，煎八分，不拘時服。

除濕胃苓湯 治脾肺二經，濕熱壅遏，致生火丹，作爛疼痛者。

防風 蒼朮 白朮 赤茯苓 陳皮 厚朴 豬苓 山梔 木通 澤瀉 滑石各一錢 甘草 薄桂各三分

水二鍾，燈心二十根，煎八分，食前服。

柏葉散 治三焦火甚，致生火丹，作癢或作痛，延及遍身。

側柏葉炒黄爲末 蚯蚓糞韭菜地内者佳 黄蘗 大黄各五錢 赤豆 輕粉各三錢

右爲細末，新汲水調搽。

升麻葛根湯 治小兒丹毒，身體發熱，面紅氣急，啼叫驚搐等證。

木通 甘草各五分 升麻 乾葛 白芍 柴胡 黄芩 山梔各一錢

水二鍾，煎八分，不拘時，母子同服。

大連翹飲 治小兒丹毒發熱，痰涎壅盛，一切諸瘡痧疹，頸項生核，或傷風寒，時行發熱等證，幷宜服之。

連翹 瞿麥 滑石 車前子 牛蒡子 赤芍 山梔 木通 當歸 防風 黄芩 柴胡 甘草 荆芥 蟬蜕 石膏各五分

水二鍾，燈心二十根，煎八分，母子同服。

紫雪散 治小兒赤遊丹毒，甚者毒氣入裏，肚腹膨脹，氣急不乳，即宜此藥救之。又治傷寒熱躁發狂，及外科一切畜毒在内，煩躁口乾，恍惚不寧等證。

升麻 寒水石 石膏 犀角 羚羊角各一兩 元參二兩 沉香 木香各五錢 甘草八錢

水五碗，同藥煎至一碗，濾清再煎滚，投提淨朴硝三兩六錢，微火漫煎，水氣將盡欲凝結之時，傾入碗内，下朱砂、冰片各二錢，金箔一百張，各預研細和匀，碗頓水内，候冷凝成雪也。大人每用一錢，小兒二分，十歲者五分，徐徐嚥之即效。病重者，加一錢亦可。或用淡竹葉燈心湯化服。

單方

火焰丹毒：酢和石灰塗之，或同青靛塗。《摘元方》

丹毒腫癢：陽起石煅研，新水調塗。《事親》

諸丹熱毒：土朱、青黛各二錢，滑石、荆芥各一錢爲末，每服一錢半，蜜水調下，仍外敷之。《直指方》

火焰丹毒：水調芒硝末敷之。《梅師方》，下同。

老小火丹：黄芩末水調塗之。

五色丹毒：苧根煮濃汁，日三浴之。《外臺》

火焰丹腫：老鵶眼睛草葉，入酢細研敷之，能消赤腫。《圖經》

五色丹毒：蒴藋葉擣敷之。《千金方》

火丹赤腫遍身者：大黄磨水頻刷之。《急救方》

赤遊風丹，漸漸腫大：五味子焙研，熱酒服一錢，自消，神效。《保幼大全》

熱遊丹腫：栝蔞仁末二大兩，釅酢調塗。《集驗方》

風熱丹毒：浮萍擣汁遍塗之。《子母秘録》

身面丹腫如蛇狀者：以雨滴階上苔痕水花，塗蛇頭上，即愈。《得效方》

赤遊丹毒：麻仁擣末，水和敷之。《千金方》

纏蛇丹毒：糯米粉和鹽嚼塗之。《濟急方》

丹毒如火：赤小豆末和鷄子白，時時塗之不已，隨手即消。《小品方》

火焰丹毒從頭起者：生葱汁塗之。

五色丹毒無常色及發足踝者：擣蒜厚敷，乾則易之。《肘後方》，下同。

赤火丹毒：蕓薹葉搗敷，立消。如無鮮者，以乾者爲末，水調敷。亦可搗汁服之。《本事方》

丹從臍起：檳榔末油調敷之。《摘元方》

赤遊火丹：新生荷葉搗爛，入鹽塗之。《活幼新書》

野火丹毒自兩足起：乳香末羊脂調塗。《外臺》

火竈丹毒赤從背起：柳木灰，水調塗之。《外臺》

五色丹毒，俗名遊腫，犯者多死，不可輕視。以榆白皮末，鷄子白和塗之。《千金髓》

火焰丹毒：梔子搗，和水塗之。《梅師方》

赤遊火丹：母猪屎水絞汁服，幷敷之。《外臺》

五色丹毒：蜜和乾薑末敷之。《肘後方》

五色丹毒：黄龍湯飲二合，幷塗之，良。《千金》

野火丹毒從背上兩脅起者：殭蠶二七枚，慎火草同搗，塗之甚效。《産乳》

火丹癮疹：以酪和鹽煮熱摩之，即消。《千金翼》

赤丹：用黄瓜種中瓤水去子，以器貯之，用時以水塗患處。初虞世，下同。

又方：凡赤丹，用臘雪貯器中，久化爲水，以水塗赤遊妙。

諸丹毒腫：蚯蚓屎，水和敷之。《聖惠》

赤遊風腫：蕎麥面苦酒調敷。《兵部手集》

熱赤遊丹：栝蔞仁末二大兩，釅酢調塗之。

五色丹毒：煮栗皮有刺者洗之，佳。

有人眼赤鼻張，大喘，渾身出黑斑，毛髮如銅鐵，乃熱毒氣結於下焦也。白礬、滑石各一兩爲末，作一服，水二碗煎，減半，不住服盡即安。《奇疾方》

天行發斑赤黑色：青木香一兩，水二升，煮一升服。《外臺》

身面卒得赤斑，或瘭子腫起，不治殺人：羖羊角燒灰，鷄子清和塗，甚妙。《肘後方》

一切丹毒遍身：蕓薹子一兩，以酒一大盞和研，去滓，煎五七沸，無時，温服一合。

又方：仙人水鑑治火丹，大蕎麥面、黄連各少許

右二味同研細塗，立差。切不得入油及鹽。

火焰丹毒：銀硃調鷄子清塗之。《怪證方》

丹毒浸淫，走串皮中，名火丹，以蠐螬搗爛塗之。《删繁》

遍身赤丹：羚羊角燒灰，鷄子清和塗之，神效。《外臺》

赤斑如瘡瘙癢，甚則殺人：羚羊角磨水，摩之數百遍爲妙。《肘後方》，下同。

五色丹毒：鹿角燒末，猪脂和敷。

白遊風腫：螺螄肉入鹽少許，搗泥貼之，神效。《摘元方》

丹毒瘤腫：用蜈蚣一條，白礬一皂子大，雷丸一個，百部二錢，研末，酢調敷之。《衍義》

赤遊火丹：新生荷葉搗爛，入鹽塗之。《摘元》

五色丹遊，多致殺人：蒲席燒灰，和雞子白塗之，良。《千金》

發丹如瘤：生綿羊腦同朴硝研塗之。《瑞竹堂方》

五色丹毒：甑帶燒灰，鷄子白和塗之。《易簡方》

赤白丹腫：水蛭十枚，令咂病處，以皮皺肉白爲效。冬月無蛭，地中掘取，煖水養之，令動。洗淨人皮膚，以竹筒盛蛭合之。須臾咬咂血滿自脱，更用飢者。藏器

一切丹毒：水和曲蟮泥敷之。《外臺》

身面白丹：白瓷瓦末，和猪脂塗之。《梅師方》

赤黑丹疥，或癢或燥，不急治，遍身即死。白瓷末，猪脂和塗之。《總録》

赤瘤丹毒：無名異末，葱汁調敷，立消。《簡便方》

熱毒丹瘡：用慎火草擣汁拭之，日夜拭一二十遍。

風熱癮疹：浮萍蒸過焙乾、牛蒡子酒煮曬乾炒各一兩爲末，每薄荷湯服一二錢，日二次。《録驗》

風瘙癮疹：赤小豆、荆芥穗等分爲末，鷄子清調塗之。

風疹：用沙蜜一斤，糯飯一升，麪麴五兩，熟水五升，同入瓶内，封七日成酒，尋常以蜜入酒代之，亦良。

風疹入腹，身體强，舌乾硬：用蔓青子三兩爲末，每温酒服一錢。《聖惠》

游風癮疹：以楮葉摻動，用鹽泥二兩，百合半兩，黄丹二錢，酢一分，唾四分，擣和貼之。《摘元方》

兩頰赤癢，其狀如痱，名頭面風：以杏仁頻頻揩之，内服消風散。《證治要訣》

老幼風疹：茱萸煎酒拭之，良。《兵部手集》

風瘙癮疹，心下迷悶：巴豆五十粒，去皮，水七升，煮二升，以帛染拭之，隨手愈。《千金翼》

皮膚風疹：枳實酢浸，火炙熨之，即消。《外臺》

風疹作癢：枳殼三兩，麩炒爲末，每服二錢，水一盞，煎六分，去渣温服，仍以汁塗。《經驗方》

白疹瘙癢遍身者：小枸橘細切，麥麩炒黄爲末，每服二錢，酒浸少時飲酒，仍以枸橘煮湯洗患處。《急救方》

癮疹風瘡疼痛：白殭蠶焙研，酒服一錢，立瘥。《聖惠》

風氣瘙癢及癮疹：蜂房炙蟬蜕等分爲末，酒服一錢，日三服。

又方：用露蜂房煎汁，入芒硝敷之，日五次。《梅師方》

風瘙癮疹作癢成瘡：用蠶沙一升，水五斗，煮取一斗二升，去渣，洗浴避風，聖惠方入苦酒擣泥塗之。《外臺》

烟火丹毒，從兩股兩脅起，赤如火：景天草、真珠末各一兩，擣如泥塗之，乾則易。《産乳方》，下同。

火灶丹毒，從兩脚起如火燒：五加根葉燒灰五兩，取煅鐵家槽中水，和塗之。《産乳方》

赤游風腫，忽然腫癢，不治則殺人。用野葡萄根搗如泥塗之，即消。《通變要法》

纏腰火丹：用寳鈔一張，燒化存性，研爲細末，用米酢調稀，鷄翎蘸塗患上，一日三次即愈，忌食發物。《正宗》

風疹搔癢甚不能忍者：赤土研末，空心温酒服一錢。《御藥院方》

風瘙癮疹：胡燕窠土，水和敷之。《千金》

卒發風疹：酢漿和石灰塗之，隨手滅。《外臺》

一切風疹：水煮芒硝湯拭之。梅師

風瘙癮疹：白朮爲末，酒服方寸匕，日二服。《千金》

遍身風疹，痹痛不可忍，胷頸臍腹及近陰皆然者，亦多痰涎，夜不得睡，用苦參末一兩，皂角二兩，水一升，揉濾取汁，石器熬成膏和末，丸梧子大，每服三十丸，食後温水服，次日便愈。《衍義》

風熱癮疹：牛蒡子炒浮萍等分，以薄荷湯服二錢，日二服。《録驗》

風瘙癮疹，身癢不止：用蒼耳莖葉子等分爲末，每服二錢，豆淋酒調下。《聖惠》

風瘙癮疹及痦𤺋：牛膝末酒服方寸匕，日三服。《千金》，下同。

癮疹入腹，體腫舌强：車前子末服之，良。

瘖疹不快：板藍根一兩，甘草一分爲末，每服半錢或一錢，取雄鷄冠血三二點，同温酒少許調下。錢氏方，下同。

斑疹不快：釣藤鉤子、紫草茸等分爲末，每服一字或半錢，温酒服。

瘖疹不出：蘿蔔子生研末，米飲服一二錢，良。《易簡方》

風疹作癢：枳殼三兩，麸炒爲末，每服二錢，水一盞，煎六分，去滓温服，仍以汁塗。《經驗方》

肥脈癮疹：曹姓帛拭之愈。《千金方》

癮疹搔癢：白蜜不拘多少，好酒調下，有效。

赤遊風疹：芭蕉根搗爛塗之。《肘後方》

針灸

《外科正宗》曰：小兒赤遊丹毒，紅赤焮腫，遊走不定，須砭之。用鈹針鋒尖，向患上，以重箸在針上面擊之，密砭去血，多者爲妙。血紅者輕，紫者重，黑者死。砭畢，温湯洗淨，用乾精猪肉縫大片，貼砭處，一時許，方用如意金黄散，水芭蕉根搗汁調敷。

醫案

《丹溪心法》曰：一中年男子癰潰後，發熱乾嘔，背發丹熛，用諸般敷貼丹熛藥，及用刀於個個丹頭出血，丹皆不退；復以半、陳、生薑加補劑治嘔，不效。遂純用參半兩，歸、朮各錢半，濃煎，一貼嘔止，二三貼丹漸緩，熱漸減；約五十餘貼，熱始除，神氣始復。

鮑允中年五十歲，風丹癢甚，腹微疼，咽不利，面身微腫，五六日不退，兩寸脈滑大實，右浮大，左浮弦小，以炒芩、炒連、歸、芎、芍、地、桔、草、黍粘、紫葳各一錢，防風、黄芪各半錢，凡五六貼而安。

《薛己醫案》曰：一婦人患斑作癢，脈浮，以消風散四劑而愈。

一婦人患斑作癢，脈浮數，以人參敗毒散二劑少愈，更以消風散四劑而安。

一男子患斑赤紫焮痛，發熱喜冷，脈沉實，以防風通聖散一劑頓退，以荆防敗毒散加芩、連四劑而愈。

一婦人患斑，癢痛，大便秘，脈沉實，以四物湯加芩、連、大黄、槐花治之而愈。

一老人患疹，色微赤，作癢發熱，以人參敗毒散二劑少愈，以補中益氣湯加黄芩、山梔而愈。

一小兒患疹，作痛發熱煩渴，欲服清涼飲下之，診其脈不實，舉指不數，此邪在經絡也，不可下，遂用解毒防風湯二劑而愈。此證小兒多患之，須詳審在表在裏，及邪之微甚而治之。

一男子每至秋冬，遍身發紅點，如斑作癢，此寒氣收斂腠理，陽氣不能發越，怫鬱内作也，宜以人參敗毒散解散表邪，再以補中益氣湯益氣實表。彼以爲熱毒，自用涼藥，愈盛，復請，以補中益氣湯加茯苓、半夏、羌活四劑，更以補中益氣湯數劑而愈。

一男子秋間發疙瘩，此元氣虚而外邪所侵也，先用九味羌活湯二劑，又用補中益氣加羌防而愈。後不慎起居，盜汗晡熱，口乾唾痰，體倦懶言，用補中益氣湯、加減八味丸而愈。

一婦人患赤白遊風，晡熱癢甚，余用清肝養血之劑。不信，乃服大麻風藥，臂痛而筋攣；又服化痰順氣之劑，四肢痿弱而歿。

一婦人身如丹毒，搔破，膿水淋漓，熱渴頭運，日晡益甚，用加味逍遥散而愈。

一婦人患前證，數用風藥煎湯泡洗，以致腹脹而歿。

一女子赤暈如霞，作癢發熱，用加味小柴胡湯加生地黄、連翹、牡丹皮而愈。

一男子患丹毒，焮痛便秘，脈數而實，服防風通聖散，不應；令砭患處，去惡血，仍用前藥即愈。

一小兒腿患丹如霞，遊走不定，先以麻油塗患處，砭出惡血，毒即散，更以金銀花散一劑而安。

一小兒患之，外勢雖輕，内則大便不利，此患在臟也，服大連翹飲，敷神功散而瘥。

一小兒遍身皆赤，砭之，投解毒藥而即愈。

一小兒遍身亦赤，不從砭治，以致毒氣入腹，遂不救。此證乃惡毒熱血，蘊畜於命門，遇相火而合起也。如霞片者，須砭去惡血爲善。如腫起赤色，遊走不定者，宜先以生麻油塗患處砭之，以泄其毒。大法無如砭之爲善。

古今圖書集成醫部全録卷三百七十

外科癘瘍癜風門 白駁瘖癗汗斑附

黄帝素問

風論

風氣與太陽俱入，行諸脈俞，散於分肉之間，與衛氣相干，其道不利，故使肌肉憤䐜而有瘍；衛氣有所凝而不行，故其肉有不仁也。

註　衛氣所行之道不利，故使肌肉憤然高起而有癰瘍；衛氣凝滯於項背之間，不能循行於周身之膚腠，故其肌肉麻痺而不知痛癢也。

癘者有榮氣熱胕，其氣不清，故使其鼻柱壞而色敗，皮膚瘍潰。

註　風傷榮氣，搏而爲熱，熱出於胕肉之間，則肌脈外内之氣不清矣。風邪與榮衛搏於皮膚之外，則榮衛之氣不清，故鼻柱陷壞，面色敗惡，而皮膚潰癩也。

風寒客於脈而不去，名曰癘風，或名曰寒熱。

註　風寒之邪，客於脈中而不去，則榮氣受傷，亦名曰癘風。榮病則寒熱少氣，故或名曰寒熱。

脈要精微論

脈風成爲癘。

註　癘者，麻癜惡厲之疾。風乃陽熱之邪，血乃陰濕之液，濕熱生蟲，是以風入於脈，久則變爲蟲癩之厲瘍。

千金方

唐·孫思邈

惡疾大風

惡疾大風，有多種不同。初得雖遍體無異而眉鬚已落，有遍體已壞而眉鬚儼然，有諸處不異好人而四肢腹背有頑處，重者手足十指已有墮落。有患大寒而重衣不煖，有尋常患熱不能暫涼。有身體枯槁者；有津汗常不止者；有身體乾癢徹骨，搔之白皮如麩，手下作瘡者《外臺》作卒不作瘡；有瘡痍荼毒，重疊而生，晝夜苦痛不已者；有直置頑鈍不知痛癢者。其色亦有多種：有青黃赤白黑，光明枯暗。此候雖種類狀貌不同，而難療易療，皆在前人，不由醫者。何則？此病一著，無問賢愚，皆難與語。何則？口順心違，不受醫教，直希望藥力，不能求己，故難療易療，屬在前人，不關醫藥。余嘗手療六百餘人，瘥者十分有一，莫不一一親自撫養，所以深諳，姑與共語。覺難與共語，不受入即不須與療，必定終有觸損。病既不瘥，乃勞而無功也。又《神仙傳》有數十人，皆因惡疾而致仙道。何者？皆由割棄塵累，懷潁陽之風，所以非止瘥病，乃因禍而取福也。故余所睹病者，其中頗有士大夫，乃至有異種名人，及遇斯患，皆愛戀妻孥，繫著心髓，不能割舍，直望藥力，未肯近求諸身。若能絶其嗜慾，斷其所好，非但愈疾，因茲亦可自致神仙。余嘗問諸病人，皆云：自作不仁之行，久久并爲極猥之業，於中仍欲更作云。爲雖有悔言而無悔心。但能自新，受師教命，餐進藥餌，何有不除？余以貞觀年中，將一病士入山，教服松脂，欲至百日，鬚眉皆生。由此觀之，惟須求之於己，不可一仰醫藥者也。然有人數年患身體頑痺，羞見妻子，不告之令知；其後病成，狀貌分明，乃云犯藥卒患。此皆自誤。然斯疾雖大，療之於微，亦可即瘥。此疾一得，遠者不過十年皆死，近者五六歲而亡。然病者自謂百年不死，甚可悲悼！一遇斯疾，即須斷鹽，常進松脂；一切公私物務，釋然皆棄，猶如脫屣；凡百口味，特須斷除，不交俗事，絶乎慶弔，幽隱巖谷，周年乃瘥。瘥後終身慎房，犯之還發。茲疾有吉凶二義，得之修善則吉；若還同俗類，必是凶矣。

河間六書 金·劉完素

總論

《内經》曰：癘風者，有榮氣熱胕，其氣不清，故使鼻柱壞而色敗，皮膚瘍潰，故先風寒客於脈而不去，名曰癘風。又曰脈風成爲癘，俗云癩病也。故治法云：大風，骨節重，鬚眉墮，名曰大風。刺肌肉故汗出百日。王注曰：泄衛氣之怫熱。刺骨髓，汗出百日。泄榮氣之怫熱。凡三百日鬚眉生而止針。怫熱屏退，陰氣内復，故多汗出鬚眉生也。先樺皮散，從少至多；服五七日後，灸承漿穴七壯，灸瘡輕再灸，瘡愈再灸；后服二聖散泄熱，祛血之風邪。戒房室三年。針灸藥止述類象形，此治肺風之法也。然非止肺臟有之。俗云：鼻屬肺，而病發於肺端而言之，不然，如此者，卽鼻準腫赤脹，但爲瘡之類，乃謂血隨氣化，卽氣不施化則血聚矣；血既聚，使肉腐爛而生蟲也。謂厥陰主生五蟲，厥陰爲風木，故木生五蟲。蓋三焦相火熱甚而制金，金衰故木來剋侮，經曰：侮勝也。宜瀉火熱利氣之劑，蟲自不生也。法云：流水不腐，户樞不蠹。此之謂也。故此疾血熱明矣。當以藥緩疎泄之，煎局方升麻湯，下錢氏瀉青丸，餘合隨經言之。故病風者，陽氣，上先受也。

活法機要 元·張潔古

癘風

癘風者，榮氣熱胕，其氣不清，鼻柱壞而色敗，皮膚瘍潰，風寒客於脈而不去，故名癘風，又曰脈風，俗曰癩。治法：刺肌肉百日，汗出百日，凡二百日鬚眉生而止。先樺皮散，從少至多，服五七日；灸承漿穴七壯，灸瘡愈再灸，再愈，三灸之。後服二聖散泄熱祛血之風邪，戒房室三年，病愈。

丹溪心法　元·朱震亨

論證治

大風病是受得天地間殺物之風，古人謂之癘風者，以其酷烈暴悍可畏耳。人得之者，須分在上在下。夫在上者，以醉仙散取臭涎惡血於齒縫中出；在下者，以通天再造散取惡物陳蟲於穀道中出。所出雖有上下道路之殊，然皆不外乎陽明一經。治此病者，須知此意。看其疙瘩與瘡，若上先見者，上體多者在上也；若下先見者，下體多者在下也；上下同得者，在上復在下也。陽明經，胃與大腸也，無物不受。此風之入人也，氣受之則在上多，血受之則在下多，氣血俱受者甚重，自非醫者神手，病者鐵心，罕有免此。夫或從上或從下，以漸而來者，皆是可治之病，人見病勢之緩多忽之，雖按此法施治，病已全然脱體。若不能絶味絶色，皆不免再發，再發則終不救矣。某曾治五人矣，中間惟一婦人得免，以其貧甚且寡，無物可喫也。餘四人三年後皆再發。孫真人云：吾嘗治四五百人，終無一人免於死。非孫真人不能治也，蓋無一人能守禁忌耳。此婦人本病外，又是百餘貼加減四物湯，半年之上，方得月經行，十分安愈。

此疾非止肺臟有之，以其病發於鼻，從俗呼爲肺風也。鼻準腫赤脹大而爲瘡，乃血隨氣化也。氣既不施則血爲之聚，血既聚則使肉爛而生蟲也。生蟲者，厥陰主之。以藥緩踈泄之，煎局方升麻湯，下瀉青丸，餘病各隨經治之。

醫學入門　明·李梴

癘風治法

癩即《内經》癘風，受天地間肅殺風氣，酷烈暴悍，最爲可畏。一因風毒，或汗出解衣入水，或酒後當風；

二因濕毒，或坐臥濕地，或冒雨露；三因傳染。然未必皆由外也。內傷飲食，熱毒過甚，大寒大熱，房勞穢污，以致火動血熱，更加外感風寒冷濕而發。初起身上虛癢，或起白屑紫雲如癜風然，或發紫泡疙瘩流膿。上先見者，氣分受病，上體必多；下先見者，血分受病，下體必多；上下俱見者，氣血俱病。從上而下者爲順風，從下而上者爲逆風。但從上從下以漸來者可治，頓發者難愈。治失其法，以致皮死麻木不仁，脈死血潰成膿，肉死割切不痛，筋死手足緩縱，骨死鼻梁崩塌，與夫眉落眼昏，脣翻聲啞，甚則蝕傷眼目，腐爛玉莖，攣拳肢體。病至於此，天刑難解。

胃與大腸，無物不受。脾主肌肉，肺主皮毛。然瘡痂雖見於皮肉，而熱毒必歸於腸胃，故法必先治陽明。初起宜防風通聖散，在上用麻黄以去外毒，在下用硝、黄以去內毒，上下俱見者用生料防風通聖散以解表攻裏；三五日後，即服醉仙散以吐惡涎；服後又服防風通聖散去硝、黄、麻黄，多服久服；待胃氣稍定，用再造散以下其蟲。又有宜先下蟲而後吐涎者，吐下後仍以防風通聖散，量加參、芪、熟地以固氣血。或脾胃弱者，白朮當倍用。

蟲因火盛，氣血沸騰，充滿經絡，外瘡延蔓；內蟲攻注，蝕肝眉脱，蝕心足底穿，蝕脾聲啞，蝕肺鼻崩，蝕腎耳鳴如雷。宜先服瀉青丸以瀉肝火，次隨證救治。虛癢者，四物湯加酒芩調浮萍末，癢甚加荆芥、蟬退。搔癢皮皺白屑者，白花蛇丸。眉髮落者，三蛇丹或柏葉煎。眉脱鼻崩者，換肌散、補氣瀉榮湯。蝕眼者，蘆薈丸。肢節廢者，蠲皮散。通用凌霄花散、胡麻散、加味苦參丸、大楓丸、換骨丸、大麻風丸、紫雲風丸、活神丹、腎氣丸、四聖不老丹、八物湯；外治摩風膏，浴癩方。髮落不生者，先用生薑擦三次，後用半夏爲末，麻油調搽。諸方選用之。

赤白癜治法

面皮頸項身體皮肉變色，赤者謂之赤癜，白者謂之白癜，乃肝風搏於皮膚，血氣不和所生。

赤屬血。血熱者，九味羌活湯加金銀花、連翹，或四物湯加柴胡、山梔、牡丹。皮虛者，逍遥散加山梔或腎氣丸。

白屬氣。氣熱者，敗毒散或小柴胡湯加防風、連翹，虚者補中益氣湯加羌活、防風。如果係風毒者，胡麻散、單蒼耳丸、單浮萍丸。此疾久者，只宜滋養氣血，則火自熄，風自定，癢自止。若用祛風辛苦之劑，則肝血愈燥，風火愈熾，元氣愈虚，變爲難治。

身上虚癢，血不榮於腠理故也，宜四物湯加黄芩；入紫浮萍末調服；或單凌霄花爲末，酒調服。遍身及頭上風屑癢者，單苦參丸，或薄荷、蟬退等分爲末，酒調服。

薛氏醫案　明·薛己

總論

《内經》云：風氣與太陽倶入，行諸脈俞，散於分肉之間，與衛氣相干，其道不利，故使肌肉膹䐜而有瘍；衛氣有所凝而不行，故其肉有不仁也。有榮衛熱胕，其氣不清，故使鼻柱壞而色敗，皮膚瘍潰，風寒客於脈而不去，名曰癘風。其治法當刺肌肉骨髓，以泄榮衛之怫熱。《靈樞經》以鋭針刺腫上出惡血。近代先哲云：感天地肅殺惡氣所致。其上體先見或多者，毒在上也；下體先見或多者，毒在下也。蓋氣受邪則上多，血受邪則下多，氣血倶受則上下齊見。若眉毛先落者毒在肺，面發紫泡者毒在肝，脚底先痛或穿者毒在腎，遍身如癬者毒在脾，目先損者毒在心，此五臟受證之重也。一曰皮死，麻木不仁；二曰肉死，針刺不痛；三曰血死，爛潰；四曰筋死，指脱；五曰骨死，鼻柱壞，此五臟受傷之不可治也。若聲啞目盲，尤爲難治。大抵此證多由勞傷氣血，腠理不密，或醉後房勞沐浴，或登山涉水，外邪所乘，衛氣相搏，濕熱相火，血隨火化而致，故淮揚嶺南閩越間多患之。治當辨本證、兼證、變證、類證、陰陽虚實而治焉。若妄投燥熱之類，膿水淋漓，則肝血愈燥，風熱愈熾，腎水愈傷，相火愈旺，反致敗證矣。

本證治法

一癘瘍所患，非止一臟，然其血氣無有弗傷，兼證無有弗雜，況積歲而發見於外，須分經絡之上下，病勢之虛實，不可概施攻毒之藥，當先助胃壯氣，使根本堅固而後治其瘡可也。經云：眞氣奪則虛，邪氣盛則實。凡云病屬有餘，當認爲不足。

一癘瘍當知有變有類之不同，而治法有汗、有下、有砭刺、有攻補之不一。蓋兼證當審輕重，變證當察先後，類證當詳眞僞，而汗下砭刺攻補之法，又當量其人之虛實，究其病之源委而施治之。蓋虛者形氣虛也，實者病氣實而形氣則虛也。

一癘瘍砭刺之法，子和張先生謂一汗抵千針，蓋以針血不如發汗之周遍也。然發汗即出血，出血即發汗，二者一律。若惡血凝滯在肌表經絡者，宜刺宜汗，取委中出血則效。若惡毒蘊結於臟，非蕩滌其內則不能痊。若毒在外者，非砭刺遍身患處，及兩臂腿腕兩手足指縫各出血，其毒必不能散。若表裏俱受毒者，非外砭內泄，其毒決不能退。若上體患多，宜用醉仙散，取其內畜惡血於齒縫中出，及刺手指縫并臂腕以去肌表毒血；下體患多，宜用再造散，令惡血陳蟲於穀道中出，仍針足指縫并腿腕，隔一二日更刺之，以血赤爲度。如有寒熱頭疼等證，當大補血氣。

一癘瘍服輕粉之劑，若腹疼去後兼有膿穢之物，不可用藥止之。若口舌腫疼，穢水時流，作渴發熱喜冷，此爲上焦熱毒，宜用瀉黃散。若寒熱往來，宜用小柴胡湯加知母。若口齒縫出血發熱，而大便秘結，此爲熱毒內淫，宜用黃連解毒湯。若大便調和，用濟生犀角地黃湯。若穢水雖盡，口舌不愈，或發熱作渴而不飲冷，此爲虛熱也，宜用七味白朮散。

一癘瘍手足或腿臂或各指拳攣者，由陰火熾盛，虧損氣血，當用加味逍遥散加生地黃及換肌散兼服。

一癘瘍生蟲者，五方風邪翕合，相火制金，木盛所化，內食五臟而證見於外也。宜用升麻湯送瀉青丸或樺皮散，以清肺肝之邪；外灸承漿以疏陽明任脈，則風熱息而蟲不生矣。肝經虛熱者，佐以加味逍遥散、六味地黄丸。

一癘瘍久而不愈，有不慎起居飲食，內火妄動者；有臟腑傷損，氣血疲乏者；有用攻伐之藥，氣血愈虧者；有不分兼變相雜，用藥失宜者；有病人諱疾忌醫者。

一癘瘍愈而復發，有不戒厚味，內熱傷脾者；有不戒房勞，火動傷腎者；有不戒七情，血氣傷損者；有餘毒未盡，兼證干動者；有氣虛六淫外乘者。古人云：此證百無一生。正謂此耳。

兼證治法

一頭目眩運：若右寸關脈浮而無力，脾肺氣虛也，補中益氣湯。若左關尺脈，數而無力，肝腎氣虛也，用六味地黄丸。若右寸尺脈浮大微細者，陽氣虛也，用八味地黄丸。血虛者，四物湯加參、苓、白朮。氣虛者，四君子湯加當歸、黄芪。肝經實熱者，柴胡清肝散。肝經虛者，六味地黄丸。脾氣虛弱者，補中益氣湯。脾氣有痰者，半夏白朮天麻湯。砭血過多者，芎歸湯。發熱惡寒者，聖愈湯。大凡發熱則真氣傷矣，不可用苦寒藥，恐復傷脾胃也。

一口喎目斜：若手足牽搐，或眉稜癢痛，屬肝經血虛風熱，用加味逍遥散、六味地黄丸以生肝血滋腎水。若寒熱往來，或耳聾脅痛，屬肝火熾盛，先用小柴胡合四物湯以清肝火生肝血。若筋攣骨痛，或不能動履，用六味地黄丸、補中益氣湯以滋化源。若因服燥藥而致者，用四物湯加生甘草、金銀花以解熱毒益陰血。凡此俱屬肝經血燥所致，須用六味地黄丸、補中益氣湯爲主。若因怒氣房勞而甚者，用六味地黄丸、十全大補湯爲主。若因勞傷形體而甚者，用補中益氣湯、十全大補湯爲主。

一夏秋濕熱行令：若飲食不甘，頭目眩運，遍身痠軟，或兩腿麻木，口渴自汗，氣促身熱，小便黄數，大便稀溏，濕熱傷元氣也，用清燥湯。如夏令，用清暑益氣湯。若自汗盜汗，氣高而喘，身熱而煩，其脈大，此元氣内傷也，用補中益氣湯。若嘔吐少食，肚腹痞悶，大便不實，脾胃受傷也，用六君子湯。若胷腹不利，飲食少思，吐痰不止，脾胃虚痞也，用四君子湯。若形氣倦怠，肢體麻木，飲食少思，熱傷元氣也，用人參益氣湯。

一熱渴便濁：若夜安晝熱者，熱在氣分也，用清心蓮子飲。晝安夜熱者，熱在血分也，四物二連湯。俱佐以六味地黄丸。若寒熱往來者，肝經血虚也，用加味逍遥散、六味地黄丸。

一小便不利：若因服燥藥而致者，用四物湯加炒黑黄蘗、知母、生甘草以滋陰血。若頻數而色黄者，用四物湯加參、朮、麥門、五味子以生氣血。若短而色黄者，用補中益氣湯加山藥、麥門、五味以滋化源。經云：無陰則陽無以生，無陽則陰無以化。

一大便不通：若血虚内熱而濇滯者，用四物湯加麥門、五味子以生血潤燥。若因燥熱之藥而患者，四物湯加連翹、生甘草以生血清熱。若服剋伐之藥而致者，用四物湯加芎、歸以助氣生血。若作渴飲冷者，熱淫於内也，用竹葉石膏湯以清胃火。若作渴飲湯者，腸胃虚熱也，用竹葉黄芪湯以補氣生津。若内熱作渴面赤飲湯者，用四物湯送潤腸丸以凉血潤燥。若腸胃滿脹，燥在直腸而不通者，用猪膽汁導之。腸胃氣虚血涸而不通者，用十全大補湯。若肝膽邪盛，脾土受侮而不能輸化者，用小柴胡湯加山梔、鬱李仁、枳殼治之。

一怔忡無寐，或兼衄血便血：若内熱晡熱，作渴飲湯，肢體倦怠，此脾血虚而火動也，用四君子加芎、歸。若思慮傷脾，動火而致，用歸脾湯加山梔。若發熱晡熱，用八珍湯加酸棗仁、茯神、遠志。若因心血虚損，用柏子仁散。大抵此證皆心脾血少所致，但調補胃氣則痰清而神自安，不必專於清熱治痰。

一發熱惡寒：若肢體倦怠，煩躁作渴，氣高而喘，頭痛自汗者，此内傷氣血也，用補中益氣湯加五味、麥門。倦怠食少，大便不調，小便頻數，洒淅惡寒者，此脾肺氣虚也，用升陽益胃湯。煩躁作渴，體倦少食，或食而不化者，此脾氣虚熱也，用六君子湯。

一發熱：在午前，脈數而有力者，氣分熱也，用清心蓮子飲；脈數而無力者，陽氣虚也，用補中益氣湯。午後脈數而有力者，血分熱也，用四物湯加牡丹皮；脈數而無力者，陰血虚也，用四物湯加參、朮。熱從兩脅起者，肝虚也，用四物湯加參、朮、黄芪；從臍下起者，腎虚也，用四物湯加參、朮、黄蘗、知母、五味、麥門、肉桂，或六味丸。其熱晝見夜伏，夜見晝止，或去來無定，或時起作無定處，或從脚起者，此無根虚火也，須用加減八味丸及十全大補湯加麥門、五味，更以附子末唾津調搽湧泉穴。若形體惡寒喜熱飲食者，陽氣虚寒也，急用八味丸。

一口乾：若惡冷飲食者，胃氣虚而不能生津液也，用七味白朮散。若喜冷飲食者，胃火盛而消爍津液也，須用竹葉石膏湯。夜間發熱口渴者，腎水弱而不能上潤也，當用六味地黄丸。若因汗下之後，而有前患者，胃氣虚也，宜用八珍湯主之。

一作渴：若煩躁飲冷者，屬上焦實熱，用涼膈散；兼大便秘結者，屬下焦實熱，用清涼飲。若用剋伐之藥而渴者，氣血虚也，急用八珍湯、六味丸。

一耳聾耳鳴：若左寸關脈弦數者，心肝二經虚熱也，用四物湯加山梔、柴胡、生陰血。右寸關脈浮大者，脾肺二經虚熱也，用補中益氣湯加山梔、桔梗培陽氣。若因怒便作，用小柴胡湯加山梔、芎、歸清肝涼血。若午前甚，用小柴胡湯加參、芪、歸、朮補氣清肝；午後甚，用四物湯加酒炒黑黄蘗、知母、五味補陰降火。如兩足心熱，屬腎虚，用六味丸以壯水之主；兩足冷，屬陽虚，用八味丸以益火之源。

一項强口噤，腰背反張者，氣血虚而發痙也。仲景云：足太陽病發汗太多則痙；風病下之則痙，復發汗則加拘急；瘡家發汗則痙。蓋風能散氣，故有汗而不惡寒曰柔痙；寒能濇血，故無汗而惡寒曰剛痙。皆因内虚復汗，亡津血，筋無所養而然，悉屬虚象，非風證也，當大補氣血爲主。故産婦潰瘍，勞傷氣血，濕熱相火，誤服剋伐之劑者多患之，其義可見。

一婦女經閉：若因鬱火傷脾，以歸脾湯加山梔丹皮，氣血俱虚，以八珍湯加山梔、丹皮。若因服燥藥傷血，以四物湯加生甘草。若經候過期而來者，氣血虚也，八珍湯倍用參、朮。先期而來者，血虚熱也，四物湯倍加參、朮、牡丹皮。將來而作痛者，氣虚血滯也，四物湯加茯苓、白朮、香附。色紫而成塊者，血熱也，四物湯加山梔、丹皮。作痛而色淡者，血氣虛也，用八珍湯。其血崩之證，肝火不能藏血者，用加味逍遥散。脾虛不能統血者，用補中益氣湯。凡此皆六淫七情，虧損元氣所致，當審其因而調補胃氣爲善。

變證治法

一身起疙瘩，搔破膿水淋漓：若寒熱往來者，肝經氣血虛而有火也，用八珍散加丹皮、柴胡。寒熱内熱者，血氣弱而虛熱也，用八珍散倍用參、朮。若惡寒形寒者，陽氣虛寒也，用十全大補湯。若肌膚搔之如帛隔者，氣血不能外榮也，用人參養榮湯。若面部搔之麻癢者，氣血不能上榮也，用補中益氣湯。若痿軟筋攣者，血氣不能滋養也，用補中益氣湯，佐以六味地黄丸。

一口舌生瘡，或咽喉作疼：若飲食喜冷，大便秘結者，實熱也，用四順清涼飲。肌熱惡熱，煩渴引飲者，血虛也，用當歸補血湯。飲食惡寒，大便不實者，虛熱也，用十全大補湯。熱從下或從足起者，腎虛熱也，用加減八味丸。若飲食難化，四肢逆冷者，命門火衰也，用八味地黄丸。

一牙齒作痛，或牙齦潰爛：若喜寒惡熱，屬胃火，加味清胃散爲主。惡寒喜熱，屬胃虛，補中益氣湯爲主。

一自汗盗汗：蓋自汗屬氣虛，盗汗屬血虛。自汗用補中益氣湯送六味地黄丸；盗汗用當歸六黄湯，内芩、連、黄蘗炒黑用，送六味地黄丸。若因勞心而致，以歸脾湯倍用茯神、酸棗仁。

一唾痰或作喘：若右寸脈浮緩者，肺氣虛也，用六君子湯加桔梗。右寸脈洪滑者，肺經有熱也，用瀉白散。右寸關脈浮緩遲弱者，脾肺氣虛也，用六君子湯加桔梗、黄芪。右寸關脈洪滑遲緩者，脾熱傳肺也，用瀉白、瀉黄二散。右尺脈微弱者，命門火衰而脾肺虛也，用人參理中丸；如不應，用八味地黄丸。右寸脈洪數者，心火剋肺金也，用人參平肺散；如不應，用六味地黄丸。右寸關脈洪弦數者，心肝二經有熱也，用柴胡清肝散；如不應，佐以牛黄清心丸清其風熱，仍用六味地黄丸以鎮陽光。左尺脈數而無力者，腎虛而水泛上也，用六味地黄丸加五味子以滋陰。如脈微細或手足冷，或兼喘促，急用八味地黄丸以補陽。

一舌赤裂，或生芒刺兼作渴引飲，或小便頻數，不時發熱，或熱無定處，或足心熱起者，乃腎水乾涸，心火亢盛，用加減八味丸主之，佐以補中益氣湯。若誤用寒涼之劑，必變虛寒而殁。

一口舌生瘡，作渴不止，不時發熱，或晝熱夜止，或夜熱晝靜，小便頻數，其熱或從足心，或從兩脅，或從小腹中起，外熱而無定處者，此足三陰虧損之證也，用加減八味丸爲主，佐以十全大補湯。若誤用寒涼治火之劑，復傷脾胃，胷腹虛痞，飲食少思，或大便不實，小便不利，胷腹膨脹，肢體患腫，或手足俱冷者，此足三陰虧損之虛寒證也，急用加減金匱腎氣丸，亦有復生者。

一肚腹脹腫：若朝寬暮急，屬陰虛；暮寬朝急，屬陽虛；朝暮皆急，陰陽俱虛也。陽虛者，朝用六君子湯，夕用加減腎氣丸。陰虛者，朝用四物湯加參、朮，夕用加減腎氣丸。真陽虛者，朝用八味地黃丸，夕用補中益氣湯。若肚腹痞滿，肢體腫脹，手足并冷，飲食難化，或大便泄瀉，口吸氣冷者，此真陽衰敗，脾肺腎虛寒，不能司攝而水泛行也，急用加減腎氣丸，否則不救也。

一發熱惡寒：若寸口脈微，名陽氣不足，陰氣上入陽中則惡寒也，用補中益氣湯。尺部脈微，名陰氣不足，陽氣下陷於陰中則發熱也，用六味地黃丸。若暑熱令而肢體倦怠，此濕熱所乘，屬形氣虛而病氣實也，當專補陽氣，用補中益氣湯。若發熱大渴引飲，目赤面紅，此血虛發熱，屬形病俱虛也，當專補陰血，用當歸補血湯。

一發熱作渴：若右寸關脈浮大而無力者，脾肺之氣虛也，用補中益氣湯。數而有力者，脾肺之氣熱也，用竹葉石膏湯。寸脈微數而無力者，肺氣虛熱也，用竹藥黃芪湯。尺脈微細或微數而無力者，命門火衰也，用八味地黃丸。左寸關脈數而有力者，心肝之氣熱也，用柴胡梔子散。數而無力者，心肝之氣虛也，用六味地黃丸。尺脈數而無力者，腎經虛火也，用加減八味丸。大凡瘡愈後口渴，或先渴而患瘡，或口舌生瘡，或咽喉腫痛，或脣裂舌黃目赤，痰涎上涌者，皆敗證也，非此丸不能救。

一眼目昏弱，或内障黑花，屬血虛勞神，用滋陰腎氣丸。若視物無力，或見非常之狀，屬陰精虛弱，用滋陰地黃丸。若視物無力，或視物皆大，屬陽盛陰虛，用六味地黃丸。若目緊體倦，或肌膚麻木，屬脾肺氣虛，用神效黄芪湯。若至夜目暗，燈下亦暗，屬陽虚下陷，用決明夜靈散。若眼暗體倦，内障耳鳴，屬脾胃氣虚，用益智聰明湯。蓋五臟六腑之精氣，皆稟受於脾土，上貫於目，脾爲諸陰之首，目爲陰血之宗，當補脾土爲善。

一衄血吐血：若左寸關脈數而無力，血虚也，四物加參、朮。浮而無力，氣虚也，補中益氣湯。尺脈數或無力，腎虚也，六味地黄丸。右寸關脈數而有力者，肺胃熱也，犀角地黄湯。數而無力者，肺胃虚熱也，先用濟生犀角地黄湯，後用四物湯加參苓白朮。尺脈數而無力，陰虚也，用六味地黄丸。若面黄目濇，眵多手麻者，脾肺虚也，用黄芪芍藥湯。

一飲食少思：若因胃氣虚而不能食，用四君子湯。若因脾氣虚而不能化，用六君子湯。大便不實，或嘔吐者，脾氣虚寒也，用六君子湯，加乾薑、木香。若作嘔口渴，或惡冷飲食者，胃氣虚熱也，用五味異功散。喜冷飲食，胃氣實熱也，用瀉黄散。

一帶下：因經行産後，外邪入胞，傳於五臟而致之。其色青者屬於肝，用加味逍遥散加防風；濕熱壅滯，小便赤濇，用前散加炒黑龍膽草；肝血不足或燥熱風熱，用六味丸逍遥散。色赤者屬於心，用小柴胡湯加黄連、山梔、當歸；思慮過傷者，用妙香散六味丸。色白者屬於肺，用六味丸、補中益氣湯加山梔。色黄者屬於脾，用六味丸、六君子湯加山梔、柴胡；不應，用歸脾湯。色黑者屬於腎，用六味丸。氣血俱虚，用八珍湯。陽氣下陷，用補中益氣湯。濕痰下注，前湯加茯苓、半夏、蒼朮、黄蘖。氣虚痰飲，四七湯送六味丸。若病久元氣下陷，或剋伐所傷，但壯脾胃升陽氣爲善。若拘於人之肥瘦，而用燥濕瀉火之藥，反傷脾胃，爲患不淺。

一二便下血：若右關脈浮數氣虚而熱也，用四君子加升麻、當歸。尺脈浮大或微弱，元氣下陷也，用補中益氣湯。左關脈洪數，血虚也，用四物湯加炒山梔、升麻、秦艽。脈遲緩或浮大，氣虚也，用四君子湯加升麻、炮薑。尺脈洪數或無力者，腎虚也，用六味地黄丸。若因房勞傷損精氣，陰虚火動，而小便下血諸血病者，不問脈證百端，但用前丸料煎服爲善。

一泄瀉在五更或侵晨，乃脾腎虚。五更服四神丸，日間服白朮散。或不應，或愈而復作，急用八味丸，補命門火以生脾土，其瀉自止。

一大便不通，屬脾肺虧損，大腸津液乾涸，或血虚火爍，不可計其日期，飲食數多，必待腹滿脹，自欲去而不能，乃熱在直腸間也，用猪膽汁潤之。若妄服苦寒辛散之劑，元氣愈傷，或通而不止，致成中痞之證。若氣血虚者，用八珍湯加麻子仁。腸胃虚者，用補中益氣湯加麻子仁。腎液不能滋潤，用六味地黄丸加麻子仁。若厚味積壅，小便淋秘者，肝腎虚也，用六味地黄丸以滋腎水，用補中益氣湯以補脾胃。若發熱晡熱，用六君子湯加味逍遥散養陰血，清風熱；若兼筋骨痛，先用透經解攣湯、秦艽地黄丸，後用八珍散加牡丹皮、柴胡主之。若誤服風劑而傷陰血者，用易老祛風丸。若在兩股或陰囊或兩足，必用四生散、地黄丸爲善。若誤服草烏、川烏之類，或敷巴豆、砒石等味，肌肉腐潰，反成癘證，治者審之。

一面赤搔癢，或眉毛脱落，屬肺經風熱，用人參消風散、樺皮散。氣虚，用補中益氣湯加天麻、殭蠶。血虚，用加味逍遥散加鈎藤鉤。面發紫泡，或成塊，或眉毛脱落，屬肝經風熱，先用小柴胡湯加山梔、丹皮、鈎藤鉤，後用加味逍遥散。凡證屬肝經血燥生風，但宜滋腎水，生肝血，則火自息，風自定，癢自止。

一遍身疙瘩，或癮疹搔癢，此風熱傷血，用羌活當歸散。氣虚者佐以補中益氣湯加山梔、鈎藤鉤，血虚者佐以加味逍遥散加鈎藤鉤。若手足皴裂，不問黯白，或在手足腿腕，搔起白皮，此風熱而秘濇，用清胃散加芍藥。蓋腎開竅於二陰，精血不足，則大便秘塞而不通矣，須用六味地黄丸、補中益氣湯以滋化源。

一小便不利：若不渴而不利者，熱在下焦血分也，用滋腎丸。渴而不利者，熱在上焦氣分也，用清肺散。腎經陰虚而不利者，用六味地黄丸。熱結膀胱而不利者，用五淋散。元氣虚而不能輸化者，用補中益氣湯。脾肺之氣燥而不能化生者，用黄芩清肺飲。若轉筋便閉氣喘，不問男女孕婦，急用八味丸，緩則不救。

一白濁，足三陰經主之。屬厚味濕熱所致者，用加味清胃散。肝腎虚熱者，用六味地黄丸爲主，佐以逍遥散。脾腎虚熱者，用六味丸，佐以六君子湯。肝脾鬱滯者，六味丸佐以歸脾湯。脾肺氣虚者，六味丸佐以補中益氣湯。濕痰下注者，益氣湯佐以六味丸。

類證治法

類證者，與癘形狀相似，而所因不同也。

一兩臁如癬，搔癢久則膿水淋漓，或搔起白皮者，名腎臟風也，用四生散以祛風邪，用六味地黄丸以補腎水。若頭目不清，内熱口乾，體倦痰熱血燥，秋間益甚，故俗名雁來風，宜用羌活白芷散、加味逍遥散。氣虚者，佐以補中益氣湯加皂角刺、釣藤鉤；血虚者，佐以八物湯加柴胡、牡丹皮，或加味逍遥散兼服。

一肢體或腿臂腕間患瘖瘟而遊走不定者，赤曰赤遊風，白曰白遊風，爲血虚陰火内動外邪所搏之證。白用人參消風散，赤用加味逍遥散；氣血俱虚用八珍湯，晡熱内熱用加味逍遥散、六味地黄丸。

一遍身或頭面起疙瘩，或如霞片，或破而膿水淋漓，或癢痛寒熱，乃肝火血虚也，用加味逍遥散。若口苦脅痛，小便淋瀝，肝火血熱也，用柴胡清肝散。若婦女夜間譫語發熱，熱入血室也，用小柴胡湯加山梔、生地黄。血虚者，四物合小柴胡湯。病退却用逍遥散以健脾胃，生陰血。此證多因怒氣而發者，治當審之。

一婦人肢體瘾疹疙瘩，搔破成瘡，膿水淋漓，熱渴眩運，日晡益甚者，用四物湯加柴胡、山梔、丹皮，清肝火補肝血。若煩熱體倦，頭目不清，用八珍散加丹皮、山梔，補脾氣生陰血。若自汗盜汗，月水不調，肚腹作痛，用八珍湯六味丸。若食少體倦，心忪盜汗，經閉寒熱，用八珍湯佐以加味逍遥散。若病久元氣怯弱，用十全大補湯佐以歸脾湯。

一女子十三四或十六七而天癸未至，或婦人月經不調，發赤斑癢痛，此屬肝火血熱，用小柴胡湯加山梔、生地黄、牡丹皮、防風。

一生蟲者，乃相火制金，不能平木而化耳，非風邪所生也，但滋腎水，生肝血，或佐以灸承漿之類，説見本證。

一敷砒霜，患處作痛，或腐潰，用濕泥頻塗換之。若毒入腹，胷膈苦楚，或作吐瀉，飲冷米酢一二杯即止，多亦無妨。生菉豆末、芝麻油俱可。

一敷貼雄黄藥，悶亂或吐瀉，用防己煎湯解之。

一服辛熱藥而眉髮脱落者，乃肝經血傷而火動，非風也，用四物湯、六味丸以滋肝血生腎水。

一服川烏、草烏等藥，悶亂流涎，或昏憒嘔吐，或出血吐血，用大豆、遠志、防風、甘草，任用一味煎湯解之。大凡服風藥過多，皆宜用之。未應，急用甘草、生薑汁。

一敷貼巴豆之藥，患處作痛，肌肉潰爛，以生黄連爲末，水調敷之。若毒入内，吐瀉等證，更以水調服一二錢。大小豆、菖蒲汁俱可。

一敷貼藜蘆，毒入内，煎葱湯解之。

一服祛風剋伐之藥，嘔吐少食，胷膈不利，或形氣倦怠等證，用六君子湯以補陽氣。若煩躁作渴，飲食不思，或晡熱内熱，面赤發熱，用四物湯加參、朮以生陰血。餘從各門治之。

證治準繩 明·王肯堂

烏白癩

夫癩疾皆是惡風，及犯觸忌害所得，初覺皮毛變黑，或淫淫苦癢如蟲行，或眼前見物如垂絲，言語無定，心常驚恐，皮肉之中或如桃李癮疹赤黑，手足頑麻，針刺不覺痛，脚下痛頑不得踏地，凡食之時，開口出氣而鳴，語亦如是，身體生瘡癢，而時如蟲行或兩肘如繩縛，此名烏癩，又名黑癩。凡二癩之證，大同小異，故不別録也。

夫白癩病者，其語聲嘶嗄，目視不明，四肢煩疼，身體大熱，心中懊憹，手脚緩縱，背膂拘急，内如針刺，或生癮疹而起，往往正白在皮肉裏，鼻有息肉，目生白珠當於瞳子，視無所見，名白癩也。

瘖瘟

夫人陽氣外虛則多汗，汗出當風，風氣搏於肌肉，與熱氣并則生瘖瘟，狀如麻豆，甚者漸大，搔之則成瘡也。

紫癜風

夫紫癜風者，由皮膚生紫點，搔之皮起，而不癢痛者是也。此皆風濕邪氣客於腠理，與氣血相搏，致榮衛否濇，風冷在於肌肉之間，故令色紫也。

白癜風

夫肺有壅熱，又風氣外傷於肌肉，熱與風交并，邪毒之氣，伏留於腠理，與衛氣相搏，不能消散，令皮膚皴起生白斑，故名白癜風也。

白駮

《病源論》云：風白駮者，面及頸項身體皮肉色變白，與肉色不同，亦不癢痛，謂之白駮。此亦是風邪搏於皮膚，血氣不和所生也。

夫白駮者，是肺風流注皮膚之間，久而不去之所致也。多生於項面，點點斑白，但無瘡，及不發癢，不能早療，即便浸淫也。

癧瘍風

夫風邪積熱，居於肺腑，久而不散，流溢皮膚，令人頸邊胷前腋下，自然斑駮點點相連，其色微白而圓，亦有紫色者，亦無痛癢，謂之癧瘍風也。凡此皆風熱伏留肌腠之間，氣血不和，乃生此疾也。

醫門法律

清·喻昌

論癘風

凡治癘風之法，以清榮衛爲主，其汗宜頻發，血宜頻刺，皆清榮衛之捷法也。生蟲由於肺熱，其清肅之令不行，故由皮毛漸及腠理，腸胃莫不有蟲，清其金則蟲不驅自熄。試觀金風一動，旱魃絶蹤，其理明矣。然清肺亦必先清榮衛，蓋榮衛之氣，腐而不清，傳入於肺，先害其清肅之令故也。苦藥雖能瀉肝殺蟲，亦能傷胃，不可久服。胃者，榮衛從出之源也，久服苦寒，榮衛轉衰，而腐敗壅鬱，不可勝言矣。所以苦參丸之類，榮衛素弱穀食不充之人，不宜服也。大楓子油，最能殺蟲驅風，然復過於辛熱，風未除而目先壞者多矣。其硫黄酒服之，必致腦裂之禍。又醉仙散入輕粉和末，日進三服，取其人昏昏若醉，毒涎從齒縫中出，癘未瘥而齒先落矣。蓋除癘之藥，服之近而少，癘必不除；服之久且多，癘雖除，藥之貽害更大。惟易老驅風丸、東坡四神丹二方，可以久服取效，取爲法焉。

要知脈風成則爲癘，然人之榮血，正行於十二經脈之中者也，用平善之藥，生血清熱爲主，驅風殺蟲爲輔，更行汗之刺之之法，無不愈者。且非極意懲創之人不可與治，以戒色慾禁口腹二者，非烈漢不能也。耆婆《惡病論》曰：疾風有四百四種，總而言之，不出五種，即是五風所攝云。何名五風？一曰黄風，二曰青風，三曰白風，四曰赤風，五曰黑風。其風合五臟，故曰五風。五風生五蟲，黄風生黄蟲，青風生青蟲，白風生白蟲，赤風生赤蟲，黑風生黑蟲。此五種蟲食人五臟，若食人脾，語變聲散；若食人肝，眉睫墮落；若食人心，遍身生瘡；若食人肺，鼻柱崩倒，鼻中生息肉；若食人腎，耳鳴啾啾，或如車行雷鼓之聲；若食人皮，皮膚頑痹；若食人筋，肢節墮落。五風合五臟，蟲生至多入於骨髓，來去無礙，壞於人身，名曰疾風。疾風者，是癘病之根本也。病之初起，或如針錐所刺，名曰刺風；或如蟲走，名曰遊風；遍身掣動，名曰瞤風；不覺痛癢，名曰頑風。肉起如桃李小棗核，從頭而起者，名曰順風；從兩脚起者，名曰逆風。如連錢團圓，赤白青烏斑駁，名曰癘風。或遍體生瘡，或如疥癬，或如魚鱗，或如榆莢，或如錢孔，或痛或癢，黄汁流出，肢節壞爛，悉爲膿血，或不癢不痛，或起或滅，青黄赤白黑，變易不定。病起之由，皆因冷熱交通，流入五臟，通徹骨髓，用力過度，飲食相違，房室不節，虛勞動極，汗流遍體；因茲積熱徹五臟，飲食雜穢，蟲生至多，食人五臟骨髓皮肉筋節，久久敗壞，名曰癘風。是故論曰：若欲療之，先服阿魏雷丸散出蟲，看其形狀青黄赤白黑，然後與藥療，千萬無有不差。人得此疾，速宜棄家室財物，入山静養療治，無有不差。

景岳全書

明·張介賓

論證

癘風，即大風也，又謂之癩風，俗又名爲大麻風。此病雖名爲風，而實非外感之風也。實以天地間陰厲濁惡之邪，或受風木之化而風熱化蟲，或受濕毒於皮毛而後及營衛，或犯不潔，或因傳染，皆得生蟲。蓋蟲者厥陰主之，厥陰爲風木，主生五蟲也。蟲之生也，初不爲意，而漸久漸多，遂致不可解救，誠最惡最危最醜證也。又《千金》云：自作不仁，極惡之業也，所以最爲難治。觀孫真人云：嘗治數百人，終無一人免於死者，蓋無一人能守禁忌故耳。惟一婦人病愈，後又服加減四物湯百餘劑，半年之上，方得經行，十分全愈。又丹溪治五人，亦惟一婦人得免，以其貧甚且寡，無物可喫也；外三四人者，越二三年皆復作而死。由此觀之，可見此證非得出奇秘方，鮮能取效。故余逢此證，不敢强以爲知而妄施治療，亦不敢强言治法以惑後人。至若古人論治之法，亦甚詳悉，用之得宜，雖病根未必可拔，而延保餘年，夭枉亦自可免。由是遍求諸説，則惟薛立齋《癘瘍機要》論列已全。

癘瘍之有兼證變證，凡如表裏臟腑諸病，無不有之，其各治法已悉各門，但有所值，即宜隨證參用之，左右逢源，無弗善也。重録資繁，兹不贅及。

禁忌

患斯疾者，多由嗜慾不謹所致。治斯疾者，速當斷戒葷腥鹽醬一切厚味，只宜清心寡慾，絶色忘慮，幽隱林泉，屏棄世務，早早救療，庶幾可活。稍不守禁，每愈而復作，及致危劇，莫能再救，總以不守禁忌也。

石室秘録 清·陳士鐸

治法

瘴癘者，乃兩粵之氣，鬱蒸而變之者也。其氣皆熱而非寒，其證皆頭痛而腹滿。土人服檳榔無礙者，辛以散之也。蓋火氣得寒，反抑鬱而不伸，檳榔氣辛，同氣易入，其味却散，故適與病相宜。然止可救一時之急，終不可恃之爲長城也。今立一方，可長治瘴癘之侵。人參、半夏、檳榔各一錢，白朮五錢，茯苓、麥冬各三錢，陳皮、甘草、枳殼、柴胡各五分，五味子五粒，水煎服。此方之妙，全非治瘴癘之品，而服之自消。蓋健脾則氣旺，氣旺則瘴癘不能相侵，即既感者，方中亦有去瘴癘之藥，豈有不奏功立應者乎？此瘴癘治法，又宜知之也。

或人有感癘而成大麻風者，又不可如是治法。蓋大麻風純是熱毒之氣，裹於皮膚之間，濕氣又藏遏於肌骨之内，所以外證皮紅生點，鬚眉盡落，遍體腐爛，臭氣既不可聞，人又安肯近而與治？余心痛之，乃立一奇方，用元參、蒼朮、熟地、蒼耳子、薏仁、茯苓各四兩，名爲四六湯，各爲末，蜜爲丸，每日吞用一兩，一料必然全愈。蓋此方之妙，能補腎健脾，而加入散風去濕，正補則邪自退，不必治大風而大風自治矣。急宜先刻一張，廣行施舍，功德又何可量哉？止忌房事而已。又方用檳榔一錢，柴胡八分，白朮、白芍、白芥子、茯苓各三錢，車前子二錢，枳殼五分，水煎服。有火加黄連五分，水煎服。一二劑即瘴消，亦妙方也。

大麻風，余有奇方，用蒼朮、熟地、元參、蒼耳子、白芥子、車前子、生甘草各二兩，金銀花十兩，蒲公英四兩，各爲末，蜜丸，一料全愈。

方

樺皮散河間，下同。治肺癰風毒，遍身癮疹搔癢。

枳殼 樺皮各四兩，并炒存性 甘草炙，半兩 杏仁去皮尖，水一碗，煎令減半，取出，令乾，另研 荆芥穗各二兩

右爲末，每服二錢，食後温酒調下。

二聖散 疎風和血。

大黄半兩 皂角刺三錢

右將皂角刺燒灰研細，用大黄半兩，煎湯調下二錢。早服樺皮散，以升麻湯下瀉青丸；晚服二聖散，此爲緩治。

補氣瀉榮湯東垣

升麻 連翹各六分 蘇木 當歸 全蠍 黄連 地龍去土 黄芪各五分 黄芩生，四分 桔梗五分 人參二分 生地四分 桃仁三粒 甘草一分半 梧桐淚一分 水蛭三條，炒煙盡 蝱蟲去翅足微炒，三個 麝香少許

右剉如麻豆大。除連翹另剉；梧桐淚研白豆蔻二分爲細末，二味另放；麝香、蝱蟲、水蛭三味爲末，另放外，都作一服，水二大盞，酒一匙，入連翹煎至一盞六分；再入梧桐淚、白豆蔻二味，并麝香等三味，再上火煎一二沸，去渣稍熱，早飯後午飯前服。忌酒濕麪生冷鞕物。

醉仙散《寳鑑》 治癘風遍身麻木。

胡麻子炒 牛蒡子炒 枸杞子 蔓荆子炒，各一兩 白蒺藜 苦參 防風 栝蔞根各五錢

右爲細末，每一兩五錢，入輕粉二錢拌勻，每服一錢，茶清調，晨午各一服，至五七日，於牙縫中出臭涎，令人如醉，或下膿血，病根乃去。仍量人病之輕重虚實用，病重者須先以再造散下之，候元氣將復，方用此藥。忌一切炙煿厚味，止可食淡粥時菜。諸蛇，以淡酒蒸熟食之，可以助藥力。

通天再造散　治大風惡疾。

鬱金半兩　大黄煨　皂角刺黑大者炒，各一兩　白牽牛六錢，半生半炒

右爲末，每服五錢，日未出時，面東，以無灰酒調下。

加味逍遥散　治血虚有熱，遍身瘙癢，心煩目昏，怔忡頰赤，口燥咽乾，發熱盜汗，少食嗜臥。

當歸　芍藥酒炒　茯苓　白朮炒，各一錢　柴胡五分　牡丹皮　甘草炙　山梔炒，各八分

右作一劑，水煎服。

寶鑑換肌散　治癘風久不愈，或眉毛脱落，鼻梁崩壞，其效如神。

白花蛇　黑花蛇各三兩，酒浸　地龍去土　當歸　細辛　白芷　天麻　蔓荆子　威靈仙　荆芥穗　菊花　苦參　紫參　沙參　木賊草　白蒺藜炒　不灰木　甘草　天門冬去心　赤芍藥　九節菖蒲　定風草　何首烏不犯鐵　胡麻子炒　川芎　草烏頭炮去皮臍　蒼朮　木鼈子各一兩

右各另爲末，每服五錢，温酒調下，食後。酒多尤妙。

升麻湯　治風熱身如蟲行，或脣反綻裂。

升麻三分　茯苓　人參　防風　犀角鎊　羌活　官桂各二錢

右，每服四錢，水煎，下青清丸，方見中風。

加味清胃散　治熱毒在表，以此發散之。

升麻　白芷　防風　白芍藥　乾葛　甘草　當歸　川芎藭　羌活　麻黄　紫背浮萍　木賊草各等分

右，每服五七錢，水煎服。

透經解攣湯 治風熱筋攣骨痛。

穿山甲三錢，炮 荆芥穗 紅花 蘇木 羌活 當歸 防風 蟬蜕去土 天麻 甘草各七分 白芷一錢 連翹 川芎各五分

右，水酒各半煎服。

秦艽地黄湯 治風熱血燥，筋骨作痛。

秦艽 生地黄 當歸 川芎 羌活 防風 甘草 白芷 升麻 白芍藥 大力子蒸 荆芥 蔓荆子各一錢

右，水煎服。

易老祛風丸 治疥癩風瘡。

黄芪 枳殼炒 防風 芍藥 甘草 地骨皮 枸杞子 熟地黄 生地黄各酒拌杵膏

右各另爲末，入二黄膏，加煉蜜丸桐子大，每服七八十丸，白湯下。

羌活當歸散 治風毒血熱，頭面生瘡，或赤腫，或成塊，或癮疹瘙癢，膿水淋漓。

羌活 當歸 川芎 黄連酒浸炒 鼠黏子蒸 防風 荆芥 甘草 黄芩酒浸炒 連翹 白芷 升麻各一錢

右用酒拌曬乾，水煎服。

羌活白芷散 治風熱血燥，手掌皴裂，或頭面生瘡，或遍身腫塊，或膿水淋漓。

羌活 白芷 軟柴胡 荆芥 蔓荆子 防風 猪牙皂角 甘草 黄芩酒炒 黄連酒炒，各一錢

右，水煎服。

海藏愈風丹 治癘病手足麻木，眉毛脱落，遍身生瘡；及癘風癮疹，皮膚瘙癢，搔破成瘡，幷皆主之。

苦參一斤，取末四兩 皂角一斤，剉寸許無灰酒浸一宿，以水一碗，挼成汁去渣入砂器中，文武火熬 土花蛇一條，去腸，陰乾酒浸，取淨肉曬乾爲末，大風證用之 白花蛇 烏梢蛇各取一條，依前酒浸，取肉爲末

右爲末，入前二味，和丸梧子大，每服六七十丸，空心，煎通聖散送下，乾物壓之，日三服，間日浴之，

汗出爲度。

愚按前方果係癘風，用之必效。若肝經血熱，脾經血虚，腎經虚火，脾肺氣虚，遍身作癢，搔破成瘡，或内熱生風，而眉鬢脱落，或皮膚赤暈，或搔起白屑，而類癘風者，服之反成癘風矣。

苦參消石酒　浸酒法見後。

苦參　消石　清酒

右三味，先用清酒下消石浸之二七日或三七日，然後與苦參同入酒甕中盛浸之七日，漸漸服之。飲法：空腹服之，一日三服。初七日中一服如半鷄子許，七日後可飲一升，任情飲之，多則爲善，患去則速。風動亦多，勿使醉吐，寧漸少飲，不用多飲。赤白二風，此藥至口，無有不愈，餘非難治。何以故？熱爲根本，故苦參能治熱，消石除熱消蟲，赤白二蟲，但聞消石氣，皆變爲水，能去熱根本。若患赤白二風，不問年月，多者五年以外，加黄消石、加酒、苦參乃至三四兩，無有不愈。乃至三十年，無鼻柱肢節墮落者，但非黑蟲，皆得永愈。第一忌房室，大嗔怒，大熱食；禁粘食五辛生冷大酢酪白酒，猪魚鷄犬驢馬牛羊等肉，皆爲大忌，其餘不禁。此爲對治，非正治也。若人頑痹不覺痛癢處者，當作大白膏藥摩之，一日三四度，七日徹，或二三七日徹，乃至七七四十九日，名曰一大徹。頑痹即覺癢平復如本，即止摩。若不平復，但使摩之，以瘥爲限。不過兩大徹三大徹，無有不愈。針刺灸燒割劫，亦不及摩之爲良。乃至身上多有瘡痕生，摩之悉愈。

大白膏

白芷　白朮　前胡　吴茱萸各一升　蜀椒　細辛各三兩　當歸　桂心各二兩　苦酒四升　芎藭二升

右十味，以苦酒浸藥經一宿，取不中水猪脂十斤，銅器中煎令沸，三上三下，候白芷色黄，膏成，貯以瓶中，隨病摩之即愈。若遍體生瘡，膿血潰壞，當作大黑膏摩之。

大黑膏

烏頭　芎藭　雄黄　胡粉　木防己　木麻　黄連　雌黄　藜蘆　礬石各半兩　巴豆　杏仁去皮尖，各四十粒　黄蘗

一錢八分　松脂　亂髮各如鷄子大

右十五味搗篩爲末，以猪脂二斤合藥，煎亂髮，消盡膏成，用塗瘡上，日三敷。先以鹽湯洗，然後塗之。勿令婦人小兒鷄犬見。若患人眉睫墮落不生者，服藥後經一百日外，即以鐵漿洳其眉睫處所，一日三度洗之，生毛則速。出一大黴，眉睫如本。與不患時同也。

浸酒法

苦參去上黄皮薄切曝乾，擣令散，莫使作末

右，秤取三十斤，取不津甕受兩斛者，甕底鑽作孔，著二三十青石子，如桃李鷄子許，丸過底孔上二三寸，然後下苦參、消石末、酒，一時著甕中，遣童子年十三四者，和合調停，然後即與五六重故紙紮甕口上，泥之莫使漏氣。取酒服時，須孔中出酒服之，一日一服，或再服亦得。還如法密塞孔，勿漏泄。不得開瓮口取酒。酒欲盡時，開瓮取苦參滓，急絞取酒，其滓去却。其酒密處盛之，莫使漏氣，服酒法一一如前，無有不愈。若患不瘥除者，皆由年多。十年者，更作此藥酒至兩劑，無有不愈。依法如前。雖良醫治之，亦須好酒。須行忠直，不得不孝不義，患除則速矣。服藥時，先令服長壽延年符，能蕩除身中五臟六腑游滯，惡氣皆出盡，然後服藥得力，其疾速驗無疑。符力亦是不可思議神力，先服藥者無有不效。又生造藥入瓮中時，令童子小兒和合訖，即告符書鎮藥。符鎮在瓮腹，令藥不壞，久久爲好，一切神鬼不敢近之矣。

先服此符，然後服藥，一服之後，更不須再服。書符要六合日，勿令小兒女子六畜鷄犬等見之。符成不忌。

長壽延年符

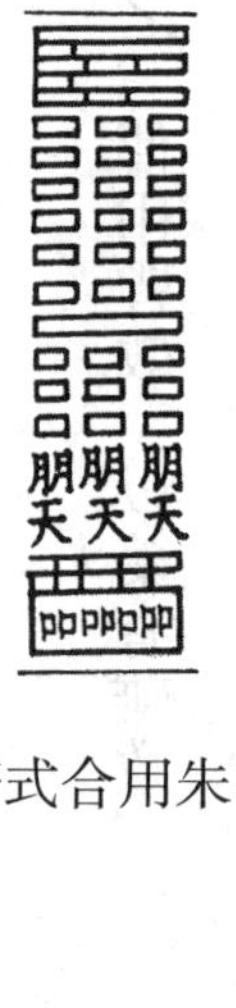

此符式合用朱書之

雷丸散

雷丸　朱砂研水飛　阿魏各一兩　硝石五兩　二兩細研，四兩酒浸用　雄黄細研水飛　雌黄細研，各七錢半　紫石英細研水飛　犀角屑　藜蘆各半兩　盤蝥　芫青幷去頭足翅，各二十個，用芝麻一合同炒，芝麻熟去之，只用盤芫二味

右爲細末，取苦參五兩，同硝石搗碎，用生絹袋盛，入瓷瓶中，用無灰酒一斗浸七日，密封，每服一中盞，

温過，食前，調雷丸散二錢。

雷丸散

雷丸　雄黄研水飛　朱砂研水飛　滑石　紫石英研　犀角屑　牛黄研，各半兩　盤蝥去頭足翅　芫青各二十個，去頭足翅，并用糯米炒　白蘞　阿魏各二錢半

右爲細末，入研令勻，每服一錢，空心清酒調下。右二方，皆本耆婆方而增損之，傳用皆效。以藥有難致，拘方取足，則畢世不成矣。小有出入，亦何不可？故備列焉。

白花蛇丸　丹陽荆上舍得癘疾，一僧療之而愈，以數百金求方，秘不肯傳，館賓袁生窺知藏衲衣領中，因醉之而竊録焉，用者多效。

白花蛇　烏梢蛇并去頭尾連骨生用，各一條　漏蘆半斤，洗淨去苗取四兩　荆芥穗一兩半　防風去苗　金銀花去葉　槐花　乾生地黄　苦參　蟬退用草鞋踏去土　枸杞子各二兩　黄芩　黄連　山梔子　黄蘗　川芎　烏藥　全蠍酢浸一日去鹽味　何首烏不可犯鐵器　牛膝去蘆　牛蒡子　連翹　細辛　白蒺藜　威靈仙　天花粉　金毛狗脊　胡麻子炒　蔓荆子各一兩

右共爲細末，米糊爲丸如梧桐子大，每服五六十丸，清茶送下，空心、午後、臨臥各一服。一僧加風藤一兩。如上頭面者，加香白芷；肌肉潰爛，加大皂角各一兩。

行藥

大黄　白牽牛　檳榔各一兩　甘草三兩　輕粉五分

右共爲細末，每服二錢，用白蜜三匙，薑汁二匙調服，五更時進。病勢重者，七日行一次，稍輕者半月一次，輕者一月一次或二十日一次，以三五遍爲度。

防風天麻丸　治癘風癩病。此方料是神仙所傳，一年中常療數人。初服藥有嘔吐者，不可怪。服藥得安如故，其效如神。

防風去蘆　天麻　升麻　白附子炮　定風草　細辛去苗　川芎　人參去蘆　丹參去蘆　苦參去蘆　元參去蘆　紫參

去蘆　蔓荆子　威靈仙　穿山甲炒　何首烏另搗爲末，各一兩　蜈蚣一對

右爲細末，與何首烏末拌勻，每藥末二兩，胡麻一斤，淘淨曬乾炒香熟，另碾爲極細末，與藥末一處拌勻，煉蜜和丸，共作九十丸，每服一丸細嚼，溫漿水送下，不拘時候，日三服。宜食淡白粥一百二十日。病人大忌房勞，將息愼口。

歙墨丸 治癘風神效。

歙墨燒存性　兩頭尖　甘草炙　香白芷　防風去蘆，各二兩　川芎一兩　五靈脂三兩，淨　麝香另研　乳香另研，各三錢

右爲細末，酒糊丸，每兩作十丸，每服一丸，食後細嚼，溫酒送下，茶清亦得，日進二服。

古今圖書集成醫部全録卷三百七十一

外科癘瘍癜風門 白駮瘖癟汗斑附

方

乳香丸 治癘風神效

通明乳香二十兩　苦參肥好者去蘆剉，四兩

右先用好酒五升，浸苦參於瓶内，以重湯煮一復時，常用文武火慢熬，令小沸爲候，一復時取出，濾去渣，將酒浸乳香於銀砂石器内，煎如餳，入天麻四兩爲末，大麻仁二兩另研如膏，入於乳香膏内攪令勻，慢火熬之，可丸如梧桐子大，每服二十丸，用大麻仁酒送下，空心及晚食前服之。

神仙退風丹

知母　貝母　烏梅肉　海桐皮　金毛狗脊

右各等分爲細末，煉蜜和丸如梧桐子大，每日空心日中臨睡各服三十丸；又每夜第一次睡覺時，急於頭邊取三十丸便服，并用羊蹄根自然汁下。大忌酒及房勞一切發風之物，只吃淡粥一百日，皮肉漸皆復舊，半年後須忌房事。服藥時，每夜專用一二勤謹人，就病人睡處坐守，等候第一次睡覺時，便扶起吃藥一服。華宫使親見林承務服之取效。治癘風如此神妙，若不禁忌，恐無益也。

天麻散 治一切癘風癩疾。

天麻二兩　何首烏　胡麻子各三兩　蔓荆子　威靈仙　菖蒲　荆芥穗　地骨皮　苦參去蘆　白蒺藜　甘菊花　牛蒡子炒，各一兩　薄荷半兩右爲細末，每服三錢，温酒調下，茶清亦得，日進二服，先食前服半月，次食後服半月，大有神效。

何首烏散 治癘風癩疾。

何首烏一斤，入白米泔浸一七日，夏月逐日換水，用竹刀刮令碎，九蒸九曬 胡麻子四兩，九蒸九曬

右爲細末，每服二錢，食前，温酒或薄荷湯調下。

六香散 淋渫癩病，其效如神。

甘松去土 零陵香 香白芷 茅香去土剉 香附子炒 藿香 川芎各二兩 三柰子半兩

右除三柰子另研，餘七味同爲㕮咀，分作四劑，每用一劑，以水六大碗，煎至三碗，去渣，却入三柰子攪勻，乘熱洗瘡。若瘡不破，用鈹針於疙瘩瘡上刺破，令惡血出盡，然後淋洗。一伏時洗一番，浴室毋令透風。臥處須令暖和得所。一月之間，不可出外，水火亦就其中，洗了拭乾，用八金散點。若熱不可飲冷水。

八金散

金精石 銀精石 陽起石 元精石 磁石 石膏 滑石 禹餘糧石。

右件各等分碾末，入金銀坩鍋子内盛之，用鹽泥固濟口，以文武火煅煉紅透，放冷，研如粉，入水銀半兩，輕粉一錢研，令不見星子，却入餘藥再研勻。令患人先洗瘡拭乾，便用小油調稠硬作劑子，於有瘡處擦上藥，兼治疙瘩。擦藥之後，大忌飲水，宜禁身靜坐，至三日，口中涎出爲度。一二次藥了，用貫衆湯漱口，不可嚥下藥汁。兩手便洗淨，不可近口鼻耳目。第四日一伏時，依前上藥。第七日見效，不可更用。

渫洗藥

何首烏 荆芥 防風 馬鞭草 蔓荆子各等分

每用十兩，水一斗，煎數沸，無風處洗，出汗。

生眉膏 治眉毛脱落。

白花蛇 烏蛇 羊糞炒黑 土馬鬃 半夏各等分，炒黑色

右爲細末，用生薑自然汁調勻，擦在眉上，一日須三次爲佳。

防風通聖散 治風熱熾盛，大便秘結，發熱煩躁，表裏俱實者。

防風　當歸　川芎　芍藥　大黄煨　芒硝　連翹　薄荷　麻黄　桔梗　石膏煅　黄芩炒，各一兩　白朮　山梔　荆芥各二錢五分　甘草二兩　滑石三兩　白芷　蒺藜炒　鼠黏子各五錢

右爲末，每服三五錢，白湯調下。

消風散 治風熱癮疹癢痛，或膿水淋漓，或頭皮腫癢。

荆芥穗　甘草炙，各二錢　陳皮五錢　人參　白殭蠶炒　茯苓　防風　芎藭　蟬殼去土　羌活　藿香各一兩　厚朴薑製，五錢

右，每服五七錢，薑水煎。

子和生眉散 治癘風眉毛脱落。

半夏　羊糞各等分

右爲末，薑汁調塗眉稜上；如不應，當參類證眉脱條治之。

烏蛇散 治癧瘍風，斑駮如白癜。

烏蛇三兩　犀角屑一兩　防風　羌活　黄芩　苦參并去蘆，各二兩　人參　丹參　元參　沙參并去蘆　桂心　秦艽去蘆土　川芎　梔子仁　白蘚皮　川升麻　通草　白蒺藜　枳殼麸炒去瓤，各一兩

右爲細末，每服二錢，温酒調下，食後良久服之。忌鷄猪魚蒜熱麪等物。

女萎膏 治身體癧瘍斑駮。

女萎　附子　鷄舌香　木香　白芷各半兩　麝香另研，一錢

右件細剉，用臘月猪膏半斤煎藥，看黄焦便去滓，入麝香攪令勻，放凝，用粗布擦斑駮上，微疼，塗之即瘥。

蜀水花膏 治癧瘍。

麝香一錢，另研　蜀水花　鷹糞白　白附子　白蘞　當歸各一兩

右件剉碎，用猪脂一斤，合煎諸藥焦黃，去渣候冷，入麝香攪令勻，於瓷盒中盛，先擦微破塗敷之。

蝟皮丸　治烏癩。

蚺蛇頭燒存性　魁蛤鍛粉　蝟皮燒存性，各一枚　蜈蚣一條半　蝱蟲去頭足翅　蠐螬焙乾　水蛭糯米炒熟　蜘蛛炒　盤蝥去頭足翅，各三個　鮫鯉甲三片　龍骨研　川椒炒　川大黃　黃連　麝香研　桂心　木銀各半兩　石膏細研　川芒硝各一兩　滑石研水飛　甘遂與胡麻同炒，以胡麻熟爲度　白礬枯各二錢半　附子二枚，炮去皮臍　雷丸　巴豆去皮膜心油，各十五粒

右爲細末，入研令勻，煉蜜和丸如小豆大，每服一丸，温水送下，空心臨臥各一服；未覺，每服加一丸。如小便莖中痛，即有蟲下，皆死也。細觀形狀。痛多即減一丸，痛少則加至二丸，以瘥爲度。右方乃攻毒取蟲之峻劑，非灼知臟腑有蟲毒，及精神可勝攻下者，不可輕服。

硫黃散　治烏癩瘡久不瘥。

雄黃　雌黃　金星石　銀星石　握雪石　硫黃　水浮石　寒水石　密陀僧　馬牙硝　不灰木　槐白皮　蟬蜕　亂髮灰　蜂窠灰　蝸牛子　牡蠣　麝香各一錢　白礬五錢

右研細，用水銀半兩，以津唾殺研如泥，另入膩粉二錢半，用生清油四兩調勻，於患處遍塗之，立效。

大黑神膏　治烏癩及諸癩，遍身生瘡，多膿血。

川烏頭　芎藭　川升麻　防己去皮　黃蘗　藜蘆　黃連　白礬細研　雄黃　雌黃幷細研　胡粉各半兩，研　巴豆　杏仁各十四粒　松脂　亂髮各如鷄子大

右剉如大豆粒，用猪脂二升，幷藥同煎，以亂髮消盡爲度，綿濾去渣後，入雄黃、雌黃、胡粉、白礬攪勻，收入瓷器中，每用塗於瘡上，一日至夜三次塗之。每次以熱鹽湯洗過，然後更塗之。藥勿令入口眼。

蜂房釀酒　治烏癩。

露蜂房五兩　苦參四斤

右件細剉，用水三升，煮取一斗二升，去渣，浸麯四斤半，炊糯米三斗，入麯蘖搜拌如常醖法，酒熟濾去糟，每温一小盞，食前服之。

白花蛇散　治癩病語聲嘶嗄者。

甘草炙，半兩　白花蛇酒浸　晚蠶蛾去頭足翅　天麻　槐子　羌活　防風各去蘆　蔓荆子　威靈仙　白蘚皮　枳殼去瓤麸炒，各一兩

右爲細末，每服二錢，温酒調服，不拘時，日進二服。

鯪鯉甲丸　治白癩。

鯪鯉甲三片　蝮蛇半條　魁蛤半枚　水蛭生　蜘蛛生　盤蝥　䗪蟲并去頭足翅，各二個　蠐螬生，三個　蜈蚣一條　龍骨半兩，細研　石膏一兩，細研水飛　白礬枯　滑石　川芒硝　硝石　水銀與硝石點楮汁研令星盡　川大黄　黄連　桂心各半兩　附子炮去皮臍，二枚　雷丸十枚　巴豆十二粒，去油　川椒二錢半

右爲細末，煉蜜和丸梧桐子大，每服二丸，空心臨卧温水送下，日進二服。

天麻煎　治白癩。

天麻一斤　天蓼木三斤

右件剉如大豆粒，用水三斗，入銀鍋或石鍋中，熬至一斗二升，濾去渣，却於慢火上熬如稀餳，每服半匙，食前用荆芥、薄荷、酒調下。

苦參酒　治周身白點如脂如榆莢，搔之白屑落，或癢或痛，色白漸展，世呼白癩。

苦參五斤　露蜂房五兩　蝟皮一具

右剉碎，用水三斗，煮取一斗，去渣，浸細麯五斤，炊黍米，三如常醖法，酒熟壓去糟，每於食前温飲一小盞。

又方　治白癩。

盤蝥十四枚　大蝮蛇一條，乾者首尾全

右件用酒七升入瓶中，用糠火煨酒及一升，濾去渣，每用薄塗於白癩上。

桂枝酒《千金方》，下同。治肝虛寒，卒然瘖啞不聲，踞坐不得，面目青黑，四肢緩弱，遺失便利，厲風所損。

乾薑五兩　桂枝　芎藭　獨活　牛膝　薯蕷　甘草各三兩　附子　防風　茯苓　天雄　茵芋　杜仲　蒴藋根　白朮各四兩　蘺蘺　猪椒葉根皮各一升　大棗四十枚

右十八味㕮咀，以酒四斗，漬七日，每服四合，日二，加至五六合。

荊瀝湯　治心虛寒陰氣，傷寒損心驚掣悸，語聲寬急混濁，口喎冒昧，好自笑，厲風傷心。

荊瀝三升　母薑取汁一升　麻黄　白朮　芎藭各四兩　防風　桂　升麻　茯苓　遠志　人參　羌活　當歸各三兩　防己　甘草各二兩

右十五味㕮咀，以水一斗五升，煎麻黄兩沸去沫，次下諸藥，煮取三升，去滓，下荊瀝、薑汁，煎取四升，分四服，日三夜一。

白朮酒　補心志定氣。治心虛寒氣，性反常，心手不隨，語聲冒昧。其疾源厲風損心，具如前方所説無窮。

白朮切　地骨皮　荊實各五斗　菊花三斗

右四味，以水三石，煮取一石五斗，去滓，澄清取汁，釀米二石，用麯如常法，酒熟，隨量飲之，常取半醉，勿令至吐。

依源麻黄續命湯　治肺虛寒，厲風所中，噓吸戰掉，聲嘶塞而散，下氣息短而憊，四肢痹弱，面色青白，遺失便利，冷汗出。

大棗五十枚　杏仁　白朮　石膏各四兩　桂心　人參　乾薑　茯苓各三兩　當歸　芎藭　甘草各二兩　麻黄六兩

右十二味㕮咀，以水一斗二升，煮麻黄去沫，次下諸藥，煎取三升，去滓分三服。舊方無白朮、茯苓，今方無黄芩。轉以依經，逐病增損。

八風防風散　治肺寒虚傷，語言嘶下，拖氣用力戰掉，緩弱羸瘠，厲風入肺。

防風　獨活　芎藭　秦椒　乾薑　黄芪　附子各四十二銖　天雄　麻黄　五味子　山茰　石膏各三十六銖　秦艽　桂心　薯蕷　細辛　當歸　防己　人參　杜仲各三十銖　甘草十二銖　貫衆二枚　甘菊　紫菀各二十銖

右二十四味，治下篩，每服方寸匕，酒調，進至兩匕，日再。

龍蛇散　治風虚頑麻，遍身紫白癜風，癮疹癢痛者。

白花蛇去骨焙　黑梢蛇去骨焙　萆薢　天麻　黄芪　金毛狗脊　自然銅　骨碎補　楓香研　草烏頭用鹽水浸剉　地龍各一兩　乳香　没藥各三錢　麝香二錢

右爲細末，酒糊丸梧子大，每服十五丸，酒下，食後；酒調末服亦得。

何首烏散　治白癜紫癜諸風，筋骨疼痛，遍身疥癬，手足皴裂，睡臥不穩，行步艱難；兼療癘疾，眼斷白仁，鼻梁崩塌，并宜服之。

何首烏　蔓荆子　石菖蒲　荆芥穗　甘菊花　枸杞子　苦參去蘆　威靈仙各半兩

右爲細末，每服五錢，食後温酒調下，或茶清或蜜水亦得，日進二服。

當歸散　治皮風紫白癜風。

當歸　赤芍藥　苦參各半兩　赤土一兩

右爲細末，生猪脂二兩熬油去渣，同蜜一兩，作一處調藥，隔一宿，每服一大匙，熱酒調下，空心食後各一服。并忌鷄鴨無鱗魚豆腐等物。

二黄膏　治紫白癜風，瘡癬疥。

雄黄　雌黄　砒各半錢　白礬　黄丹并另研　蛇牀子爲末　藺茹各一兩　白膠香另研　輕粉各一錢

右件用清油四兩，入巴豆四粒，煎黄色，去巴豆入諸藥，又入黄蠟少許，熬成膏子。先用荆芥湯洗，後用藥擦，神效。

四神散 治紫白癜風。

雄黄 雌黄 硫黄 白礬各等分

右研爲細末，每用時先浴，令通身汗出，次用生薑蘸藥擦患處良久，熱湯洗，當日色淡，五日除根。

白花蛇散 治紫癜風。

白花蛇二兩 晚蠶蛾二錢半 白殭蠶炒 烏犀角屑 天麻 麻黄去節 天南星薑製 何首烏 白附子炮 萆薢酒浸 白蘚皮 羌活去蘆 蔓荆子 桂心 防風去蘆，各半兩 磁石一兩，酢淬爲末研

右爲細末，入研令勻，每服二錢，食前温酒調下。忌熱麪猪魚蒜等物。

酸石榴丸 治紫癜風，其效如神。

酸石榴七枚，去皮瓷盆盛，飯甑上蒸爛，絞取汁 羌活 防風 薄荷葉 人參各一兩 茺蔚子 白附子炮 苦參 烏喙 犀角屑各半兩 冬消梨二十枚，去皮核搗絞取汁

右件爲末，取前二汁煎如膏，和丸如梧桐子大，每服二十丸，温酒送下，不拘時候。

硫黄膏 治紫癜風。

硫黄 白礬并細研，各一兩 硇砂細研 白附子各半兩 附子 雄黄細研，各七錢半 蛇蜕一條

右爲細末，入研令勻，用清油四兩，黄蠟二兩，先煎油三五沸，下蠟，後入藥末，煎成膏，每取塗所患處，日三度用之。

灰藋膏 治紫癜風。

灰藋草不以多少，燒灰，用重紙襯水淋取汁熬膏 蝦蟆灰 白礬灰 硫黄各半兩 雄黄二錢 朱砂七錢半，水飛 膩粉研 麝香研，各一錢

右各藥爲細末，同研令勻，用灰藋膏調塗所患處，乾即再塗之。

烏蛇散 治身體頑麻，及生白癜風。

細辛去苗　枳殼去穰麩炒　桂心　蟬蜕各半兩　烏蛇三兩，酒浸　白殭蠶炒　獨活去蘆　天麻　胡麻子各二兩　天南星二錢半　白附子炮　川烏頭炮去皮臍　防風去蘆

右爲細末，每服二錢，温酒調下，不拘時。

苦參散　治肺臟久積風毒，皮膚間生白癜不止。

苦參去蘆，三兩　松脂　附子去皮臍　梔子仁　木蘭皮　露蜂房各一兩　烏蛇二兩，酒浸

右爲細末，每服二錢，温酒調下，不拘時候。

摩風膏　治白癜風。

附子　川烏　防風各二兩　凌霄花　䕡䕡花　露蜂房各一兩

右件細剉，用猪油三斤煎煉，看藥黄焦，去渣候冷，收瓷盒中，用摩風癜上，以瘥爲度。

又方

硫黄　密陀僧　膩粉　乳香并另研　杏仁　白殭蠶炒

右爲細末，酥調成膏，用漿水洗瘡，以生布擦破塗之，日夜四五次，甚妙。

又方　治白癜風。

紅灰藋草　蒼耳根莖各五斤　茄子根莖三斤

右件并曬乾，一處燒灰，用水一斗煎湯，淋取汁，却於鐺内熬成膏，以磁盒盛，用好乳香半兩研，又入鉛霜、膩粉各二錢半相和，入於膏内，用煉成黄牛脂二兩，入於膏内，調攪令匀，每取摩塗所患處，一日塗三上，夜塗一上。

又方　治白癜風。

核桃初生青者，五枚　白礬二錢五分，細研　硫黄半兩，細研

右件和研爲膏，日三兩次塗之，瘥。

羚羊角散　治風熱，皮膚生瘖瘟癢痛。

羚羊角屑　烏蛇肉酒浸　川大黄　元參去蘆，各一兩　枳殼麩炒　白蒺藜　甘草炙，各半兩　秦艽去蘆土　防風去蘆，各七錢半

右件㕮咀，每服五錢，水一中盞，煎至七分，去渣，入牛蒡根汁半合，更煎一兩沸，温服，不拘時候。

秦艽湯　治風熱毒氣客於皮膚，遍身生痦瘟如麻豆。

秦艽去蘆，一兩　防風去蘆　黄芩　麻黄去節　甘草炙　元參去蘆　犀角屑　牛蒡子炒　枳殼去穰麩炒　川升麻各七錢半

右件㕮咀，每服五錢，水一中盞，煎至七分，去渣温服，不拘時候。

烏蛇散　治風熱，遍身生痦瘟，瘙癢。

烏蛇肉酒浸，二兩　羌活去蘆　白蘚皮　桂心　甘草炙　枳殼去穰麩炒　蒲黄炒　蔓荆子　芎藭　當歸去蘆，各半兩　天麻

麻黄去節　秦艽去蘆　牛蒡子炒　藁本去蘆　白殭蠶炒，各七錢半

右爲細末，每服二錢，温酒調下，不拘時。

荆芥散　治風熱，皮膚瘙癢，生痦瘟。

荆芥　赤茯苓去皮　苦參去蘆，各一兩　天麻　蔓荆子　人參去蘆　防風　獨活各去蘆　枳殼麩炒，各半兩　牛蒡子炒

黄芩各七錢半　烏蛇肉二兩，酒浸

右爲細末，每服同前法。

防風散　治風痦瘟。

甘草炙，一兩　防風去蘆　杏仁麩炒另研爲泥　白殭蠶炒，各一兩

右爲細末，每服三錢，空心蜜水調下，或温酒調服亦得，日進二服。

蒺藜丸　治風瘙癢生痦瘟。

白蒺藜　秦艽去蘆　赤茯苓去皮，各一兩　羌活　苦參幷去蘆　黄芩　細辛去苗，各半兩　枳殼七錢半，去穰麩炒　烏蛇肉三兩，酒浸

右爲細末，煉蜜和丸如梧桐子大，每服三十丸，温蜜湯送下，不拘時候。

黑龍丸　治風毒上攻頭面，多生瘖瘟。

羌活去蘆　薄荷葉　蔓荊子　細松煙墨　獨活去蘆，各一兩　川芎　甘草炙　白附子炮　山梔子　防風去蘆　荊芥穗　天南星薑汁製　草烏頭生　白殭蠶炒　川烏頭炮去皮臍　白芷各半兩

右爲細末，煉蜜和丸，每一兩作十丸，每服一丸，細嚼，茶湯或温酒送下，食後服。

莽草膏　治風瘙癢，皮膚生瘖瘟，體腫疼痛。

莽草一兩　當歸去蘆　芎藭　大戟去皮　川椒　附子　細辛去苗　赤芍藥　芫花　藺藺花　蒴藋各二兩

右細剉，用酢三升，浸一宿，用猪脂三斤同煎，令附子色黄爲度，綿濾去渣，每塗摩病處，日三五上。

又方　治風瘙癢，皮膚生瘖瘟，搔之成瘡，宜用此粉身即瘥。

芎藭　麻黄根剉　白芷各三兩　雷丸五兩　藿香二兩　藜蘆一兩半

右爲細末，入英粉五兩，相和令匀，逐日粉身上。

柳枝湯　治風瘙皮膚生瘖瘟，搔之腫癢。

嫩柳枝　桃枝　蒴藋　苦參各五兩　茵陳　狼毒　青葙葉　麻黄各三兩　槐白皮四兩

右細剉和匀，每取一斤，用水五斗，煮取四斗，去渣，更入鹽及朴硝各二兩攪匀，看冷熱，於温室中洗浴，浴罷衣覆出汗瘥，切慎外風。

丹參湯　治風熱，皮膚生瘖瘟，苦癢成疥。

丹參　苦參各四兩　蛇牀子生用，三兩

右件藥，用水一斗五升，煎至七升，去渣，乘熱洗之。

垂柳湯　治皮膚風熱，生瘡瘖瘟，或癢痛。

楊柳一斤　杏仁一　白礬生用，各三兩

右件用水一斗五升，煎至七升，去渣，於無風處洗浴極妙。

單方

大風癘疾，眉髮墮落，遍身頑痹：禹餘糧二斤，白礬、青鹽各一斤爲末，罐子固濟，炭火一秤煅之，從辰至戌，候冷研粉，埋土中三日取出，每一兩，和入九蒸九暴炒熟胡麻末三兩，每服二錢，荆芥湯下。《聖惠》

大風及丹石熱風，手足不遂：用消石一兩，生烏麻油二斤，置鐺中，以土墼蓋口，紙泥固濟火煎，初時氣腥，熱則氣香；更以生麻油二斤，合煎得所，收不津器中。服時坐室中，作小低屋燃火於内，服一大合發汗，力壯者日二服，三七日頭面疱瘡皆滅也。必以燃火爲使。婆罗門僧方

癘風有蟲：硫黄末酒調少許飲汁，或加大風子油更好。《直指方》

大風癩瘡，乃營氣不清，久風入脈，因而成癩，鼻壞色敗：用黄精根去皮淨，以水洗二斤，暴納粟米飯中，蒸至米熟時食之。《總録》

又方：用苦參五兩切，以好酒三斗，漬三十日，每飲一合，日三服，常服不絶，若覺痹即瘥。蘇頌

又方：用苦參末二兩，以猪肚盛之，縫合煮熟，取出去藥，先餓一日，次早先飲新水一盞，將猪肚食之，如吐再食；待一二時，以肉湯調服無憂散五七錢，取出大小蟲一二萬爲效。後以不蛀皂角一斤，去皮子煮汁，入苦參調糊，下何首烏末二兩，防風末一兩半，當歸末一兩半，芍藥末五錢，人參末三錢，丸梧子大，每服三五十丸，温酒或茶下，日三服；仍用麻黄、苦參、荆芥煎水洗之。

惡瘡癩疾：但是惡瘡遍體，面目有瘡者，皆可服之。用白艾蒿十束如升大者，取汁，以麯及米一如釀酒法候熟，稍稍服之。《梅師方》

白癩風瘡：乾艾隨多少，以浸麯釀酒如常法，日飲之，覺痹即瘥。《肘後方》

大風癘疾：用嫩蒼耳、荷葉等分爲末，每服二錢，温酒下，日二服。《袖珍方》

又方：用蒼耳葉爲末，以大楓子油和丸梧子大，每服三四十丸，以茶湯下，日二服。《乾坤生意》

又方：五月五日或六月六日，五更帶露採蒼耳草，搗取汁，熬作錠子；取半斤鯉魚一尾，剖開不去肚腸，入藥一錠，綫縫，以酒二碗，慢火煮熟令喫，不過三五個魚即愈也。忌鹽一百日。

大風癩瘡：大黄煨、皂角刺各一兩爲末，每服方寸匕，空心温酒下，取出惡毒物如魚腦狀，未下再服，即取下如亂髮之蟲。取盡乃服雄黄花蛇藥，名通天再造散。《十便良方》

癘風鼻塌，手足攣曲，節間痛不可忍，漸至斷落：用蓖麻子一兩去皮，黄連一兩剉豆大，以小瓶子入水一升同浸，春夏二日，秋冬五日，後取蓖麻子一枚劈破，面東以浸藥水吞之，漸加至四五枚，微利不妨。瓶中水盡更添。兩月後喫大蒜猪肉試之，如不發是效也。如發動再服，直候不發乃止。《杜壬方》

大風惡癩：三月四月採天雄烏頭苗及根，去土勿洗，搗汁漬細粒黑豆摩去皮不落者，一夜取出，曬乾又浸，如此七次。初吞三枚，漸加至六七枚。禁房室猪肉鷄蒜，犯之即死。

大風癬瘡，遍身黑色，肌體麻木，痹痛不常：草烏頭一斤刮洗去皮，極淨攤乾，以清油四兩、鹽四兩，同入銚内，炒令深黄色，傾出剩油，只留鹽幷藥再炒，令黑煙出爲度。取一枚劈破，心内如米一點白者始好，白多者再炒，乘熱，杵羅爲末，酢麪和丸梧子大，每服三十丸，空心温酒下。草烏性毒難製，五七日間，以黑豆煮粥食解其毒。《濟寮方》

癘風有蟲，眉落聲變：預知子膏。用預知子、雄黄各二兩爲末，以乳香三兩，同水一斗，銀鍋煮至五升，入二末熬成膏，瓶盛之，每服一匙，温酒調下，有蟲如尾，隨大便而出。《聖惠方》

大風癘疾：凌霄花五錢，地龍焙、殭蠶炒、全蠍炒各七個爲末，每服二錢，温酒下。先以藥湯浴過。服此出臭汗爲效。《事親》加蟬蜕、五品各九個，作一服。《家珍》

遍體癩瘡：葎草一担，以水二石，煮取一石漬之，不過三作愈。《獨行方》

烏癩風瘡：葎草三秤切洗，益母草一秤切，以水二石五斗，煮取一石五斗，去渣，入瓮中浸浴一時，方出坐密室中，入暖湯浴一時乃出，暖卧取汗，勿令見風。明日又浴。如浴時瘙癢不可忍，切勿搔動，少頃漸定。

后隔三日一作，以愈爲度。《總録》

大風癩疾：百靈藤四兩，水一斗，煮三升，去渣，入粳米四合煮粥，於密室中浴畢乃食，煖臥取汗，汗後皮膚起如麩片。每隔日一作，五六十日後漸愈，毛髮即生。《聖惠》

又方：浮萍草三月採，淘三五次，窨三五日，焙爲末，不得見日，每服三錢，食前温酒下。常持觀音聖號。忌猪魚鷄蒜。

又方：七月七日，取紫背浮萍日乾爲末半升，入好消風散五兩，每服五錢，水煎頻飲，仍以煎湯洗浴之。《十便良方》

大風瘡裂：大楓子燒存性，和麻油、輕粉研塗，仍以殼煎湯洗之。《衛生方》

惡疾風瘡：狼毒、秦艽等分爲末，每服方寸匕，温酒下，日一二服。《千金》

大風癘疾：大麻仁三升淘曬，以酒一斗，浸一夜，研取白汁，濾入瓶中，重湯煮數沸收之，每飲一小盞，兼服茄根散、乳香丸取效。《聖惠》，下同。

大風癘疾，眉髮不生：用側柏葉九蒸九曬爲末，煉蜜丸如梧桐子大，每服五丸至十丸，日三夜一，服百日即生。

大風惡瘡：松葉、猪肉二斤，麻黄去節五兩剉，以生絹袋盛，清酒一斗浸之，春夏五日，秋冬七日，每温服一小盞，常令醺醺，以效爲度。

大風癘疾：摩勒香一斤，即乳頭内光明者，細研，入牛乳五升，甘草末四兩，磁盒盛之，安桌子上，置中庭，安劍一口，夜於北極下禱祝，去盒子蓋，露一夜，次日入甑中，蒸熟三斗米熟即止。夜間依前祝露，又蒸，如此三次乃止。每服一茶匙，空心及晚食前温酒調服，服後當有惡物出，至三日三夜乃愈也。

又方：用黄蘗末、皂角刺灰各三錢，研勻，空心酒服，取下蟲物，并不損人。食白粥兩三日，服補氣藥數劑。名神效散。如四肢腫，用針刺出水再服。忌一切魚肉發風之物。取下蟲大小長短，其色不一，約一二升，

其病乃愈也。《仁存方》

又方：楊花四兩，搗成餅貼壁上，待乾取下，米泔水浸一時取起，瓦焙研末二兩；白花蛇、烏蛇各一條，去頭尾酒浸取肉；全蠍、蜈蚣、蟾酥、雄黄各五錢，苦參、天麻各一兩爲末，水煎麻黄豉汁熬膏，和丸梧子大，朱砂爲衣，每服五十丸，温酒下，一日三服，以愈爲度。《集效良方》

又方：大楓子油一兩，苦參末三兩，入少酒，糊丸梧子大，每服五十丸，空心温酒下，仍以苦參湯洗之。《普濟方》

大風惡疾，眉髮脱落：以桑柴灰熱湯淋取汁，洗頭面。以大豆水研漿，解澤灰味彌佳。次用熟水，入菉豆面濯之，三日一洗頭，一日一洗面，不過十度愈。《聖惠》

大風癩疾：鱟膽散。用鱟魚膽、生白礬、生緑礬、膩粉、水銀、麝香各半兩，研不見星，每服一錢，井華水下，取下五色涎爲妙。《總録》

癩風蟲瘡：乾蝦蟆一兩炙，長肥皂一條炙，去皮子蘸酒再炙爲末，以竹管引入羊腸内繫定，以麩鋪甑内，置藥麩上，蒸熟，入麝香半錢，去麩同搗爲丸如梧子大，每温酒服二十一丸。《直指》

癘風痛癢：白頸蚯蚓去土，以棗肉同搗，丸梧子大，每美酒下六十丸。忌葷蒜。《心統》

癘風成癩：祛風散。用東行蠍虎一條焙乾，大蠶沙五升，水淘炒，各爲末，以小麥麪四升，拌作絡索，曬乾研末，每服一二合，煎柏葉湯下，日三服，取效。《寶鑑》

大風龍膽膏：治大風疾神效。用冬瓜一個，截去五寸長，去瓤，掘地坑深三尺，令淨，安瓜於内，以烏蛇膽一個，消梨一個，置於瓜上，以土隔蓋之。至三七日看一度，瓜未甚壞；候七七日，三物俱化爲水，在瓜皮内取出，每用一茶匙，以酒和服之，三兩次立愈。小可風疾，每服一匙頭。《博濟方》

治癩：白花蛇膏。白花蛇五寸，酒浸去皮骨炙乾，雄黄一兩，水飛研勻，以白沙蜜一斤，杏仁一斤，去皮研爛，同煉爲膏，每服一錢，温酒化下，日三。須先服通天再造散，下去蟲物，乃服此除根。《三因》

又方：白花蛇、烏梢蛇各取淨肉二錢，酒炙雄黄二錢，大黄五錢爲末，每服二錢，白湯下，三日一服，名白花蛇散。潔古

癘風手足麻木，眉毛脱落，皮膚瘙癢，及一切風瘡：白花蛇、烏梢蛇、土蝮蛇各一條，幷酒浸取肉曬乾，苦參頭末四兩爲末，以皂角一斤切，酒浸，去酒，以水一碗，挼取濃汁，石器熬膏，和丸梧子大，每服七十丸，煎通聖散下，以粥飯壓之，日三服。三日一浴，取汗避風。名三蛇愈風丹。《治例》無蝮蛇，有大楓子肉三兩。

大風：用烏蛇三條，蒸熟取肉焙，研末，蒸餅丸米粒大，以喂烏鷄，待盡，殺鷄烹熟，取肉焙研末，酒服一錢，或蒸餅丸服，不過三五鷄即愈。《朝野僉載》

又方：大烏蛇一條，打死盛之待爛，以水二碗浸七日，去皮骨，入糙米一升，浸一日曬乾；用白鷄一只，餓一日，以米飼之，待毛羽脱去，殺鷄煮熟食，以酒下之，喫盡。以熱湯一盆，浸洗大半日，其病自愈。《秘韞》

白癩：大蝮蛇一條，勿令傷，以酒一斗漬之，糠火温令稍熱，取蛇一寸，和臘月猪脂擣敷。《肘後方》

大風癘疾，鬚眉墮落，皮肉已爛成瘡者：用蜜蜂子、胡蜂子、黄蜂子幷炒各一分，白花蛇、烏蛇幷酒浸去皮骨炙乾、全蠍去土炒、白殭蠶炒各一兩，地龍去土炒半兩，蠍虎全者炒、赤足蜈蚣全者炒各十五枚，丹砂一兩，雄黄醋熬一分，龍腦半錢。

右爲末，每服一錢匕，温蜜湯調下，日三五服。《總録》

風癩濕爛：五倍子末津調塗之。《普濟方》

大風癩瘡：油調五靈脂末塗之。《摘元方》

又方：名蒼耳丸。蒼耳葉不計多少，陰乾爲細末，每用五兩，取粟米二合，煮作粥，即研如膏，却用莨菪子淘去浮者，炒令黄黑色，擣爲末，用一兩相和令勻，丸如菉豆大，每服二十丸，空心温酒送下，晚食前再服。

又方：附子、硫黄各半兩研，蒼耳一握陰乾爲細末，用酢調，先以生布揩擦，微赤破，敷塗之，乾即再塗。一方加鐵精，無蒼耳。

又方：蒴藋二斤，防己半斤，幷燒灰，用水淋取釅汁洗癧瘍訖，後別用酢研防己塗之，即愈。

又方：羊蹄草根蘸酢於生鐵上磨，旋旋刮取塗於患處。未瘥，更入硫黄少許，同磨揬之。

又方：青胡桃皮三枚，硫黄二錢半，細研，上件搗爛，入醬少許，更研令勻。先用清泔洗之，然後塗於患處。

又方：鰞鰂魚骨，用三年陳酢研磨如糊，先用生布擦，令肉赤，即塗其上。

又方：五月收赤脚蜈蚣燒灰，酢調塗之。

又方：用自死蜣蜋爲末，先用布揩擦患處令熱敷之，一宿即瘥。

癘瘍風病，白色成片：以布拭酢摩硫黄、附子塗之，或硫黄、白礬擦之。《集驗方》

又方：七月七日取紫背浮萍，日乾爲末半升，入好消風散五兩，每服五錢，水煎頻飲，仍以煎湯洗浴之。《奇效良方》

風瘡疥癩：血見愁草同滿江紅草，搗末敷之。《乾坤秘韞》

眉毛脱落：蔓菁子四兩炒研，酢和塗之。《聖惠》

又方：核桃皮搗泥，入醬少許，硇砂少許，令勻，先以泔洗，後敷之。《外臺》

又方：薰陸香、白蘞同研，日日揩之，幷作末，水服之。《千金方》

眉毛脱落：垂柳葉陰乾爲末，每薑汁於鐵器中調，夜夜摩之。《聖惠方》

大風白癩：天蓼刮去粗皮，剉四兩，水一斗，煎汁一升，煮糯米作粥，空心食之。病在上吐出，在中汗出，在下泄出。避風。

又方：天蓼三斤、天麻一斤半生剉，以水三斗五升，煎一斗，去滓，石器慢煎如餳，每服半匙，荆芥薄荷酒下，日二夜一，一月見效。《聖惠方》

癩風眉落：生半夏、羊屎燒焦等分爲末，自然薑汁，日調塗。《總録》

又方：杏仁連皮尖，每早嚼二七粒，揩令赤色，夜臥再服。《總録》，下同。

又方：用小麥攤石上，燒鐵物壓出油搽之，甚效。《正傳》

身面白癜：以酒服生胡麻油一合，一日三服，至五斗瘥。忌生冷猪鷄魚蒜等百日。《千金》

抓患處，起粗皮，以布包藥，著力擦之，煖臥取汗，即愈也。此乃蠱山劉氏方。若用硫黄更妙。《經驗方》

汗斑癜風：羊蹄根二兩，獨科掃帚頭一兩，枯礬五錢，輕粉一錢，生薑半兩，同杵如泥，以湯澡浴，用爪

紫白癜斑：貝母、南星等分爲末，生薑帶汁擦之。

又方：用貝母、乾薑等分爲末如澡豆，入密室中浴擦，得汗爲妙。德生堂

又方：用貝母、百部等分爲末，自然薑汁調搽。《聖惠》

赤白癜風：膽礬牡蠣粉各半兩，生研酢調摩之。《總録》

又淋洗方：桑柴灰三斗，入大甑内蒸，使氣溜於釜中，取湯淋汁熱洗，不過五六度瘥。

又方：楸木白皮細剉，用水五斗，煮取五升，濾去渣，於慢火上再熬如稠膏，用不津器收，每用膏，以手摩塗所患處，日三五次上效。

又方：蘿蔔白汁、生白礬三錢，先用生布揩令微破調之，不過三上，瘥。

白點漸長如癬：用紫桂散。桂不以多少，去粗皮爲細末，唾津和調敷，每日三四次塗敷之，甚妙。

白癜風：草烏半兩、巴豆二錢半爲細末，以酢和爲劑，用絹帛裹定，浴後擦之，其藥力自下矣。

又方：以信石白者爲上，研極細，用真香油調如薄粥，過一宿，取清油敷之，愈。

又方：用金獅草揉碎擦之，累效。

紫癜白癜兩般風，附子雄黄最有功，薑汁調匀茄蒂蘸，擦來兩度更無蹤。

惡瘡似癩，及馬疥大如錢者：自死蛇一條，水漬至爛，去骨取汁塗之，隨手瘥。

惡瘡似癩，十年不瘥者：全蛇蜕一條燒灰，猪脂和敷；仍燒一條，温酒服。《千金》，下同。

又方：用青核桃皮一個，硫黄一皂子大，研匀，日日摻之，取效。

又方：楸白皮五升，水五斗，煎五升去滓，煎如稠膏，日三摩之。

赤白癜風：生薑頻擦之良。《易簡》

又方：桑枝十斤，益母草三斤，以水五斗，慢火煮至五升，去滓，煎如稠膏，每臥時，温酒調服半合，以愈爲度。《聖惠》，下同。

癜風白駮：《聖惠》用蛇皮灰，酢調塗。

紫癜風：除風散。以白花蛇頭二枚酒浸炙，蠍梢一兩炒，防風一兩爲末，每服一錢，温酒下，日一服。《總録》

紫白癜風：烏蛇肉酒炙六兩，熟地黄四兩，枳殼麩炒、白蒺藜炒、五加皮、防風、桂心、牛膝、天麻各二兩，剉片，以絹袋盛，浸於無灰酒二斗中，密封七日，每温服一小盞。忌鷄鵝魚肉發物。《聖惠》

赤白癜風：猪胰一具，酒浸一時，飯上蒸，熟食，不過十具。《壽域方》

又方：白煮猪肚一枚，食之頓盡。忌房事。《外臺》

白癜風：驢尿、薑汁等分，和匀頻洗。《總録》

白癜風疾：白蒺藜子六兩生擣爲末，每湯服二錢，日二服。一月絶根。服至半月，白處見紅點，神效。

白癜駮風：桑柴灰二斗，甑内蒸之，取釜内熱湯洗，不過五六度瘥。《聖惠》，下同。

白駮癜風：麻鞋底燒灰擦之。

又方：桂心爲末，以唾調塗駮上，日再塗即愈。《千金》

又方：取樹空中水温熱洗之；然後擣桂心、牡蠣等分爲末，用香油調搽白駮上，日三夜一。

又方：先用新布擦令赤，用酢摩巴豆塗之效。

又方：鰻鱺魚脂，先洗拭駁上，擦令微痛，用魚脂塗之，一上便愈。

身面白駁：鮎魚半斤一頭，去腸，以粳飯鹽椒如常作鮓，以荷葉作三包繫之，更以荷葉重包令臭爛；先以布拭赤，乃炙鮓包，乘熱熨令汗出，以綿衣包之，勿令見風，以瘥爲度。《總録》

治風瘖瘟：牛膝散。用牛膝酒浸搗爲末，每服二錢，食前温酒調下；兼治骨疽風癩，皆效。

針灸

《素問》〔一〕曰：病大風，骨節重，鬚眉墮，名曰大風。刺肌肉爲故，汗出百日。刺骨髓，汗出百日。凡二百日，鬚眉生而止針。

癘風者，素刺其腫上，已刺，以鋭針針其處，按出其惡氣，腫盡乃止。常食方食，勿食他食。

《衛生寶鑑》曰：《内經》曰：脈風成癘。又云：風氣與太陽俱入行諸脈俞，散分肉之間，衛氣相干，其道不利，故使肉膹脹而有傷；衛氣有所凝而不行，故肌肉不仁也。夫癘風者，有榮衛熱胕，其氣不清，故使鼻柱壞而色敗，皮膚瘍潰，風寒客於脈不去，名曰癘風，或名曰寒熱病。大風之病，骨節重，眉鬢墮，名曰大風，刺其肌肉，故汗出百日，刺骨髓汗出百日，凡二百日鬢眉生而止針。

《景岳全書》曰：癘瘍砭刺之法，張子和謂一汗抵千針，蓋以砭血不如發汗之周遍也。然發汗即出血，出血即發汗，二者一也。若惡血凝滯在肌表經絡者，宜刺委中出血則效。若惡毒蘊結於臟腑，非蕩滌其内，則不能瘥。若毒在外者，非砭刺遍身患處，及兩臂腿腕兩手足指縫各出血，其毒必不能散。若表裏俱受毒者，非外砭内泄，其毒決不能退。若上體多，宜用醉仙散，取其惡血從齒縫中出，及刺手指縫幷臂腕，以去肌表毒血。若下體多，宜用再造散，令惡血陳蟲，從穀道中出；仍針足指縫幷腿腕，隔一二日更刺之，以血赤爲度。如有惡熱頭痛等證，以大補氣血爲主。

註〔一〕《素問》 原作《靈樞經》，據《素問》卷十四長刺節論改。

醫案

《儒門事親》曰：朱葛解家病癩疾，求治於戴人，戴人辭之，待五六月間可治之時也。今春初尚寒，未可服藥，我已具行裝到宛丘，待五六月製藥。朱解家以爲託辭。後戴人果以六月間到朱葛，乃具大蒜、浮萍等藥，使人召解家曰：藥已成矣，可來就治。解爲他藥所惑，竟不至。戴人曰：向日非託辭也，以春寒未可發汗，暑月易發汗，針同發汗也。但無藥者用針，一汗可抵千針。故高供奉採萍歌曰：不居山兮不在岸，採我之時七月半，選甚癱風與痪風，些小微風都不算，豆淋酒内下三丸，鐵幞頭上也出汗。噫！文士相輕，醫士相疾。文士不過自損，醫士至於害人，其解家之謂歟？

陽夏張主簿病癩十餘年，眉髮皆落，皮膚皴濇如樹皮。戴人斷之曰：是有汗者可治之，當大發汗，其汗出當臭，其涎當腥。乃置燠室中，遍塞風隙，以三聖散吐之，汗出周身，如卧水中，其汗果黏臭不可聞，痰皆腥如魚涎，兩足心微有汗；次以舟車丸、濬川散大下五七行，如此數次乃瘳。

《衛生寶鑑》曰：戊寅歲正月，段庫使病大風，滿面連頸極癢，眉毛已脱落，須以熱湯沃之則稍緩，晝夜數次沃之，或砭刺亦緩。先師曰：脈風者，癘風也。榮衛熱胕，其氣不清，故使鼻柱壞，皮膚色敗。大風者，風寒客於脈而不去，治之當刺其腫上，以鋭針針其處，按出其惡氣，腫盡乃止。常食方食，勿食他食。

《薛己醫案》曰：一男子冬間口苦耳鳴，陰囊濕癢，來春面發紫塊，微腫麻木，至冬遍身色紫，不知痛癢，至春紫處俱大，至夏漸潰，又至春眉落指潰，此患在肝膽二經，令刺手指縫，并臂腿腕出黑血，先與再造散二服，下毒穢，更以小柴胡合四物湯加白芷、防風、天麻、角刺，漸愈；又與換肌散。但遍體微赤，此血虚有火，因家貧未得調理，秋間發熱，至春面仍發塊，用前散并養血藥，喜年少謹疾得愈。

一膏粱之人，鼻壞眉落，指脱體潰，熱渴晡甚，用四物湯加酒炒黑黄蘗、知母、五味、麥門、白芷、天麻、角刺，三十餘劑，熱渴少止。時仲夏，精神倦怠，氣喘身熱，小便黄數，大便稀溏，此元氣虚而時熱勝也，用補中益氣湯頓安。乃與換肌散及益氣湯，兼服二月；更以生脈代茶飲，瘡少退。時至仲秋，眩運少食，自汗體重，大便溏數，此亦時濕之證，用清燥湯調理而愈；又用補中益氣湯少加酒炒黑黄蘗、知母、角刺、天麻，兩月餘而瘥。又因勞倦耳聵熱渴，誤服祛風散，病氣益劇，身發赤疹，與益氣聰明湯月許而愈。

一男子赤痛熱渴，膿水淋漓，心煩掌熱，目昧語澀，怔忡不寧，此心經受證也，用安神丸兼八珍湯，少加木通、炒黑黄連、遠志，元氣漸復；却行砭刺，外邪漸退；但便燥作渴，用柴胡飲八珍湯而愈，用換肌散而瘥。

一男子肚見青筋，面起紫泡，發熱作渴，寅卯時甚，脈弦數，腿轉筋，小便澀，此肝經火證，先用柴胡飲，熱退便利；却用小柴胡合四物湯加龍膽草、炒山梔三十餘劑，及八珍湯加柴胡、山梔，養其氣血，乃用換肌散去其内毒而安。年餘因勞役飲食失宜，寒熱頭痛，遍身赤疹，自用醉仙散而歿。

一男子面發紫疙瘩，膿水淋漓，睡中搐搦，遍身麻木，漸發赤塊，勞怒則癢，肝脈洪大，砭刺臂腿腕各出血，用清胃湯加大黄、角刺四劑煎，下瀉青丸，肝脈少退；以升麻湯數劑下前丸，諸證少愈；却用寶鑑換肌散斤許，又用小柴胡合四物湯加參、朮、天麻、角刺百餘劑，及六味地黄丸半載而愈。後因勞遍身麻癢，脈微而遲，此氣血俱虛，不能榮於腠理，用十全大補湯加五味、麥門，調理年餘而安。

一男子面赤發紫泡，下體癢痛，午後發熱，大便燥黑，此火盛而血虛也，用再造散及四物湯加防已、膽草，及刺腿指縫出毒血而便和；仍以前藥加白朮、白芷、茯苓、羌活、獨活而便黄；仍以四物去膽草、防己，少用獨活，加元參、萆薢，五十餘劑而瘡退；却用補中益氣湯加天麻、麥門而氣血漸充。時仲秋霪雨，用清燥湯而安；隨用換肌散、胡麻散、八珍湯兼服而愈。

一上舍面發腫，肌如癬，後變疙瘩色紫，搔之出水，此脾肺之證也，先用清胃湯以清胃熱解表毒，又用四物湯加山梔、黄芩、柴胡、皂角刺、甘草節以養血祛風熱；及砭臂腿腕手足指縫幷患處，以去毒血，疎通隧道；乃與八珍湯加白芷、皂角刺、五加皮、全蠍及二聖散，兼服月餘，以養陰血，治瘡毒；又與補氣瀉榮湯少愈，再與換肌散而全愈。後因勞倦，遂發赤暈，日晡尤甚，以四物加丹皮、柴胡、山梔，幷用補中益氣湯年餘，雖勞而不發。

一男子遍身如癬，搔癢成瘡，色紫麻木，掐之則痛，小便數而少，此脾胃受邪，證多在表，用清胃散，更砭刺患處并臂腿腕出黑血，神思漸爽；但惡寒體倦口乾，此邪氣去而真氣虛也，以大劑參、芪、芎、歸、蒺藜、桔梗數劑，元氣頓復；却用八珍湯加黄芪、白芷、蒺藜、天麻、軟柴胡及二聖散治之，其瘡漸愈；後用换肌散、八珍湯等藥，調理半載而痊。後仍發，誤用尅伐攻毒，患兩感傷寒而死。

一男子遍身疙瘩，搔則不癢，掐則不痛，便閉作渴，此邪在内也，以再造散二服，微下三次；用桃仁承氣湯加當歸四劑，及砭惡血，漸知痛癢。但形體倦怠，用培養之劑，復其元氣；又用二聖散，其瘡頓愈；更用大補，年餘而康。後患痰涎壅盛，舌强語濇，用二陳、蒼朮、知、蘗、澤瀉四劑而愈，再用補中益氣湯調理而安。

一男子素清苦，眉盡落，病在肝膽二經也，乃刺臂腿腕及患處出黑血，空心服八珍湯加五味、胡麻、首烏、威靈仙，食後服换肌散。喜其無兼變之證，又能篤守禁忌，不半年而痊。

一儒者脚心或癢痛，或麻癢，或腫脹，二年後身體作癢，漸變疙瘩，發熱耳鳴，日晡益甚，此屬腎虛也，乃砭刺臂腿腕及手足指縫去其瘀血，用六味地黄丸料加五味、柴胡五十餘劑以補腎，又用换肌散祛風丸以治瘡，各斤許，瘡漸愈，得滋補守禁而痊。

一上舍遍身患之，形病俱虛，余謂須用調補，元氣完復，方治其瘡。不信，恰服蛇酒以攻内毒，更敷砒霜等藥以蝕外毒，頓加嘔吐清水，體痛如錐。或以爲毒氣外發，余曰：脾主肌肉，此因毒藥傷脾而然也。反服祛毒之劑，吐瀉不止而死。

一男子用藥熏洗，汗不止，喘嗽不食，腹鳴足冷，肢體抽搐，此因熱傷元氣，腠理不密，亡陽耳。是日果卒。

古今圖書集成醫部全録卷三百七十二

外科浸淫疥癬門

金匱要略 漢·張機

浸淫病脈證治

浸淫瘡，從口流向四肢者可治，從四肢流來入口者不可治。

浸淫瘡，黄連粉主之。

千金方 唐·孫思邈

疥癬

凡瘡疥，小秦艽散中加烏蛇肉二兩主之。黄芪酒中加烏蛇脯一尺，亦大效。

凡諸疥癬，皆用水銀、猪脂，研令極細塗之。

凡諸瘡癬初生時，或始痛癢，即以種種單方救之，或嚼鹽塗之。又以穀汁敷之。又以蒜墨和敷之，《千金翼》蒜作酥。又以薑黄敷之。又以鯉魚鮓糁敷之。又以牛李子汁敷之。若以此救不瘥，乃以諸大方治之。

丹溪心法 元·朱震亨

用藥法

膿窠，治熱燥濕爲主，用無名異。乾疥，開鬱爲主，用茱萸。蟲瘡如癬狀，退熱殺蟲爲主，蕪荑、黑狗脊、白礬、雄黄、硫黄、水銀。殺蟲，樟腦、松香，頭上多加之；黄連、方解石、蛇牀，定癢殺蟲。松皮炭主膿。若腫多者，加白芷開鬱；痛多，加白芷、方解石；蟲多，加藜蘆、盤蝥；癢多，加枯礬；陰囊瘡，加茱萸；濕多，香油調。乾癢出血多，加大黄、黄連，猪脂調。紅色加黄丹，青色加青黛，蟲多加錫灰、蕪荑、檳榔。在上多服通聖散，在下多須用下。若脚腫出血，宜分濕熱用藥。

瘡有三種。膿泡瘡，治熱爲主。

諸瘡證治

春天發瘡疥，宜開鬱爲主，不宜抓破敷。

諸瘡痛不可忍者，用苦寒藥加黄連、黄芩，詳上下根梢用，及引經藥則可。又云：諸瘡以當歸、黄連爲君，連翹、甘草、黄芩爲佐。

諸痛癢瘡瘍屬火。若稟受壯盛，宜四物加大承氣湯下之。

若性急面黑瘦血熱之人，因瘡而痛，宜四物加黄連、黄芩、大力子、甘草；在下者加黄蘗。若肥胖之人生瘡而痛，乃是濕熱，宜防風、荆芥、白芷、連翹，取其氣能勝濕。

此雖皮膚小疾，不足爲害，然瘡有惡瘡，癬有玩癬，疥癆嚌膚，尤爲煩擾，甚至經年累月，不能脱洒。凡病此者，不當專用外敷藥，須内宣其毒可也。升麻和氣飲、消毒飲、四順清涼飲、犀角飲，皆可用。

瘡如牛皮模樣，癢甚不可忍又疼者，用黄連、木香、黄蘗皮、杉木節二個，明礬少許。以上各等分研末，用好真油調敷，必效。

瘙癢

癢證不一：疥癬作癢，當求之瘡疥證。血虚皮膚燥癢者，宜四物湯加防風七錢；如以四物湯半貼，水二盞，調消風散一錢亦可。婦人血氣，或通身癢，或頭面癢，如蟲行皮中，緣月水來時，爲風所吹，不然則是産蓐中食動風物致之，亦宜如前四物湯調消風散。有脾虚身癢，本無疥癬，素非産蓐，潔然一身，癢不可任，此乃脾虚所因。經云：諸痛爲實，諸癢爲虚。又云：脾主身之肌肉。宜實脾爲先，四獸飲去草加藿香、厚朴、川芎、當歸各半錢，薑棗煎服，名增損資胃飲。

醫學入門 明·李梴

五疥證治

五疥，乾濕蟲砂膿也，由五臟蘊毒而發，屬足三陰者尤多。瘡有遍體，難分經絡，必憑外證以斷虚實。焮腫作痛，便秘硬，發熱者，爲風毒濕熱。漫腫癢痛晡熱，或時寒熱，體倦少食，便順利者，爲血虚風熱。

乾疥，瘙癢，皮枯屑起，便閉者，爲心肝火鬱於肺，四順清涼飲、古荆黄湯、搜風順氣丸；久者，天門冬膏。便利者，爲相火鬱於肺，活血順燥生津飲，或四物湯加黄芩、連翹、天門冬；久者腎氣丸。久虚，古烏荆丸。如素有肺風，面上多粉刺者，樺皮散。

濕疥，焮腫作痛，久則水流如黑豆汁，便秘，爲脾鬱濕熱毒，防風通聖散，俱酒蒸；或炒大黄，另有酒煨炒三次，加木鼈子；或升麻葛根湯加天麻、蟬蜕、荆芥，復元通氣散。濕勝者，除濕丹。便利者，爲脾虚濕熱，補中益氣湯，量加黄芩清熱，芎芷燥濕。胃火作渴者，竹葉黄芪湯。脾鬱盜汗不寢者，歸脾湯。溺濇脹腹者，胃苓湯加黄連；久者，二妙蒼蘗丸。濕勝，單蒼朮膏。脾肺風毒者，何首烏散。

砂疥，如砂子細個，或痛或癢，抓之有水，焮赤，乃心血凝滯。便秘者，當歸丸，或涼膈散合四物湯。久者，酒蒸黄連丸。胷次多痰者，牛黄清心丸。心煩口乾，小便不利者，連翹飲。便利者，活血四物湯。久者，當歸飲。

火盛生蟲，即腐草爲螢之意也。蟲疥，癢不知痛，延蔓易於傳染。便閉者，肝風熱甚，蘆薈丸或敗毒散，磨羚羊角汁刺之。久者，古苦皂丸。便利者，肝經火鬱，逍遥散，磨羚羊角汁刺之。久不愈者胡麻散。但諸瘡久則生蟲，蟲須兼外治敷洗。

含漿稠膿色厚，焮痛便秘者，爲濕熱，五香連翹湯、升麻和氣飲，或竹葉石膏湯合四物湯。含漿膿清色淡，不痛便利者，爲腎經虚火，八味逍遥散，或四物湯加知母、黄蘗，或四生散、腎氣丸。

上體多兼風熱，下體多兼風濕。肥人多風濕，瘦人多血熱。瘦弱虚損，腎枯火炎，縱有便秘發熱作渴等證，只宜滋陰降火，略加秦艽、蒼耳、連翹之類。決不可純用風藥涼血傷胃，因皮膚之疾而壞臟腑者有之。通用連歸湯。氣虚，四君子湯；血虚，合四物湯；風，合消毒飲；濕，合平胃散。

開毒鬱，須辛温，吴萸、白芷之類。退肌熱，須苦寒，芩連、大黄之類。殺蟲，須水銀之類。此丹溪外治三法也。乾疥，吴茱萸散；或黄連、大黄爲末，猪膽汁調搽。濕疥，一上散。砂疥，剪草散。蟲疥，硫黄餅。膿窠，三黄散。通用摩風膏。洗藥用荆芥、黄蘗、苦參等分煎湯，癢加蛇牀子、川椒，腫加葱白。

疥癬皆血分熱燥，以致風毒剋於皮膚。浮淺者爲疥，深沉者爲癬。疥多挾熱，癬多挾濕。疥發手足遍身；癬則肌肉癮疹，或圓或斜，或如苺苔走散。風癬即乾癬，搔之則有白屑。濕癬如蟲行，搔之則有汁出。頑癬全然不知痛癢。牛癬如牛頸，皮厚且堅。馬癬微癢，白點相連，又曰狗癬。

諸風濕蟲癬與疥瘡大同，初起有可下者，打膿散去黃連、金銀花、穿山甲、芒硝，加赤芍、白芍，水酒各半煎，臨熟入大黃，露一宿，五更服。有可汗者，四物湯加荆芥、麻黃各五錢，浮萍一兩，葱豉煎服，取汗。一切癩癬皆效。經久不敢汗下者，只用防風通聖散去硝黃加浮萍、皂刺，水煎服。久年不愈體盛者，兼吞頑癬丸，或古龍虎丹，用何首烏、白芷、蘇木等分，入猪油及鹽少許，浸酒送下。體虛者不可妄用風藥。氣虛者，何首烏散、消風散。血燥者，四聖不老丹，或腎氣丸。久服自效。有蟲者，俱宜間服蠟礬丸。外治：乾癬用狼毒、草烏各二錢半，盤蝥七枚，生爲末，津唾調搽。濕癬用枯礬、黃連各五錢，胡粉、黃丹、水銀各二錢爲末，用猪脂油二兩，夾研，令水銀星散盡，磁罐收貯搽之。牛癬用舊皮鞋底燒存性，入輕粉少許爲末，麻油調敷。馬疥癬用馬鞭草，不犯鐵器搗自然汁半盞，飲盡，十日即愈。通用麻油二兩，入巴豆蓖麻子各十四粒，盤蝥七枚，熬煎三味枯黑，去滓，却入白蠟五錢，蘆薈末三錢，攪勻，磁罐收貯，刮破塗之。或用川槿皮、浙剪草、木鼈子等分爲末，酢調敷。洗藥用紫蘇、樟腦、蒼耳、浮萍煎湯。

血風瘡，乃三陰經風熱鬱火血燥所致，瘙癢不常，抓破成瘡，膿水淋漓，内證晡熱，盜汗惡寒，少食體倦，所以不敢妄用風藥。大概肝風血燥寒熱作痛者，當歸飲加柴胡、山梔。痛癢寒熱者，小柴胡湯加山梔、黃連。夜熱讝語者，小柴胡湯加生地。肝脾鬱火，食少寒熱者，八味逍遥散。脾虛晡熱，盜汗不寐者，歸脾湯加山梔、熟地。腎虛有熱作渴欬痰者，腎氣丸。通用：遍身者，四物湯加浮萍、黃芩等分，甚者紫雲風丸、換骨丸、三蛇丹。兩足痛癢者，當歸拈痛湯。如因飲酒後遍身癢如風瘡，抓至血出又痛者，用蟬退、薄荷等分爲末，每二錢水酒調服。凡身發癢者，通用外治摩風膏、大馬齒膏。

薛氏醫案 明·薛己

瘡疥

瘙癢或膿水浸淫者，消風除濕。癢痛無膿者，祛風潤燥。焮痛或發寒熱者，表散之。搔癢或疼，午後尤甚者，降火益陰。焮痛，大便閉塞者，滋陰瀉火。搔起白屑，耳作蟬聲者，袪風清熱。

疥瘡屬脾經濕毒積熱，或肝經血熱風熱，或腎經陰虚發熱。其體倦食少爲脾經濕熱，用補中益氣湯。飲冷作痛，爲脾經積熱，用清熱消毒散。搔癢發熱，爲脾虚風熱，用人參消風散。搔癢作痛爲風熱，用當歸飲子。便秘作痛爲熱毒，用升麻和氣飲。熱渴便利爲脾肺虚熱，用竹葉黄芪湯。内熱晡熱，或時寒熱，屬肝經血虚風熱，用加味逍遥散、六味丸。體倦少食，或盗汗少寢，爲脾氣鬱結，用加味歸脾丸、逍遥散、地黄丸。若發熱盗汗，或吐痰口乾者，爲腎經虚熱，用六味丸料煎服。

證治準繩 明·王肯堂

總論證治

夫疥癬者，皆由脾經濕熱及肺經風毒，客於肌膚所致也。風毒之浮淺者爲疥，風毒之深沉者爲癬。蓋癬則發於肺之風毒，而疥則兼乎脾之濕熱而成也。久而不愈，延及遍身，浸淫潰爛，或癢或痛，其狀不一，二者皆有細蟲而能傳染人也。疥有五種：一曰大疥，焮赤癢痛，作瘡有膿；二曰馬疥，隱起帶根，搔不知痛；三曰水疥，痦瘟含漿，摘破出水；四曰乾疥，癢而搔之，皮起乾痂；五曰濕疥，薄皮小瘡，常常淫汁是也。癬之狀，起於肌膚癮疹，或圓或斜，或如莓苔走散，内藏汁而外有匡，其名亦有六焉：一曰乾癬，搔則出白屑，索然彫枯；二曰濕癬，搔則多汁，浸淫如蟲行；三曰風癬，搔則痹頑不知痛癢；四曰牛癬，其狀如牛領之皮，厚而且堅；五曰狗癬，時時作微癢，白點相連；六曰刀癬，則輪郭全無，縱横不定是也。治法當以殺蟲滲濕消毒之藥敷之，内服和脾清肺除風散濕之劑，庶絶其根。又面上風癬，初起痦瘟，或漸成細瘡，時作痛癢，發於春月，名吹花癬，女人多生之。此皆肺經蘊積風熱，陽氣上升，發於面部，或在眉目之間，久而不愈，恐成風疾。治法當清心火散肺經之風熱，然後以消毒散熱之藥敷之，則自愈矣。

嚴子禮云：夫疕疥之爲病雖苦：不害人，然而至難可者多矣。《素問》云：諸痛癢瘡瘍，皆屬於心。多由心氣鬱滯，或飲食不節，藴毒於腸胃，發見於皮膚。古方有所謂馬疥、水疥、乾疥、濕疥，種類不一。生於手足，乃至遍體，或癢或痛，或焮或腫，或皮肉隱嶙，或抓之凸起，或膿水浸淫。治宜内理心血，祛散風熱；外則加以敷洗，理無不愈。

夫疕疥者，皆由風熱而生，遍體搔癢，搔之皮起，或血出，或水出，結作乾疕，其中有蟲，人往往以針頭挑出，狀如水内瘑蟲。此蓋由肌肉之間，深受風邪熱氣之所致也。

乾疥者，但搔之皮起作乾疕，此風熱氣深在肌肉間故也。

濕疥者，起小瘡，皮膚常有黄水出，此風熱毒氣入皮膚間故也。

夫瘑瘡者，由腠理虚，風濕之氣，入於血氣結聚所生也。多著手足，遞相對生，如新生茱萸子，痛癢爬抓成瘡，黄汁出，浸淫生長坼裂，時瘥時發，變化生蟲，故名瘑瘡也。

夫瘑瘡積久不瘥者，由膚腠虚則風濕之氣停滯，蟲在肌肉之間生長，則常癢痛，故經久不瘥也。

《病源論》云：癬發之狀，皮膚癮疹有如錢文，漸漸增長，或圓或斜，癢痛有匡闌，癬内生蟲，搔之有水，此由風濕邪氣客於腠理，復值寒濕與血氣相搏，血氣閉濇則發此疾。

風癬者，是惡風冷氣，客於皮膚，折於血氣所生，亦作圓文匡闌，但抓搔頑痹，不知痛癢，内亦有蟲。

又有逸風瘡，生則遍體，狀如癬疥而癢，此由風氣逸於皮膚，因名爲逸風瘡也。

乾癬者，但有匡闌，皮枯索癢，搔之白屑起是也。亦是風濕邪氣，客於腠理，復值寒濕與血氣相搏所生。究其患則風毒氣多，濕氣少。蓋風沉入深，故無水而爲乾癬，中亦有蟲。

又有白癬，其狀白色而癢，此由腠理虚而受風，風與氣并，血濇而不能榮肌肉故也。

濕癬者亦有匡闌，如蟲行浸淫，赤濕癢，搔之多汁成瘡。蓋風毒氣淺，濕氣偏多而爲濕癬，中亦生蟲。

癬在頸項間後延上至耳，成濕癬，他治不應，以蘆薈一兩，甘草末半兩和匀，先用温漿水洗癬，拭乾敷之，神妙。

浸淫瘡

浸淫瘡者，淺搔之蔓延，長不止。搔癢者，初如疥，搔之轉生汁相連著是也。仲景云：從口流向四肢者可治，從四肢來流入口者不可治。

運氣淫浸，皆屬火。經云：歲火太過，甚則身熱膚浸淫是也。

外科正宗　明・陳實功

疥瘡

夫疥者，微芒之疾也。發則令人搔手不閒，但不知其何以生者？疥曰：吾不根而生，無母而成，乃稟陰陽氣育，濕熱化形，常列以王侯掌上，每親於士庶之身，可使文人閣筆，繡女停針，無分貴賤，一例施行。醫問曰：不生於身，獨攻於手者，又何也？疥曰：手掌乃太陰濕土所主，手心又少陽相火所司，土能生我，火能化我。此生皆賴濕土陽火所化，故生者必自出於手掌。醫曰：然哉！但其形知動而不知靜，能進而不能退，自非清氣所化也。又脾主消納，胃主傳化，人之飲食，未有不愛厚味者，厚味之中，濕熱并化，致生此瘡。又清氣隨脈循行，濁氣留滯不散，停留肌膚，積日不解，隨後生熱發癢。故癢熱之中，濕火混化爲蟲，形隨濕化，動隨火化，此無情而之有情也。既化之後，潛隱皮膚，展轉攻行，發癢鑽刺，化化生生，傳遍肢體，近則變爲疥癬，久則變成頑風，多致皮膚枯槁，浸淫血脈，搔癢無度，得湯方解。外以繡毬丸搽擦，堪爲止癢殺蟲；內服消風散，亦可散風涼血。必得兼戒口味，辛熱莫啜；忌洗熱湯，其煩自脫。

頑癬

頑癬乃風熱濕蟲四者爲患，發之大小圓斜不一，乾濕新久有殊。風癬如云朵，皮膚嬌嫩，抓之則起白屑。濕癬如蟲行，搔之則有汁出。頑癬抓之則全然不痛。牛皮癬如牛項之皮，頑硬且堅，抓之如朽木。馬皮癬微癢，白點相連。狗皮癬白斑相簇。此等總皆血燥風毒，剋於脾肺二經，初起用消風散加浮萍一兩，葱豉作引，取汗發散。久者，服首烏丸、蠟礬丸。外擦土大黄膏、川槿皮散，選而用之，亦可漸效。

石室秘籙 清·陳士鐸

治法

人生瘡生疥，用蒼耳草半斤，苦參四兩，生甘草、金銀花、荆芥、防風各一兩，生黄芪三兩，水煮湯一大鍋，乘熱熏之；外用席二條，裹住，身上用衣蓋之，使氣不散；俟稍涼浴之，必至渴寒而後已。次日再浴，將滓再煎，如前浴之，三日瘡疥必全愈也。

疥瘡不必用湯藥，用輕粉、蘇葉末、防風末各一錢，核桃肉不去油、猪板油各三錢，白薇末二錢，搗成丸如彈子大，擦患處，一日即愈。

黄水瘡：凡毒水流入何處，即生大水泡瘡，即爲黄水瘡，手少動之即破，此熱毒鬱於皮毛也，當以湯洗之即愈。方用雄黄、防風各五錢，水十碗，煎數沸去滓，洗瘡上即愈。

頑癬治之亦易，用楝樹皮、白薇、杜大黄根各一兩，輕粉、蝸牛火焙乾各三錢，冰片、生甘草各一錢，共爲細末，先以荔枝殼扒碎其癬皮，而後以此藥末用麻油調搽之，三日即結靨而愈。

方

當歸飲子　治瘡疥風癬濕毒燥癢。

當歸　川芎　白芍藥　生地　防風　白蒺藜　荆芥各一錢半　何首烏　黄芪　甘草各一錢

右作一服，水二鍾，煎至一鍾，食遠服；或爲末亦可。

除濕散　大治一切風毒疥癬癩癢，狀如風癩。

苦參　何首烏　荆芥穗　蔓荆　薄荷各一兩　白芷　天麻　川芎　防風幷生用　烏蛇酒浸一宿，焙乾，各半兩

右爲細末，每服三錢，茶酒任調下，無時，日進三服。六日一浴，令汗出，血氣宣通。六日，膚澤如故。

苦參丸　治遍身瘙癢疥癬瘡瘍。

苦參四兩　元參　黄連　大黄剉碎炒香　獨活　枳殼炒　防風各二兩　黄芩　梔子　菊花各一兩

右爲細末，煉蜜和搗千餘下，丸如梧桐子大，每服三十丸，食後漿水下，日進三服；茶酒任下亦得。

神效散　治乾濕膿窠諸種疥癬。

檳榔　蛇牀子各一兩　全蠍半兩　倭硫黄一兩五錢

右，化開硫黄，入荆芥末三錢，滚數沸，候冷加輕粉二錢，冷再碾末，加三柰半兩炒，共爲細末。先將小油滚過，候冷調上藥，擦瘡上；仍以兩手搓藥，聞藥氣神效。

香疥藥　治風癬瘡，黄水瘡，疥瘡，牛皮癬瘡。

輕粉　水銀　樟腦各三錢　大楓子去殼　川椒各四十九粒　柏油燭一對　杏仁少許

右爲細末，疥用絹包裹瘡上熨，黄水瘡摻上。此藥功效如神。

八仙散　治遊風腫癢疥癬瘡，或因洗頭遊風，搔癢生瘡。

細辛　荆芥　白芷　黄芩　川芎　防風　地骨皮　甘草各等分

右共爲粗末，每用藥二兩，水二碗，煎十沸，去滓，熱搨患處。

又方 治一切男子女人渾身疥癬，一家染易，經年搔癢不效者。

百部半兩，碎切 亂髮 木香碎切 檳榔搥碎 苦參碎切，各一兩 鯽魚一個，不要見水，切成片 川椒三銖

右以油五兩，煎前藥得所，去藥，却用麝香一分，膩粉十錢，硫黄、雄黄各半兩，同研令匀，入在油内，更煎攪五七沸，瀉出，磁器盛之，非時使也。

五龍膏 治疥癬。

硫黄 白礬 白芷 吳茱萸 川椒各等分

右爲細末，煎油調塗之。

楓實膏 治風瘡燥癢疥癬。

大楓子肉半兩 輕粉 枯礬各些少

右搗爲膏，以擦瘡上。

消毒散《局方》

防風去蘆，一兩 甘草二兩 荆芥穗三兩 鼠黏子四兩

右爲粗末，每服三錢，水一盞，煎七分，去渣，食後温服。

枳殼散 治痂疥瘙癢麻痹。

枳殼麩炒，二兩 白蒺藜子半升 蔓荆子 苦參各一兩

右爲細末，每服三錢，温酒調下，不拘時，日進二服。

枳殼丸 治一切風熱生瘡疥。

枳殼麩炒，四兩 苦參八兩

右爲細末，煉蜜和搗二三百下，丸如梧桐子大，每服三十九，食後温酒送下。

苦參丸　治痂疥搔癢。

苦參一斤，爲末　皂角二斤

右用皂角，將水一斗浸，揉濃汁，濾去渣，用汁熬成膏子，和苦參末爲丸如梧桐子大，每服三五十丸，煎荆芥酒送下，或薄荷酒亦得，不拘時候。

赤小豆散　治乾濕疥。

赤小豆二合，炒乾，内酢中，如此七次　升麻　薏苡仁　黄芪剉，各七錢半　人參　白蘞　瞿麥穗　當歸切　黄芩　猪苓　甘草炙　防風各半兩

右爲細末，每服三錢匕，空心粥飲調下，日二夜一。

脂調散　治疥瘡膿窠瘡，神效。

蛇牀子二兩　蕳茹　草烏頭　荆芥　花椒　苦參各一兩　雄黄　硫黄　明礬各半兩

右爲細末，猪油調搽。

掃疥散　治諸疥瘡熱瘡，遍身瘡癤，神效。

大黄　蛇牀子　黄連　金毛狗脊　黄蘗　苦參各五錢，同研爲極細末，入後藥　硫黄　水銀茶末殺之，各四錢　輕粉一錢　雄黄　黄丹各二錢五分　大楓子去殼　木鼈子去殼，各五錢，同前六味細末杵擂勻

右用生猪脂調，洗浴後搽瘡上，此藥宜曬合之，不見火。塗瘡疥，效如神，故名掃疥。

秘傳一擦光　治疥瘡及婦人陰蝕瘡，漆瘡，天火丹諸般惡瘡，神效。

蛇牀子　苦參　蕪荑各一兩　枯礬一兩二錢　硫黄二錢　輕粉　樟腦各二錢　大楓子肉　川椒　雄黄各五錢

右爲細末，生猪油調敷。

一上散　治諸般疥瘡，或痛或癢，或喜湯火烘洗者。

蛇牀子炒　雄黄別研　黑狗脊　寒水石別研　白膠香銅銚熬鎔過，傾乾石頭上，放冷研，各一兩　白礬　黄連各半兩　硫黄另

研，二錢五分　盤蝥十四枚，去翅足　吴茱萸三錢

右爲細末，香油調敷。治疥瘡，先用蒼耳草，或羊不食草藤，濃煎湯，洗去瘡痂，然後用前藥敷，可一次愈。一方無白膠香、白礬、黄連、吴茱萸。腫多加白芷開鬱，痛多加白芷、方解石，癢多加枯礬，陰囊瘡加吴茱萸，濕多香油調。乾癢出血多，加大黄、黄連，猪脂調。蟲多，加蕪荑、錫灰、檳榔、藜蘆、盤蝥。欲紅色加黄丹，青色加青黛。

蔄茹散　治疥經年不瘥。

水銀一錢　好茶二錢　蔄茹三錢　輕粉少許

右爲細末，每用不拘多少，麻油調塗之。

本事方　治疥瘡不問新久。

白蕪荑一兩　檳榔　吴茱萸各半兩　硫黄二錢，另研

右爲末，麻油調，抓破揩之。

又方　治疥癩瘡。凡春大發焦疥，開鬱爲主，不宜抓破。

白礬　吴茱萸　蛇牀子各二錢　黄蘗　大黄　硫黄各一錢　寒水石二錢半　樟腦五分　輕粉十盝　檳榔一個

右爲末，猪油調搽。

丹砂膏　治一切惡瘡疥，瘙癢不止，宜用此藥殺蟲。

朱砂　雄黄　雌黄并研細　亂髮　白蠟　松脂研末，各一兩　蔄茹爲末，二兩　巴豆十粒　猪脂二斤

右件藥，先以猪脂煎亂髮，令消盡；次下巴豆、白蠟、松脂，煎十餘沸，用綿濾去渣，候稠即入雄黄、朱砂等末，攪令匀，磁盒内盛，不拘時候，用少許摩塗之，以瘥爲度。

巴豆膏　治一切疥瘡有蟲，時作搔癢。

巴豆七粒　蕪荑　硫黄研細　白礬枯，各半兩　猪脂三兩

右爲細末，煉猪脂成油，入前藥末，調和令勻，每用蓮子大，於手掌内搓塗之。

神異膏　治一切瘡疥。

雄黄　蛇牀子各三錢　巴豆七粒　皂角一定　輕粉半字　全蠍七枚　黄蠟半兩　清油一兩

右，先用皂角、全蠍、巴豆煎油變色，去了三味，入黄蠟化開，取出冷，入雄黄、蛇牀子末、輕粉，和勻成膏。先用苦參湯温洗，却以藥擦瘡疥上，神效。

白礬散　治一切疥。

蛇牀子七錢　白礬枯　硫黄　雌黄并細研　胡粉　黄連各一兩

右爲細末，研令勻，以猪膏和稀麪糊，每以鹽漿水洗拭乾塗之。

苦參散　治一切疥及風瘙癢，搔之成瘡。

苦參　丹參各四兩　蛇牀子半斤

右爲細末，先以温水洗瘡，拭乾敷之。

苦參湯　治諸瘡著白痂復發。

苦參　蛇牀子　荆芥穗　白礬各等分

右㕮咀，煎湯放温洗。

古今圖書集成醫部全録卷三百七十三

外科浸淫疥癬門

方

一笑散 治渾身疥癩，搔癢生惡瘡。

檳榔　藁本　硫黄　蛇牀子　枯礬　五倍子　白膠香各等分

右爲細末，濕者乾敷，乾者香油調敷。如頭上瘡便搽上，不用剃。甚者不過三五次，平復如故。

神捷散 治諸疥瘡。

吳茱萸　白蒺藜各一兩　蕪荑　輕粉各半兩　赤小豆四十九粒　石硫黄少許，研

右爲細末研勻，每用半錢匕，生油調於手心内摩熱後，遍揩周身有疥處，便睡，睡覺其疥自愈。

殺疥藥

羊蹄根生切，一兩　草烏頭一個　硫黄一錢　白礬半錢　生薑一分

右以米泔水淹一宿，研極細，入釅酢和勻，入浴時，抓破瘡敷之，遲頃以温湯洗去，妙。

又方 治疥神效。

狼毒　細辛　水銀各一錢　輕粉半錢

右爲細末，油蠟和劑，作兩丸，綿裹兩手，將於周身疥多處擦之。

又方

信石　雄黄　硫黄　牙硝　花椒各二錢　蛇牀子四錢　枯礬三錢　大楓子二十一個　巴豆六分

右共爲末，以茶子油調搽。

又方

大楓子肉　蛇牀子　水銀各三錢　檳榔　樟腦　雄黄各二錢　木鼈子七個

右共爲末，燭油調搽。

又方

枯礬半斤　牙硝四兩　硫黄八錢　膽礬三錢　信石二錢

右共爲末，以茶子油調搽。

擦掌丹

枯礬　樟腦各二錢　水銀一錢　信石三分　大楓子肉三個　核桃肉五錢

右共研末作丸，放於掌心擦，鼻内聞香。

一上散　治風癢裂坼燥瘡。

苦參一兩　白芷　焰硝　枯礬各半兩　白芨　荆芥穗各三錢　寒水石二兩，煅

右爲末，油調搽。

秦艽丸　治遍身生疥乾癢，搔之皮起。

秦艽　黄芪　苦參　大黄各二兩　漏蘆　防風　黄連各一兩半　烏蛇肉

右爲細末，煉蜜和擣三百下，丸如梧子大，每服三十丸，食後温酒送下。

皂角膏　治皮膚風熱，生疥乾癢。

猪牙皂角　巴豆去皮　烏頭生　吴茱萸　硫黄　膩粉　白礬枯　黄蠟各二錢半

右爲細末，研令勻，先入清油三二合，以慢火消蠟了，攪和令勻，日用二三次塗之。

又方　治疥瘡生乾痂，搔癢不止。

硫黄二錢半，爲細末　巴豆　黄蠟各半兩　猪脂一斤

右，先煎猪脂令沸，入巴豆煎候黄，次下蠟鎔開，方下硫黄末，攪令匀，盛於磁盒内，日三五度塗之。

烏頭散　治濕疥常有黄水，搔癢不絶。

川烏頭　藜蘆　馬藺根　石菖蒲　杏仁　苦參　硫黄研細　膩粉　白礬枯，各半兩

右爲細末，研令匀，用時先以桃湯洗，拭乾後，以油漿水和塗之，三日一塗，不過三兩上瘥。

黄連散　治濕疥，有黄水，皮膚搔癢。

黄連二兩　蛇牀子半兩　赤小豆　糯米　胡粉各一兩　水銀一兩半

右件爲細末，以生清油和研，候水銀星盡如膏，旋取塗之。

又方　治濕疥遍身。

黄蘗　緑礬　膩粉　硫黄細研，各等分

右爲細末，研令匀，用生油調塗之。

治癬方

浮萍一兩　蒼耳　蒼朮各二兩　苦參一兩半　黄芩半兩　香附二兩半

右爲末，酒調服，或酒糊丸。

何首烏散羅氏　治脾肺風毒攻腫，遍身癬變成癮疹，搔之成瘡，或肩背拘急，肌肉頑痹，手足皴裂，風氣上攻，頭面生瘡，及治紫癜白癜頑痹等風，幷宜服之。

荆芥穗　蔓荆子　威靈仙　何首烏　甘草炙　防風　蚵蚾草各等分

右搗羅爲末，每服一錢，食後温酒調下。

白蒺藜散　治一切癬及疥風癢瘑瘡等疾。

蒺藜　秦艽　枳殼麩炒　獨活　防風各二兩　人參　苦參　元參　丹參　沙參　甘菊花　梔子仁　黄芩　茯神

去木　茱萸　細辛　麻黄去節，各二錢半　烏蛇四兩，酒浸取肉

右爲細末，每服二錢，食前温酒調下。

苦參丸　治一切癬，皮膚搔癢。

苦參一斤半，剉　菖蒲四兩　烏蛇八兩，酒浸取肉

右爲細末，煉蜜和搗三五百下，丸如梧桐子大，每服三十丸，熟水送下，不拘時候。

三神丸　治一切癬。

蒺藜炒　海桐皮剉　草烏頭鹽炒熟，去鹽不用，各一兩

右爲細末，麪糊和丸如菉豆大，每服十丸，加至十五丸，温酒鹽湯送下。

胡粉散　治一切癬瘡，搔癢甚者。

胡粉另研　雄黄另研　硫黄另研，各一錢半　大草烏三錢，生用　盤蝥一錢　蠍梢三錢　麝香三分　砒五分

右爲細末，先用羊蹄根蘸酢擦動，次用藥少許擦患處。

銀粉散　治一切頑癬。

輕粉　黄丹　白膠香　瀝青各等分

右爲細末，麻油調，拭淨或抓破，竹篦挑搽，二次便乾，數次剝去殼也。治牛皮癬如神。

八寶散　治風癩松皮頑癬久不愈者。一鄉人患此疾，數年不愈，後得此方，試用有效。

藿香　破故紙　檳榔　大腹皮　雄黄　輕粉　硫黄　白礬枯，各一兩

右爲細末，小油調擦，日上三五次，癢則擦之。

五倍子散　治癬久不瘥。

五倍子一兩，火燒煙盡　黄蘗剉炒　膩粉　漏蘆　白礬煅，各一分

右爲細末，先用鹽漿水洗，拭乾敷之。

丁香散 治一切癬。

丁香研 蝦蜞灰各一兩 麝香研，二錢半 白礬熬令汁枯研 五倍子研 膩粉研，各半兩

右研勻，乾敷癬上，以瘥爲度。

水銀膏 治一切癬。

水銀二錢半 蕪荑仁研末 薑黄研末，各半兩 酥二兩

右先將酥和水銀，以柳槌研攪，候水銀散，即下蕪荑薑黄攪勻，磁盒盛，旋取塗癬上，日二三次。

定粉膏 治乾濕癬風癬，不拘年月。

定粉 水銀 蕪荑 胭脂各一分

右同研勻，用陳猪脂一兩同研成，先用湯洗，後以膏子臨臥塗之，一上便瘥。本法，猪脂須用三年以上者，今若無，但陳者亦可。仍用後方淋洗。

淋洗方

楝實半斤，如無實即以根皮代之 楝葉及嫩枝細剉 凌霄花及藤細剉，各一升 枳殼 蛇牀子 地榆 丹參 皂莢 苦參并細剉，各三兩

右同煎濃汁，熱洗患處。

黄連膏 治一切久癬，積年不瘥，四畔潛侵，復變成瘡，瘡疱赤黑，癢不可忍，搔之出血。

水銀一錢 黄連 黄蘗 豉細研 蔓菁子 杏仁湯浸去皮尖雙仁細研，各半兩

右先以水銀於掌中唾研如泥，次入乳鉢内，下生油一合和勻，次入藥末，同研成膏，磁盒盛，日三五度，塗瘡上。

又方 治癬。

蘆薈 大黄 輕粉 雄黄 蛇牀子 槿樹皮 檳榔

右先刮破癬，用酢調末塗之。

又方

緑蘺根不拘多少　花椒一兩　信些少　防風　白芨　百部　白蘞各半兩　江子十五粒

右各爲末，和緑蘺根搗熟成團，將藥於癬上擦之，候痛過洗浴。

砒霜散　治諸癬不問乾濕，積年不瘥。

砒霜二錢半，研　硫黄研　密陀僧研　膩粉研，各七錢半

右件同研令勻。如癬乾，即用生油調塗；若癬濕，即用藥摻之。

又方　治癬疥瘡癢不可忍。

皂角三錠，煨去皮子　黄連半兩　膩粉二錢半

右將皂角、黄連，别爲末，用米酢二大盞，入皂角末同煎如稀餳，用綿濾去渣，入黄連末，膩粉調令勻，候癬發時惡水出，便可先用槿樹白皮，搔破後塗藥，三兩上便愈。

鯽魚膏　治諸癬瘡，或乾或濕，癢痛不可忍。

鯽魚中者一尾　亂髮鷄子大二枚　猪脂半斤　雄黄一兩半　硫黄一兩

右件藥，先煎猪脂令沸，即下魚煎令煙盡，次下髪令消，濾去渣，下雄黄、硫黄末，攪令勻，於甆器中盛，不拘時候，以瘥爲度。

凌霄花散　治風濕兼熱，生諸癬久不愈。

凌霄花　黄連　白礬各二錢半　天南星　雄黄　羊蹄根各半兩

右爲細末，抓破，用生薑汁調藥擦之。如癬不癢，只用清油調藥，立效。

昨葉荷草散　治一切癬，無問風濕氣血，與夫相染而生，幷宜用之。

昨葉荷草一兩，即瓦上晒乾　枯白礬一錢　雄黄半錢

右爲細末，用羊蹄菜根，先蘸酢擦癬上，令癢破，即用藥末乘濕塗敷，不過兩三次即愈。

是齋方 治諸癬。

貫衆 吴茱萸 官桂各等分

右爲細末，先用手抓破，用藥擦之，米酢調敷亦得。

烏蛇丸 治一切風癬，多年不瘥者。

烏蛇酒浸去骨 白附子炮 附子小便浸一宿 天麻各二兩 苦參十兩 槐花半斤 全蠍炒 羌活 乳香 殭蠶炒，各一兩半

右爲細末，用生薑汁一斤，蜜一斤，二味同熬成膏，入藥和丸如梧桐子大，每服三四十丸，空心用温酒送下，夜晚荆芥湯送下。

白花蛇丸 治風癬瘡，皮膚搔癢久不瘥。

白花蛇三兩，酒浸 苦參二兩 麥門冬一兩半 黄芩 防風 白蘚皮 甘草炙 枳殼麩炒 梔子仁 赤芍藥 大黄 蒼耳子 羌活 黄芪剉 白蒺藜各一兩

右件爲細末，煉蜜和搗三五百下，丸如梧子大，每服三十丸，食後薄荷酒送下。

雄黄膏 治風毒疥癬。

雄黄細研 膩粉研 白礬枯 川椒 藜蘆各二錢半 附子半兩，炮去皮臍

右爲細末，入乳鉢内再研如粉，用煉了臘月猪脂半斤，黄蠟二兩，淨鐺内慢火煎，候蠟銷，傾於磁盒内，入雄黄等末，攪匀，每日四五度，取少許敷塗之。

丹參湯 治風癬瘙癢洗浴。

丹參 蛇牀子各三兩 苦參五兩 白礬研，二兩

右除白礬外，篩爲粗散，用水三斗，煎至二斗，濾去渣，入白礬攪令匀，乘熱於避風處洗浴，用水冷爲度，拭乾了，用藜蘆末粉之，相次用之，以瘥爲度。

羅氏柏脂膏　治乾癬。

柏油一斤　黄蠟半兩　杏仁四十五粒，剉碎　朴硝一抄

右件相和於鐵器内，用老生薑、葱白三根，一順攪五七次，煎沸，濾過成膏，於瘡上搽之。

一抹散　治乾癬不瘥。

天南星　草烏頭各一枚，生用

右爲細末，用羊蹄根搗絞，取汁調塗，不過三上瘥。

黄連散　治濕癬癢不可忍。

黄連　黄蘗　胡粉各一兩，研細　雄黄半兩，研細

右爲細末，同研令匀，先用温漿水洗瘡，然後取藥敷之，不過四五度即瘥。

又方

黄連　明礬煅，各半兩　胡粉　黄丹　水銀各二錢

右爲細末，用猪脂油一兩夾研，令水銀星盡散，磁盒收用。

螺殼散　治濕癬癢不可忍。

螺殼一兩　亂髮灰　龍腦　胡粉研，各半兩

右爲細末研匀，以油淀和塗之。

荆芥散　治多年濕癬。

荆芥穗不拘多少，以瓦罐盛，鹽泥固濟，只留一竅，用炭火燒，候出青煙，便去火用濕紙塞了竅，放冷取出研細末，半兩　麝香一錢　膩粉五錢

右研匀，先以口含鹽漿水，抓洗瘡，令破，帛子揾乾了，以生油調藥敷之。

單方

年深疥癬，遍身延蔓：用硫黄艾葉研匀作撚，浸油點燈於被中熏之，以油塗，口鼻耳目露之。《集元方》

乾濕二癬：取東壁土敷之極效。

赤黑丹疥，或燥或癢，不急治，延及遍身即死。白磁末，猪脂和塗之。《總録》

牛皮血癬：用煙膠、寒水石各三錢，白礬二錢，花椒一錢半爲末，腊猪脂調搽。《積德堂方》

一切頑癬：用銅緑七分研，黄蠟一兩化熬，以厚紙拖過表裏，别以紙隔貼之出水，妙。亦治楊梅瘡、臁瘡及蟲咬。《筆峯雜興》

蟲癬瘙癢：水銀、胡粉等分研敷。

又方：水銀、蕪荑，和酥敷之。《外臺》

牛皮惡癬：五更食炙牛肉一片，少刻以輕粉五分，温酒調下。《直指方》

瘡癬有蟲：銀朱、牛骨髓、桐油調搽。《醫方摘要》

疥癬有蟲：石灰淋汁洗之數次。《千金方》

下體癬瘡：艌船灰、牛糞燒煙熏之，一日一次即愈。《摘元》

疥癬有蟲：硫黄末，以鷄子煎香油調搽極效。《救急良方》

牛皮癬瘡：石榴皮蘸明礬末搽之，切勿用酢，蟲即沉下。《直指方》

癬瘡作癢：螺螄十四個，槿樹皮末一兩，入碗内蒸熟，入紅礬三錢，搗勻搽之。《集效方》

疥瘡熏法：熟蘄艾一兩、木鼈子三錢、雄黄二錢、硫黄一錢爲末，揉入艾中，分作四條，每以一條安陰陽瓦中，置被裏烘熏後，服通聖散。《摘要》

癬瘡作癢：刺薊葉搗汁服之。《千金》，下同。

血熱生癬：地黄汁頓服之。

身面惡癬：蛇含草入生礬研敷二三次，斷根。《直指方》

積年頑癬，天陰即癢，搔出黄水：狼把草搗末摻之。

乾濕蟲疥：狼毒不拘多少搗爛，以猪油、馬油調搽患處，方睡，勿以被蒙頭，恐藥氣傷面目。《經驗方》

積年疥癩：狼毒一兩，半生研半炒研，輕粉三合，水銀三錢，以茶末少許，於瓦器内，以津液擦化爲末，同以清油浸藥，高一寸，三日，待藥沉油清，遇夜不見燈火，蘸油塗瘡上，仍以口鼻於藥盞上吸氣取效。《永類方》

積年乾癬生痂，搔之黄水出，每逢陰雨即癢：用狼毒末酢調塗之。《聖惠》

疥瘡瘙癢：藺茹末入輕粉香油調敷之。《多能鄙事》

癬瘡有蟲：猫兒眼睛草晒乾爲末，香油調搽之。《易簡方》

惡癬有蟲：莨菪根搗爛，蜜和敷之。《千金翼》

疥癬蟲瘡：藜蘆末，生油和搽塗。

疥癬滿身不可治者：何首烏、艾葉等分，水煎濃湯洗浴，甚能解痛，生肌肉。《博濟方》

疥癬蟲瘡：山豆根末，腊猪脂調塗。《备急方》

經年頑癬：羊蹄根搗三錢，入川百藥煎二錢，白梅肉擂勻，以井華水一盞，濾汁澄清，天明空心服之，不宜食熱物，其渣抓破擦之，三次即愈。

細癬：用羊蹄根五升，桑柴灰煮四五沸，取汁洗之，仍以羊蹄汁和礬末塗之。《千金》

濕癬，浸淫日廣，癢不可忍，愈後復發，出黄水：羊蹄根搗，和大酢，洗淨塗上一時，以冷水洗之，日一次。

疥瘡有蟲：羊蹄根搗，和猪脂入鹽少許，日塗之。《秘要》

風癬有蟲：菖蒲末五斤，酒漬，釜中蒸之，使味出，先絶酒一日，每服半升或一升。《千金》

癬瘡作癢：雀兒草即酸母草擦之，數次愈。《永類方》

風疽瘡疥，凡脚腨及曲脷中癢，搔則黄汁出者是也。以青竹筒三尺，著大豆一升在内，以馬屎糠火燒熏，以器兩頭取汁擦之，先以泔清和鹽洗之，不過三度極效。《千金》

浸淫癬瘡：瓦雀屎以醬瓣和研，日塗之。《千金翼》

又方：韭根炒存性，擣末，猪脂和塗之，數度愈。《經驗方》

疥瘡痛癢：煮薤葉擣爛塗之。《肘後方》

疥癬濕瘡：松膠香研細，少入輕粉，先以油塗瘡，摻末在上，一日便乾，頑者二三度愈。《鬼遺方》

瘡癩：端午日午時，采翻白草，每用一握煎水洗之。

蟲癬：清晨采露水絲瓜葉七片，逐片擦七下，如神。忌鷄魚發物。《攝生衆妙方》

身面癬瘡：日午擣桃葉取汁搽之。《千金》

一切癬：鹿梨根刮皮，擣爛酢和，麻布包擦之，乾者爲末，以水和擣。《經驗方》，下同。

頭面癬瘡：生白果仁切斷頻擦，取效。

疥瘡瘙癢：油核桃一個，雄黄一錢，艾葉杵熟一錢，擣勻綿包，夜臥裹陰囊，歷效，勿用洗。《集簡方》

癬蔓延成濕瘡：用蘆薈一兩，炙甘草半兩，研末，先以温漿水洗癬，拭淨敷之，乾便瘥，真神奇方也。

風癬有蟲：海桐皮、蛇牀子等分爲末，以腊猪脂調搽之。《如宜方》

積年疥瘡：猪肚内放皂角，煮熟去皂角食之。《袖珍方》

癬瘡不愈：以川槿皮煎湯，用肥皂去核及内膜，浸湯，時時搽之。《簡便方》

膿泡疥瘡：柏油二兩，水銀二錢，樟腦五錢同研，頻入唾津，不見星乃止。以温湯洗淨瘡，以藥填入。《經驗方》

疥瘡瘙癢：巴豆十粒，炮黄去皮心。

右順手研入酥少許，膩粉少許，抓破點上，不得近目併外腎上。如熏目著腎，則以黄丹塗之甚妙。《千金》

荷錢癬瘡：巴豆仁三個，連油杵泥，以生絹包擦，日一二次，三日全好。《經驗方》

癬瘡濕癢：擣楮葉敷之。《聖惠》

疥瘡有蟲：猪膏煎芫花塗之。《肘後方》

牛皮癬：舊皮鞋底燒灰存性，輕粉少許，麻油調搽。《直指方》，下同。

眉鍊癬瘡，生眉中者：穿山甲前膊炙焦爲末，清油和輕粉調敷。

頭面錢癬：槿樹皮爲末，酢調重湯頓如膠，敷之。《經驗方》

牛皮風癬：川槿皮一兩，大楓子仁十五個，半夏五錢剉，河水井水各一碗，浸露七宿，入輕粉一錢，入水中，禿筆掃塗，覆以青衣，數日有臭涎出，妙。忌浴澡。夏月用尤妙。《扶壽方》

牛皮風癬：牛蹄甲、驢糞各一兩，燒存性研末，油調，抓破敷之，五七日即愈。《經驗方》

一切癬瘡：五倍子去蟲，白礬燒過，各等分爲末，搽之；乾則油調。《簡便方》

牛皮風癬：生驢皮一塊，以朴硝醃過燒灰，油調搽之，名一掃光。《李樓奇方》

積年癬瘡：用盤蝥半兩，微炒爲末，蜜調敷之。《外臺》

又方：用盤蝥七個，酢浸，露一夜搽之。《永類》

瘖疥：以狨脂塗之妙。藏器

瘖癬痛癢，初生者：嚼鹽頻擦之，妙。《千金翼》

浸淫濕瘑疥瘡：胡燕窠大者，用托子處土爲末，以淡鹽湯洗拭，乾敷之，日一上。《小品方》

人疥馬疥：馬鞭草不犯鐵器，搗自然汁半盞飲盡，十日内愈，神效。《集驗方》

濕瘑瘖癬：荊木燒取汁，日塗之。

頭上瘖癬：蜂房研末，腊猪脂和塗之，效。《聖惠》

兩脚癬瘡：白犬血塗之，立瘥。《良方》

浸淫惡瘡有汁，多發於心，不早治，流至週身則殺人。熬秫米令黄黑，杵末敷之。《肘後方》

浸淫諸瘖：猪牙車骨年久者，搥破燒令脂出，乘熱塗之。《普濟方》

濕瘑浸淫：新羊屎絞汁塗之，乾者燒煙熏之，效。《總録》

治癬積年不瘥者：用盤蝥一個，去頭翅足，以針劄燈焰上燒，米醋内淬成黑灰，存性，研爲細末；用紅棗一個，湯泡剥去皮核，與盤蝥一處同研爛，先以手抓洗瘡令破，揾乾，生油調敷之。

牛皮癬：用清香油一兩，入全蠍七枚、巴豆二十枚、盤蝥十枚同熬，候色焦者先去之，去了，入黄蠟一錢，候鎔收起，朝擦暮愈，不損皮肉。

又方：緑蘿根去粗皮，取細皮貼肉者搗爛，用酢調塗癬上，立愈。

治癬：用藜蘆細搗爲末，生油調敷。

治癬神效方：藜蘆根半兩，輕粉二錢半，右爲細末，涼水調，搽癬上。

癬疥久不瘥：取鮮羊蹄根搗絞取汁，用膩粉少許調如膏，塗敷患處，三五遍即瘥。如乾，即用猪脂調和敷之。

又方：取楮皮枝中白汁，塗癬甚妙。

治癬濕癢：用楮葉半斤，細切搗敷癬上。

五種瘡癬：以韭根炒存性，旋搗末，以猪脂調敷之，三五度瘥。

治一切癬：半夏散。以半夏三兩，搗爲末，以陳醬汁調和如糊，摩塗癬上，日兩三度即瘥。

癬瘡：取蟾蜍燒爲末，用猪脂和敷之。

瘡如牛皮模樣，癢甚不可忍者，又疼：用黄連、木香、黄蘗皮、杉木節二個，明礬少許，以上各等分爲末，用好真香油調塗，大效。

又方：盤蝥五月五日取十枚，麝香半錢，同研爲細末，酢調癬上，出少黄水瘥。

又方：生川烏二枚，乾蠍五個，爲細末，油調作膏塗之。

有人患遍身生熱毒瘡，痛而不癢，手足尤甚，至頸而止，黏著衣被，曉夕不得睡，痛不可忍，有下俚教以菖蒲三斗剉，日乾之，舂羅爲末，布席上，使病瘡人恣臥其間，仍以衣被覆之，既不粘衣被，又復得睡，不五七日，其瘡如失，應手神效。

疥瘡：取楝根去外皮切、皂角去皮子等分，下篩脂和，搔疥去痂塗之護風。勿使女人鷄犬見。

瘑疥濕瘡，浸淫日久，癢不可忍，搔之黄水出，瘥後復發：取羊蹄根去皮細切，熟熬，以大酢和，先洗淨敷上一時，再以冷水洗之，日一敷瘥，若爲末敷，尤妙。《千金翼》生布擦動癬，然後搽藥，不可侵好肉，恐有毒。

沙瘡：用水萵苣燒灰存性，香油調敷立愈；濕者乾敷。

又方：生韭一握切研，用温酢五合，浸良久，以布絞取汁塗瘡上，日三四度用之。

乾瘑濕瘑疥癬：取連根生葱白猪脂和擣塗之。

又方：伏龍肝、亂髮燒各七錢半爲末，猪脂和塗。

又方：以鷄冠血和黄連末塗之。

香瓣瘡方：治面上耳邊生浸淫瘡，有黄水出，久不愈。羖羊鬚、荆芥、乾棗去核各二錢。右燒灰存性研勻，入膩粉半錢，同研極細，每用少許，清油調塗。先以温湯淨洗拭乾，塗藥三二次，效。

亦治兩吻生瘡。

卒得浸淫瘡，不早治則遶身周匝，能殺人。《外臺》云：浸淫瘡轉廣，有汁，多起於心，用雄鷄冠上刺血敷之，日三五度，幷治燥癬作癢。

浸淫瘡，痛不可忍，發寒熱者：刺薊末水調，敷瘡上，乾即易之。

又方：鯽魚一尾長三寸者，豆豉一合，杵如膏塗之。亦療馬鞍瘡。

又方：苦瓠一兩，蛇蜕燒半兩，露蜂房微炙半兩，梁上塵爲末，油調塗。

針灸

《甲乙經》曰：疥癬，陽谿主之。

《醫學綱目》曰：手疥，灸勞宫、大陵。

瘡疥頑癬，取絶骨、三里各寸半，瀉；間使、解谿各五分；血郄三寸。

渾身生瘡疥，取曲池、合谷、三里、絶骨、行間、委中。

《證治準繩》曰：灸法，日中時灸病處影上三炷。灸之，呪曰：癬中蟲，毛戎戎，若欲治，待日中。

又法：八月朔日日出時，令病人正向東面户内長跪，平舉兩手，持胷兩邊，取肩頭小垂際骨解宛宛中灸之，兩火俱下，各三壯或七壯，十日愈。

醫案

《儒門事親》曰：貨生藥焦百善云：有蕘夫來買苦參，欲治疥，不識藥性緩急，但聞人言可治，濃煎一碗服之，須臾大吐涎一盆，三二日疥作痂矣。

一女子年十五，兩股間濕癬長三四寸，下至膝，發癢時爬搔，湯火俱不解，癢定，黄赤水流，痛不可忍。灸焫熏渫，硫黄、藺茹、白殭蠶、羊蹄根之藥，皆不效。其人姿性妍好，以此病不能出嫁，其父母求療於戴人。戴人曰：能從余言則瘥。父母諾之。戴人以鈹針磨令尖快，當以癢時，於癬上各刺百餘針，其血出盡，煎鹽湯洗之，如此四次，大病方除。此方不書以告後人，恐爲癬藥所誤。濕淫於血，不可不砭者矣。

蔡寨成家童子十歲，病滿腹胷濕癬，每爬搔則黄水出，已年餘矣。戴人先以苦瓜蒂末作丸上涌，涌訖；次以舟車丸、濬川散下三五行；次服涼膈散加朴硝，煎成時時呷之，不數日而愈。

潁臯韓吉卿自胛至足生濕䘌瘡，大者如錢，小者如豆，癢則搔破，水到則浸淫，狀類蟲行袴袜，愈而復生，瘢痕成凹，十餘年不瘥。戴人哂之曰：此濕䘌瘡也，由水濕而得，故多在足下。以舟車、濬川大下十餘行，一去如掃。

《薛己醫案》曰：一婦人患瘡疥作癢，膿水不止，脈浮無力，以消風散四劑少愈，更以四生丸月餘而平。

一男子癢少痛多，無膿水，以芩、連、荆、防、山梔、薄荷、芍藥、歸梢治之而愈。

一男子焮痛發熱，脈浮數，以人參敗毒散四劑少愈，更以當歸飲子數劑而愈。

一男子焮痛寒熱，便秘，脈數有力，以防風通聖散三劑少愈，更以荆防敗毒散加黄芩、山梔四劑而愈。

一婦人作癢，午後尤甚，以當歸飲子數劑少愈，更以人參荆芥散數劑而安。

一男子久不愈，搔起白屑，耳作蟬聲，以四生散數服癢止，更以當歸飲子數劑而瘥。

一男子下體居多，焮痛，日晡尤甚，腿腕筋紫而脹，就於紫處刺去瘀血，以四物湯加芩連四劑而安。患在上體，若臂腕筋紫脹，亦宜刺去其血，以前湯加柴胡、黄芩即愈。

一男子搔癢成瘡，日晡痛甚，以四物加芩、連、荆、防，數劑而止；更以四物加蒺藜、何首烏、黄芪，二十劑而愈。稽勳李龍岡遍身患此，腿足爲甚，日晡益焮，口乾作渴，小便頻赤，此腎經虚熱，用補中益氣六味丸而痊。

一儒者患在臂脚，日晡或癢或脹，形體倦怠，自服敗毒散，痛處發腫，小便赤濇，此肺腎陰虚，余用補中益氣湯加五味子、麥門冬而愈。

一儒者患此，誤用攻伐之劑，元氣虚而不能愈，用補中益氣湯加茯苓，其瘡頓愈。又因調養失宜，日晡益甚，用八珍湯加五味、麥門，五十餘劑而愈。

一男子色黯作癢，出黑血，日晡益甚，其腿日腫夜消，余以爲氣血虚而有熱，朝用補中益氣湯，夕用加味逍遥散而愈。

一男子時疫愈後，所患如之，用前藥補養而愈。有同患用砭法，出血而死。此因陰虚血熱，色黑作癢也，何乃反傷陰血哉？

一婦人久不愈，食少體倦，此肝脾虧損而虚熱，先用補中益氣湯加川芎、炒山梔，元氣漸復；更以逍遥散而瘡漸愈。若夜間讝語，此熱入血分，用小柴胡湯加生地黄治之。血虚者，四物合小柴胡湯。熱退却用逍遥散，以補脾胃，生陰血。亦有寒熱如瘧，亦治以前藥。

《醫學綱目》曰：智化寺一僧患瘡疥，自用雄黄、艾葉等藥，燃於被中熏之，翊日遍身焮腫，皮破水出，飲食不入，余投以解，藥不應而死。蓋藥毒熏入腹内而散真氣，其禍如此。

一儒者善噓患癢，余以爲内有濕熱，腠理不密，外邪所搏也。與補中益氣湯加白芷、川芎治之，不從。自服荆防敗毒散，盗汗發熱，作渴焮痛，膿水淋漓。仍用前湯，倍加參、芪、五味而痊。

古今圖書集成醫部全録卷三百七十四

外科反花天泡楊梅門

瘡瘍全書　宋・竇漢卿

天泡

此瘡之發，不拘老幼，皆由受酷暑熱毒之氣，蒸入肌肉，初生一疱，漸至遍體漫爛無休，合家相染。此證須要淨湯淋洗，切勿以穢氣觸之。内服清肌燥濕湯，外用泥金刮毒膏。

楊梅

一名廣東瘡，一名徽瘡，皆臟腑之積毒，脾家之濕熱。其起也有三因，男子與生疳瘡婦人交，熏其毒氣而生；或體虚氣弱，偶遇生瘡之人，穢氣入於腸胃而生；或先患瘡之人，在於客厠，去後，其毒氣尚浮於客厠之中，不知偶犯，其毒氣熏入孔中，漸至臟腑。或在頭頂中，或在肋下，或糞門邊先起，有雄有雌：雄者大如白果，遍身生五六十或百枚，分顆不成片；雌者小如豆瓣，遍身連片，膿汁淋漓，深能累人。嬰兒患此者，皆父母胎中之毒也。宜用汗藥，宜用服藥，宜用搽藥。不可服丸劑，恐内藏輕粉易愈故也。但輕粉乃水銀昇者，腐腸爛骨，害不旋踵。

薛氏醫案　明・薛己

反花　瘡有胬肉凸出者是

翻花瘡者，由瘡瘍潰後，肝火血燥生風所致。或瘡口胬肉突出如菌，大小不同；或出如蛇頭，長短不一。

治法當滋肝補氣，外塗藜蘆膏，胬肉自入。須候元氣漸復，膿毒將盡，塗之有效。不然，雖入而復潰。若誤用刀針蝕藥灸火，其熱益甚，或出血不止，必致寒熱嘔吐等證。須大補脾胃爲善。

天泡

脈浮發熱或拘急者，發散表邪。脈沉發熱便秘者，解表攻裏。發熱小便赤澁者，分利消毒。

屬元氣不足，邪氣所乘，亦有傳染而患，受證在肝腎二經，故多在下體發起。有先筋骨痛而後患者，有先患而後痛者。初起脈浮數，邪在脾肺經也，先用荆防敗毒散解散之。脈弦數，邪在肝膽經也，先用龍膽瀉肝湯清解之。脈沉數，邪在臟腑也，先用內疎黃連湯通導之，後用換肌消毒散爲主，愈後再無筋骨疼痛之患。若瘡凸赤作痛，熱毒熾盛也；瘡微作痛，毒將殺也。瘡色白而不結痂，陽氣虚也；色赤而不結痂，陰血虚也。瘙癢，脈虚浮，氣不能相榮也；搔癢，脈浮數，血不能相榮也。臀背間或頸間作癢，膀胱陰虚也。陰器間或股內癢，肝經血虚也。陰囊作癢重墜，肝經陰虚濕熱也。小便頻數，短少色赤，肝經陰虚也。小便頻數，色白短少，脾肺氣虚也。面目瘙癢或變赤，外邪相搏也。眉間癢或毛落，肝膽血燥也。飲食少思，口渴飲湯，胃氣虚也。飲食難化，大便不實，脾氣虚也。侵晨或夜間泄瀉，脾腎虚也。若治失其法，有蝕傷眼目，腐爛玉莖，拳攣肢體者，但用九味蘆薈丸以清肝火，六味丸以生腎水，蠲痹解毒飲以養血袪邪，亦有可愈者。若誤用輕粉等劑，反爲難治。

楊梅

濕勝者宜先導濕，表實者宜先解表，裏實者宜先疎內，表裏俱實者解表攻裏。表虚者補氣，裏虚者補血，表裏俱虚者補氣血。

證治準繩

明·王肯堂

天泡

天泡瘡，即丹毒之類而有疱者，由天行少陽相火爲病，故名天泡。爲火熱客於皮膚間，外不得泄，熱怫血液，結而成泡，如豌豆瘡，根赤頭白，或頭亦赤，隨處而起。若自裏達於外，發在春夏，三焦俱熱，則服通聖散。若止從頭項兩手起者，此上焦熱也，則服涼膈散。若從身半以下起者，則服黄連解毒和四物湯。若發於秋冬，則宜升麻、葛根、犀角，或加蘖、芩一二味；外敷如馬齒莧、吳藍、赤小豆、苧根之類，皆解毒消腫，可用於初起之時。或蚶殼或龜甲、水龍骨，各煅存性，則收濕生肌，可用於浸淫之後。

楊梅

或問廣瘡何如？曰：此肝腎二經濕熱，或色慾太過，腎經虚損，感邪穢之氣而成；或因下疳畜毒，纏綿不已而作。一名翻花瘡，肉反於外，狀如蠟色，有如綿花，故又名綿花瘡，此則邪毒盛。細小者名廣豆，或如赤根膿窠，此則邪毒淺。凡患此證，先宜食毒物以發之，後服通聖散之類，須用土茯苓對停服；毒勢既殺，八珍十全大補湯之類以補氣血。必守禁忌，方獲全愈。大忌房勞，如犯之，服藥不效。慮後結毒，一忌酸酢，酸斂邪毒，後結廣癬；一忌白腸，能發鬱火，以致纏綿不已；一忌輕粉及冷水，致後筋骨疼痛，結成風塊，或一二年或數年方發，其狀堅硬，肉色平淡，或痛或癢，多結於骨節頭面喉鼻之間，經絡交會之處，已破則膿水淋漓，甚可畏也。輕則發廣癬，亦名千層癬，多生手心足底，重疊不已。又有餘毒，亦名氣毒，筋骨疼痛，來去不定，亦名濕毒，筋骨痛酸，乍作乍止，宜隨其淺深治之。先服消風敗毒，後服補劑。瘡勢盛及結毒深者，必用熏藥；後服通聖散以泄火毒；後服八珍湯大補湯之類。弱者不宜熏，恐不能勝火氣也。

外科正宗

明·陳實功

翻花

翻花者，乃頭大而蒂小，小者如豆，大者若菌，無苦無疼，揩之每流鮮血，久亦虛人。以唾津調冰蛳散，遍擦正面，上用軟油紙包裹；根蒂細處，用綿連紙紮緊，十日後，其患自落，換珍珠散摻之收口。又有根蒂不小，如鼈棋子樣，難紮，以前藥搽上，用麵糊綿紙封上二重，用心勿動，亦以十日乃落，摻珍珠散。

天泡

天泡者，乃心火妄動，脾濕隨之，有身體上下之不同，寒熱天氣之微異。上體者，風熱多於濕熱，宜涼血散風。下體者，濕熱多於風熱，宜滲濕爲先。外用胡粉散、石珍珠散搽之自愈。此不早治，變爲頑風紫癜，則難痊矣。

楊梅瘡總論

夫楊梅瘡者，以其形似楊梅；又名時瘡，因時氣乖變，邪氣湊襲；又名綿花瘡，以其綿綿難絶。有此三者之稱，總由濕熱邪火之化，但氣化傳染者輕，精化慾染者重。故氣化乃脾肺受毒，其患先從上部見之，皮膚作癢，筋骨不疼，其形小而且乾；精化乃肝腎受毒，其患先從下部見之，筋骨多疼，小便濇淋，其形大而且硬。如氣化者，毒在皮膚，未經入裏，宜服萬靈丹，洗浴發汗，解散皮膚之毒。精化者，毒在骨髓，未透肌膚，宜服九龍丹，通利大小二便，以瀉骨中之毒。甚者二服皆可。行散之後，體實者升麻解毒湯，體弱者歸靈内托散。服至筋骨不疼，瘡根淡白，内毒已解，方用點藥。輕者半年，重者一載，始能得愈。如患者不遵此法，欲其速愈，妄用熏條擦藥哈吸等法，往往致成後患者多矣。

看法

初起，無頭痛，筋骨不作痛，小水無澹淋，瘡乾細者，輕。已生，頭面稀少，口角無瘡，項下胷背雖多，穀道尚無者，可治。初生，瘡發下疳，次生魚口，復作筋骨疼痛，瘡發非祥；瘡生紅紫堅硬，手足多生，形如湯潑泡生，害非輕淺。

治法

初起先從澹淋，次傳筋骨作疼，後發其瘡，亦宜攻利。若外無疳瘡，內無筋骨作痛，時氣所感者，微散之。瘡從交媾不潔，乃生下疳，小水澹滯不通，當行導利。上部作癢，瘡多，消風清熱；下部作疼癢甚，瀉濕爲先。紅紫盛瘡高，涼血解毒；淡白毒輕瘡薄，攻補兼行。手足皮膚枯槁，鵝掌風，生柏葉、二礬煎湯熏洗即好。頭髮眉毛脱，油風何須説，神應養真丹，早服稀疎脱。點點楊花癬，片片癩風瘡，宜服換肌丸，效應如同掃。

景岳全書　明·張介賓

天泡

天泡瘡，形如水泡，皮薄而澤，或生頭面，或生遍身，乃太陰陽明風熱所致，故見於皮毛肌肉之間，宜清血涼血，熱解則愈。如兼表邪而發熱脈數者，宜荆防敗毒散。如火盛者，或加芩、連、連翹、金銀花、元參之屬。如焮腫疼痛脈數便結者，此表裏俱實也，宜防風通聖散雙解之。如外多毒水，以金黄散敷之，無有不愈。

楊梅

楊梅瘡一證，以其腫突紅爛，狀如楊梅，故爾名之。其在西北人，則名爲天泡瘡，東南人又謂之廣東瘡。凡毒輕而小者，狀類茱萸，故名茱萸瘡。毒甚而大者，泛爛可畏，形如綿花，故名綿花瘡。大都此證必由淫毒傳染而生，蓋此淫穢之毒，由精泄之後，氣從精道，乘虛直透命門，以灌衝脈，所以外而皮毛，內而骨髓，凡衝脈所到之處，則無處不到，此其爲害最深最惡。設初起時去毒不淨，或治失其宜，而隨至敗爛隕命者，蓋不少矣。或至二三十年之後，猶然發爲瘋毒，或致爛頭，或致爛鼻，或四肢幽隱之處臭爛不可收拾，或遺毒兒女致患終身，其惡如此！靜而思之，則有見此惡道，而不爲寒心知避者，其愚亦甚矣。故凡治之之法，最當知切要，不可不慎也。亦有不因淫毒傳染，偶中濕熱而患者，此不過在皮毛肌肉之間，清去濕熱，自當全愈，無足慮也。

今人每遭此毒，或畏人知，或畏毒甚，而大用攻擊峻利等藥，多致邪毒未除，而元氣先敗，或成癆瘵，或即殞命，或愈久愈甚，以致敗壞不能收斂，皆元氣先敗之故也，余見之多矣。故凡被此病者，切不可驚慌，亦不可專肆攻擊，但按法漸解其毒，務使元氣毫無損傷，則正能勝邪，雖毒無害。若正不勝邪，則微毒亦能殺人。此其要也，不可不察。

廣瘡治法：凡其初起而元陽未傷，毒亦未甚，宜速用清利，使從小便利去其毒，惟换肌消毒散爲第一；其次則五加皮飲亦妙。或兼火邪者，宜秘仙方餘糧湯。或稟氣多弱者，宜茯苓膏。凡此諸藥，或十日，或半月，甚者一月，無不見效。

凡生瘡毒者，宜服槐花蕊至二三升，則毒從小便泄去，可免終身之患，真神方也。

此瘡初起時，多有先下疳，次便毒而後瘡出，是爲一套。若便毒勢甚腫痛，熱秘而元氣素强者，即宜用會膿散或牡蠣散，先去其毒之大勢，而後用前方諸藥，亦要著也。

此瘡久而不愈，或元氣素弱，或因剋伐致虛，但見有正不勝邪之勢，則當酌其輕重，或以純補元氣爲主。凡脾腎陰陽氣血，皆宜隨證用方，但使氣血得復，則雖毒無害。最忌見不真而執兩端，則終歸無益，亦是要著。

飲食宜否，有謂宜忌口者，有謂不宜忌口者而任其發透，總之亦有其要。蓋瘡毒初染，毒本未甚，此時只宜清利，使毒漸消爲善。若食發物，則愈發愈多而毒愈甚矣，此則宜忌之時也。若瘡毒已久，元氣已弱，膿汁既多，血氣既耗，斯時也，非以藥食滋補，則日見消敗，何以收效？此則不宜忌者也。宜忌不宜忌，亦宜補不宜補之法耳。使不知辨，安能無誤？

瘡生頭面，或遍身不便處，欲其速愈，但用點藥，則二三日可以脱落，亦神妙者也，但此惟治標之法耳。瘡毒久畜，發爲風毒，亦名楊梅癰漏，或蝕筋，或附骨，潰爛不收，最爲惡候。近來治法，惟五寶丹爲最效；及徐東皐楊梅癰漏方，或秘傳水銀膏，宜擇用之。

結毒

結毒者，熏火收遏瘡毒而沉於骨髓也。又有未經熏擦，見苗未久，服藥不多，内毒未盡，便用點藥收斂，鬱遏毒氣者，亦能致之。發則先從筋骨疼痛，日後漸漸腫起，發無空處，隨便可生。發在關節中，則損筋傷骨，縱愈曲直不便；發於口鼻，則崩梁缺唇，雖痊破形更相。發於咽喉者，更變聲音；發於手足者，妨於行走。苦楚一生，毒遺數代。情關一錯，禍起百端。初起筋骨疼痛，服金蟾脱甲酒，發汗自愈。虛弱者芎歸二朮湯，頭疼欲破者天麻餅子，倂吹鼻碧雲散。年餘流串筋骨不愈者，五寶散。虛弱者，潰爛疼痛不斂者，十全大補湯同土茯苓煎服。初起筋骨痛甚者，雷火針法。已潰腐爛者，解毒紫金膏，依法施治。年遠毒盛者，元武丹兼外擦靈藥。年代淺近者只在百日，自然可愈，毋得再熏，爲禍害人也。治法俱照楊梅瘡證。

方

清肌燥濕湯　治天泡瘡。

蒼朮　白朮　升麻　甘草　澤瀉　木通　生地　白芍　苦參　黄蘗　知母　黄芩　茯苓　枳殼　連翹　小柴胡　水二鍾，薑三片，棗二枚，煎服。

泥金刮毒膏　治前證。

韭地蚯蚓糞三錢　元明粉二錢　滑石末一錢

右研細末，新汲水調勻，鵝毛潤患上三兩日，然後再用茶洗淨，將檳榔、天花粉、黄連、黄蘗末各一錢，麪粉四錢和勻，乾摻自愈。

汗藥　治楊梅瘡。

升麻　白芷　甘草　蒼朮　當歸　穿山甲　赤芍　羌活　獨活　防風　荆芥　柴胡　麻黄　連翹　木通　薄桂　桔梗　金銀花　水酒各一鍾，煎八分，乘熱服之，以衣覆身出汗爲妙。

煎藥　治前證。

人參　白朮　防風　連翹　金銀花各一錢　木瓜二錢　白蘚皮一錢半　皂莢子　薏苡仁　當歸　川芎　白芍　熟地各八分　升麻　甘草各三分　用冷飯團四兩，水六碗，煎至四碗，濾去滓，每藥一劑，用汁二碗，煎八分。在上食後，在下食前，遍身不拘時服。忌茄子糟物牛肉茶葉。服四十劑，方無後患。巔頂加藁本。

熏洗方　夏天一日一洗，冬天兩日一洗。

防風　芍藥　山梔　苦參　薄荷　金銀藤　蒼朮　黄蘗　地榆　黄芩　連翹　蘄艾　地骨皮　花粉　豨薟草各三錢　鉛一斤　紫蘇一把　水二斗，煎數沸，去渣，傾在浴盆内，將板一片，放在盆上，坐之，上下周圍，以席遮護，無風處拭乾，後搽點藥。

點藥

珍珠一錢　麝香二分　杏仁去皮　輕粉各五錢

右四味，各另研和勻，用雄猪膽汁調勻，搽入肌肉，不見藥爲效。如有水出，再挹再搽。

行藥　服藥久不愈。

白殭蠶三錢　全蠍七枚，焙　當歸　白芷　穿山甲炮，各二錢　大黄焙，四錢

右爲末，五更空心蜜湯調下，作丸酒下亦可。利行數次，薄粥補之。或次日，或隔一日，如前服，則濕熱蟲毒自消。

點藥《景岳全書》，下同。　治綿花瘡。

杏仁取霜　真輕粉　二味等分爲末，敷於瘡上，二三日，即痂脱落。

武定侯方　治前證。

雄黄一錢半　杏仁去皮，三十粒　輕粉一錢

右同細末，用雄猪膽汁調敷之，二三日即愈。百發百中，天下第一方也。

藜蘆膏　治一切瘡疽努肉突出，不問大小長短。

藜蘆　一味爲末，以生猪脂和研如膏，塗患處，周日易之。

臙脂散　治反花瘡。

臙脂　貝母　胡粉各一分　硼砂　沒藥各半分

右研細，先以温漿水洗拭，後敷藥。

甘草塗敷方　治反花瘡。

甘草半生半炒　礬石　人中白　密陀僧各半兩

右爲細末，以童子小便半盞，以火熬用竹篦攪成膏，取塗瘡上，日五次。

惡實根塗敷方　治反花瘡，并諸瘡積年不瘥者。

惡實根研末，四兩　猪脂二兩

右調和糊塗瘡上，日三四次。

换肌消毒散 治時瘡不拘初起潰爛。

土茯苓五錢 當歸酒洗 白芷 皂角刺 薏苡仁各一錢 白蘚皮 木瓜不犯鐵器 木通 金銀花各七分 炙甘草五分

右，水煎服。

蠲痹消毒散 治時瘡肢節拘攣。

薑黄 土茯苓 獨活各五錢 白朮 當歸各一錢五分 赤芍藥一錢 白芷五分

右，水煎服。

蠲毒換肌散 治楊梅瘡。

冷飯團白色者，木搥打碎，四兩

右以長流水四大碗，入砂鍋内煎至三碗，入後藥：黄栝蔞連仁切，一個 黄芪用鹽水炒，三錢 白芍藥 當歸各一錢半 木瓜 白芷 風藤 白蘚皮 貝母 天花粉 穿山甲 皂角刺 甘草節各一錢 漢防己七分 金銀花三錢 鼈蝨胡麻炒研，二錢 猪胰子切碎，一兩

右，再煎至一大碗，通口頓服，胃弱者分爲二服，日三服。

楊梅瘡丸藥

白花蛇四寸，酥炙 露蜂房一枚，煅 全蠍四枚，酒浸蜜炙，去足螯 蜈蚣二條，煅 龜板一兩，酥炙 雄黄 飛丹各一錢 槐花米 雨前茶各五錢 孩兒茶 辰砂各五分，爲衣 麝香三分，同炒爲衣

右用黄米飯爲丸，日進二三服，好酒送下，七日後瘡即光矣。

發黴瘡毒方

雄羊肉一斤，水八碗煮熟，入後藥再煮 川芎 大黄 蟬蜕 麻黄 威靈仙各一兩，虛者少用。共五味，入羊肉内，煎至一大碗，空心服。其羊肉任意食之，蓋被取汗，天明洗浴。只用一貼，立效。

圍藥方

丁香　檀香　沉香　乳香各五錢　麝香一錢　桑霜二兩　赤石脂三兩　鹼水調圍。

廣瘡膏　亦治結毒。

黄連　黄蠟各三錢　木鼈去殼　蘄艾各二錢　韶粉　白蠟各一錢半　雄黄一錢　龍骨五分　冰片一分　爐甘石五錢　香油煎膏。原方有樟腦三錢，恐作痛，故去之。

熏法　治楊梅瘡毒，流注四肢，或遍身結成大瘡，久不能愈者，用此法熏之極妙，能收輕粉毒。

好蘄艾葉一斤，揉熟　雄黄　黄丹各一兩　松香四兩　蒼朮半斤，米泔製過

右四味爲末，入艾拌勻，用黄紙做成藥筒五寸長，以火燒著一頭，將烟熏瘡口，待筒燒過一半，去筒，用水銀膏貼之；次日又洗又熏之，半月有效。如重，二十日有效。

洗藥方

石菖蒲　荆芥　防風　羌活　獨活　金銀藤　地骨皮　何首烏　甘草

右，日日煎湯洗之。

水銀膏　亦治臁瘡。

無名異　水銀　銀朱　黄丹　百草霜各等分

右研極細和勻，用桐油調成膏，油紙攤作隔紙膏貼之。其油紙先用黄連、黄蘗煎湯刷數遍，然後攤貼。

消風散葉心仰方，下同。　治久年楊梅漏毒瘡。

川連　黄蘗　黄芩　防風　荆芥　梔子　連翹　赤芍　白芍　川芎　陳皮　牛膝　甘草　蒺藜　京子　木瓜　苦參　元參　羌活　獨活　生地　大黄　用水煎服。實者服七八貼，虚者少服，再服對金丸收功。

對金丸　治久年漏毒楊梅瘡。

上好輕粉不拘多少，用黄連一錢，黄蘗、黄芩各二錢，三味以水煎濃汁，濾去渣，入輕粉於汁内，浸一宿，次日去汁晒乾爲細末，四錢　雄黄　乳香生　朱砂　沒藥生　白芷晒乾　公丁香各二錢半　歸鬚晒乾　淨槐花晒乾　淨金銀花各一兩　十味共爲末，米糊爲丸如

菉豆大，每日早晚空心服十丸，俱用土茯苓煎湯送下。服至六七日内，牙齒肉疼痛時，其丸莫服，停止三五日，俟痛止後，每日仍服二次收功。其丸雖小，力量最大，切不可多服，謹慎謹慎！小兒只可服二三丸。

黄蠟膏 治年久毒漏，楊梅癧疽，裏外臁痛，身上爛者。

川黄連 黄蘗 荆芥 白芷 紫草 苦參 鬱金各一錢 大楓子九個

右作一貼，用麻油一盞，猪油一片如銅錢大，將藥入油内同煎，煎至藥渣黑色，用椶一片，濾去渣再煎，先放松香二錢鎔化，後入黄蠟五錢、白蠟五錢鎔化，取起將碗盛著，再入後末藥。

末藥方

輕粉一錢 枯礬五分 兒茶八分 自然銅煉過酢淬七次，用六分 鼈殼燒灰，二錢 五味共研末，入前黄蠟膏内。

搽楊梅瘡方

烏棗肉燒灰，一兩 膽礬七分 輕粉二錢 用猪膽汁調搽。

又方 搽楊梅頑瘡久不愈者。

升過鉛粉一錢 真輕粉二錢 杏仁七個 三仙丹一分

右將鉛粉、輕粉、三仙丹共爲細末，後擂杏仁極爛似糍樣，更將草藥仙草葉擂爛作餅子，貼此藥於瘡上，六七日取下即愈。先將苦薺菜煎水洗去皮，方用此藥搽於瘡上。

神異膏 治癧疽瘡毒甚效，此瘡瘍中第一藥也。

露蜂房兒少者 杏仁去皮尖雙仁，各一兩 蛇蜕鹽水洗焙 元參各半兩 黄芪三錢 男子髮洗，如鷄子一團 黄丹十二兩 麻油二斤 先以杏仁、元參、黄芪入油煎至將黑色，方入蜂房、蛇蜕、亂髮再煎至黑，濾去渣，徐徐下黄丹，慢火煎，以柳枝不住手攪，滴水捻，軟硬得中，即成膏矣。

防風通聖散 治一切風熱積毒，瘡腫發熱，便秘表裏俱實者。

芍藥炒 芒硝 滑石煅 川芎 當歸酒拌 桔梗 石膏煅 荆芥 麻黄各四分半 薄荷 大黄煅 山梔炒 白朮炒

連翹　甘草炙　防風　黄芩炒，各五分　作一劑，水二鍾，煎八分服。

大連翹飲　治斑疹丹毒瘙癢，或作痛，及大人小兒風邪熱毒焮痛，或作癢，小便濇。

連翹　瞿麥　荆芥　木通　芍藥　當歸酒拌　蟬蜕　甘草　防風　柴胡　滑石煅　山梔炒　黄芩各一錢　作一劑，水一鍾半，煎七分。如小兒宜爲細末，每服一二錢，滚湯調下。

冰螄散《正宗》，下同。治翻花瘡。

大田螺五枚，去殻，綫穿晒乾　白砒一錢二分，麪裹煨熟　冰片一分　硇砂二分　用晒乾螺肉切片同煨熟，白砒研爲細末，加片腦再研，密收。

珍珠散　治前證。

青缸花五分　珍珠一錢，入豆腐内煮數滚研細　真輕粉一兩　右三味共研千轉，細如飛麪，密收。

解毒瀉心湯　治心經火旺，酷暑時臨，致生天泡，發及遍身者。

黄連　防風　荆芥　山梔　黄芩　牛蒡子　滑石　元參　知母　石膏各一錢　甘草　木通各五分　水二鍾，燈心二十根，煎八分，食遠服。

清脾甘露飲　治脾經濕熱鬱遏，乃生天泡，下體多而疼痛者。

白朮　赤茯苓　山梔　茵陳　麥門冬　生地　黄芩　枳殻　蒼朮　澤瀉　連翹　甘草　元明粉各等分　右，水二鍾，竹葉燈心各二十件，煎八分，食前服。

胡粉散　治天泡紅腫發熱，急脹疼痛，用針挑破，摻此藥。

杭粉一兩　輕粉　石膏煅　蛤粉各二錢　共研極細，挹乾患上，用此摻之，或用絲瓜葉擣汁調搽亦好。如冬月無此，用染布青缸汁調搽。

石珍散　治天泡日久作爛，疼痛不已，膿水淋漓者。

石膏煅　輕粉各二兩　青黛　黄蘗末各三錢

右共研極細，甘草湯洗淨，以此藥摻之，其疼即止。

加味遺糧丸　治楊梅初起，筋骨疼痛，及已成數月，延綿不已；并楊梅風毒，誤服輕粉，癱瘓骨疼，不能動履。

川芎　當歸　防風　薏苡仁　木瓜　金銀花　木通　白蘚皮　茅山蒼朮　威靈仙各一錢　甘草五分　皂莢子五個，切片微炒　仙遺糧二兩　瘡久氣虚者加人參。水二碗，煎八分，量病上下，食前後服。腿脚之下，加牛膝一錢。病淺者一月可退，病深者百日可痊。忌牛肉燒酒海腥煎炒。此瘡發時，多先起於下疳，若以此方預服之，可以止其不發梅瘡也。

解毒天漿散　治楊梅瘡，不問新久，遍身潰爛，及筋骨作疼者。

天花粉二錢　防風　防己　皂角針　白蘚皮　連翹　川芎　當歸　風藤　木瓜　金銀花　蟬蜕　薏苡仁各一錢　甘草五分　土茯苓二兩　下部加牛膝。水二鍾，煎八分，臨服入酒一杯，量病上下服之。

升麻解毒湯　治楊梅瘡筋骨疼痛，久而不愈；及治遠年近日，流注結毒，皮肉破爛，咽喉損破者，并宜服之。

川升麻　新鮮皂角針各四錢　上白土茯苓一斤

右，項以上加白芷、咽内加桔梗、胷腹加白芍、肩背加羌活、下部加牛膝各一錢，用水八碗，煎至四碗，作四次一日服盡。每次頓熱，加麻油三茶匙和匀，量病上下，食前後服之。瘡甚者不過十服。

歸靈湯　治楊梅瘡不問新久，但元氣虚弱者。

川芎　當歸　白芍　熟地　薏苡仁　木瓜　防己　天花粉　金銀花　白蘚皮　人參　白朮各一錢　甘草五分　威靈仙六分　下部加牛膝五分。水三鍾，煎二鍾，二次量上下食前後服之；渣再煎八分服。

防風必效散　治楊梅瘡濕熱太盛，瘡高稠密，元氣素實者。

防風　防己　荆芥　白蘚皮　連翹　槐花　蒼朮　皂角針　風藤　木通　白芷　天花粉　木瓜　金銀花　翻

白草各一錢　甘草五分　土茯苓四兩　初起加大黄三錢。水三碗，煎二碗，二次服；渣再煎一碗。服後，飲酒一大杯，即靜睡一時許，更妙。

翠雲散　治楊梅瘡，已服内藥，根脚不紅，瘡勢已退者。

銅緑　膽礬各五錢　輕粉　石膏煅，各一兩　共研極細，磁罐收貯，濕瘡乾摻，乾瘡公猪膽汁調塗，三日點三次，其瘡自乾而愈。

鵝黄散　治楊梅瘡潰爛成片，膿穢多而疼甚者。

石膏煅　輕粉　黄蘗炒

右各等分，爲極細末，乾摻爛上，即可生疤。再爛再摻，毒盡乃愈。此解毒止痛收乾之效藥也。

單方

反花惡瘡：胡粉、胭脂各一兩爲末，鹽湯洗淨敷之，日五次。《聖惠》，下同。

反花瘡毒，初生惡肉如米粒，破之血出，肉隨生反出於外：鷓鴣屎三兩，炒黄爲末，温漿水洗後敷之。

反花惡瘡，肉出如飯粒，根深膿潰：柳枝葉三斤，水五升，煎汁二升，熬如餳，日三塗之。

反花惡瘡：鯽魚一個去腸，以羯羊屎填滿燒存性，先以米泔洗過搽之。

反花惡瘡，内生惡肉如飯粒，破之血出，隨生反出於外：鼠尾草根切同猪脂搗敷。《總録》，下同。

又方：蒼耳葉搗汁服三合，并塗之，日二上。

又方：藜蘆末猪脂和敷，日三五上。

又方：鷄腸草研汁拂之，或爲末，猪脂調擦極效。《醫林正宗》

又方：馬齒莧一斤，燒研，猪脂和敷。

天泡濕瘡：龍葵苗葉搗敷之。

又方：天泡，草鈴兒搗敷之，亦可爲末，油調敷。《雜興方》

天泡熱瘡：藍葉搗敷之。《聖惠》

天泡濕瘡：花粉、滑石等分爲末，水調搽之。《普濟方》，下同。

又方：無名異末，井華水調服之。

又方：野菊花根、棗木，煎湯洗之。《集成》

又方：黄藥子末搽之。《集簡方》，下同。

又方：生百合搗搽，一二日即安。

又方：絲瓜汁調辰粉頻搽之。

又方：荷花貼之。《簡便方》

又方：蓮蓬殼燒存性研末，井泥調塗，神效。《海上方》

楊梅毒瘡：用銅緑醋煮研末，燒酒調搽，極痛出水，次日即乾；或加白礬等分研摻。《簡便方》

又方：黑鉛、廣錫各二錢半結砂，蜈蚣二條爲末，紙卷作撚，油浸一夜，點燈日照瘡二次，七日見效。

楊梅毒瘡：水銀、黑鉛各一錢結砂，黄丹一錢，乳香、没藥各五分爲末，以紙捲作小撚，染油點燈，日照瘡三次，七日見效。《集元方》

又方：用水銀、黑鉛結砂，銀硃各二錢，白花蛇一錢爲末，作紙撚七條，頭日用三條，自後日用一條，香油點燈放被内熏之，勿透風。頭上有瘡，連頭蓋之。

又方：水銀一錢二分，黑鉛、白錫各八分共結砂，黄丹四分，硃砂六分爲末，分作十二紙撚，以香油浸燈盞内，點於小桶中，以被圍病人坐之，以鼻細細吸咽，三日後，口吐出惡物爲效。

楊梅瘡癬：汞粉、大楓子肉等分爲末塗之，即愈。《衛生》，下同。

又方：用輕粉二錢，杏仁四十二個去皮，洗瘡拭乾搽之，不過三日即愈；乾則以鵝膽汁調。

楊梅毒瘡：用輕粉一錢，雄黄、丹砂各二錢半，槐花炒、龜板炙各一兩爲末，糊丸梧子大，每服一錢，冷茶下，日二服，七日愈。《統旨》

又方：用輕粉、胡桃仁、槐花炒研、紅棗肉各二錢，搗丸，分作三服，初日鷄湯下，二日酒下，三日茶下。三日服盡，五日瘡乾，七日痂落。《經驗方》

又方：用豮猪腎一對，去膜批開，各摻輕粉一錢，紮定，麻油二兩，煨熟頓食。若口腫牙疼，仍服金銀花藥。

又方：用大鷄卵一枚，去黄留白，入輕粉一錢，攪勻，紙糊，飯上蒸熟食。

楊梅毒瘡：銀硃、官香等分爲末，以紙卷作撚，點燈置桶中，以鼻吸烟，一日一作，七日愈。

又方：銀朱二錢，孩兒茶、龍掛香、皂角子各一錢爲末，如上法用。

又方：銀朱、輕粉各一錢，黄蠟、清油各一兩，化開和水，以油紙攤貼，瘡痂自脱也。

楊梅毒瘡：酢調膽礬末敷之。痛甚者，加乳香、沒藥。出惡水，一二上即乾。

楊梅毒瘡：用冷飯團四兩，皂角子七個，水煎代茶飲。淺者二七，深者四七，見效。《雜興方》，下同。

又方：冷飯團一兩，五加皮、皂角子、苦參各三錢，金銀花一錢，好酒煎，日一服。

楊梅癬瘡：水萍煎汁，浸洗半日，數日一作。《集簡方》，下同。

楊梅毒瘡，乃陽明積熱所生：槐花四兩略炒，入酒二盞，煎十餘沸，熱服。胃虚寒者勿用。

椰子瓢：主治楊梅瘡，筋骨痛，燒存性，臨時炒熱，以滚酒泡服二三錢，暖覆取汗，其痛即止，神驗。時珍

楊梅瘡爛：古牆上螺螄殼、辰砂等分，片腦少許爲末，擦之。

楊梅惡瘡：馬鞭草煎湯，先熏後洗，氣到便爽，痛腫隨減。

又方：大楓子燒存性，和麻油、輕粉研塗，仍以殼煎湯洗之。《衛生方》

楊梅天泡：天花粉、芎藭各四兩，槐花一兩爲末，米糊丸梧子大，每空心淡薑湯下七八十丸。《簡便方》

楊梅諸瘡：水銀一兩，朱砂、雄黄各二錢半，白礬、緑礬各二兩半，研勻罐盛，燈盞蓋定，鹽泥固濟，文武火煉，升罐口掃收。每以三錢，入乳香、沒藥各五分，灑太乙膏上貼之，絶效。名五寳霜。

又方：粉霜一味搽之。《集簡方》

又方：龍掛香、孩兒茶、皂角子各一錢，銀朱二錢爲末，紙卷作撚，點燈置桶中，以鼻吸煙，一日三次，三日止，內服解毒藥，瘡即乾。《集簡方》

楊梅瘡，不拘新久輕重皆效，名金蟾脱甲酒。用好酒五斤，大蝦蟆一個浸酒內，封瓶口，煮香二枝取起，待次日隨量之大小，以醉爲度。冬夏蓋煖，出汗爲效。存酒次日只服量之一半，酒盡瘡愈。又治楊梅結毒，筋骨疼痛，諸藥不效者，更妙。服七日後，不許見風爲要。忌口及房事，百日絶根矣。

醫案

《薛己醫案》曰：判官張承恩內股患癰將愈，翻出一肉如菌，余曰：此屬肝經風熱血燥，當清肝熱，養肝血。彼謂不然，乃內用降火，外用追蝕，蝕而復翻，翻而復蝕，其肉益大，元氣益虛，始信余言。遂內用梔子清肝散，外用藜蘆膏而痊。

一上舍素膏粱善怒，耳下結一核，從潰而瘡口翻張如菌，焮連頭痛，或胷脅作脹，或內熱寒熱，或用清熱消毒之藥，年餘未瘥；余用補中益氣湯、六味地黄丸而尋愈。

一男子背瘡斂如豆許，翻出肉寸餘，用消蝕割繫法，屢去屢大，此肝經血虛風熱，余用加味逍遥散三十餘劑，塗藜蘆膏而消，又用八珍散倍用參、芪、歸、朮而斂。

一婦人素善怒，臂患癰，瘡口出肉，長二寸許，此肝脾鬱怒，氣血虛而風內動，用加味逍遥散，塗藜蘆膏而愈。後因怒患處脹悶，遍身汗出如雨，此肝經風熱，風能散氣故耳，仍用前散并八珍湯而愈。

一男子項患腫，痰涎涌甚，用散堅行氣等劑，腫硬愈甚，喘氣發熱，自汗盜汗，體倦食少。余曰：此屬足三陰虧損，當滋化源。不信，及追蝕患處開翻六寸許，寥叢色赤，日出鮮血，三月餘矣，肝脈弦洪緊實，余用大補湯加麥門、五味五十餘劑，諸證漸愈，血止三四。復因怒飲食頓少，其血涌出，此肝傷不能藏，脾傷不能攝也，用補中益氣湯爲主，加五味、麥門，其血頓止；再以六味丸加五味子常服，瘡口斂至寸許，遂不用藥且不守禁而歿。

一小兒患天泡瘡，焮痛發熱，脈浮數，挑去毒水，以黃蘗、滑石末敷之，更飲荆防敗毒散二劑而愈。

一男子焮痛發熱，服祛風清熱藥，愈熾，診其脈沉實，乃邪在内也，用防風通聖散一劑頓愈，又以荆防敗毒散二劑而安。夫此證雖屬風熱，當審其表裏治之，方無悮矣。

毛閣老孫，年十餘歲，背側患水泡數顆，發熱脈數，此肺胃經風熱所致，名曰天泡瘡，遂以荆防敗毒散加芩、連服之，外去毒水，以金黃散敷之，又四劑而愈。

楊文魁腹患此，延及腰背焮痛，飲冷，脈數按之愈大，乃表裏俱實也，以防風通聖散一劑，更敷前散，勢減大半；再以荆防敗毒散二劑而愈。

一男子患楊梅瘡後，兩腿一臂，各潰二寸許一穴，膿水淋漓，少食無睡，久而不愈，以八珍湯加茯神、炒酸棗仁服，每日以蒜搗爛塗患處灸，良久，隨貼膏藥，數日少可；却用豆豉餅灸，更服十全大補湯而愈。凡有腫硬或作痛，亦用蒜灸及敷衝和膏，内服補藥幷效。

一男子玉莖患楊梅瘡腫痛，先以導水丸、龍膽瀉肝湯各四服，少愈；再以小柴胡湯加黃蘗、蒼朮五十餘劑而平。

一男子玉莖腫潰，小便赤色，肝脈弦數，以小柴胡湯加木通、青皮、龍膽草四劑，又以龍膽瀉肝湯數劑而痊。

一童子玉莖患之，延及小腹數枚，作痛發熱，以小柴胡湯吞蘆薈丸，更貼神異膏，月餘而安。

一男子遍身皆患，左手脈浮而數，以荆防敗毒散治之，表證乃退；以仙方活命飲六劑，瘡漸愈；兼飲萆薢湯，月餘而愈。

一婦人焮痛，便秘作渴，脈沉實，以内疎黄連湯二劑，裏證已退；以龍膽瀉肝湯數劑，瘡毒頓退；間服萆薢湯，月餘而愈。

一男子患之發寒熱，便秘作渴，兩手脈實，以防風通聖散治之而退，以荆防敗毒散兼龍膽瀉肝湯而痊。

一男子愈後腿腫一塊，久而潰爛不斂，以蒜搗爛敷患處，用艾隔蒜灸之，更貼神異膏，及服黑丸子，幷托裏藥，兩月而愈。

一婦人燃輕粉藥於被中熏之，致遍身皮塌，膿水淋漓，不能起居，以滑石、黄蘗、菉豆粉末等分鋪席上，令可臥；更飲金銀花散，月餘而痊。

一男子愈後，但背腫一塊甚硬，肉色不變，年餘方潰出水，三載不愈，氣血俱虚，飲食少思，以六君子湯加當歸、藿香三十餘劑少愈，更飲萆薢湯兩月餘而愈。

一男子患之，勢熾，兼脾胃氣血皆虚，亦服前藥而瘥。

一婦人患之皆愈，唯兩腿兩臁，各爛一塊如掌，兼筋攣骨痛，三載不愈，諸藥不應，日晡熱甚，飲食少思，以萆薢湯兼逍遥散，倍用茯苓、白朮，數劑熱止食進；貼神異膏，更服八珍湯加牛膝、杜仲、木瓜三十餘劑而痊。

一儒者患前證，色焮赤作痛，大便秘而不實，服祛風敗毒等藥，舌痛口乾，脈浮而數，此邪氣去而陰虚所致，用六味丸料加山梔、當歸四劑，脈證頓退；又用八珍湯加山梔、丹皮，瘡色漸白；後用四君加歸、芪而愈。

一患者服攻毒等藥，患處凸而色赤作痛，肢體倦怠，惡寒發熱，脈浮而虚，此元氣傷而邪氣實也，用補中益氣湯二劑而痊。

一儒者患之，誤服祛風消毒之藥，致傷元氣，因勞役過度，内熱口乾，齒齦腫痛，右關脈洪數而虚，此脾胃受傷而火動，用清胃散之類而愈。

進士劉華甫患之數月，用輕粉、朱砂等藥，頭面臂臀各結一塊二寸許，潰而形氣消弱，寒熱口乾，舌燥脣裂，小便淋漓，痰涎上涌，飲食少思，此脾胃傷諸臟弱而虚火動也。用六君子二十餘劑，又用補中益氣加山茱萸山藥麥門五味服之，胃氣復而諸證愈；唯小便未清，涎未止，用加減八味丸而痊。

一儒者患之，頭面搔癢，或成粒，或成片，或出水，脾肺脈俱洪數，此風邪所傷，先用荆防敗毒散加萆薢、鉤藤鉤，數劑漸愈。但口乾內熱，用四物加山梔、鉤藤鉤、金銀花、甘草節而愈。後遍身搔癢，內熱口乾，佐以六味丸而痊。

《外科正宗》曰：一男子患楊梅瘡兩月餘，自服敗毒涼劑不應，筋骨疼痛，表裏寒涼雜投，以致毒沉難出，必以辛熱發之。用萬靈丹，葱酒煎服，洗浴蓋之，先出冷汗如雨，次出熱汗，疼痛減其大半；以歸靈湯服至月餘，瘡勢始定；以萆薢湯兼補中益氣湯，又兩月餘而始痊愈。

一女人，丈夫生瘡所襲，筋骨至疼，遇晚寒甚，以人參敗毒散四劑，其寒乃退，疼尚不止；又以萬靈丹發汗二次，方出點如豆大，頭面及背肉無餘隙，此毒之盛也，以防風通聖散二劑，通利大小便；去硝黄加皂角針、金銀花又十餘劑，其瘡漸大，小者如錢，大者若杯，氣穢作爛，起坐不堪，外以石珍散摻爛上結疤，又爛又摻；內服加味遺糧湯，兩月餘瘡始漸乾，輕者收斂而脫，重者又半年，方得痊愈。

一庠生患楊梅瘡月餘，乃求速愈。予曰：此患非他恙所比，若速愈必遺毒於後日，辭不敢治。更醫，醫曰：半月全愈，後亦無患。因喜不勝。用水銀、膽礬等藥，搽擦手足二心，半月內，其瘡果愈。隨後骨疼，諸藥不應；半年後，內毒方出作爛，痛不堪言，遍腿相串，幷無一空。又二年，腿脚曲而不直，竟成痼疾終身，又兼耳聾全不能聽。

一妓者患楊梅瘡，欲其速愈，以照藥熏之，三日後，吐鮮血數盆亦死，此求速愈自取危亡者也。

一男子患楊梅瘡，熏藥之後，六年患結毒，兩腿骨痛，半年始腫，以雷火針於腫小者一處、腫大者三處針之，七日後作膿腐潰，內服仙遺糧湯，兩月餘其疼漸止，腫亦漸消。又兩月，方得腐盡肌生，更服十全大補湯，三月而斂。

一男子玉莖結毒半年，陽物已損七八，遇方士以熏藥照之，患上流血不止，人似鬼形。予曰：毒發已傷元氣，再加熏火一逼，血得熱而妄行，故去盆許。血乃有限之物也，恐其難保。先以四物湯兼黄連解毒湯合而服之，六劑其血乃止；更以八珍湯加麥冬、五味子、黄蘗、知母十餘服，元氣乃定；外以甘草湯浴洗患上，以銀粉散搽之。如此月餘，氣血漸醒，紅肉漸生，陽物復長大半，仍用前湯加土茯苓二兩煎服，此不捨其根本，共約有四月之久，其疾乃愈。

一男子患結毒，頭痛欲破，至夜尤甚，苦楚不睡，自以解毒藥治之，俱不相應。診之寸關脈細數而無力，此虚陽之火上攻，以補中益氣湯加茯苓一兩，服至三劑，其疼漸止；又十餘劑，其疾全安而不再發。

一男子患結毒，自膝以下，腐爛無空，伏枕半年，内以芎歸二朮湯，外以甘草、白芷、歸尾、葱白煎洗，三日一度，以解毒紫金膏搽之，如此三月餘，漸漸而安。唯足不能步履，以史國公藥酒加土茯苓一斤浸煮，服半年，其足方能步履；又一料，行步居然如舊。

一婦人患結毒，頭疼手腕俱痛，診之脈滑而弦，此痰毒相益之病也，以天麻餅子服之，半月頭痛痊安；又以二陳兼四物湯加紅花、升麻、黄芩，服至月餘而愈。

一男子患結毒，頭額腐爛，外搽解毒紫金膏，内以萆薢湯，兩月餘而斂。又一人小腿患之年餘，仍以前藥而愈。

一婦人患結毒，咽間損壞半年，湯藥難下，幾死，服結毒紫金丹，外吹結毒靈藥，一月内，其疾痊安。又一女人手膊頭背腫痛，六七年不潰，諸藥不應，仍服前藥而安。

一男子患結毒，咽喉腐爛，予以遺糧湯内服，外用解毒生肌藥治之。彼以爲緩，仍用熏藥照之，口爛，大便純去黑血，及遍身浮腫，飲食不進，肌破，三月而死。

《景岳全書》曰：余嘗治一少年，因偶觸穢毒，遽患下疳，始潰龜頭，敷治不效，隨從馬口延入尿管，以漸而深，直至肛門，逐節腫痛，形如魚骨，每過夜則膿結馬口，脹不得出，潤而通之，則先膿後尿，敷洗皆不能及，甚爲危惧。余嘗遇一山叟，敷得槐花蕊方，因以治之，不十日而莖根漸愈，半月後即自内達外，退至馬口而全愈。疳愈後，即見些微廣瘡，復與五加皮飲十餘劑而全愈。向彼敷方者曰：此方善治淫瘡熱毒，悉從小便瀉去，所以能治此瘡。但服此者，可免終身瘡毒後患。然猶有解毒奇驗，則在瘡發之時，但見通身忽有雲片紅斑，數日而沒者，即皆瘡毒應發之處。瘡毒已解，而瘡形猶見，是其驗也。余初未之信，及此人瘡發之時，瘡固不多，而通身紅斑果見，凡兩日而沒，余始知藥之有奇，一至如此。

古今圖書集成醫部全録卷三百七十五

外科癭瘤疣痣門

黄帝靈樞經

刺節真邪篇

虛邪之入於身也深，寒與熱相搏，久留而内著，寒勝其熱則骨疼肉枯，熱勝其寒則爛肉腐肌爲膿，内傷骨，内傷骨爲骨蝕。有所疾前筋，筋屈不能伸，邪氣居其間而不反，發爲筋溜。有所結，氣歸之，衛氣留之，不得反，津液久留，合而爲腸溜，久者數歲乃成，以手按之柔。已有所結，氣歸之，津液留之，邪氣中之，凝結日以易甚，連以聚居爲昔瘤，以手按之堅。有所結，深中骨，氣因於骨，骨與氣并，日以益大，則爲骨疽。有所結，中於肉，宗氣歸之，邪留而不去，有熱則化而爲膿，無熱則爲肉疽。凡此數氣者，其發無常處而有常名也。

註　此言形傷則病氣，氣傷則病形也。結氣歸之者，寒熱相博之氣，歸於邪留之形所也。凡此數氣，發無定處，而有肉枯、骨蝕、筋溜、昔瘤之定名。

瘡瘍全書　宋·竇漢卿

諸瘤

此證受在六腑，流在經絡，風寒濕熱，傷於心肝脾腎之間，血聚不散，日漸增長，或有破者，可將梅花散敷之；已結聚者，先用點藥敷於癭瘤中心，待七日後，方可取去惡物，後用膏藥貼之，内服秘方流氣飲治之，不可輕易。

雀子斑

此證出於肺經，或母受胎之際，不守禁忌，因夫醉酒，當風行房，感集邪氣，況肺爲五臟之蓋，故肺風發外而成雀子斑也。宜用驅風换肌膏治之。

三因方　宋·陳無擇

癭瘤

癭多著於肩項，瘤則隨氣凝結。此等皆年數深遠，寖大寖長，堅硬不可移者名曰石癭，皮色不變者名曰肉癭，筋脈露結者名曰石癭，赤脈交結者名曰血癭，隨憂愁消長者名曰氣癭。五癭皆不可妄决，破則膿血崩潰，多致夭枉。瘤則有六，骨瘤、脂瘤、氣瘤、肉瘤、膿瘤、血瘤，亦不可决潰。肉瘤尤不可治，治則殺人。惟脂瘤破而去其脂粉則愈。

儒門事親　元·張從政

癭

夫癭囊腫悶，嵇叔夜《養生論》云：頸如險而癭，水土之使然也，可用人参化癭丹服之則消也。又以海帶、海藻、昆布三味，皆海中之物，但得二味投之於水甕中常食，亦可消矣。

丹溪心法　元・朱震亨

癭氣

癭氣先須斷厚味。

結核，或在項在頸，在臂在身，如腫毒者，多是濕痰流注，作核不散。

薛氏醫案　明・薛己

論瘤

《内經》云：肝統筋而藏血，心裹血而主脈，脾主肉而統血，肺主氣而司腠理，腎統骨而主水。若怒動肝火，血涸而筋攣者，其自筋腫起，按之如筋，久而或有血縷，名曰筋瘤，用六味地黄丸、四物、山梔、木瓜之類。若怒動肝火，陰血沸騰，外邪相搏而爲腫者，其自肌肉腫起，久而有赤縷，或皮俱赤，名曰血瘤，用四物、茯苓、遠志之類。若郁結傷脾，肌肉消薄，外邪所搏而爲腫者，其自肌肉腫起，按之實軟，名曰肉瘤，用歸脾、益氣二湯。若勞傷肺氣，腠理不密，外邪所搏而壅腫者，其自皮膚腫起，按之浮軟，名曰氣瘤，用補中益氣之類。若勞傷腎水，不能榮骨而爲腫者，其自骨腫起，按之堅硬，名曰骨瘤，用地黄丸及補中益氣湯主之。夫瘤者留也，隨氣凝滯，皆因臟腑受傷，氣血乖違，當求其屬而治其本。大凡屬肝膽二經結核，八珍加山梔、膽草以養氣血清肝火，六味丸以養肺金生腎水。若屬肝火血燥，須生血凉血，用四物、二地、丹皮、酒炒黑膽草、山梔。中氣虚者，補中益氣兼服。若治失其法，脾胃虧損，營氣虚弱，不能濡於患處；或寒氣凝於瘡口，榮氣不能滋養於患處，以致久不生肌而成漏者，悉調補脾胃，則氣血壯而肌肉自生矣。若不慎飲食起居，及六淫七情，或用寒涼蝕藥、蛛絲纏芫花綫等法以治其外，則誤矣。

疣

疣屬肝膽少陽經風熱血燥，或怒動肝火，或肝客淫氣所致。蓋肝熱水涸，腎氣不榮，故精亡而筋攣也，宜以地黄丸滋腎水以生肝血爲善。若用蛛絲纏、螳螂蝕、著艾灸，必多致誤。大抵此證與血燥結核相同，故外用腐蝕等法，内服燥血消毒，則精血愈虚，肝筋受傷，瘡口翻突開張，卒成敗證。

醫學入門　明·李梴

癭瘤疣疣

舊分五癭六瘤，惟薛立齋止言五瘤。蓋癭瘤本共一種，皆痰氣結成，惟形有大小，及生頸項遍身之殊耳。立齋云：肝統筋，怒動肝火，血燥筋攣，曰筋瘤。心主血，勞役火動，陰火沸騰，外邪所搏而爲腫，曰血瘤。脾主肉，鬱結傷脾，肌肉消薄，外邪搏而爲腫，曰肉瘤。肺主氣，勞動元氣，腠理不密，外邪搏而爲腫，曰氣瘤。腎主骨，勞傷腎水，不能榮骨而爲腫，曰骨瘤。瘤之名有五者此也。仁齋云：筋脈呈露曰筋癭，赤脈交絡曰血癭，皮色不變曰肉癭，隨憂愁消長曰氣癭，堅鞕不可移曰石癭。癭之名有五者此也。癭瘤俱内應五臟，藥治相同。

癭瘤所以兩名者，以癭形似櫻桃，一邊腫大似櫻桃，垂皮寬而不急，原因憂恚所生，故又曰癭氣，今之所謂影囊者是也；瘤初起如梅李，皮嫩而光，漸如石榴瓜瓠之狀，原因七情勞役，復被外邪生痰聚瘀隨氣留住，故又曰瘤。總皆氣血凝滯結成，惟憂恚耗傷心肺，故癭多著頸項及肩；勞慾邪氣乘經之虚而作，故瘤隨處有之。

癭瘤或軟或鞕，無痛無癢，體實者，海藻散堅丸、海帶丸；痰火盛者，舐掌散、神效開結散。此皆化痰行氣破堅之劑，久虚者不可妄服。虚者：筋瘤，腎氣丸，或八物湯加山梔、木瓜、炒黑龍膽草；肝火盛者，間以蘆薈丸暫服。血瘤，四物湯加茯苓、遠志。肉瘤，歸脾湯、補中益氣湯。骨瘤，腎氣丸、補中益氣湯。

通用：初起者，十六味流氣飲、單蜘蛛方；稍久者，蠟礬丸，常服自然縮小消磨。外敷南星膏，切不可輕用針刀决破，破則膿血崩潰，滲漏無已，必至殺人。但有一種脂瘤紅粉色，全是痰結，用利刀破去脂粉則愈。

或有如茄垂下，根甚小者，用藥點其蒂，俟茄落，即用生肌斂口藥敷之，防其出血。

疣多患於手背及指間，或如黄豆大，或如聚粟，或如熟葚，拔之則絲長三四寸許，又曰手背發。風熱血燥筋縮者，八味逍遥散加黄連，或清肝益榮湯。怒動肝火者，柴胡清肝湯。亡精腎枯筋縮者，腎氣丸。誤用寒凉降火之藥，及螳螂蝕、蜘蛛絲纏、芫花漿綫繫、著艾灸等法，輕者反劇，實者大潰，腫痛發熱，出血而死，慎之！

疣瘡如魚鱗痣，與千日瘡一樣，多生手足，又名晦氣瘡。宜艾灸初起者，則餘者皆落，神效。

證治準繩

明·王肯堂

瘤證治法

六瘤者，隨氣凝結皮膚之中，忽然腫起，狀如梅李，皮軟而光，漸如杯卵，若發腫都軟不痛者，血瘤；發腫日漸增長而不大熱，時時牽痛者，氣瘤。氣結微腫，久而不消，後亦成膿。諸瘤贅等至年衰皆自内潰。治於壯年，可無後憂。按之推移得動者，可用取法去之。如推之不動者，不可取也。瘤無大小，不量可否而妄取之，必妨人命。俗云：瘤者留也，不可輕去。不爲無理。

治法：先以鐵罐膏點瘤頂上，令肉黑腐不痛，方可以刀剪去黑腐；又以藥塗，令肉腐潰，又可剪之。又塗又剪，瘤根去盡爲度。若怕針刀者，却以井金散塗之，令肉黑極，十分腐爛，方可用刀剪之刮之。若稍有些肉不黑盡，恐肉未死；肉未死，血亦未死，血未死則不可剪刮，恐血來多，致有昏運之失。其肉十分黑極，十分腐爛，推得動者，此肌肉死也。肌死則血死，其血死乃可剪刮無妨。雖血瘤肉瘤取之，亦無妨也。小瘤取之則愈。大瘤取之，有半載肌肉麻痺也，宜服養氣血藥，久之自愈。

外科正宗

明·陈實功

癭瘤論

夫人生癭瘤之證，非陰陽正氣結腫，乃五臟瘀血濁氣痰滯而成。癭者，陽也，色紅而高突，或蒂小而下垂。瘤者，陰也，色白而漫腫，亦無癢痛，人所不覺。薛立齋分別甚詳。肝統筋，怒動肝火，血燥筋攣，曰筋瘤；心主血，暴急太甚，火旺逼血沸騰，復被外邪所搏而腫，曰血瘤；脾主肌肉，鬱結傷脾，肌肉消薄，土氣不行，逆於肉裏而爲腫，曰肉瘤；肺主氣，勞傷元氣，腠理不密，外寒搏而爲腫，曰氣瘤；腎主骨，恣慾傷腎，腎火鬱遏，骨無榮養而爲腫，曰骨瘤。予曰：筋瘤者，堅而色紫壘壘，青筋盤曲，甚者結若蚯蚓，治當清肝解鬱，養血舒筋，清肝蘆薈丸是也。血瘤者，微紫微紅，軟硬間雜，皮膚隱隱纏若紅絲，擦破血流，禁之不住，治當養血涼血，抑火滋陰，安斂心神，調和血脈，芩連二母丸是也。肉瘤者，軟若綿，高似饅，皮色不變，不緊不寬，終年只是覆肝然，治當理脾寬中，疎通戊土，開鬱行痰，調理飲食，加味歸脾丸是也。氣瘤者，軟而不堅，皮色如故，或消或長，無熱無寒，治當清肺氣，調經脈，理勞傷，和榮衛，通氣散堅丸是也。骨瘤者，形色紫黑，堅硬如石，疙瘩高起，推之不移，昂昂堅貼於骨，治當補腎氣養血，行瘀散腫，破堅利竅，調元腎氣丸是也。此瘤之五名，治瘤之五法，惟在此也。又觀立齋云：筋骨呈露曰筋癭，赤脈交結曰血癭，皮色不變曰肉癭，隨憂喜消長曰氣癭，堅硬不可移曰石癭，此癭之五名也。通治：癭瘤初起，元氣實者，海藻玉壺湯、六軍丸。久而元氣虚者，琥珀黑龍丹、十全流氣飲選用。服此藥自然縮小消磨，切不可輕用針刀掘破，出血不止，多致立危。久則膿血崩潰，滲漏不已，終至傷人。又一種粉瘤，紅粉色，多生耳項前後，亦有生於下體者，全是痰氣凝結而成，宜鈹針破去脂粉，以三品一條鎗插入數次以淨內膜，自愈。又一種黑砂瘤，多生臂腿，腫突大小不一，以手攝起，內有黑色是也，亦用針刺，內出黑砂有聲，軟硬不一。又一種髮瘤，多生耳後髮下寸許，軟小高突，按之不痛，亦針之，粉髮齊出。又一種蛔蟲瘤，生於脅下。又一種疽瘤，連生肩髆，詳在後治驗中。予觀古又有風瘤焉，但其形狀之異，皆五臟濕熱，邪火濁氣瘀血各感而成，此非正病也。以上數瘤，皆親手治驗，非謬也。

看法

初起，紅色光亮，微熱微痛，根脚浮淺不堅實者，爲易。已成，紅赤高腫，作熱焮痛，頂破皮穿，膿潰腫消者，易。已潰，膿稠色鮮，根脚縮小，內肉漸生，外皮漸緊者，順。潰後，氣體平和，飲食如故，腫消痛止，口平收斂者，順。初起，肉色不變，寒熱漸生，根脚散漫，時或陰痛者，險。已成，堅硬如石，舉動牽强，欬嗽生痰，皮寒食少者，逆。已潰無膿，惟流血水腫不消，痛不止，脾氣衰弱者，逆。破後，血水不止，腫硬更增，敗腐不脫，噦氣惡心者，死。

治法

初起，自無表裏之證相兼，但結成形者，宜行氣散血。已成，無痛無癢，或軟或硬，色白者痰聚也，行痰順氣。已成，色紅堅硬漸大，微癢微疼者，補腎氣，活血散堅。形如茄蒂，瘤大下垂者，用藥點其蒂，茄落，生肌收斂。已破，流膿不止，瘤仍不消，宜健脾胃爲主，佐以化堅。已潰，出血不常，瘤口開泛者，宜養血涼血，佐以清肝。潰後，瘤腫漸消，脾弱不能收斂者，補腎氣兼助脾胃。

雀斑

雀斑乃腎水不能榮華於上，火滯結而爲斑，當以六味地黃丸以滋化源，外以玉容丸早晚搽洗漸愈。

女人黧黑斑者，水虧不能制火，血弱不能華肉，以致火燥結成斑黑，色枯不澤，朝服腎氣丸以滋化源，早晚以玉容丸洗面斑上，日久漸退，兼戒憂思動火勞傷等件。但此生於夫，主不利，疑事不決者，常有之。

枯筋箭

因憂鬱傷肝，肝無榮養，以致筋氣外發，初起如赤豆大，枯點微高，日久破裂，攢出筋頭，蓬松枯槁，多生胷乳間，宜用絲藥綫齊根繫緊，七日後，其患自落，以珍珠散摻之，其疤自收。兼戒口味，不發。

黑子

黑子，痣名也，此腎中濁氣混滯於陽，陽氣收束，結成黑子，堅而不散。凡人生此，終爲不吉。面部不善者去之，宜細銅管將痣套入孔内，撚六七轉，令痣入管，一拔便去。有浮淺不能拔者，用針挑損，痣上搽冰螄散少許，糊紙蓋之，三日自脱；或灰米膏點之亦可。落後珍珠散乾摻，生皮而愈。忌醬酢，無斑。

血痣

血痣由於肝經怒火鬱結，其形初起色紅如痣，漸大如豆，揩之血流。治血箭以桃花散涼水調敷，或金墨塗搽自止。血痣須用冰螄散，枯去本痣，以珍珠散搽之，生皮乃愈。甚者，内服涼血地黄湯，兼戒口味始痊。

景岳全書　明·張介賓

瘤贅

按瘤贅一證，前如薛己論中已盡其略。然此五瘤之外，又惟粉瘤爲最多。蓋此以腠理津沫，偶有所滯，聚而不散，則漸以成瘤，是亦粉刺之屬，但有深淺耳。深者在皮裏，則漸大成瘤也。余嘗聞之先輩曰：瘤贅既大，最畏其破，非成膿者必不可開，開則牽連諸經，漏竭血氣，最難收拾，無一可活。及詳考薛案所載數人，凡其潰破者，皆至不治，誠信然也。不可不知。

蛛絲纏法，可治瘤贅未甚大者，其法最妙。余嘗見一人於腹上生一瘤，其大如核桃，一治者取蛛絲撚成粗綫，纏紮其根，數日，其絲漸緊，根漸細，屢易屢細，不數日，竟成脱落，誠奇法也。可見諸綫日鬆，惟蛛絲日緊，物理之妙，有當格致者如此。然亦纏治宜早，若形勢既大，恐不宜也。

石室秘籙　清・陳士鐸

癭瘤治法不同

癭瘤不同，癭者連肉而生，根大而身亦大；瘤者根小而身大也。即瘤之中，又各不同，有粉瘤、有肉瘤、有筋瘤、有物瘤。筋瘤不可治，亦不必治，終身十載，不過大如核桃。粉瘤則三年之後，彼自然而出粉如綫香末，出盡自愈，亦不必治也。肉瘤最易治，用水銀、硼砂各一錢，兒茶、血竭各三錢，冰片、麝香各三分，黄藥五錢，各爲細末，將此藥擦於瘤之根處，隨擦隨落。根小者，無不落也。物瘤則根大最難治，不時而動，無故而鳴，或如蟲鳴，或如鳥啼，必須用刀破其中孔，則物自難居，必然突圍而出，後用生肌神藥敷之，則瘤化爲水，平復如故矣。此乃不敬鬼神，觸犯歲君而得，病不可測，非理可談，故《内經》不言，然世未嘗無此病也。生肌散用沒藥、乳香去油，象皮、廣木香末、人參各一錢，三七根末、千年石灰各三錢，輕粉五分，麒麟血竭、兒茶各二錢，冰片三分，爲絶細末，研無聲爲度。修合時，須用端午日，不可使一人見之。

癭瘤不同，形亦各異，然皆濕熱之病也。由小而大，由大而破，由破而死矣。初起之時，即宜用小刀割破，略出白水，以生肌散敷之立愈。倘若失治，漸漸大來，用藥一點，點其陷處，半日作痛，必然出水，其色白者易愈，黄者紅者皆難愈。然服此藥，無不愈也。點藥用水銀、硼砂、輕粉、鷹糞、鵲糞、緑礬、皂礬各一錢，冰片、潮腦各五分，麝香三分，爲絶細末，用針刺一小孔，然後乘其出血之時，將藥點上則黏連矣。約用一分，以人乳調之點上，大如鷄子，一日點三次，第三日必然流水，流水時不可點，恐過疼則難收口矣。三日後必然水流盡而皮寛如袋，後用煎方，自然平復如故。煎方用人參、山藥各三錢，茯苓、白芍各五錢，薏仁、黄芪各一兩，澤瀉二錢，猪苓、生甘草、陳皮各一錢，水煎服，十劑全消如故。但忌房事一月，餘無所忌。若犯房事，必破不能收口，終身成漏矣。

人有病手臂生瘡，變成大塊如拳頭大者，必須用刀割去，人必運絶，不可學也。吾有奇方，止用小刀略去其皮一分，後以末藥敷之，即化爲水，神方也。方用人參三錢，甘草一錢，硼砂、冰片各一分，輕粉半分，各爲末摻之，即化爲水矣。此方乃化毒奇方，不可輕視。更有人肚上生瘡，結成頑塊，終年不去者，亦可照上法治之，立效。

人有足上生瘤如斗大者，不必破之，止用針輕輕刺一小針眼，以前藥敷之，必流水不止，必用煎方治之。方用人參、黄芪各三兩，生甘草、薏苡仁各五兩，白芥子三錢，水煎服，二劑即消盡其水，而人絶無憊色，内外雙治之法也。此方之妙，乃補其本源之氣，又利水而不走其氣。刺其孔而出水，未免大損元氣，今補其氣，又何懼水之盡出哉？

方

海藻丸 治癭瘤通用。

海藻洗晒　川芎　當歸　官桂　白芷　細辛　藿香　白蘞　昆布洗晒　明礬煅，各一兩　海蛤煅　松蘿各七錢半　爲細末，煉蜜丸如彈子大，每服一丸，食後吞嚥下。

守癭丸 治癭瘤結硬。

通草二兩　杏仁去皮尖研　牛蒡子各一合　昆布洗　射干　訶黎勒　海藻洗，各四兩

右爲細末，煉蜜丸如彈子大，每服一丸，食後噙化，日三。

白頭翁丸　治氣癭氣瘤。

白頭翁半兩　昆布洗，十分　桂心三分　通草　海藻洗，各七分　連翹　元參各八分　白蘞六分

右爲細末，煉蜜和丸如梧桐子大，每服五丸，用酒送下。忌蒜麪生葱猪魚。

海藻散堅丸　治肝經癭瘤。

海藻　昆布各二兩　小麥四兩，酢煮炒乾　龍膽草二兩

右爲末，煉蜜丸桐子大，每服二三十丸，臨臥白湯送下，幷噙化嚥之。

木通散　治頸下卒生結囊欲成癭。

木通　松蘿　桂心　蛤蚧酥炙　白蘞　琥珀　海藻洗　昆布洗各一兩

右爲細末，每服二錢，不拘時，溫酒調下。

五癭丸

菖蒲二兩　海蛤　白蘞　續斷　海藻　松蘿　桂心　倒掛草　蜀椒　半夏各一兩　神麯二兩　羊靨百枚

右爲細末，以牛羊髓脂爲丸如梧子大，每服三丸，食後臨臥噙化服。

昆布丸

檳榔　昆布　海藻各二兩

右爲末，煉蜜丸彈子大，每用一丸，含嚥化下。

藻藥散　治氣癭。

海藻酒洗，一兩　黄藥子二兩

右爲末，置掌中，以舌時時䑛，以津嚥下，消三分之二止藥。先須斷厚味，戒酒色。按《本草》黄藥子主

諸惡腫瘡癭。《斗門方》以浸酒療項下癭氣。《醫學綱目》及丹溪誤作黄蘗，蓋蘗藥字相近。又誤蘗爲連，則其失愈遠矣。

二海丸　治氣癭。

海藻　昆布各酒洗晒乾

右等分爲末，煉蜜丸杏核大，稍稍嚥汁；又用海藻洗淨切片，油酢煮熟，作常菜食之。

消癭散　治癭氣。

海藻酒洗　海帶酒洗　昆布酒洗　海馬酒炙　海紅蛤　石燕并煅　海螵蛸各一兩

右爲末，清茶下，兼服含化丸，兼灸相濟，以收全功。

含化丸　治癭氣。

海藻　海蛤煅　海帶　昆布　瓦壟子煅　訶子去核　文蛤背有斑文者　五靈脂各一兩　豬靨十四個，焙乾另研

右爲末，煉蜜丸，臨卧含化，時時嚥下，兼灸法以助丸力。

通氣丸　治癭氣。

海藻　海帶　昆布　夏枯草　木通各一兩　訶子　薄荷各五錢　杏仁少許

右爲末，煉蜜丸如芡實大，每用一丸噙化，兼灸以泄癭氣方效。

昆布散　治癭氣，去風火鬱滯，散痰氣壅結。

防風　荆芥　黄連酒炒　昆布　海藻　海粉　羌活　升麻　連翹　青皮　膽星　貝母　牛蒡子炒　夏枯草　沉香　香附子　撫芎　黄芩酒炒

右，薄荷煎服；或末或丸，俱可。痰多加南星、半夏。又宜灸天突穴爲妙。

破結散　《三因》

海藻洗　草龍膽　海蛤　通草　昆布　松蘿　礬石枯，各三分　麥麴四分　半夏　貝母各二分

右爲末，酒服方寸匕，日三。忌鯽魚猪肉五辛生菜諸雜毒物。十日知，二十日愈。

玉壺散 治三種癭。

海藻洗 海帶洗 昆布 雷丸各一兩 青鹽 莪朮各半兩

右，等分爲細末，陳米飲丸如榛子大，噙化。以煉蜜丸亦好。

人參化癭丸子和

海帶 海藻并洗焙 海蛤焙 昆布 澤瀉炒 連翹各等分 豬靨 羊靨各十枚

右爲末，蜜丸如芡實大，臨臥噙化一二丸。忌油膩物。猪羊靨即猪羊外腎，乃囊中之卵也。

寶金散羅氏 治癭氣無不瘥。

猪羊靨十對，煖水洗去脂膜，晒乾杵爲細末 海藻洗 海帶洗，各二兩 丁香 琥珀研 木香 麝香研，各二錢半 真珠研，半兩

右件先將丁香、木香、海藻、海帶，杵爲細末，入下項藥末合和，再研細重羅過，每服一錢，熱酒一盞調服，夜臥服，垂頭而睡。若在室男女，十服必效。如男子婦人患者，一月見效。有胎不可服。

海帶丸 治癭氣久不消。

海藻洗 貝母 青皮 陳皮各等分

右件爲細末，煉蜜丸如彈子大，食後噙化一丸，效。

昆布散 治癭氣結腫，胷膈不利，宜服。

昆布洗 海藻洗 松蘿 半夏湯泡 細辛 海蛤細研 白蘞 甘草炙，各一兩 龍膽草 土瓜根 檳榔各二兩

右爲細末，每服二錢，食後温酒調下。

又方 治癭氣胷膈壅塞，頸項漸粗，宜服此方。

海藻洗 昆布洗，各二兩 射干 羚羊角鎊 木通 商陸 杏仁泡去皮尖麸炒黄，各一兩 牛蒡子一兩半，微炒

右㕮咀，每服三錢，水一中盞，入生薑半分，煎至六分，去滓，不拘時温服。

神驗方　治癭氣。

琥珀　桔梗各半兩　鰞鰂骨　昆布洗，各一兩　赤小豆酒煮焙熟　小麥酒煮，各三分

右爲細末，煉蜜丸如小彈大，綿裹一丸，常噙嚥津。

神效開結散　治癭疾，不問年歲極驗。

沉香　木香各一兩　橘紅四兩　猪靨子十對　珍珠四十九粒，煅

右爲末，每服一錢，臨臥冷酒調服，徐徐嚥下。輕者三五服，重者一料全愈。修合用除日效。忌鹹酸油膩濇氣等物。

清上消鬱湯　治痰火氣血，鬱結作核成瘤，脈弦而滑，在上部者。

昆布洗　元明粉　陳皮　半夏薑製　黄連　海藻　莪朮　川芎　香附　青黛　白芥子

右，薄荷煎服。

解下除濕湯　治濕熱鬱結，氣血凝滯，作核成瘤，在下部者。

海藻洗　黄蘗　三稜　香附　青皮　梔子炒　連翹　檳榔　木通

右，薄荷煎服。

枯瘤膏　治六瘤瘰癧痔漏。如無此膏，以鐵罐膏代之，更捷。

草烏四兩　川烏二兩　乾桑耳　桑朽木各一兩半　礦石灰　桑柴灰　蕎麥稭灰各一碗

右將草烏、川烏、桑耳、桑朽木共燒成灰，和礦石灰、桑柴灰、蕎麥稭灰，一處裝入酒漏内，以稷塞其漏竅，用水二斗煎滾淋汁，慢火熬濃，以十碗取一碗爲度，以厚實磁器收貯，密封固。如用，入礦石灰調勻爲糊，點瘤頂上，以濕紙數重貼藥上。如若未乾，不須貼。若留久藥乾，以唾調塗。直待十分黑腐，以刀剪刮取之，腐肉未盡，又點又刮。如怕剪刮者，却用井金散點之以漸，腐爛自去，不用針刀；後却以膏藥貼之，去盡腐肉爲度。

井金散 治六瘤大有神效。

土黄三錢 硇砂生晒乾 雄黄各二錢 輕粉 朱砂 乳香 沒藥各一錢 麝香 片腦各少許

右爲末，以唾調爲稀糊，塗瘤頂上，唾濕紙兩重蓋之，後用黄龍膏貼紙上，間日一度上藥，次添藥徹底周迴，大如韭葉，候根摇自然有裂縫，隨後自下來。若腐肉未去盡者，掞針頭散於瘡口腐肉上，貼膏藥，一日一換，直待腐肉去盡爲度。

造土黄法

信石生用，二兩 硇砂生，二錢 木鼈子肉 巴豆肉各五錢

右以信、硇研末，以木鼈、巴豆搗成膏，入石腦油，和作一塊，油紙數重包裹，埋於土坑内四十九日取出，磁器收貯听用。如無石腦油亦可。

黄龍膏 涼肌退腫。

黄蘗 黄芩 大黄

右爲末，蜜水調爲糊餅，貼瘤上。

枯瘤方

白砒 硇砂 黄丹 雄黄 輕粉各一錢 朱砂 乳香 沒藥各三錢 盤蝥生用，三十個

右研爲末，糯米粥爲丸，捏作棋子樣，曝乾。先灸破瘤頂三炷，以藥餅蓋上，用黄蘗末以水調貼之，數日，自然乾枯落下。

神驗點方 點瘤贅。

桑柴灰 棗树灰 黄荆灰 桐殼灰各二升半

右以沸湯淋汁五碗許，澄清，入盤蝥四十個，穿山甲五片，乳香、腦子不拘多少，約五碗煎作二碗，用磁器盛之。乳香、腦子候冷方入。臨用時，入新石灰調成膏，敷瘤上，神妙。乾以清水潤之，其效如神。

龍骨散 一名青龍散。生肌肉。

訶子肉　龍骨生　細茶各等分

右末乾掺。

麻藥方

南星　半夏　川烏　川椒　石灰　草烏各等分

右六味，各生爲末，酢調塗瘤上，用藥則不痛。

止血藥

京墨煅　百草霜各等分

右爲末掺之，即以手按住。

桃紅散 止血大效。

石灰十兩　麻油　大黄五錢，水浸透取汁各半盞

右將石灰炒紅，入麻油、大黄汁和匀，慢火炒如桃花色，磁器收貯聽用。

梅花散 治癭瘤。

寒水石　龍骨　血竭　黄丹

右爲細末，乾掺。

箍藥 治前證。

草烏八兩　川烏四兩　乾桑葉　朽木各三兩　桑柴灰二碗　石灰未化者，一斤

右二灰研，四味俱燒存性同研匀，水十碗，淋汁熬膏圍之。

又方 治痰瘤。

陳皮　半夏　茯苓　甘草　升麻　鼠黏子　連翹　柴胡　昆布　黄芩　桔梗

右，水煎服。時以自溺搽瘤上，甚妙。

驅風換肌膏 治雀子斑。

肥皂二斤 甘松 三柰 白芷各二兩 薄荷 花粉 黃蘗末 細辛 乾葛 草果 防風 獨活各一兩 輕粉五錢

右爲末成丸，每朝洗面用之。再用玉面桃花粉。

玉面桃花粉

杏仁研泥 面粉各三錢 輕粉 白芷各一錢 麝香 冰片各二分

右以鷄子清調匀，每用少許，如婦人搽面法。

一井散 枯瘤神驗。

硇砂 粉霜 雄黃各二錢 輕粉 沒藥 乳香各一錢 土黃三錢

右爲細末，以津調塗瘤頂外邊，徹一韭葉闊，以花紙貼之，上用小黃膏貼之。

小黃膏

黃蘗 黃芩 大黃各等分

右爲細末，以水調爲糊，比前藥大一遭，三日一易，至八九日不取，直候可取。

五癭方《千金方》下同。治石癭、氣癭、勞癭、土癭、憂癭。

海藻 龍膽 海蛤 通草 昆布 礬石一作礬石 松蘿各三兩 麥麯四分 半夏二分

右九味，治下篩，酒服方寸匕，日三。禁食魚猪肉五辛生菜難消之物。十日知，二十日愈。

又方

海藻 海蛤各三兩 昆布 半夏 土瓜根 松蘿各一兩 通草 白蘞 龍膽各二兩

右九味，治下篩，酒服方寸匕，日再。不得作重用力。

陷腫散 治二三十年癭瘤及一切瘤。

鷓鯛骨　石硫黄各一兩　白石英　紫石英　鍾乳石各二分　丹參三分　琥珀　附子　胡燕屎　大黄　乾薑各四分

右十一味，治下篩，以韋囊盛，勿泄氣。若瘡濕即敷，若瘡乾猪脂和敷，日三四，以乾爲度。若汁不盡者，至五劑十劑止藥，令人不痛。若不消，加芒硝二兩，佳。

又方

昆布　桂心　逆流水柳鬚各一兩　海藻　乾薑各二兩　羊靨七枚，陰乾

右六味爲末，蜜丸如小彈子大，含化一丸嚥津。

生肉膏　治瘻瘤潰漏及金瘡百瘡。

當歸　附子　甘草　白芷　芎藭各一兩　薤白二兩　生地黄三兩

右七味㕮咀，以猪脂三升半，煎白芷黄，去滓，稍以敷之，日三。

清肝蘆薈丸　治惱怒傷肝，致肝氣鬱結爲瘤，其堅硬色紫，壘壘青筋，結若蚯蚓，遇喜則安，遇怒則痛者服之。

川芎　當歸　白芍　生地酒浸搗膏，各二兩　青皮　蘆薈　昆布　海粉　甘草節　牙皂　黄連各五錢

右爲末，神麯糊爲丸如梧桐子大，每服八十丸，白滚湯，量病上下，食前後服之。

芩連二母丸　治心火妄動，逼血沸騰，外受寒涼，結爲血瘤。其患微紫微紅，軟硬間雜，皮膚隱隱，纏如紅絲，皮破血流，禁之不住者宜服。

黄連　黄芩　知母　貝母　川芎　羚羊角　當歸　白芍　生地　熟地　蒲黄　甘草減半　地骨皮各等分

右爲末，側柏葉煎湯，打寒食麪糊爲丸如桐子大，每服七十丸，燈心湯送下；或作劑服之亦效。

順氣歸脾丸　治思慮傷脾，致脾氣鬱結，乃生肉瘤，軟如綿，腫如饅，脾氣虛弱，日久漸大，或微疼或不疼者服之。

陳皮　貝母　香附　烏藥　當歸　白朮　茯神　黄芪　酸棗仁　遠志　人參各一兩　木香　甘草炙，各三錢

右爲末，合歡樹皮四兩煎湯，煮老米糊丸如桐子大，每服六十丸，食遠，白滾湯送下。

通氣散堅丸 治憂鬱傷肺，致氣濁而不清，聚結爲瘤，色白不赤，軟而不堅，由陰陽失度，隨喜怒消長者宜服。

陳皮 半夏 茯苓 甘草 石菖蒲 枳實炒 人參 膽南星 天花粉 桔梗 川芎 當歸 貝母 香附 海藻 黄芩酒炒，各等分

右爲末，荷葉煎湯糊爲丸寒豆大，每服一錢，食遠，燈心二十根、薑三片，泡湯送下。

調元腎氣丸 治房慾勞傷，憂恐損腎，致腎氣弱而骨無榮養，遂生骨瘤。其患堅硬如石，形色或紫或不紫，推之不移，堅貼於骨，形體日漸衰瘦，氣血不榮，皮膚枯槁，甚者寒熱交作，飲食無味，舉動艱辛，脚膝無力者，幷服之。

淮生地酒煮搗膏，四兩 山萸肉 山藥 丹皮 茯苓各二兩 人參 當歸身 麥門冬搗膏 澤瀉 龍骨 地骨皮各一兩 黃蘗鹽水炒 知母童便炒，各五錢 木香 砂仁各三錢

右爲末，鹿角膠四兩老酒化稠，加蜜四兩同煎，滴水成珠，和藥爲丸如桐子大，每服八十丸，空心温酒送下。忌白蘿蔔火酒房事。

海藻玉壺湯 治癭瘤初起，或腫或硬，或赤不赤，但未破者服之。

海藻 貝母 陳皮 昆布 青皮 川芎 當歸 半夏 連翹 甘草節 獨活各一錢 海帶五分 水二鍾，煎八分，量病上下食前後服之。凡服此藥餌，先斷厚味大葷，次宜絶慾虚心者爲妙。

活血散癭湯 治癭瘤已成，日久漸大，無痛無癢，氣血虚弱者。

白芍 當歸 陳皮 川芎 半夏 熟地 人參 茯苓 丹皮各一錢 紅花 昆布 木香 甘草節各五分 青皮 肉桂各三分 水二鍾，煎八分，量病上下，服後飲酒一小杯。

六軍丸 治癭瘤已成未潰，不論年月新久，幷宜服之。

蜈蚣去頭足　蟬蜕　全蠍　殭蚕炒去絲　夜明砂　穿山甲　以上等分爲細末，神麯糊爲丸如粟米大，朱砂爲衣，每服三分，食遠酒下。忌大葷煎炒，日漸可消。

枯瘤方　治瘤初起成形未大者，及根蒂小而不散者，用此。

白砒　硇砂　黄丹　輕粉　雄黄　乳香　没藥　硼砂各一錢　田螺三枚，取肉晒乾切片　盤蝥二十個　共研極細，糯米粥調和，捏作小棋子樣，曝乾。先灸瘤頂三炷，以藥餅貼之，上用黄蘗末，水調蓋敷藥餅，候十日外，其瘤自然枯落；次用斂口藥。

秘傳斂瘤　治癭瘤枯藥落後，用此搽貼，自然生肌完口。

鷄蛋十五枚，煮熟用黄熬油一小鍾　海螵蛸　血竭　輕粉　龍骨　象皮　乳香各一錢

右各等細末，共再研和，入鷄蛋油内攪勻，每日早晚，甘草湯洗淨患上，鷄翎蘸塗，膏藥蓋貼。

琥珀黑龍丹　治五癭六瘤，不論新久，但未穿破者，并宜服之。

琥珀一兩　血竭三兩　京墨　五靈脂炒　海帶　海藻　南星姜製炒，各五錢　木香三錢　麝香一錢　以上各爲細末，和勻再研，煉蜜丸一錢重，金箔爲衣，晒乾密收。每用一丸，熱酒一杯，量病上下，食前後化服。如患在下部，服後隨用美膳壓之。

十全流氣飲　治憂鬱傷肝，思慮傷脾，致脾氣不行，逆於肉裏，乃生氣癭肉瘤，皮色不變，日久漸大，宜服此藥。

香附八分　陳皮　赤茯苓　烏藥　川芎　當歸　白芍各一錢　青皮六分　甘草五分　木香三分　薑三片，棗二枚，水二鍾，煎八分，食遠服。

凉血地黄湯　治血箭血痣，内熱甚而逼血妄行，出血如飛者。

黄連　當歸　生地　山梔　元參　甘草各等分　水二鍾，煎八分，量病上下服之。

玉容丸　治男婦雀斑酒刺，及身體皮膚粗槁，并用此洗。

甘松　山楂　細辛　白芷　白蘞　白芨　防風　荆芥　殭蠶　山梔　藁本　天麻　羌活　獨活　陀僧　枯礬　檀香　川椒　菊花各一錢　紅棗肉七枚　以上共爲細末，用去盡弦膜肥皂一斤，同搥作丸。如秋冬加生蜜五錢，如皮膚粗槁加牛骨髓三錢。早晚洗之，肌膚自然瑩潔如玉，温潤細膩。

玉肌散　治一切風濕，雀斑、酒刺、白屑風，皮膚作癢者，幷效。

菉豆半升　滑石　白芷　白附子各二錢　共爲細末，每用三匙，早晚洗面時，湯調洗患上。

單方

項下氣癭：用自然銅貯水甕中，逐日飲食，皆用此水，其癭自消；或火燒煙氣，久久吸之亦可。《直指方》，下同。

又方：針砂入水缸中浸之，飲食皆用此水，十日一换砂，半年自消散。

項下癭疾：鼠黏子根一升，水三升，煮取一升半，分三服；或爲末，蜜丸，常服之。《救急方》

項下癭氣：黄藥子一升洗剉，酒一斗浸之，每日早晚常服一盞。忌一切毒物及戒怒。仍以綫逐日度之，乃知其效也。《斗門方》

癭氣：用海藻一斤，絹袋盛之，以清酒二升浸之，春夏二日，秋冬三日，每服二合，日三。酒盡再作，其渣暴乾爲末，每服方寸匕，日三服，不過兩劑即瘥。《范汪方》

癭氣初起：海藻、黄連各一兩爲末，時時舐嚥。先斷一切厚味。丹溪

五癭結核，壘壘腫硬：以昆布一兩洗去鹹，晒乾爲散，每以一錢綿裹好，酢中浸過，含之嚥汁，味盡再易之。《聖惠》

癭瘤結氣：海帶頻食之，自愈。

項下癭氣：用小麥一升，酢一升漬之，晒乾爲末，以海藻洗研末三兩和匀，每以酒服方寸匕，日三。《小品》

蜘蛛網纏贅疣，疣日消爛，屢有驗。《續博物志》

疣瘤初起：柳樹上花蜘蛛絲纏之，久則自消。《簡便方》

疣瘤：用稻上花蜘蛛十餘，安桃枝上，待絲垂下，取東邊者撚爲綫繫之，七日一换，自消落也。《總微論》

癭瘤：用猪靨七枚，酒熬三錢，入水瓶中露一夜，取出炙食，三服，妙。《摘要》

又方：取鹿靨以佳酒浸令没，炙乾，納酒中，更炙令香，含嚥汁，味盡更易，盡十具愈。《千金》

又方：開結散。猪靨焙四十九枚，沉香二錢，真朱砂罐煅四十九粒，橘紅四錢爲末，臨卧，冷酒徐徐服二錢，五服見效，重者一料愈。以除日合之。忌酸鹹油膩濇氣之物。《集要》

又方：用羊靨一具，去脂酒浸炙熟，含之嚥汁，日一具，七日瘥。《外臺》

又方：用羊靨七枚陰乾，海藻、乾薑各二兩，桂心、昆布、逆流水邊柳鬚各一兩爲末，蜜丸芡子大，每含一丸嚥津。《千金》

又方：用羊靨、猪靨各二枚，昆布、海藻、海帶各二錢洗焙，牛蒡子炒四錢爲末，搗二靨和丸彈子大，每服一丸，含化嚥汁。《雜病治例》

又方：水涯露出柳根三十斤，水一斛，煮取五升，以糯米三斗，如常釀酒，日飲。《范汪方》

又方：秫米三斗，炊熟，取圓葉白楊皮十兩，勿令見風切，水五升，煮取二升，漬麴末五兩，如常釀酒，每旦一盞，日再服。崔氏

身面粉瘤：人精一合，青竹筒盛於火上燒，以器承取汁，密封器中，數上塗之，取效止。《肘後方》

枯瘤方：以銅緑爲末，草刺瘤破，摻上，以膏藥塗之。

粉瘤紅玉膏：石灰一塊如錢大，糯米十四粒，同鹼水化開一夜，加辰砂少許，挑破點之。《瘡瘍全書》，下同。

消瘤方：蕎麥灰半碗，灰條菜灰半碗，風化石灰一碗，同和一處，淋灰三碗熬膏，以木鼈一二枚，巴豆五六十粒，二件去殼并油，胡椒四十九粒，各研細爛，共研細入灰汁内，再熬成膏，入罐内蠟紙封之。用時不分大小，用藥點於瘤上，其藥自至根，再上，候茶褐色，須臾，其瘤皆黑色，不須再搽，二三日自乾枯。有瘡口，

用紫金散敷之。

紫金散：黄丹一錢五分，輕粉二錢五分，共爲細末，乾摻瘡口。

藥綫繫瘤法：先用芫花根洗淨帶濕，不犯鐵器，擣取汁，用生絲綫浸汁中一宿，陰乾，以綫繫瘤上，一夜即落，不過二次。將龍骨、細茶、訶子末三味敷瘡口。如無根，以芫花煎濃汁浸之亦妙。

痣靨疣贅：用花鹼及礦灰，以小麥稈灰汁煎二味，令乾，等分爲末，以針刺破，水調點之，三日三上，即去。須新合乃效。《總録》，下同。

面靨黑痣：以草劃破，銅錢末敷之，三日勿洗水，自落。厚者再上之。

皯黯斑點赤皰：密陀僧二兩，細研，人乳調，夜塗旦洗。《聖惠》

凡人身有胬肉，可聽人家釘棺下斧聲之時，便下手速擦二七遍，以後自得消平。孕婦勿用。

面身有瘢痕：用真玉日日磨之，久則自滅。《聖濟録》

粉查面皯：雲母粉、杏仁等分爲末，黄牛乳拌蒸，夜塗旦洗。《總録》

面上皯黯：鷄子一枚去黄，朱砂末一兩，入鷄子内封固，入白伏雌鷄下，抱至雛出，取塗面即去，不過五度，面白如玉。此陳朝張貴妃常用，出西王母枕中方。《外臺》

面皰：水銀、胡粉等分，研臘猪脂和，夜塗旦洗拭，勿見水，三度瘥。《肘後方》

又方：烏蛇肉二兩燒灰，臘猪脂調敷。《聖惠》

粉刺面皯：白石脂六兩，白蘞十二兩爲末，鷄子白和，夜塗日洗。《總録》

身面疣目：苦酒漬石灰六七日，取汁頻擦之，自落。《千金》

面靨疣痣：水調礦灰一盞，好糯米全者，半插灰中，半在灰外，經宿，米色變如水精光，以針微撥動，點少許於上，經半日汁出，剔去藥，不得著水，二日而愈也。《集元方》

身面瘢痕：禹餘糧、半夏等分爲末，鷄子黄和敷，先以布拭乾，勿見風日三十日，十年者亦滅。《總録》

手足疣目：鹽敷上，以舌舐之，不過三度瘥。《肘後方》

身面疣目：蠟紙卷硫黄末少許點之，焠之有聲自去。《普濟方》

疣目瘊子：白礬、地膚子等分，煎水頻洗之。《多能鄙事》

身上瘢痕：黄礬石燒令汁盡，胡粉炒令黄，各八分，細研，以臘月猪脂和研如泥，以生布揩令痛，乃塗藥五度；取鷹糞白、燕窠中草燒灰等分，和人乳塗之，其瘢自滅，肉平如故。《海上集驗方》

面上皯皰：薺苨、肉桂各一兩爲末，每用方寸匕，酢漿服之，日一服。又滅瘢痣。《總録》

面多皯黵雀卵色：苦酒浸白朮，日日拭之，極效。《肘後方》

粉查面皯：山慈姑根，夜塗旦洗。《普濟方》

又方：艾灰、桑灰各三升，以水淋汁，再淋至三遍，以五色布納於中同煎，令可丸時，每以少許敷之，自爛脱，甚妙。《外臺》

面皯風瘡：香附子、甘松各四兩，黑牽牛半斤爲末，日用洗面。《婦人良方》

面上雀斑：三柰子、鷹糞、密陀僧、蓖麻子等分研勻，以乳汁調之，夜塗旦洗去。

面上瘢黶：取鐵掃帚地上自落葉并子煎湯，頻洗數次，自消。即馬藺草

面皰鼻皶：馬藺子花杵敷之佳。《肘後方》

面上黑斑：蒼耳葉焙乾爲末，食後米飲調服一錢，一月愈。《摘元方》

手足疣目：蒴藋子揉爛塗之。《聖惠》

面上瘢痕：蒺藜子、山梔子各一合爲末，酢和，夜塗旦洗。《救急方》

黑子疣贅：續隨子爲末，津調，時塗之，自落。《普濟方》

面上雀斑：蓖麻子仁、密陀僧、硫黄各一錢爲末，用羊髓和勻，夜夜敷之。《摘元方》

身面黑痣：藜蘆灰五兩，水一大碗淋汁，銅器重湯煮成黑膏，以針微刺破點之，不過三次，效。《聖惠》

面上皯黯：白附子爲末，臥時漿水洗面，以白蜜和塗紙上點之，久久自落。《易簡方》

痰瘤結核疣子：南星膏，治人皮肌頭面上生瘤，及結核大者如拳，小者如栗，或軟或硬，不疼不癢，宜用此藥，不可輒用針灸。生天南星大者一枚，研爛，滴好醋五七點。如無生者，以乾者爲末，醋調。先用針刺令氣透，乃貼之，覺癢則頻貼取效。《濟生方》

贅疣焦法：甘草煎膏，筆妝瘤之四圍，上三次；乃用芫花、大戟、甘遂等分爲末，醋調，別以筆妝其中，勿近甘草；次日縮小，又以甘草膏妝小暈三次如前，仍上此藥，自然焦縮。《得效方》

面瘡刺粉：菟絲子苗絞汁塗之，不過三上。《肘後方》

面上風刺：黑牽牛酒浸三宿爲末，先以薑汁擦之，後用藥塗之。《摘元方》

面上粉刺，瘟子如米粉：黑牽牛末，對入面脂藥中，日日洗之。《聖惠》

面上雀斑：黑牽牛末，雞子清調，夜敷旦洗。《摘元方》

身面粉刺：白蘞二分，杏仁半分，雞屎白一分爲末，蜜和，攙水拭面。《肘後方》

面上紫塊如錢大，或滿面俱有：野大黄四兩取汁，穿山甲十片燒存性，川椒末五錢，生薑四兩，取汁和研，生絹包擦，如乾，入醋潤濕，數次如初。《積德堂方》

少年面皰：用浮萍日挼盦之，并入汁少許。《外臺》

又方：用紫背浮萍四兩，防己一兩，煎濃汁洗之；仍以萍於斑皯上熱擦日三五次。物雖微末，其功甚大，不可小看。《普濟》

粉渣面皯：溝渠小萍爲末，日敷之。《聖惠方》

滅諸瘢痕：春夏用大麥麩，秋冬用小麥麩，篩粉和酥敷之。《總録》

手足生疣：取白粱米粉，鐵銚炒赤研末，以衆人唾和之，塗厚一寸即消。

身面疣目：七月七日，以大豆拭疣上三遍，使本人種豆於南向屋東頭第二溜中，豆生葉，以熱湯沃殺，即

愈。《外臺秘要》

面䵟雀卵：苦酒漬水，常常拭之。《肘後方》

身面疣目：盜酸酒酵，洗而呪之，曰：疣疣不知羞，酸酒酵，洗爾頭。急急如律令呪七遍自愈。《外臺》

面黶痣點：蔓菁子研末，入面脂中，夜夜塗之。亦去面皺。《聖惠》

面上黑子：芫荽煎湯，日日洗之。《小説》

又方：每日以煖漿水洗面，以布揩赤，用白檀香磨汁塗之。《外臺》

身面瘢痕：馬齒莧湯，日洗二次。《聖惠》

腋下癭瘤：用長柄壺盧燒存性，研末搽之，以消爲度。一府校老嫗右腋生一瘤，漸長至尺許，其狀如長瓠子，久而潰爛，一方士教以此法用之，遂出水消盡而愈。《集簡方》

面上黑斑：桑耳焙研，每食後熟湯服一錢，一月愈。《摘元方》

身面疣目：杏仁燒黑研膏，擦破日日塗之。《千金方》

面上皯皰：杏仁去皮搗，和鷄子白，夜塗之，旦以暖酒洗去。《食療》

粉皶面皯：杏花、桃花各一升，東流水浸七日，洗面二七遍，極妙。《總録》

雀卵面皰：桃花、冬瓜仁研末等分蜜調塗之。《聖惠》，下同。

面上粉刺，㾦子如米粉：用桃花、丹砂各三兩爲末，每服一錢，空心井水下，日三服，二十日，小便當出黑汁，面色瑩白也。

又方：用乾柿日日食之。《普濟方》

面上靨子：七月七日，午時取甜瓜葉七枚，直入北堂中，向南立，逐枚拭靨，即或去也。《淮南畢萬術》

面上皶皰䵟䵟：用木蘭皮一斤細切，以三年酢漿漬之百日，晒乾搗末，每漿水服方寸匕，日三服。或用酒漬之，加梔子仁一斤。《録驗》

又方：用白附子、冬瓜子、白芨、石榴皮等分爲末，酒浸三日，洗面後敷之，久則面瑩如玉。

又方：皂角子、杏仁等分研勻，夜以津和塗之。《聖惠》

又方：用無槵子肉皮搗爛，入白麪和丸，每日用洗面，去垢及皯甚良。《集簡方》

疣痣黑子：巴豆一錢，石灰炒過，人言一錢，糯米五分，炒研點之。《怪病方》

又方：用寒食前後，取桑條燒灰淋汁，入石灰熬膏，刺破以自已唾調點之，自落也。《皆效方》

又方：以猪脂揩之，令血出少許，神驗不可加。《千金》

面上皯皰：鹿角尖磨濃汁厚塗之，神效。

又方：鹿脂塗之，日再。《聖惠》

面皯雀斑：白茯苓末蜜和，夜夜敷之，二七日愈。《集驗方》

又方：鸕鶿骨燒研，入白芷末，猪脂和，夜塗旦洗。《摘元方》

鼻面酒皶：鸕鶿屎一合研末。以臘月豬脂和之，每夜塗旦洗。《千金方》

疣痣黑子：盤蝥三個，人言少許，以糯米五錢，炒黄去米，入蒜一個搗爛點之，良。

滅痕：鷹矢白和人精，敷三日。《千金》

又方：鷹矢白二兩，殭蠶一兩半爲末，蜜和敷。《聖惠》

又方：鷹矢白、白附子各一兩爲末，酢和敷，日三五次，痕滅止。《總録》

身面疣目：每月望子時，以禿帚掃疣目上三七遍。《聖惠》

又方：牛口涎頻塗之自落。《千金》

又方：硇砂、硼砂、鐵銹、麝香等分研搽，三次自落。《集效方》

雀斑面皰：七月七日，取露蜂子於漆碗中，水酒浸過濾汁，調胡粉敷之。《普濟方》

黥刺雕青：以白馬尿搽上，再以汗調水蛭末塗之。子和

身面赤疵：常以銀揩令熱，久久自消。《千金翼》

䵟黯：用李核仁去皮細研，以鷄子白和如稀餳塗之，至旦，以漿水洗去，後塗胡粉，不過五六日效。忌見風。《海上方》

粉刺黑斑：五月五日，收帶根益母草紫花者，晒乾燒灰，以商陸根搗自然汁，加酸酢搜和灰作餅，炭火煅過收之，半年方用，入面藥。《閨閣事宜》，下同。

又方：孝子衫燒灰敷之。藏器

又方：五月五日，采益母草根苗具者，勿令著土，暴乾搗羅，以麪水和成團如鷄子大，再暴乾；仍作一爐，四旁開竅，上下置火，安藥中央，大火燒一炊久，即去大火，留小火養之，勿令火絶，經一復時出之，瓷器中研，治篩，再研三日收用，如澡豆法，日用。一方，每十兩加滑石一兩，臙脂一錢。

藜莖灰、荻灰、蒿灰等分，水和蒸取汁煎膏，點贅黑子，蝕惡肉。時珍

消滅瘢痕：以猪脂三斤，飼烏鷄一只，三日後取矢，同白芷、當歸各一兩，煎十沸去渣，入鷹矢白半兩調敷。《外臺》

雀卵面皰：鷄卵酢浸壞，取出敷之。《聖惠》，下同。

消滅瘢痕：鷄子五七枚，煮熟取黄炒黑拭塗，日三，久久自滅。

面皰：鷹矢白二分，胡粉一分，蜜和敷之。《外臺》

針灸

《靈樞經》曰：手太陽之别，名曰支正，上腕五寸。虚則生疣，小者如指痂疥，取之所别也。

《甲乙經》曰：振寒熱頸項腫，實則肘攣，頭項痛狂易，虚則生疣，小者痂疥，支正主之。

瘿，天窻一作天容及臑會主之。

癭瘤，氣舍主之。

《千金方》曰：癭，惡氣，灸天府五十壯。《千金翼》作胷堂百壯

癭，上氣短氣，灸肺俞百壯。

癭，上氣胷滿，灸雲門五十壯。

癭，勞氣，灸冲陽隨年壯。

癭氣面腫，灸通天五十壯。

癭，灸天髎三百壯，横三間一寸灸之；又灸中封隨年壯，在兩足趺上曲内宛宛中。

諸癭，灸肩髃左右相當宛宛處，男左十八壯，右十七壯；女右十八壯，左十七壯。或再三，取瘥止。

又法：灸風池百壯，俠項兩邊。

又法：灸兩耳後髮際一百壯。

又法：灸頭衝一作頸，在伸兩手直向前，令臂著頭對鼻所注處灸之，各隨年壯。《千金翼》，名臂臑。

天府、臑會、氣舍，主癭瘤氣咽腫。

腦户、通天、消濼、天突，主頸有大氣。

通天主癭，灸五十壯。胷堂、羊屎灸一百壯。

《本事方》曰：治果報面生贅瘤方，用艾丸灸十壯，即用酢磨硫黄塗紙上，剪如螺螄掩子大，貼所灸處，更用膏藥重貼，二日一换，候癢，擠出膿如菉豆粉即愈。按硫黄，羅謙甫作雄黄。

《李杲十書》曰：諸癭惡氣，天府七七壯，衝陽隨年壯。

醫案

《儒門事親》曰：新寨婦人年四十餘，有癭三瓣，戴人令以鹹吐之，三涌三汗三下，癭已半消；次服化癭之

藥，遂大消。夫病在上者皆宜吐，亦自有消息之法耳。

戴人在西華，衆人皆訕以爲吐瀉而已。一日，魏壽之與戴人入食肆中，見一夫病一瘤，正當目之上網內眥，色如灰李，下垂覆目睛，不能視物。戴人謂壽之曰：吾不待食熟立取此瘤。魏未之信也。戴人曰：吾與爾取此瘤如何？其人曰：人皆不敢割。戴人曰：吾非用刀割，別有術焉。其人從之，乃引入一小室中，令仰臥一牀，以繩束其胻，刺乳中大出血。先令以手揉其目，瘤上亦刺出雀糞，立平出户。壽之大驚。戴人曰：人之有技，可盡窺乎？

部城，戴人之鄉也。一女子未嫁，年十八，兩手背皆有瘤，一類鷄距，一類羊角。腕不能制，向明望之，如桃膠然。夫家欲棄之，戴人見之曰：在手背者爲膠瘤，在面者爲粉瘤。此膠瘤也。以鈚針十字刺破，按出黄膠膿三兩匙，立平，瘤核更不再作。婚事復成。非素明者，不敢用此法耳。

《薛己醫案》曰：長洲王天爵辛丑春，左腿環跳患瘤，狀如大桃，按之濡軟，恪服除濕流氣化痰之劑，惡寒發熱，食少體倦，形氣俱虚，脈洪大而虚，氣瘤也，肺主之。蓋膽屬木，肺屬金，然發於膽經部分，乃肺金侮肝木，元氣虧損，而其膿已内潰矣。遂用十全大補湯數劑，出清白稀膿甚多，頓加寒熱，煩渴頭痛，殊類傷寒狀。余謂此因膿泄而血氣益虚耳。仍用前湯，其勢益甚，脈洪數大，按之如無，乃加附子一錢，其勢愈甚而脈復如前，此虚甚而藥未能及也。更加附子二錢，三劑諸證頓退。乃朝用補中益氣湯，夕用十全大補湯，各三十餘劑，出腐骨五塊，瘡口將完。後因不慎起居，患處復潰，諸證更發，咽間如焚，口舌無皮，用十全大補加附子一錢服之，諸證悉愈。二日不服，内病悉至，患處復潰。二年後又患，服前藥不應，診其尺脈，微細如絲，此屬命門火衰，用八味丸爲主，佐以十全大補湯，稍愈。至乙巳仍患虚寒之證而歿。

一男子左腿外側近臀腫一塊，上有赤縷三年矣。飲食起居如常，觸破涌出血膿，發熱惡寒，此膽經受證，故發于腿外側。診其脈，左尺洪數，右關弦洪，此腎水不能生肝木，用補中益氣湯、六味地黄丸而痊。

一男子腹患瘤，膿水淋漓，此足三陰之證，用補中益氣加麥門、五味以培脾土，用六味地黄丸以生腎水，更用蘆薈丸以清肝火而斂。

一老儒眉間患瘤二年，其狀如紫桃，下墜蓋目，按之如水囊，此肝脾之證，膿瘀内潰而然耳。遂刺出血膿，目即開。以炒黑膽草、山梔、芎、歸、芍藥、柴胡、白朮、茯苓之類而愈。

嘉善周上舍兩耳下項間，筋攣壅腫堅硬，欬嗽氣喘，内熱盜汗，所服皆化痰散堅行氣之劑，勢益甚。余診之，左關弦濇，左尺洪數，此怒氣傷肝，房勞損腎，須滋腎水，生肝血，慎調攝，至水旺之際，庶可愈矣。彼欲速效，乃外敷商陸、石灰等藥，内服海藻、蓬朮之類，至秋金旺之際，元氣愈虛，其腫愈甚而歿。

鎮江孫上舍缺盆間腫如覆甌，堅硬色赤，内熱晡熱，自汗盜汗，就治於余，曰：賤疾皆以散堅行氣降火破血之劑，欲其内消而反甚。其脈左尺洪數，按之而弱，左關洪數，按之而濇，此怒氣傷肝，血涸而筋攣也。因其急於仕進，余辭不能治。彼亦不信，後果歿。此證若補脾肺，滋肝腎，則木得水而敷華，筋得血而滋潤，多有得生者。

府庠朱宏仁年二十，兩手皆近中指患五疣，中一大者如黄豆，余皆如聚黍，拔之如絲，長三四寸許，此血燥筋縮，用清肝益榮湯五十餘劑而愈。

府庠沈姬文幼嚙指甲，及長不能自禁。余曰：此肝火血燥也。又頸側常生小疣子，屢散屢發；又臂生一塊如菉豆大，若觸碎如斷束縷，扯之則長，縱之則縮，後兩鬢發白點，求治。余曰：子素肝病，此部亦屬肝膽經也。夫爪爲筋之餘，膽行人身之側，正與嚙爪生疣等證相應，須滋補腎水以生肝膽，則諸病自愈矣。乃與六味地黄丸服之，二年，白點自退，疣亦不生。

一男子臉患疣，初如赤甚，雜用敷貼之藥，翻張如菌；又用腐蝕，焮大如瘤。此足三陰經虛證悉具，治以補脾肺生肝腎等劑而尋愈。

一男子小腹中一塊，不時攻痛，或用行氣化痰等藥不應。或以爲血鼈，服行氣逐血之劑，後手背結一肬子，漸長寸許，形如鼈狀，肢節間如豆大者甚多。彼泥鼈生子發於外，亦用行血，虛證悉至，左尺洪數，關脈洪數弦。余以爲腎水不能生肝木，以致肝火燥而筋攣，用六味地黄丸生腎水，滋肝血，三月餘諸證悉愈。

一男子因勞役過度，面色青黑，發熱欬嗽，面生肬子，腹内一塊，攻上攻下，作痛口乾，小便秘濇，服消剋之藥愈甚。察其脈，左右關俱弦洪，元氣弱甚，此肝脾受病而筋攣也。投以加味逍遥散，合地黄丸料，元氣遂復。若誤以爲血鼈之類消之，必致不起。

一男子素膏粱醇酒，先便血便結，驚悸少寐，後肛門周生小顆如肬子，如鼠乳，大小不一，用清熱消毒等藥，半載之間，腿内股亦然。又用化痰之藥，寒熱吐痰，頸間俱作，肝腎脈浮數，按之而弱，余以爲足三陰經血虚火熾，法當滋化源。彼不信，别服四物、黄蘗、知母之類，諸證蜂起，此胃氣復傷，各經俱病也。先用補中益氣湯三十餘劑，諸證漸愈。乃朝用前湯，夕用八珍湯，又各五十餘劑，諸證尋愈。於是夕改用六味丸加五味子，又半載諸證悉愈。

一婦人左手背并次指患五六枚，如熟葚，内熱晡熱，月經素不及期。余曰：此因肝脾血虚而有熱也，當調補二經，使陰血生而諸證自愈。不信，乃用艾灸，手腫脹發熱，手指皆攣，兩脅項及胷乳間皆患疣，經行無期。余用加味逍遥散少加炒黑黄連數劑漸愈；乃去黄連，更佐以歸脾湯，其患漸愈；又百餘劑，經行如期；再用地黄丸三料而痊。

一婦小腹内一塊，或時上攻，或時下墜，寒熱胷痞，小便淋漓，或用行氣化痰等劑，前證愈甚，月經兩月餘而一行；或以爲内有肉鼈，啖飲其血而經不行，服驅逐之劑，下血甚多。兩手背結一疣，如大豆許，兩月漸長寸許，又兩月餘，又患數枚，疑以鼈子行於外，仍行驅逐。兩耳下各患腫，又疑爲瘡毒。余曰：此屬肝火血燥也，用加味逍遥、加味歸脾二藥兼服，佐以六味丸，三月餘而愈。

一婦人患疣，用蛛絲纏、芫花綫、螳螂啖、毒藥蝕、著艾灸，大潰腫痛，發熱出血。余曰：此陰血虚也。不信，仍服降火之藥而歿。

《外科正宗》曰：一男子臀瘤五年，形如覆瓢，按之隱隱黑色，此黑粉瘤也。以針破之，按出黑砂兼黑粉，共約碗許；用三品一條鎗插入患内，十餘日，每次捺出黑膜，其瘤漸消。内服十全大補湯，健脾胃，養氣血，月餘而斂。

一男子腮上生瘤半年，形若覆桃，皮色不變，按之微紅，此粉瘤也。針破之，捺去脂粉，插前藥，半月而愈。

一義烏兵士，肩膊下連生小瘤五枚，三月餘，漸發癢異狀，以手捫之，内則喻喻攻動。余視之，内動果如蝦。據此必有異蟲。以針破其一枚，先出紅水一匙，少頃，取出黑嘴粉紅蟲一枚，依然如舊，其人漸覺昏運，此泄氣之過也。餘瘤停止，服補中益氣湯數劑，外以膏蓋。又五六日，患者方健，漸漸破之，仍以補藥十餘服而愈。

一婦人幷一女子，耳後髮際下一寸各生一瘤，半年餘，漸漸而大，此乃粉瘤。用針破之，先出脂粉，後出頭髮數根，長約二尺餘，齊根剪斷，出血少許，俱用插藥，數日化出内膜而愈。以此觀之，知有髮瘤也。

一婦人腰間生一肉瘤，三年餘，方漸微痛。一日潰後，出小蛔三條，長約五寸，置温湯中，遊動半時方息。其時患者形體衰弱，面黄肌瘦，口乾發熱，朝以八味丸，午用人參養榮湯，服至百日外，元氣漸醒；又百日，其口方收。余意度之，其蛔乃經絡氣血所化。

一婦人氣衝穴生瘤，紅紫堅硬，乃血瘤也。請視之，心肝二脈俱洪數，其患得之心氣鬱結，肝氣受傷之故。辭不可治。後請京師明公醫治，其時頭已穿潰，雖强投補托化堅凉血等劑，日潰日爛，終至不應。破經兩月，一旦涌出紫血盆許，隨即身亡。後人問曰：何以致此？余曰：心脈洪數，心火旺也。肝脈弦數，肝氣傷也。火旺逼血妄行，肝氣傷不能藏血，後破之必出血不止，多致危亡。預辭不治者，此意也。

《景岳全書》曰：余於三旬之外，忽於臀下肛門前，骨際皮裹，生一小粒，初如菉豆許，不以爲意，及半年而如黄豆矣，又一年而如皂子，復如栗矣。此時乘馬坐椅，皆有所礙而漸至痛矣。然料此非敷藥可散，又非煎藥可及。使其日漸長大，則如升如斗，懸掛腰股間，行動不便，豈不竟成廢人乎？抱憂殊甚。謀之識者，皆言不可割刺，恐爲禍不小。余熟籌數月，莫敢妄動。然竊計此時乘小不取，則日後愈大愈難矣，將奈之何？嘗見人臀股間受箭傷者，未必即死，此之利害，不過如是，遂決意去之。一日，飲酒微醺，乘醉以柳葉針刺之，所出者皆如豆腐白皮之屬，蓋即粉瘤也。刺後頓消，余甚快然。及兩日後，則腫如熱癰，余以會通膏貼，三日膿潰而愈，余又快然。不兩日，又腫起，更熱更大，余則大懼大悔，謂瘤贅誠不可刺也。然無奈，復以會通膏貼之，又三日而大潰，出一囊如魚胞者，然後收口全愈。今愈後數十年，此間仍有一小窽，誠險證也。向非余之勇決，則此後不知作何狀；使開之再遲，則真有不可收拾者。是以病不早治，則不知所終，此亦可爲治病者之鑑。

古今圖書集成醫部全録卷三百七十六

外科熱瘡痤疿門

黄帝素問

生氣通天論

汗出偏沮，使人偏枯。汗出見濕，乃生痤疿。膏粱之變，足生大疔。受如持虚，勞汗當風，寒薄爲皶，鬱乃痤。

註 夫皶與痤疿，乃血滯於膚表之輕證，蓋言陽氣外衛於皮膚之間，爲邪所薄，則淡滲於皮毛之血而爲病矣。故曰汗出偏沮，使人偏枯者，言陽氣之若天與日，宜普遍於九州也。乃生痤疿，寒薄爲皶者，言陽氣之外衛而在於皮毛之間也。膏粱之變，足生大疔者，言陽氣之通會於腠理也。

氣交變大論

歲木不及，復則炎暑流火，濕性燥，病寒熱瘡瘍，疿胗癰痤。

註 皆暑熱爲病也。

千金方 唐·孫思邈

熱瘡疿子

凡熱瘡起，便生白膿，即今俗名膿窠瘡是也。其初起即淺，但出黄汁，名肥瘡，又名黄爛瘡。初作亦如肥瘡，喜著手足，常相對生，隨月生死，痛癢圻裂，春夏秋冬，隨瘥劇者，名瘑瘡。

證治要訣　明·戴思恭

疿子

疿，《素問》謂之疿痤，香撲粉入朴硝末，如常撲使，更入少許枯白礬末。

醫學入門　明·李梴

疿痤

夏暑心神鬱燥，熱逼汗漬，成瘡遍身，或出膿血，赤爛如火，用南星、半夏、黄連、黄蘗各一錢，五倍子、黄丹各五分爲末，乾摻。如癢加枯礬、雄黄，常服黄連阿膠丸以清火。熱汗浸漬成瘡，癢痛不止，用黄芪、當歸、防風、荆芥穗、地骨皮、木通各二錢，白礬一兩爲末，每藥一兩，水三大碗，煎五六沸，濾去滓，稍熱，淋洗患處，拭乾避風，少時立效；輕者只用臘雪水和蛤粉敷之。疿痤瘡，因汗出多濕而生，輕者狀如撒粟，用青蒿煎湯洗之，或棗葉亦好。重者熱汗浸漬，匝匝成瘡，用菉豆、滑石末各五錢，綿蘸撲之，磨破成瘡，加黄蘗、棗葉各五錢，片腦少許。

證治準繩　明·王肯堂

痤

痤即小癤，世謂之熱癤是也。王註云：大如酸棗，或如豆，色赤而内有膿血也。

海藏云：汗出見濕，乃生痤疿，爲瘡癤也。

痤色赤腫，内有膿血。

外科正宗 明·陳實功

痤疿

痤疿者，密如撒粟，尖如芒刺，癢痛非常，渾身草刺，此因熱體見風，毛竅所閉，宜服消風散，洗用苦參湯。甚者皮損，匝匝成瘡，以鵝黃散軟絹帛蘸藥撲之。

石室秘籙 清·陳士鐸

皮毛治法

疿瘡，以暑氣傷熱而生也，有雪水洗之更佳，隨洗隨滅。如不能得，有一方最妙，用黄瓜切成片擦之即愈，此從皮毛治之之法也。

方

旋覆花丸

旋覆花三兩　防風　白芷　甘菊花　南星　半夏　石膏　川芎　陳皮　白附子各半兩　蠍梢　殭蠶炒，各三錢

右爲細末，薑汁糊丸梧桐子大，薑湯下三五十丸，食後服。

膿胞瘡方 治熱爲主。

黄芩　黄連　大黄各三錢　蛇牀子　寒水石各二錢　黄丹五分　白礬一錢　輕粉　白芷　無名異各少許　木香少許痛者加

右爲細末，麻油調塗。

又方

蕎麥麪一兩　硫黄八錢，研　水銀製鉛一錢，研　或油或猪膽汁調搽。

白蒺藜散　治熱毒瘡瘙癢，心神煩躁。

白蒺藜炒去刺　白蘚皮　防風　大黄剉炒　赤芍藥　梔子仁　子芩　麥門冬去心焙　元參　桔梗　甘草炙赤剉　前胡去蘆，各一兩

右爲細末，每服二錢，食後用薄荷湯調服。

密陀僧散　治熱毒惡瘡臭爛，久不生肌。

密陀僧　雄黄　雌黄　定粉各半兩　膩粉三錢

右研爲細末，先用柳枝一握、生甘草一兩搥碎，以漿二升，煎六七沸，去滓，稍熱，淋洗瘡淨，拭乾敷之。

白金散　治風毒攻注遍身，及手足生熱瘡，疼痛出黄水。

桂府滑石不拘多少　爲細末，先用虎杖、甘草、豌豆各等分，約半兩許，水一碗，煎上項藥至一碗，去滓微熱，淋洗瘡，水冷拭乾，上摻滑石末，令通身，便睡，至明決愈。

玉粉散　治熱汗浸漬成瘡，腫癢焮痛。

寒水石煅出火毒　定粉各一兩　蛤粉九兩半　白石脂　白龍骨　石膏各半兩　滑石八兩半　粟米粉二兩

右爲細末研勻，每用些少乾擦患處。

七寶散　治熱汗浸漬成瘡，癢痛不止。

白礬一兩　黄芪　當歸　防風　荆芥穗　地骨皮　木通各二兩

右爲粗末，每用藥一兩，水三大碗，煎六七沸，濾去滓，稍熱，淋渫患處，避風少時。

赤石脂散 治痱子磨破成瘡，用此止痛生肌。

赤石脂細研 黄蘗去粗皮剉 蠟茶末各半兩 白麪二兩 龍腦半錢另研

右爲細末研勻，每用時，綿揾撲之。

苦參湯 治痤痱瘡作癢，抓之又疼，生如糠秕，難以安睡。

苦參四兩 大菖蒲二兩

右用河水五瓢，同煎數滚，添水二瓢，蓋片時，臨洗和入公猪膽汁四五枚，淋洗患上，不二三次，全愈。愈後避風，忌食發物。

鵝黄散 治痤痱瘡作癢，抓之皮損，隨後又疼，用此撲之。

菉豆粉一兩 滑石五錢 黄蘗三錢 輕粉二錢

右爲細末，以軟絹帛蘸藥，撲於患上，止痛收乾。

消風散 治風濕浸淫血脈，致生瘡疥，搔癢不絶；及大人小兒風熱癮疹，遍身雲片斑點，乍有乍無，并效。

當歸 生地 防風 蟬蜕 知母 牛蒡子 胡麻 荆芥 蒼朮 苦參 石膏各一錢 甘草 木通各五分 水二鍾，煎八分，食遠服。

單方

痱瘡癢痛：龍腦一錢研、粟米粉五兩研勻，先用棗葉湯洗，後用綿揾撲之。

治痤瘡癢痛，名玉女英：滑石半兩細研，菉豆粉四兩微炒研勻，以綿揾撲之。一方有棗葉一兩。

楝花粉：敷痱子搔癢，用苦楝花，不拘多少，焙乾爲末，入蚌粉、滑石末各少許，研勻，日頻敷之。

暑月汗漬，腋下赤腫及痱瘡：取臘雪水和蛤粉敷之。痱子用香撲粉入朴硝末，如常撲使；更入少許枯礬末。

熱疿瘡，遍身如蠶子：用不灰木、棗葉爲末，瘡上搽之即止。

又方：用慈姑葉陰乾，爲末敷之。

又方：用臘雪以瓶收貯，遇生疿時，以所化水塗敷。

又方：用黄瓜切斷，擦疿子上，即安。

又方：用棗葉煎湯浴之。

又方：用蚌粉四兩，菉豆粉二兩，滑石一兩爲末，乾擦之。

冬霜和蚌粉，敷暑月疿瘡，及腋下赤腫，立瘥。凡收霜以鷄羽掃之瓶中，密封陰處，久亦不壞。

疿子搔癢：取東壁乾土末敷之，隨手愈。《普濟方》

痤疿瘙癢：井泉石生三兩，寒水石煅四兩，腦子半錢，爲末撲之。《總録》

腦上癧瘍：石灰入飯内搗爛合之。《李樓奇方》

夏月疿疱：石灰煅、甘草各一兩，蛤粉二兩，研撲之。《集元方》

軟瘍不愈：爛船底油石灰研末，油調敷之。胡氏方

一切瘡瘍：土朱號丹、牛皮膠等分爲末，好酒一碗衝之，澄清服；以渣敷之，乾再上。《集驗方》

熱疿搔癢：升麻煎湯飲幷洗之。《千金》

冬瓜切片摩疿子甚良。

疿子搔癢：舊屋梁上刮赤白堊末敷之。《普濟方》

瘍毒已破：益母草搗敷甚妙。《斗門方》

瘍子腫毒：鼠黏子葉貼之。《千金》，下同。

些小癧瘍，發熱：粉草節晒乾爲末，熱酒服一二錢，連進數服，痛熱皆止。《精要》

癧疽已潰：牛膝根略刮去皮，插入瘡口中，留半寸在外，以嫩橘葉、地錦草各一握，擣敷其上。牛膝能去

惡血，二草温涼止痛。隨乾隨換，有十全之功也。《經驗方》

瘰癧惡肉：地黄三斤，水一斗，煮取三升，去滓煎稠，塗紙上貼之，日三易。《鬼遺方》

癧毒腫毒：鹿角尖磨濃汁塗之，甚妙。瀕湖方

鬢邊熱癧：貓頭上毛、猪頸上毛各一把，鼠屎一粒，燒研，油調敷之。《壽域方》

癧毒：狗頭骨燒煙，日熏之。《聖惠》

軟癧頻作：露蜂房二枚，燒存性，以巴豆二十一粒，煎清油二三沸，去豆，用油調敷，甚效。《得效方》

癩頭軟癧，及諸熱瘡：用五倍子七個研末，香油四兩，熬至一半，布絞去滓搽之，三四遍即可，勿以水洗之。《普濟方》

乳癧初發：黄明水膠，以濃酢化塗之，立消。《簡便方》

小兒頭上生軟癧，三四年不愈者：老松香二錢，蓖麻子肉四十九粒，二味共研末，用茶油少許，同熬成膏，只作一個，用布攤開貼癧子上，要過七日，揭開即愈。

黑末子：治癧毒。用羊角連肉骨燒存性爲末，酒調三錢，分上下服之，瘡可散。按此方未嘗用服，蓋秘方也。常治面上，或身卒得赤斑，或瘥或瘭毒，不治殺人。以羖羊角燒存性，研令極細末，以鷄子清調塗之，甚效。《本草》亦云然。

軟癧頻發：翠玉膏。通明瀝青八兩，銅緑二兩，麻油三兩，雄猪膽三個，先鎔瀝青，乃下油膽，傾入水中扯拔，器盛，每用緋絹攤貼，不須再換。

頭上軟癧：蝦蟆剥皮貼之，收毒即愈。《活幼全書》

預免瘡癧：凡小兒每年六月六日，照年數吞皂莢子，可免瘡癧之患。大人亦可吞七枚或二十一枚。《扶壽方》

癧癧已潰：芫花根皮搓作撚插入，則不生合，令膿易竭也。《集簡方》

癧子初起：葛蔓燒灰，水調敷之，即消。《千金》

醫案

《儒門事親》曰：一省掾背項常有痤癤，愈而復生。戴人曰：太陽血有餘也。先令涌泄之，次於委中以鈚針出紫血，病更不復作也。

《寓意草》曰：黄鴻軒手臂忽生癰癤，漫腫無頭，痛極莫耐，外科醫者咸謂熱毒所致。揆之平素，淡泊明志，寧静居心，絶無生熱致毒之因，究莫識其所起也。尊公我兼謂昌善議病，盍舍樽俎而一代庖人乎？昌曰：吾議此證，請先爲致賀，後乃言之。瘡瘍之起，莫不有因。外因者，天行不正之時毒也，起居傳染之穢毒也；内因者，醇酒厚味之熱毒也，鬱怒横决之火毒也。治火毒與治諸毒，原自天淵，蓋火與元氣勢不兩立，以寒涼折之，則元氣轉漓矣。鴻軒於此總無其因，不問知爲胎毒之餘也。凡人稟受天地之氣，有清濁之不同，惟純粹以精之體，其福澤壽算，俱不可限量。然從父母搆精而有身，未免夾雜慾火於形骸，所賴者惟在痘瘡一舉，暗將所藏慾火，運出軀外，復其粹精之恒體，如鑛金相似，必經爐火煅鍊，而渣滓與精瑩始分之爲兩。吾嘗以此法觀出痘者之眸子，七八日後開眼之時，黑白分明者精金也，赤筋紅膜包裹者混金也。至於瞳人模糊，神光不現，則全非金矣。鴻軒幼時出痘太多，元氣不能充灌，又爲雜證所妨，臟腑中之火毒雖盡，而軀殼之留滞猶存，所以痘癰之發，必於手足之委中、曲池者，則以零星小毒無處可容，而潛避於呼吸難到之處耳。今之癰疽，正當委中之穴，其爲痘毒何疑？毒伏肘腋之下，原無所害，但粹精之體，微有夾雜，是亦竇鑑之微塵，白璧之微瑕也。日者太和元氣，充滿周身，將十五年前之餘滓，盡欲化爲膿血而出，他人見之爲毒，吾已卜其爲興者機矣。豈有暢於四肢，而不發於事業者哉？治法外用馬齒莧熬膏攻之速破，内用保元湯托之盡出，仍以痘門藥爲治，即日自當痊愈，必不似瘡毒之曠日持久。但不識證，而以治瘡毒寒涼瀉火諸藥投之，適以增楚貽患耳。孰謂外科小恙，可無樽俎折衝之人耶？如法治之，潰出膿水甚多，果不用生肌長肉而自愈。

外科湯火灸凍漆瘡門

千金方 唐・孫思邈

火瘡等病

凡火燒損，慎勿以冷水洗之。火瘡得冷，熱氣更深轉入骨，壞人筋骨難瘥。初被火燒，急向火更炙，雖大痛强忍之，一食久即不痛，神驗。治火燒悶絶不識人，以新尿冷飲之，及冷水和蜜飲之。口噤撥開與之，然後以諸方治之。

儒門事親 元・張從政

凍瘡

經曰：寒瘡流水，俗呼爲凍瘡。或經年不愈者，用野中淨土晒乾，以大蒜研如泥，揑作餅子，如大觀錢厚薄，量瘡口大小貼之，以艾火加於餅上灸之，不計壯數，以泥乾爲度；去乾餅子，再換濕餅子灸，不問多少，直至瘡痂覺痛癢，是瘡可治也。然後口含漿水洗漬，用鷄翎二十莖，縛作刷子，於瘡上刷洗淨。以此洗刷，不致肌肉損傷也。以軟帛拭乾，用木香檳榔散敷之。如夏月醫之更妙。

薛氏醫案 明・薛己

論湯火瘡

湯火瘡證，若發熱作渴，小便赤澀，用四物、山梔、連翹、甘草養陰血以消毒。若患處肉未死而作痛，用四君、芎、歸、山梔、連翹、甘草健脾胃以消毒。若患處肉已死而不潰，用八珍、白芷、甘草補氣血以排膿；如未應，加肉桂。若患處死肉已潰而不收歛，用四君、芎、歸、黄芪健脾胃以生肌；如未應，加炮薑。若小兒患之，或目劄頭摇等證，用四君加芎、歸、山梔健脾胃以清肝木。若食後即有此患，或腹脹作痛，用四君、山梔山楂神麯壯脾氣以消導。大凡初患此證，用神效當歸膏敷之，輕者自愈，重者自腐，良肉易生。其色赤者，乃火毒未盡，必搽至色白爲度。倘患於肢節伸屈之處，若敷此，且免生痂傷礙新肉復潰難痊。倘回禄煙熏致死者，以蘿蔔搗汁灌之即甦，以其辛能散氣也。

醫學入門　明·李梴

湯火瘡

湯泡火燒瘡，初時宜强忍痛，急向火灸，慎勿以冷物熨之，使熱不能出，爛入筋骨。後用寒水石七兩，黄蘗、黄連、黄芩、山梔、大黄、赤石脂各一兩，甚者加冰片少許爲末，酒調或鴨子清調敷；或陣玉丹亦好。

凍裂

冬月下虚身觸寒冷，血濇生瘡，頑滯不知痛癢，内服升麻和氣飲去大黄，外用木香、檳榔、硫黄、吴萸、薑黄、麝香爲末，麻油調搽。

證治準繩　明·王肯堂

湯火瘡

凡湯火傷，急向火灸，雖極痛，强忍一時即不痛，慎勿以冷物搨之，及井底泥敷之，使熱氣不出，爛入肌肉。

手足皴裂

夫秋冬風寒燥烈，人手足爲之皸瘃者，血少肌膚虚，故易傷也。外潤以膏澤，内服益氣和血之藥可也。

外科正宗

明・陳實功

湯火

湯潑火燒，此患原無内證，皆從外來也。有湯火熱極，逼毒内攻；又有外傷寒涼，逼毒入裏。外皮損爛者，以清涼膏、粟殼膏塗之。毒氣入裏，煩躁口乾，二便秘澀者，四順清涼飲下之。泡破，珍珠散摻之自愈。

凍風

凍風者，肌肉寒極，氣血不行，謂肌死患也。初起紫斑，久則變黑腐爛作膿者，以碧玉膏主之，生肌斂口。

漆瘡

漆瘡，由來自異，有感而生也。俗稱木生人感之，非也。但漆乃辛熱有毒之物，人之皮毛腠理不密，故感其毒先發而癢，抓之漸似瘾疹，出現皮膚，傳遍肢體，皮破爛斑，流水作痛，甚者寒熱交作，宜韭菜汁調三白散塗之，服化斑解毒湯。忌浴熱水，兼戒口味。不然，變頑風癬癩，愈而又發者多矣。

石室秘籙　清·陳士鐸

湯火傷

人有無意之中，忽爲湯火所傷，遍身潰爛，與死爲鄰。我有内治妙法，可以變死而生。方名逐火丹，用大黄、生甘草各五錢，當歸四兩，荆芥炒黑、黄芩、防風各三錢，黄芪、茯苓各三兩，水煎服，一劑痛減半，二劑全減，三劑瘡口全愈，真至聖至神之方也。此方妙在重用大黄於黄芪、當歸之内，既補氣血，又逐火邪。尤妙用荆芥、防風引黄芪、當歸之補氣血生新以逐瘀。更妙用茯苓三兩，使火氣盡從膀胱下瀉，而皮膚之痛自除。至於甘草、黄芩，不過調和而清涼之已耳。

凍瘡

凍瘡乃人不能耐寒而肌膚凍死，忽遇火氣，乃成凍瘡。耳上凍瘡，必人用手去温之，反成瘡也。方用黄犬屎，露天久者變成白色，用炭火煅過爲末，再用石灰陳年者妙，各等分，以麻油調之敷上，雖成瘡而爛，敷之即止痛生肌，神方也。若耳上面上雖凍而不成瘡者，不必用此藥，止消荆芥煎湯洗之，三日愈。坐板瘡亦是肌膚之病，止消輕粉一錢、蘿蔔子三錢、冰片半分、杏仁去皮尖十四粒研爲末，以手擦之瘡口上，一日即愈。神效奇絶，無以過也。

方

麻子膏　治火燒皮肉爛壞。

麻子仁一合，碎　柏白皮　柳白皮　山梔子碎　白芷　甘草各二兩右剉細，以猪脂一斤，煎三上三下，去滓，以塗瘡上，日三。

黄蘗散 治湯火傷。

黄蘗 大黄 朴硝 鷄子殼 寒水石各等分

右爲細末，用水調塗，極效。

柏葉散 治湯火傷。

柏葉 梔子仁各一兩 鉛粉研，半兩

右爲細末，以羊髓五大合，鎔化和藥，以木椎研三五百遍，一日三次塗之，瘥。

湯火傷方

大黄 黄芩 黄連 山梔子 黄蘗 知母 川貝母 密陀僧 乳香 没藥 真輕粉 甘草各等分

右爲細末，用鷄子清加蜜調，不住手，時時掃之。

清涼膏 治湯潑火燒。此藥止痛解毒，潤肌生肉。

梔子仁 黄連 白芷各二錢半 生地黄二兩 葱白十莖擘 黄蠟半兩 清麻油四兩

右細剉，於油鐺中煎地黄焦枯色，綿濾去滓澄清，却於鐺内入蠟，慢火熬，候蠟消，傾於磁盒中。用時以鷄羽揾少許塗瘡上，以瘥爲度。

水霜散 治火燒皮爛大痛。

寒水石生 牡蠣煅 朴硝 青黛 輕粉各等分

右爲細末，新水或小油調塗立止。

止痛膏 治灸瘡及湯火傷，日夜啼呼，此藥止痛滅瘢。

松脂 羊脂 猪膏 黄蠟各一分

右取松脂破銚中切脂嚼蠟著松明上，少頃銚内燒諸物皆消，以杯盛汁敷之。松明，是肥松節也。

神效當歸膏　治湯火瘡初起瘭漿，熱毒侵展，焮赤疼痛，毒氣壅盛，腐化成膿。此藥斂口生肌，拔熱毒，止疼痛。

當歸　黄蠟各一兩　麻油四兩

右將當歸入油煎令焦黑，去滓，次入黄蠟急攪化，放冷，以磁盒盛，用時以故帛子攤貼。一方用白蠟。

止痛生肌散　治灸瘡。

牡蠣半兩，煅研　寒水石煅研　滑石研，各一分

右爲細末。凡用之時，切護爪甲，勿令中風，仍須洗瘡令淨，然後摻藥，薄薄令遍，以軟綿帛繫之，候肌生，漸用柏皮膏。

柏皮膏　治灸瘡久不瘥。

柏樹白皮　伏龍肝各四兩　猪脂半斤，煉爲油

右同熬成膏，濾去滓，入磁器中，每用時薄薄塗之，上以油紙隔軟帛裹。

緑雲散　治灸瘡止痛。

柏葉　芙蓉葉并端午日午時採，不拘多少陰乾

右爲細末，每遇灸瘡黑蓋子脱了，即用水調少許，如膏藥攤楮紙上貼之養膿，更無痛楚。

四時貼護方　治灸瘡未著痂，及出膿久不合者。春以柳絮，夏以竹膜，秋以新綿，冬以兎毛

右各隨時貼瘡上。

内補黄芪丸　治針灸傷經絡，流膿不止。

黄芪八兩　當歸洗，三兩　肉桂去皮　木香　乳香另研　沉香各一兩　菉豆粉四兩

右爲細末，生薑汁煮糊爲丸如梧桐子大，每服五十丸，不拘時白湯送下。

東垣潤肌膏 治手足皺濇，皮膚裂開，疼痛不能見風。

珠子瀝青四兩 白黄蠟八錢 乳香二錢

右三味，於鐵器内用文武火熬下瀝青在鐺内，随手便下黄蠟、乳香，次入清芝麻油一二匙，候瀝青盡鎔開，微微熬動，放淨水一大盆於旁，以攪藥用匙取一二滴滴於水中試之，如硬再入油，如軟硬合宜，用新綿濾淨，入水中折疊扯之，以白爲度。油當旋旋入，勿令軟了。以磁器盛，或油紙裹亦得。每用不拘多少，先於火上炙裂子口，却捻合裂子藥，亦火上炙軟，塗於裂子上，用紙少許貼之，自然合矣。

初虞世方 治手足皺裂，春夏不愈者。

生薑汁 紅糟 白鹽 臘月猪膏

右研爛炒熱，擦入皴内，一時雖痛，少頃便皮軟皴合，再用即安。

雉腦膏 治凍瘡久不瘥，年年發歇，先癢後痛，然後腫破出黄水，及血出不止。

雄雉腦一枚，研爛 黄蠟各等分 清油減半

右同於慢火上熬成膏，去滓入磁器中盛，每用塗瘡上。

柏葉膏 治凍瘡手足指欲墮，及耳欲落。

柏葉炙乾爲末，四兩 杏仁去皮研四十個 頭髮一拳大 食鹽半兩，研 乳香二錢半，研 黄蠟一兩 油一斤

右先煎油沸，次下前五味藥，待髮盡再下黄蠟攪匀，磁盒收。先以熱小便洗瘡，以綿拭乾，後以藥塗，即以軟帛裹，勿令寒氣侵入，每日一换。如瘡漸瘥，三四日一换。

四順清涼飲 治湯潑火燒，熱極逼毒入裏，或外被涼水所激，火毒内攻，致生煩躁内熱，口乾，大便秘實者，服此。

連翹 赤芍 羌活 防風 當歸 山梔 甘草各一錢 大黄炒，二錢

右，水二鍾，燈心二十根，煎八分，食遠服。

珍珠散　治湯潑火燒，腐皮已盡，疼痛已止，用此摻即愈。

珍珠一錢，新白者入豆腐内，煮數沸，研至無聲　青缸花五分　真輕粉一兩

右三味，共研千轉，細如飛麪，方入罐收。凡下疳初起皮損，搽之即愈。腐爛疼痛者，甘草湯洗淨，猪脊髓調搽。如諸瘡不生皮者，用此乾摻即可生皮。又婦人陰蝕瘡或新嫁内傷痛甚者，亦用此搽極效。湯潑火燒痛甚者，用玉紅膏調搽之。

三白散　治漆瘡。

杭粉一兩　石膏三錢　輕粉五錢

右爲末，韭菜汁調敷，紙蓋。如無韭菜汁，涼水調敷。

化斑解毒湯　治漆瘡遍身癢痛者。

元參　知母　石膏　人中黄　黄連　升麻　連翹　牛蒡子各一錢　甘草五分　水二鍾，淡竹葉二十片，煎八分，不拘時服。

碧玉膏　治凍風，皮肉損爛，膿水淋漓，癢痛不止者。

輕粉　杭粉各一兩　白蠟五錢　乳香　没藥各三錢　冰片二錢　用公猪淨熟油五兩，同白蠟熬化，傾入碗内，入上藥和勻，水内頓一時取起，臨用抿脚挑膏手心中搽化，攤油紙上，用葱頭洗淨瘡，對患貼之。

單方

湯火灼爛：白蘞末敷之。《外臺》

湯火傷灼：酢調黄土塗之。《談野翁方》

又方：用炭末香油調塗之。《濟急方》

炙瘡腫痛：竈中黄土末煮汁淋之。《千金》

湯火傷灼：用青瓷碗片爲末，水飛過，和桐油敷數次，瘥。《多能鄙事》
又方：取多年屋上吻獸爲末，油和塗之，立效。《事親》
又方：胡粉羊髓和塗之。《千金》
又方：青竹燒油，同鐵銹搽之。《積德堂方》
火瘡敗壞：雲母粉和生羊髓敷之。《聖惠》
湯火灼傷：銀朱研細，菜油調敷二次，愈。《多能鄙事》
油傷火灼，痛不可忍：石膏末敷之，良。《梅師方》
湯火傷灼：年久石灰敷之，或加油調。《肘後方》
又方：皂礬和涼水澆之，其疼即止，腫亦消。《經驗方》
熱油火灼，除痛生肌：丹參八兩剉，以水微調，取羊脂二斤，煎三上三下，以塗瘡上。《肘後方》
湯火傷灼：白芨末油調敷之。趙真人方
又方：餅爐中灰，麻油調敷，不得著水，仍避風。《衍義》
又方：苦參末油調敷之。《寶鑑》
又方：石苔焙研敷之。《海上方》
又方：虎骨炙焦研敷，神效。《外臺》
又方：白膠水煎令稠，待冷塗之。《斗門方》
湯火傷灼：劉寄奴搗末，先以糯米漿鷄翎掃上，後乃摻末，并不痛，亦無痕，大驗之方。凡湯火傷，先以鹽末摻之，護肉不壞，後乃摻藥爲妙。《本事方》
湯火傷瘡：葵菜爲末敷之。
又方：瓶盛麻油，以筯就樹夾取黄葵花，收入瓶内，勿犯人手，密封收之。遇有傷者，以油塗之甚妙。

《經驗方》

又方：大黄生研，蜜調塗之，不唯止痛，又且滅瘢。此乃金山寺神人所授方也。《夷堅志》

又方：蓖麻子仁、蛤粉等分研膏，湯傷以油調，火灼以水調，塗之。《録驗》

火瘡滅瘢：赤地利末油調塗。《聖惠方》

又方：瓦松、生柏葉同搗敷，乾者爲末。《摘要》

灸瘡不斂：瓦松陰乾爲末，先以槐枝葱白湯洗，後摻之立效。

湯火傷灼：胡麻生研如泥，塗之。《外臺》

湯火傷灼未成瘡者：用小麥炒黑，研入膩粉，油調塗之。若犯冷水，必令爛。《袖珍方》

火燎成瘡：炒麵，入梔子仁末，和油敷之。《千金》

湯火傷灼：大麥炒黑研末，油調搽之。

又方：用稻草灰冷水淘七遍，帶濕攤上，乾即易。若瘡濕者，焙乾，油敷二三次，可愈。《易簡方》

湯火傷灼：粟米炒黑，投水澄取汁，煎稠如糖敷之，能止痛滅瘢痕。一方半生半炒研末，酒調敷之。《纂要》

湯火灼瘡：大豆煮汁，飲之易愈，無斑。

火燒成瘡：白糖燒灰，粉之即燥，易瘥。《小品方》

又方：以酸酢淋洗，併以酢泥塗之甚妙，亦無瘢痕。

又方：菜子油調蚯蚓屎塗之。《簡便方》

又方：生蘿蔔搗塗之，子亦可。《總録》

又方：苦壺盧瓢燒灰敷之。《集簡方》

又方：五月五日掐黄瓜入瓶内，封掛簷下，取水刷之，良。《摘要》

又方：絲瓜葉焙研，入辰粉一錢，蜜調搽之，生者搗敷，一日即好。《海上方》

火燒成瘡：胡桃仁燒黑研敷。

熱油燒痛：以白蜜塗之。《濟急仙方》

火毒生瘡：凡人冬月向火，火氣入内，兩股生瘡，其汁淋漓，用黄蘗末摻之立愈。《醫説》

火灼爛瘡：榆白皮嚼塗之。《千金髓》

湯火灼瘡：柳皮燒灰塗之，亦可以根白皮煎猪脂頻敷之。《肘後方》

又方：經霜桑葉燒存性爲末，油和敷之，三日愈。《正傳》

又方：油調芙蓉末敷之。《奇效方》

又方：猪膽調黄蘗塗之。《外臺》

又方：狗毛細剪，以烊膠和毛敷之，痂落即瘥。《梅師方》

又方：濕牛屎擣塗之。姚和衆

又方：甘草煎蜜塗之。《李樓奇方》

又方：竹蠹蛀末敷之。《外臺》

火燒：以好酒洗之，又以鹽敷其上；如皮塌者，以酒熬牛皮膠敷之。

湯傷：以淋過第二次灰滓敷之，立安。

熱酒傷：糯米粉炒黑爲末，酒調敷之。

湯火灼未成瘡者：用艾白根燒灰，鷄子黄和敷之。如成瘡，用白蜜封之，以竹中膜貼上，日三。

治湯火瘡：麩皮炒黑灰爲末，敷上神妙。此方有補性，始終皆可用。

湯火瘡：取舊烹銀爐中燒過焦黄土，研細如粉，以生薑調於帛上貼之，痛止。

又方：用鎔銀罐子細末，油調敷，佳。

治火瘡未起：梔子仁燒灰，麻油和封之，厚乃佳。已成瘡，燒白糖灰粉敷之，燥即瘥。一方用鷄子清調塗。

治湯火燒：方用蕎麥麪炒黄色，蜜水調敷，如神。《奇效方》

保生救苦散：治火燒熱油所損，或至肌肉亦脱，一切犬齧損傷，幷刀斧所傷。用生寒水石，不計多少，爲極細末，油調塗之或乾上，然不如油調，其痛立止，幷不作膿，無分毫苦楚，日近完復，永無破傷風證。

湯火所傷，赤爛熱痛：赤石脂、寒水石、大黄各等分爲末，以新汲水調塗傷處。

火燒：用桐油、水銀各等分，二件以柳條不住手攪成膏，再入大黄末、石膏末，和以牛皮膠，入少水鎔開，外用猫兒肚底毛細剪，摻上貼之。

緑白散：治湯熨火燒疼痛。用苦參不拘多少爲細末，再以小油調搽，凡被燒油傷，痛不可忍，取厠下黑淤泥，量傷大小，斟酌多少，次以老薑汁、麻油十分之一，共研令勻，搽傷處立愈。以青黛敷之亦妙。

湯火傷：蛤粉散，以蛤蜊殻不拘多少，炙焦黄爲細末，用生油調如膏，敷之如冰，仍無痕。一方以蜜水調敷之，疼立止，不膿不瘢。吳内翰居鄉中，鄰家釜翻，一小兒自頭至踵皆傷，急以敷之，啼立止，遂無恙。唯才傷隨手用即效，少緩即不及。當須先合以備用。

湯火燒瘡：以側柏葉入臼中，濕搗令極爛如泥，冷水調作膏，敷傷處，以帛子繫定，三二日瘡當歛，仍滅瘢。

又方：柏葉燒灰存性爲末，以鷄子清調敷，如乾再上；或蜜調亦可；或搗末，以脂調塗瘡上，乾即易。

人向火，生火斑成瘡有汁，及治火氣入瘡：用黄蘗、薄荷爲末，乾摻之即愈。一方用黄蘗皮爲末，摻之立愈。薄荷煎塗亦可。

湯火瘡：先以酒洗，次以楊梅樹皮爲末，香油調敷。

又方：髮一束，香油煎，以髮盡爲度，放冷，搽患處，驗。

紫雪：治湯盪火燒，疼不可忍，或潰爛成惡瘡。用松樹皮燒灰二錢，瀝青一分，研爲細末，清油調敷，濕則乾摻。忌冷水洗。日三。一方不用瀝青，以松樹皮陰乾爲細末，入輕粉少許，生油調敷。如敷不住，絹帛縛定，即生痂。

雞黄油：治湯火傷。用雞子煮熟去白用黄，於銀石鍋内炒乾再炒，直待都化作油，去火毒，毛翎掃下，入韶粉、夜明沙爲末，香油調敷；濕則乾摻之。

治湯燒火燒瘡，止痛生肌：大黄末一兩微炒，當歸末一兩，用燭油調搽，或芝麻油調搽，乾摻亦可。

罌粟膏：治湯潑火燒，皮肉損爛，疼苦焮熱，起泡流水者。麻油四兩，罌粟花十五朵，無花以殼代之，浸油煎枯濾清，將油再入杓内，下白蠟三錢熬化，傾入罐内，待四邊將凝時，下真輕粉細末二錢攪匀，水内頓冷取起，臨用將泡挑破，用抿脚挑膏手心中搽化，搽患上，軟綿紙蓋紮，日换二次，其疼即止。次日，將軟帛挹淨腐皮，再搽之，自愈。《正宗》

湯火傷瘡：小老鼠泥包燒研，菜油調搽塗之。《談野翁方》

又方：死老鼠以臘月猪油煎令消盡敷之，則不作瘢，神效。《千金》，下同。

火燒悶絶不省人事者：新尿頓服二三升，良。

湯火傷灼，令不痛易愈無痕：用人精、鷹屎白塗之；或女人精汁頻塗亦妙。

湯火傷瘡多年：乾白螺螄殼煅研，油調敷。《濟寮》

又方：鷄子清酒調勤洗，即易生肌。忌發物。或生敷之亦可。《經驗秘方》

灸瘡腫痛：薤白一升，猪脂一斤切，以苦酒浸一宿，微火煎，三上三下，去渣塗之。《梅師方》

灸火火毒入内，兩股生瘡，汁水淋漓：用薄荷煎汁頻塗，立愈。《醫説》

灸瘡不瘥：車缸脂塗之。《千金》，下同。

又方：鷗鯽骨、白礬等分爲末，日日塗之。

灸瘡癢痛不瘥：楸葉頭及根皮爲末敷之。《聖惠》

灸瘡血出不止：用死蜣蜋燒研，猪脂和塗。《千金》

炙瘡不愈：芙蓉花研末敷之。《良方》

凍瘡破爛：大黄末水調塗之。《寶鑑》

手足皸裂：白芨末水調塞之，勿犯水。《濟急方》

又方：附子去皮爲末，面調塗之，良。《試驗方》

手足凍瘡：山藥一截，磨泥敷之。《儒門事親》

又方：老絲瓜燒存性，和臘猪脂塗之。《海上方》

耳足凍瘡：橄欖核燒研，油調塗之。《乾坤生意》

手足皴裂：川椒四合，以水煮之，去滓漬之，半食頃出，令燥，須臾再浸，候乾塗，猪羊腦髓，極妙。《勝金方》

又方：生白果嚼爛，夜夜塗之。

凍脚裂坼：蒸熱藕搗塗之。

凍瘡裂痛：乳汁調黄蘗末塗之。《事親》

又方：大楓子搗泥塗之。《壽域》

脚跟皴裂：用頭髮一大握，桐油一碗，瓦器内熬，候油沸髮鎔，出火攤冷，以瓦器收貯，不令灰入，每用百沸湯泡洗皴裂令軟，敷其上即安。一方加水粉。

脚指縫皴裂或爛瘡：鵝掌黄皮焙乾，燒存性爲末，乾則桐油調塗，濕則摻之。

又方：以酒酵猪胆洗，并敷之。《肘後方》

又方：牛鼻繩末和五倍子末頓入，薄紙貼之。《救急方》

又方：牛髓敷之。

又方：五倍子末，同牛骨髓填納縫中，即安也。《醫方大成》

凍指欲墮：馬屎煮水漬半日，即愈。《千金》

凍耳成瘡：白蘞、黄蘗等分爲末，生油調搽。《談野翁方》

又方：生薑自然汁熬膏塗。《暇日記》

脚上凍瘡：濃煎黄蠟塗之。姚和衆

又方：兎腦髓生塗之。《聖惠》

又方：以酢洗足，研藕敷之。

冬月手足坼裂：黄蠟膏。用清油半兩，盞内慢火煎沸，入黄蠟一塊同煎鎔，入光粉、五倍子末少許，熬令稠紫色爲度。先以熱湯洗，火上烘乾，即用藥敷，以紙貼之，其痛立止。入水亦不落。若入粉多則硬，可以火炙軟敷之。一方無五倍子。

凍瘡：用茄根燒灰，洗了，用雀兒腦髓塗之。

又方：桐油煎熱，調密陀僧末敷之。丹溪

又方：五倍子煎湯洗之。

漆瘡搔癢：穀精草煎湯洗，甚速效。

又方：莽草葉煎湯洗之。

又方：無名異末，以水調敷。

又方：以磨刀石下滓泥塗之，取瘥止，大驗。《千金》，下同。

又方：爛擣七姑草封之。

又方：鐵漿頻洗之愈。

又方：芒硝湯洗之。

又方：白礬湯拭之。

又方：油調貫衆末塗之。
又方：韭葉杵敷。《斗門方》
又方：挼慎火草塗之。《外臺》
又方：鷄腸草搗塗之。《肘後方》
又方：白菘菜搗爛塗之。
又方：莧菜煎湯洗之。
又方：用川椒煎湯洗之。凡至漆所，嚼川椒，塗鼻上，不生漆瘡。
又方：乾荷葉煎湯洗之，良。《集驗方》
又方：宜啖猪肉嚼穄谷塗之。《千金》，下同。
又方：猪膏頻塗之。
又方：芥菜煎湯洗之。
又方：生柳葉三斤，冬用皮煎湯，適寒温洗之。
又方：生螃蟹一味，取黄塗敷，日三五次。
又方：羊乳敷之。《千金翼》
又方：鷄子黄塗瘡上，乾則易之，不過三次。
又方：黄櫨木煎湯頻洗之。
漆瘡久不瘥：用漆草搗爛，敷患處立效。

針灸

《衛生寶鑑》曰：寒瘡流水，俗呼爲凍瘡。或經年不愈者，用野田中淨土晒乾，以大蒜研如泥，捏作餅子，如大觀錢厚薄，量瘡口大小貼之，以艾火加於餅上灸之，不計壯數，以泥乾爲度。去乾餅子，再換濕餅子灸，不問多少，直至瘡痂覺痛癢，是瘡可治也。然後口含漿水洗淨，用鷄翎二十莖，縛作刷子，於瘡上刷洗淨。以此洗刷，不致肌肉損傷也。以軟帛拭乾，用木香檳榔散敷之。如夏月醫之更妙。

《證治準繩》曰：足跟紅腫凍瘡，取左足指面後跟赤白肉際骨下，刺入三分，彈針出血，可灸三七壯。

足跟凍瘡潰破，用葱椒湯洗，刮去腐，用三稜針出血，將馬屁勃入生牛骨髓調和敷之，效。

醫案

《元史》郝經傳曰：經字伯常，其先潞州人，徙澤州之陵川，家世業儒，祖天挺元裕嘗從之學。金末，父思温避地河南之魯山，河南亂，居民匿窖中，亂兵以火熏灼之，民多死。經母許亦死，經以蜜和寒葅汁决母齒飲之，即蘇。時經九歲，人皆異之。

《儒門事親》曰：戴人女僮，足有寒瘍，俗云凍瘡，戴人令服舟車丸、濬川散大下之，其瘡遂愈。人或疑之，戴人曰：心火降則寒消，何疑之有！

《李杲十書》曰：老人路次方城北獨樹店之客舍，有推小車者，皮膚皴裂甚痛，兩手不能執轅，足不能履地，而車上宿製潤肌膏敷之即效，明日遂行。自後屢用屢效。

《薛己醫案》曰：一男子孟冬火傷臂作痛，喘嗽發熱，此火毒刑肺金之證，用人參平肺散治之，喘嗽乃止。因勞又惡寒發熱，此氣血虚也，以八珍湯加桔梗、白芷治之而退；再加薄桂三分，以助藥勢，温氣血，壞肉潰之而愈。

馮氏子患火瘡，驟用涼藥敷貼，更加腹脹不食，予以人參敗毒散加木通、山梔治之，外以柏葉炒爲末，麻油調搽，漸愈。嘗用煮柏汁上浮脂，調銀硃塗之，更效。若用涼藥，逼火毒入内，多致不救。

一男子因醉被湯傷腿，潰爛發熱，作渴飲水，脈洪數而有力，此火毒爲患，用生地、當歸、芩、連、木通、葛根、甘草十餘劑，諸證漸退；却用參、芪、白朮、芎、歸、炙草、芍藥、白芷、木瓜，新肉將完。因勞，忽寒熱，此氣血虛而然也，仍用參、芪之藥加五味子、酸棗仁而安；又月餘而瘡痊。

一男子火傷兩臂焮痛，大小便不利，此火毒傳於下焦，用生地黄、當歸、芍藥、黄連、木通、山梔、赤茯苓、甘草一劑，二便清利，其痛亦止；乃以四物、參、芪、甘草、白芷而壞肉去，又數劑而新肉生。

一婦人湯傷胷大潰，兩月不斂，脈洪大而無力，煩躁發熱，日晡益甚，此陰血虛火毒乘之而爲患耳，用四物湯加柴胡、丹皮，熱退自涼；更用逍遥散加陳皮以養陰血壯脾胃，腐肉去而新肉生。

《證治準繩》曰：一女年數歲，嚴寒上京，兩足受凍不仁，用湯泡漬，至春十指俱爛，牽連未落。予用托裏之劑助其陽氣，自潰脱，得保其生。此因寒邪遏絶，陽氣不至，又加熱湯泡漬，故死而不痛也。余嘗見人之嚴寒而出，凍傷其耳，不知痛癢，若以手觸之，其耳即落。當以煖處良久，或熱手熨之，無恙。若以火烘湯泡，其耳即死，至春必潰脱落矣。北方寒氣，損人若此，可不慎之！

古今圖書集成醫部全録卷三百七十七

外科跌打金刃竹木破傷門

黄帝素問

脈要精微論

肝脈搏堅而長，色不青，當病墜若搏。因血在脅下，令人喘逆。

註　肝主血而主色，脈盛而色不見者，血畜於下也。當病墜傷或爲手搏所傷，血凝脅下，故喘逆也。

金匱要略　漢·張機

金瘡脈證

寸口脈浮微而濇，法當亡血，若汗出。設不汗者，其身有瘡，被刀斧所傷，亡血故也。

脈經　晉·王叔和

論脈

從高顛仆，内有血，腹脹滿，其脈堅强者生，小弱者死。

金瘡血出太多，其脈虚細者生，數實大者死。

金瘡出血，脈沉小者生，浮大者死。

砍瘡出血一二石，脈來大者二十日死。

砍刺出血不止者，其脈止脈來大者七日死，滑細者生。

千金方 唐·孫思邈

打撲諸傷損

凡被打損，血悶搶心，氣絶不能言，可擘開口，尿其中令下咽，即醒。又墮車落馬及車碾木打，已死者，以死人安著，以手袖掩其口鼻眼上，一食頃活，眼開與熱小便二升。

金瘡

治金瘡者，無大小冬夏，及始初傷血出，便以石灰厚敷裹之，既止痛，又速愈。無石灰，灰亦可用。若瘡甚深，未宜速合者，内少滑石，令瘡不時合也。凡金瘡出血，其人必渴，當忍之。噉燥食幷肥膩之物以止渴，慎勿鹹食。若多飲粥及漿，犯即血動溢出，殺人。又忌嗔怒大言笑，思想陰陽，行動作勞，多食酸鹹，飲酒熱羹臛輩，瘡瘥後猶爾，出百日半年，乃可復常也。

河間六書 金·劉完素

破傷風論

夫風病者，百病之始也。清淨則腠理閉拒，雖有大風苛毒而弗能爲害也。故破傷風者，通於表裏，分别陰陽，同傷寒證一例施治。閭閻庸鄙，往往有不知者。只知有發表者，不知有攻裏者、和解者。此汗下和三法也，亦同傷寒證。有在表者，有在裏者，有在半表裏者。在裏宜下，在表宜發汗，在表裏之間宜和解。然汗下亦不可過其法也。故破傷風者，從外至内，甚於内者則病甚也。因此卒暴傷損風襲之間，傳播經絡，至使寒熱更作，身體反强，口噤不開，甚者邪氣入臟，則分汗下之治。諸瘡不差，榮衛虚，肌肉不生，瘡眼不合者，風邪亦能外入於瘡，爲破傷風之候，故諸瘡不差。吁！世皆言著灸爲上，而不知火熱客毒逐經，諸變不可勝數。微則發熱，甚則生風而搐，或角弓反張，口噤目斜，皆因瘡鬱結於榮衛，不得宣通而然。亦有破傷不灸而病此者。瘡著白痂，則瘡口閉塞，氣難通泄，故陽熱易爲鬱結，而熱甚則生風也。故表脈浮而無力者太陽也，脈長而有力者陽明也，脈浮而弦小者少陽也。太陽宜汗，陽明宜下，少陽宜和。若明此三法，而治不中病者，未之有也。

破傷風，風熱燥甚，怫鬱在表，而裏氣尚平者，善伸數欠，筋脈拘急，或時惡寒，或筋惕而搐，脈浮數而弦也，宜以辛熱治風之藥，開冲結滯而愈。猶傷寒表熱怫鬱，而以麻黄湯辛熱發散也。凡用辛熱開冲風熱結滯，宜以寒藥佐之則良，免致藥中病而風熱轉甚也。如治傷寒發熱，用麻黄、桂枝加黄芩、知母、石膏之類是也。若止以甘草、滑石、葱、豉寒藥發散甚妙。若表不已，漸傳入裏，裏未大甚而脈弦小者，宜以退風熱開結滯之寒藥調之，或微加散風辛熱藥亦得。猶傷寒在半表半裏，而以小柴胡和解之也。若裏勢已甚，而舌强口噤，項背反張，驚惕搐搦，涎唾稠黏，胷腹滿塞，便溺秘結，或時汗出，脈沉洪數而弦也。然汗出者由風熱鬱甚於裏，而表熱稍罷，則腠理疎泄而心火熱甚，故汗出也。法宜除風散結寒藥下之，後以退風熱開結滯之寒藥調之，則熱退結散而風自愈矣。

活法機要 元·張潔古

墜損

夫從高墜下，惡血留於内，不分十二經絡，醫人俱作風中肝經，留於脅下，以中風療之。血者皆肝之所主，惡血必歸於肝，不問何經之傷，必留於脅下，蓋肝主血故也。痛甚則必有自汗，但人人有汗出，皆屬風證，諸風皆屬於肝木，況敗血凝泣，逆其所屬，入於肝也。從高墜下，逆其上行之血氣，非肝而何？非傷寒無汗，既曰汗，必自風化之也，故以破血行經藥治之。

若登高墜下，重物撞打，箭鏃刃傷，心腹胷中停積鬱血不散，以上中下三焦分之，别其部分。上部，易老犀角地黄湯、中部桃仁承氣湯、下部抵當湯之類下之，亦可以小便酒同煎治之。

更有内加生地黄、當歸煎者，有加大黄者。又法，虚人不禁下者，以四物湯加穿山甲煎服妙。亦有花蕊石散，以童子小便煎或酒服之者。此藥與前寒藥，正分陰陽，不可不辨也。若瘀血已去，用復元通氣散加當歸煎服，亦可。

丹溪心法 元·朱震亨

跌撲損傷

跌撲損傷，須用蘇木和血，黄連降火，白朮和中，童便煎妙。在下者，可先須補接，後下瘀血；在上者，宜飲韭汁，或和粥吃。切不可飲冷水。血見寒則凝，但一絲血入心即死。

破傷風

破傷風多死，治宜防風、全蠍之類。非全蠍不開，十個爲末，酒調，日三次。

破傷風血凝心，鴉翅燒灰存性，研細，酒調一錢。

證治要訣 明·戴思恭

顛撲

仆踣不知曰顛，兩下相搏曰撲，其爲損一也。因顛撲而迷悶者，酒調蘇合香丸，或鷄鳴散，或和氣飲加大黄，入酢少許煎；或童便調黑神散，不用童便，用蘇木煎酒調亦得。顛撲傷疼，酒調琥珀散極佳。再用烏藥順氣散以治之，風腰疼尤宜。有顛撲人服藥，并熏洗搽藥，皆不效自若；或教以用白芍藥、赤芍藥、威靈仙、乳香、没藥各等分，爲細末和匀，酒調服之，隨即痛减其半。

刀傷

刀傷血不止，一味白芍藥散，白酒調服，即以散摻傷處。或其血出不透，致惡血壅滯，傷處赤腫，或攻四肢頭面，并鷄鳴散，或煎紅花調黑神散。其有血出不止，勢難遏者，用龍骨、乳香等分研末窒患處，蛇魚草搗塞尤妙。非特可治刀傷，撲血不止亦可。

醫學正傳 明·虞摶

破傷風

《内經》云：風者，百病之始也，清淨則腠理閉拒，雖有大風苛毒而弗能爲害也。若夫破傷風論，因事擊破皮肉，往往視爲尋常，殊不知風邪乘虚而客襲之，漸而變爲惡候。又諸瘡久不合口，風邪亦能内襲；或用湯淋洗，或用艾焚灸，其湯火之毒氣，亦與破傷風邪無異。其爲證也，皆能傳播經絡，燒爍真氣，是以寒熱間作，甚則口噤目邪，身體强直，如角弓反張之狀，死在旦夕，誠可哀憫。治之之法，當同傷寒處治。因其有在表、在裏、半表半裏三者之不同，故不離乎汗下和三法也。是故在表者汗之，在裏者下之，在表裏之間者宜和解之。又不可過其法也。閭閻野人，多不識此證，殺人甚易。早不求醫治療，而袖手待斃，哀哉！

醫學入門　明·李梴

折傷

折傷有傷身體，或墜跌打撲，倒壓閃脞，氣血鬱遏而破，或金刃傷皮出血，外損筋骨者可治；内損臟腑裏膜及破陰子耳後者，皆不治。

未出血者，宜蘇木去瘀，黄連降火，白朮和中，三味用童便入酒煎服，在上者宜韭汁和粥吃，在下者可下。血冷則凝，不可飲冷水，引血入心則死。消瘀鷄鳴散、花蕊石散、順氣木香匀氣散，加童便、紅麯或紅酒。已出血者，急用陳王丹止血，先服補托藥而後消瘀。虚甚者亦不敢下。血虚者四物湯加穿山甲。氣虚者用蘇木、參、芪、當歸、陳皮、甘草服半月，脈散漸收，方敢以煎藥調下自然銅末一味，空心服之。如骨不碎折者忌用。素虚損甚者，紫河車丹去麝香。但損傷妙在補氣血，或被寒冷者，先宜散寒。

折傷專主血論，非如六淫七情，有在氣在血之分。然肝主血，不問何經所傷，惡血必歸於肝，流於脅，鬱於腹，而作脹痛或增寒熱，實者下之；虚者當歸鬚散、復元活血湯調之，或十全大補湯加香附、陳皮、貝母等分，水煎服。

凡損傷瘡口忽乾，毒攻腹内，恍惚煩悶嘔吐，及已出血多，而又嘔血不止者，難治。初起嘔吐者，用平胃散爲末内服，外用薑汁調敷。破傷風浮腫者江鰾丸，氣弱者只用蜜導法。

或始而出血過多，或瘡口早合，瘀血停滯，俱是血分受病。血屬陰，五臟所主，始雖在表，隨即入裏，故多死也。宜養血當歸地黃湯、活神丹、托裏散、内托十宣散以防毒陷；外用魚鰾散，或用鼠頭骨爲末，臘月猪脂調敷。

破傷

又有破傷水濕，口噤强直者，用牡蠣爲末敷之，仍以甘草煎湯調服二錢。

或病已十分安痊，而忽有口噤反張，筋搐痰壅，似破傷風證，又似痓證，其實乃氣血俱虚也。凡癰疽潰後，膿血大泄，陽隨陰散變證，只宜大補氣血，果係風痓，亦不宜以風藥治之。血虚者，四物湯加參、朮；氣虚者，補中益氣湯去升麻、陳皮，加酒炒黑黄蘗、五味子、麥門冬、肉桂大劑服之。氣血俱虚，汗多作渴寒熱者，十全大補湯加桂、附、麥門冬、五味子；呃逆者，托裏温中湯。若妄投風藥者死。

杖瘡

杖瘡，於法本不當治。據古方破瘀去血爲先，一杖畢，即飲童便和酒，不可吃茶，免血攻心。待神氣定後，體盛者，用鷄鳴散下之；體薄者，瘡攻寒熱，惡心少食，宜當歸鬚散加柴胡、羌活。氣鬱，加木香；心腹脹痛，加童便；心下脹滿，氣不通暢，加木香、檳榔。外用熱豆腐鋪在杖處，其氣如蒸，其肉即紫；復以熱豆腐鋪之，以紫肉散盡淡紅爲度。出膿血潰爛者亦宜。甚者内服乳香定痛散，隨以熱酒盡量而飲。虚者，潰後宜大補氣血脾胃，兼吞紫河車丹，最易平復。外貼黄蠟膏、馬齒膏。凡杖瘡忽乾，毒攻腹内，恍惚煩悶嘔吐者，難治。

薛氏醫案 明·薛己

正體主治大法

一脅肋脹痛，若大便通和，喘欬吐痰者，肝火侮肺也，用小柴胡湯加青皮、山梔清之。若脅腹脹痛，大便不通，喘欬吐血者，瘀血停滯也，用當歸導滯散通之。《内經》云：肝藏血，脾統血。蓋肝屬木，生火侮土，肝火既熾，肝血必傷，脾氣必虚，宜先清肝養血，則瘀血不致凝滯，肌肉不致遍潰；次壯脾健胃，則瘀肉易潰，新肉易生。若行尅伐，則虚者益虚，滯者益滯，禍不旋踵矣。

一肚腹作痛，或大便不通，按之痛甚，瘀血在内也，用加味承氣湯下之；既下而痛不止，按之仍痛，瘀血未盡也，用加味四物湯補而行之。若腹痛按之不痛，血氣傷也，用四物湯加參、芪、白朮補而和之。若下而脅反痛，肝血傷也，用四君、芎、歸補之；既下而發熱，陰血傷也，用四物、參、朮補之；既下而惡寒，陽氣傷也，用十全大補湯補之；既下而惡寒發熱，氣血俱傷也，用八珍湯補之；既下而欲嘔，胃氣傷也，用六君、當歸補之；既下而泄瀉，脾腎傷也，用六君、肉果、破故紙補之。若下後手足俱冷，昏憒出汗，陽氣虚寒也，急用參附湯；吐瀉手足俱冷，指甲青者，脾腎虚寒之甚也，急用大劑參附湯；口噤手撒，遺尿痰盛，唇青體冷者，虚極之外證也，急投大劑參附湯，多有得生者。

一肌肉間作痛，營衛之氣滯也，用復元通氣散；筋骨作痛，肝腎之氣傷也，用六味地黄丸。内傷下血作痛，脾胃之氣虚也，用補中益氣湯；外傷出血作痛，脾肺之氣虚也，用八珍湯。大凡下血不止，脾胃之氣脱也；吐瀉不食，脾胃之氣敗也。苟預爲調補脾胃，則無此患矣。

一作痛若痛至四五日不減，或至一二日方痛，欲作膿也，用托裹散。若以指按下復起，膿已成也，刺去其膿，痛自止。若頭痛時作時止氣血虚也，痛而兼眩屬痰也，當生肝血，補脾氣。

一青腫不消，用補中益氣湯以補氣；腫黯不消，用加味逍遥散以散血。若焮腫脹痛，瘀血作膿也，以八珍湯加白芷托之。若膿潰而反痛，氣血虚也，以十全大補湯補之。若骨接而復脱，肝腎虚也，用地黄丸。腫不消，青不退，氣血虚也，内用八珍湯，外用葱熨法，則瘀血自散，腫痛日消。若行血破血，則脾胃愈虚，運氣愈滯。若敷貼凉藥，則瘀血益凝，内腐益深，致難收拾。

一發熱若出血過多，或潰膿之後，脈洪大而虚，重按全無，此陰虚發熱也，用當歸補血湯。脈沉微，按之軟弱，此陰盛發躁也，用四君、薑、附。若發熱煩躁，肉瞤筋惕，亡血也，用聖愈湯。如汗不止，血脱也，用獨參湯。其血脱脈實，汗後脈躁者難治，細小者易治。《外臺秘要》云：陰盛發躁，欲坐井中，用附子四逆湯加葱白。王太僕云：凡熱來復去，晝見夜伏，夜見晝伏，不時而動者，名曰無火，此無根之虛火也。

一作嘔，若因痛甚，或因尅伐而傷胃者，用四君、當歸、半夏、生薑。或因忿怒而傷肝者，用小柴胡湯加山梔、茯苓。若因痰火盛，用二陳湯加薑炒黄連、山梔。若因胃氣虛，用補中益氣湯加生薑、半夏。若出血過多或因潰後，用六君子湯加當歸。

一喘欬，若出血過多，面黑胷脹，或胷膈痛而發喘者，乃氣血乘於肺也，急用二味參蘇飲。若欬血衄血者，乃氣逆血蘊於肺也，急用十味參蘇飲加山梔、芩、連、蘇木。

一作渴，若因出血過多，用四物、參、朮；如不應，用人參、黄芪以補氣，當歸、熟地以養血。若因潰後，用八珍湯。若胃熱傷津液，用竹葉黄芪湯。胃虛津液不足，用補中益氣湯。胃火熾盛，竹葉石膏湯。若煩熱作渴，小便淋澀，乃腎經虛熱，非地黄丸不能救。

一出血，若患處或諸竅出者，肝火熾盛，血熱錯經而妄行也，用加味逍遥散清熱養血。若中氣虛弱，血無所附而妄行，用加味四君子湯、補中益氣湯。或元氣内脱，不能攝血，用獨參湯加炮薑以回陽；如不應，急加附子。或血蘊於内而嘔血，用四物加柴胡、黄芩。凡傷損勞碌怒氣，肚腹脹悶，誤服大黄等藥，傷陽絡則爲吐血衄血尿血，傷陰絡則爲血積血塊。肌肉青黯，此脾肺虧損，經隧失職，急補脾肺亦有生者。但患者不悟此理，不用此法，惜哉！

一手足傷損，若元氣虛弱，或不戒房勞，或妄行攻伐，致死肉上延，或腐而不痛，黑而不脱者，當大補元氣，庶可保生。若手足節解斷去者，無妨，骨斷筋連，不急剪去，若侵及好肉則不治。若預爲調補脾氣，則無此患。大凡膿瘀内焮者，即針之而投托裏散。或口噤遺尿而似破傷風者，急用十全大補湯加附子，多有生者。

一腐肉不潰，或惡寒而不潰，用補中益氣湯，發熱而不潰，用八珍湯。若因尅伐而不潰者，用六君子湯加當歸。其外皮黑堅硬不潰者，内火蒸炙也，内服八珍湯，外塗當歸膏。其死肉不能潰，或新肉不能生而致死者，皆失於不預補脾胃也。

一新肉不生，若患處夭白，脾氣虚也，用六君子、芎、歸。患處緋赤，陰血虚也，用四物、參、朮。若惡寒發熱，氣血虚也，用十全大補湯。膿稀白而不生者，脾肺氣虚也，用補中益氣湯。膿血赤而不生者，心脾血虚也，用東垣聖愈湯。寒熱而不生，肝火動也，用加味逍遥散。晡熱而不生，肝血虚也，用八珍、牡丹皮。食少體倦而不生，脾胃氣虚也，用六君子湯。膿穢而不生者，陰虚邪火也，用六味地黄丸。四肢困倦，精神短少而不生者，元氣内傷也，用補中益氣湯。如夏月用調中益氣湯，作瀉用清暑益氣湯，秋令作瀉用清燥湯。

一傷重昏憒者，急灌以獨參湯，雖内有瘀血，切不可下，急用花蕊石散内化之，恐因瀉而亡陰也。若元氣虚甚者，尤不可下，亦用前散化之。凡瘀血在内，大小便不通，用大黄、朴硝；血凝而不下者，急用木香、肉桂末二三錢，以熱酒調灌服，血下乃生。如怯弱之人，用硝、黄須加肉桂、木香同煎，假其熱以行其寒也。

一大便秘結，若大腸血虚火熾者，用四物湯送潤腸丸，或以猪膽汁導之。若腎虚火燥者，用六味地黄丸。腸胃氣虚，用補中益氣湯。

一傷損證用黑羊皮者，蓋羊性熱，能補氣也。若杖瘡傷甚，内肉已壞，欲其潰者貼之，成膿固速。苟内非補劑，壯其根本，毒氣不無内侵；外非砭刺泄其瘀穢，良肉不無傷壞。若受刑輕，外皮破傷者，但宜當歸膏敷貼，更服四物、芩、連、柴胡、山梔、白朮、茯苓。又瘡痂不結，傷肉不潰，死血自散，腫痛自消。若概行罨貼，則醞釀瘀毒矣。

一跳躍搥胷閃挫舉重勞役恚怒而胷腹痛悶，喜手摸者，肝火傷脾也，用四君、柴胡、山梔。畏手摸者，肝經血滯也，用四物、柴胡、山梔、桃仁、紅花。若胷脅作痛，發熱晡熱，肝經血傷也，用加味逍遥散。若胷脅作痛，飲食少思，肝脾氣傷也，用四君、芎、歸、柴、梔、丹皮。若胷腹脹滿，飲食少思，肝脾氣滯也，用六君加柴胡、芎、歸。若胷腹不利，食少無寐，脾氣鬱結也，用加味歸脾湯。若痰氣不利，脾肺氣滯也，用二陳、白朮、芎、歸、梔子、青皮。若咬牙發搐，肝旺脾虛也，用小柴胡湯、川芎、山梔、天麻、釣藤鉤。或用風藥則肝血益傷，肝火益甚；或飲糖酒則腎水益虛，肝火愈熾。若用大黄等藥，内傷陰絡，反致下血，少壯者必爲痼疾，老弱者多致不起。

一破傷風，河間云：風證善行數變，入臟甚速，死生在反掌之間，宜急分表裏虛實而治之。邪在表者，則筋脈拘急，時或寒熱，筋惕搐搦，脈浮弦，用羌活防風湯散之。在半表半裏者，則頭微汗，身無汗，用羌活湯和之。傳入裏者，舌强口噤，項背反張，筋惕搐搦，痰涎壅盛，胷腹滿悶，便溺閉赤，時或汗出，脈洪數而弦，以大芎黄湯導之。既下而汗仍出，表虛也，以白朮防風湯補之，不時灌以粥飲爲善。前云乃氣虛未損之法也。若膿血大泄，陽隨陰散，氣血俱虛，而類前證者，悉宜大補脾胃，切忌袪風之藥。

一發痓，仲景云：諸痓項强，皆屬於濕。又云：太陽病發汗太多，因致痓。風病，下之則痓復發，汗則拘急。瘡家發汗則痓，是汗下重亡津液所致。有汗而不惡寒曰柔痓，以風能散氣也，宜白朮湯加桂心、黄芪。無汗而惡寒曰剛痓，以寒能濇血也，宜葛根湯。皆血氣内傷，筋無所營而變，非風也。杖瘡及勞傷氣血而變者，當補血氣；未應，用獨參湯。手足冷加桂、附，緩則不救。

證治準繩

明·王肯堂

傷損總論

傷損論曰：夫傷損，必須求其源，看其病之輕重，審其損之深淺，凡人一身之間，自頂至足，有斫傷、打傷、跌傷及諸刃傷者皆有之。凡此數證，各有其説，有當先表裏而後服損藥者，爲醫者當循其理治之。然醫者意也，不知意者，非良醫也。或者稟性愚昧，不能觀其證之輕重，明其損之淺深，未經表裏通利，先服損藥，誤人多矣。有因此痰涎上攻，有因此大小臟腑閉結，差之毫釐，謬以千里，所謂醫不三世，不服其藥，信哉！

此論治損傷之大綱也。然用藥固不可差，而整頓手法尤不可孟浪。今以人之周身，總三百六十五骨節，開列於後。

節骨條分

人身總有三百六十五骨節，以一百六十五字都關次之首；自鈐骨之上爲頭，左右前後至轅骨，以四十九字，共關七十二。

骨巔中爲都顱骨者一，有勢微有髓及有液。

次顱，爲髏骨者一，有勢微有髓。

髏前，爲頂威骨者一，微有髓。女人無此骨。

髏後，爲腦骨者一，有勢微有髓。

腦後，爲枕骨者一，有勢無液。

枕骨之中附下，爲天蓋骨者一，下爲肺係之本。

蓋骨之後，爲天柱骨者一，下屬脊窳，有髓。

蓋前，爲言骨者一，言上復合於髏骨，有勢無髓。

言下，爲舌本骨者，左右共二，有勢無髓。

髏前，爲顖骨者一，無勢無液。

顖下，爲伏委骨者一，俚人訛爲伏犀骨者是也，無勢髓。

伏委之下，爲俊骨者一，附下即眉宇之分也，無勢髓。

眉上左，爲天賢骨者一，無勢髓，下同。

眉上右，爲天貴骨者一。眉上，直目睛也。

左睛之上，爲智宫骨者一，無勢髓。
右睛之上，爲命門骨者一。兩睛之下，中爲鼻。
鼻之前，爲梁骨者一，無勢髓。
梁之左，爲顴骨者一，有勢無髓，下同。
梁之右，爲紏骨者一。顴紏之後，即耳之分。
梁之端，爲嵩柱骨者一，無勢髓。
左耳，爲司正骨者一，無勢髓，下同。
右耳，爲納邪骨者一。
正邪之後，爲完骨者，左右共二，無勢無髓。
正邪之上附内，爲嚏骨者一，無勢少液。
嚏後之上，爲通骨者，左右前後共四，有勢少液。
嚏上，爲腭骨者一，無勢多液。
其腭後連屬爲頷也。左頷，爲乘骨者一，有勢多液，下同。
右頷，爲車骨者一。
乘車之後，爲轅骨者，左右共二，有勢有液。
乘車上下，出齒牙三十六事，無勢髓。庸下就一，則不滿其數。
復次，鈐骨之下，爲膻中，左右前後至蓧，以四十字關九十七骨。
轅骨之下左右，爲鈐骨者二，多液。
鈐中，爲會厭骨者一，無勢髓。
鈐中之下，爲咽骨者，左中及右共三，無髓，下同。

咽下，爲喉骨者，左中及右共三，下同。

喉下，爲嚨骨者，環次共十事。

嚨下之内，爲肺係骨者，累累然共十二，無勢髓。

肺係之後，爲谷骨者一，無髓，下同。

谷下爲穀道骨者，左右共二。

嚨外次下，爲順骨者共八，少液，下同。

順骨之端，爲順隱骨者共八。

順下之左，爲洞骨者一。女人無此。

順下之右，爲棚骨者一。女人無此。

洞棚之下中央，爲髑骭骨者一，無髓。俚人呼爲鳩尾。

髑骭直下，爲天樞骨者一，無髓。

鈐下之左右，爲缺盆骨者二，共有勢多液。

左缺盆前之下，爲下猒骨者一，無髓，下同。

右缺盆前之下，爲分膳骨者一，下同。

猒膳之後附下，爲倉骨者一。

倉之下左右，爲髎骨者共八，有勢無液。

髎下之左，爲胷骨者一。男子此骨大者好勇。

髎下之右，爲蕩骨者一。女子此骨大則失夫。

胷之下，爲烏骨者一。男子此骨滿者髮早白。

蕩之下，爲臆骨者一。此骨高，多訛妄。

鈐中之後，爲脊窳骨者，共二十二，上接天柱，有髓。
脊窳次下，爲大動骨者一，上通天柱，共成二十四椎。
大動之端，爲歸下骨者一，道家謂之尾閭。
歸下之後，爲篡骨者一。此骨能限精液。
歸下之前，爲篠骨者一。此骨薄者，多處貧下。
復次，缺盆之下左右至襯，以二十五字闕六十骨。此下止分兩手臂至十指之端衆骨。
支其缺盆之後，爲傴甲骨者，左右共二，有勢多液。
傴甲之端，爲甲隱骨者，左右共二。此骨長則至賢。
前支缺盆，爲飛動骨，左右共二。此骨短，病痱緩。
次飛動之左，爲龍臑骨者一，有勢無髓無液，下同。
次飛動之右，爲虎衝骨者一。
龍臑之下，爲龍本骨者一；虎衝之下，爲虎端骨者一，俱有勢有髓。
本端之下爲腕也。龍本上內，爲進賢骨者一。男子此骨隆爲名臣。
虎端上內，爲及爵骨者一。女人此骨高，爲命婦。
腕前左右，爲上力骨者共八，有勢多液，下同。
次上力爲駐骨者，左右共十，下同。
次駐骨，爲搦骨者，左右共十。
次搦，爲助勢骨者，左右共十。左助外爲爪，右助外爲甲。
爪甲之下，各有襯骨，左右共十，無勢無液。
復次，髃骭之下，左右前後至初步，以五十一字闕一百三十六骨，此下至兩乳下，分左右自兩足心衆骨所會處也。

髑骬之下，爲心蔽骨者一，無髓。

髑骬之左，爲脅骨者，上下共十二，居小腸之分也。

左脅之端，各有脅隱骨者，分次亦十二，無髓。

脅骨之下，爲季脅骨者共二，多液。

季脅之端，爲季隱骨者共二，無髓。

髑骬之右，爲肋骨者共十二，處太陽之分也。

肋骨之下，爲胁肋骨者共二，各無隱骨，惟獸有之。

右肋之端，爲肋隱骨者共十二，無髓。

蓧骨之前，爲大横骨者一，有勢少髓。

横骨之前，爲白環骨者共二，有勢有液。

白環之前，爲内輔骨者，左右共二，有勢有液，下同。

内輔之後，爲骸關骨者，左右共二，下同。

骸關之下，爲楗骨者，左右共二。

楗骨之下，爲髀樞骨者，左右共二，有勢多髓。

髀樞下端，爲膝蓋骨者，左右共二，無勢多液。

膝蓋左右，各有俠升骨者共二，有勢多液。

髀樞之下，爲骱骨者，左右共二，有勢多髓。

骱骨之外，爲外輔骨者，左右共二，有勢有液，下同。

骱骨之下，爲立骨者，左右共二。

立骨左右，各有内外踝骨者共四，有勢少液。
踝骨之前，各有下力骨者，左右共十，有勢多液。
踝骨之後，各有京骨者，左右共二，有勢少液。
下力之前，釋欹之前，各有起仆骨者共十，有勢。
起仆之前，各有平助骨者，左右共十，有勢。
平助之前，各有襯甲骨者，左右共十，無勢少液。
釋欹兩旁，各有核骨者，左右共二，有勢多液。
起仆之下，各有初步骨者，左右共二，有勢無髓有液。女人則無此骨。

凡此三百六十五骨也。天地相乘，惟人至靈。其女人則無頂威。散血膏敷貼。或跌磕損傷未破皮肉者，用補肉膏敷貼。

凡刀斧斫磕跌破上唇而拔缺者，用絹片一小條，從腦後縛向前來縛合縫定，次揜封口藥，外以散血膏敷貼。如下唇整法，却以絹片從下頦兜縛，及如前法整頓，次揜末敷藥。或無腫，不須敷藥。

凡偶含刀在口内戲要，誤割斷舌頭，未全斷者，用封口藥敷，一日換二三次藥，七八日全安。

凡兩臉涎囊被刀斧斫磕跌墮等傷，傷開涎囊者，用絹綫縫合，却以封口藥塗敷，外以散血膏敷貼；七八日接住肉，剪去綫，揜封口藥。

凡牙齒被人打跌砍磕，去了牙齒者，只用補肌散摻，及封口藥揜，服破血藥止痛藥，幷用水煎藥服，不宜用酒煎藥，須知此法，乃大有功。

凡牙斷跌磕斫傷，牙齒未動者，用芙蓉膏末摻。如齒動者，用蒺藜根燒存性爲末，常揩搽之，即牢。

凡割喉者，用脚騎患人頭項，以絲綫先縫内喉管，却縫外頸皮，用封口藥塗敷，外以散血膏敷貼換藥。或喉被人打歪，以手摇正，却以前膏敷貼。若結喉傷重，軟喉斷，不可治。以湯與之，得入腸者可治，若幷出者不可治。

頸骨肩胛脅肋傷：凡高處跌墮，頸骨捽進者，用手巾一條，繩一條，繫在房上垂下來，以手兜縛頦下，繫於後腦，殺縛接繩頭，却以瓦罂一个五六寸高，看捺入淺深，斟酌高低，令患人端正坐於罂上，令伸脚坐定，醫者用手掣捺平正，説話令不知覺，以脚一踢，踢去罂子，如在左用手左邊掇出，如在右用手右邊掇出，却以接骨膏、定痛膏敷貼。又一法，令患人卧牀上，以人擠其頭，雙足踏兩肩即出。

凡左右兩肩骨跌墮失落，其骨叉出在前，可用手巾繫手腕在胷前；若出在後，用手巾繫手腕在背後。若左出折向右肱，右出折向左肱，其骨即入。接左摸右鬢，接右摸左鬢，却以定痛膏、接骨膏敷之。

凡肩井骨及脅下有損，不可束縛，只捺令平正，用補肉膏、接骨膏、定痛膏敷貼。兩肋骨亦然。

凡肩髆骨出，相度如何整，用椅一個，令患人於椅後伸兩手於左洞、右棚及初步等五骨，止有三百六十骨。又男子女人一百九十骨，或隱或覫，或無髓勢；餘二百五十六骨，幷有髓液以藏諸筋，以會諸脈谿谷，相需而成身形，謂之四大。此骨度之常也。

頭目鼻耳傷：凡腦骨傷破，輕手搏捺平正。若皮不破者，用退腫膏敷貼；若皮破肉損者，先用封口藥掞之，外以散血膏貼之；若皮破血流者，用止血散掞之；若腫痛者，用葛葉、毛藤葉、楓葉尾砍爛敷之，不可見風著水，恐成破傷風。

凡腦骨傷碎在輭處，可治。若傷太陽穴，不可治。如在髪際，須剪剃去髪，看皮破不破，依上用藥敷。若欲洗，宜用熟油和藥水洗，或和温茶洗之。

凡面目傷，青黑色，用一紫散敷，或紫金膏貼。傷重者用補肉膏敷貼。

凡腦兩角及後枕或兩眉有傷，可治。眼睛傷，瞳神不碎，可治。或眼泡傷紫黑色，用一紫散敷貼，或紫金膏敷貼。傷重者，用補肉膏敷貼。或頂心有損，則難治。

凡鼻兩孔傷凹者，可治。血出無妨。鼻梁打撲跌磕凹陷者，用補肉膏敷貼。若兩鼻孔跌磕傷開孔竅，或刀斧傷開孔竅，用封口藥掞傷處，外以散血膏貼之，退腫。

凡耳斫跌打落，或上脱下黏，或下脱上黏，内用封口藥掞，外用散血膏敷貼；及耳後看脱落所向，用鵝翎橫夾定，却用竹夾子直上，橫縛定。縛時要兩耳相對，輕縛住。

舌唇口喉齒顋傷：凡唇口刀斧斫磕跌墮等傷，破皮傷肉者，先用桑白皮綫縫合，却以封口藥塗敷，次以散血膏敷貼，牽住所封藥，不令開落，仍少言語。

凡跌破唇耳鼻而拔缺者，即以封口藥掞，外以散血膏敷貼。若缺唇缺耳，先用麻藥塗之，却以剪刀剪去外些皮，即以絹綫縫合，缺耳作二截縫合，缺唇作三截縫合，以雞子黄油塗，次以金毛狗脊毛薄摻些於上，次以封口藥塗抹之。次日，以茶輕洗就掞末。一日換一次，至八日剪去綫，又掞末。

凡顒頰顴刀斧斫磕跌墮等傷破皮肉者，用封口藥塡瘡口，外以椅，手圈住，及以軟衣被盛墊脅下，使一人捉定，兩人拔伸，却墜下手腕，又著曲著手腕，按捺平正，却以定痛膏、接骨膏敷貼，絹片縛之。

手傷：手有四折骨，六出臼。凡手臂出臼，此骨上段骨是臼，下段骨是杵，四邊筋脈鎖定，或出臼亦挫損筋，所以出臼。此骨須拽手直，一人拽，須用手把定此間骨，搦教歸窠；看骨出那邊，用竹一片，夾定一邊，一邊不用夾，須在屈直處夾。才服藥後，不可放定，或時又用拽屈拽直。此處筋多，吃藥後，若不屈直，則恐成疾，日後曲直不得。

肩胛上出臼，只是手骨出臼歸下，身骨出臼歸上，或出左，或出右，須用舂杵一枚，矮凳一個，令患者立凳上，用杵撐在於出臼之處。或低，用物墊起。杵長則墊凳起。令一人把住，手拽去凳，一人把住舂杵，令一人助患人放身從上坐落，骨節已歸窠矣，神效。若不用小凳，則兩小梯相對，木棒穿從兩梯股中過，用手把住木棒正棱，在出臼腋下骨節蹉跌之處，放身從上墜，骨節自然歸臼矣。

凡手睁手腕骨脱，綳直拽出，醫用手抬起手睁腕，以患人本身膝頭墊定，醫用手於頸項肩處，按下其骨還窠，却用定痛膏、接骨膏敷貼。若手腕失落，或在上在下，用手拽伸，却使手撚住，方可用前膏敷貼，藥夾縛。

若手膊骨出，用圓椅横翻向上，醫用足踏住椅，將病人手在椅横内校曲入腕，内以小書簿上下夾定平穩，却用前膏敷貼，用絹布兜，縛時要掌向上。若手盤出臼，不可牽伸，用衣服向下承住，用手撙按動摇，挪令平正，却用前膏敷貼夾縛，下用襯夾。

凡手骨出向左，則醫以右手拔入；骨出向右，則醫用左手拔入。一伸一縮，摇動二三次，却用接骨膏、定痛膏敷貼夾縛。

凡手脚骨只一邊斷則可治，若兩手脚骨皆斷者不可治。

凡手足骨斷者，中間一坐縛可帶緊，兩頭放寬些，庶使氣血聚斷處。若接縛手者，前截放寬縛些，使血散前去。若接足者，下截放寬些，使氣血散下去。

凡掌盤出向下，將掌向上，醫用手撙損動處，將掌曲向外捺令平正，用前膏貼，再用夾。向背一片長，下在手背外；向面一片短，下在掌按處。向小指一片長，下在指曲處；向大指一片短，下在高骨處，三度縛之。

凡兩手臂骨打斷者有碎骨，跌斷者則無碎骨，此可辨之。皆可用定痛膏、接骨膏敷貼之。

凡手指跌撲刀斧打碎，用鷄子黄油潤，次掞封口藥末，外以散血膏敷貼，絹片縛定。若跌撲咬傷者，用澤蘭散敷之。若有寒熱者，用退熱散敷之，寒熱退去之。

凡手掌根出臼，其骨交互相鎖，或出臼則是剉出鎖骨之外，須是搦鎖骨下歸窠，出或外則須搦入内，或入内則須搦出外，方入窠臼。如只用手拽，斷則難入窠，有七八成痼疾也，宜接骨膏、定痛膏敷貼夾縛。四折骨，用杉皮竹片夾縛；六出臼，只宜以布帛包縛，不可用夾，要時時轉動，不可一時不動，恐接直骨。

胷脅傷：凡胷前跌出骨不得入，令患人靠實處，醫人以兩脚踏患人兩脚，以手從脅下過背外相叉，抱住患人背後，以手於其肩掬起其胷脯，其骨自入，却用定痛膏、接骨膏敷貼。

凡胷脯骨有拳搥傷，外有腫，内有痛，外用定痛膏敷貼，内用破血藥利去瘀血，次用消血草擂酒服。如刀傷先宜安骨定皮合口，挪令平正，却以封口藥掞瘡口，外以補肌散，以鷄子清調敷貼，内服補損藥活血丹之類。

凡胷骨筋斷，先用破血藥，却用定痛膏接骨膏敷貼。皮破者，用補肉膏敷貼。

凡胷脅傷重血不通者，用菉豆汁、生薑和服。宜以壯力人在後擠住，自吐其血，次用破血藥。

肚上被傷，肚皮俱破，腸出在外，只腸全斷難醫，傷破而不斷者皆可治療。

凡腸出，可以病人手搭在醫人肩，隨其左右收起，以麻油潤瘡口，整入腹；却以通關散吹鼻打噴嚏，令腸自入；用桑白皮綫，向皮内縫合，後以封口藥塗傷處，外以補肌散，以鷄子清調匀敷貼。或散血膏更妙。綫上以花乳石散敷之。

肚皮裂開者，用麻縷爲綫，或搥桑白爲綫，亦用花乳石散敷綫上。用須從裏重縫肚皮，不可縫外重皮，留外皮開，用藥摻，待生肉。

若腸上有小損孔，以燈火照之，腸中有氣射燈，不可治。

又一法：腸出，弔起病人手，用酢煎山豆根汁服一口至二口，却以針於病人頸上一刺，其腸自入。

凡肚皮傷破孔大，肚腸與脂膏俱出，放入内則用縫；如孔小，只有膏出，用手擘去膏，不用縫。此膏出者已無用了，不可復入肚中，反成禍患，只須擘去不妨。此是閒肉，但放心去之。肚内被傷者，專用利大小腸，不可待秘，恐成重患。

腰臀股膝傷：凡腰骨損斷，用門一片放地下，一頭斜高些，令患人覆眠，以手伸上，攀住其門，下用三人拽伸，以手按損處三時久，却用定痛膏、接骨膏敷貼。病人渾身動作一宿，至來日患處無痛，却可自便左右翻轉，仍用破血藥。

凡臀盤左右跌出骨者，右入左，左入右，用脚踏進，撙捺平正，用藥。如跌入内，令患人盤脚，按其肩頭，醫用膝抵入，雖大痛一時無妨。整頓平正，却用接骨膏、定痛膏敷貼。只宜仰臥，不可翻臥。大動後恐成損患。

凡腰腿傷，全用酒佐通氣血藥，俱要加杜仲。

凡胯骨從臀上出者，用二三人捉定腿拔伸，仍以脚捺送入，却用前等膏敷貼。如在襠内出者，則難治。

凡脚骨傷甚難整，當臨時相度，難泥一説。

凡兩腿左右打跌骨斷者，以手法整其骨，以手拽正，上拽七分於前，下拽五分於後，整定，用接骨膏、定痛膏敷貼，夾縛。縛時先縛中正，後縛上下，外用副夾。若上下有腫痛無慮，五日方可換藥。

凡辨腿胯骨出内外者，如不貼膝，便是出向内，從内捺入平正；如粘膝不能開，便是出向外，從外捺入平正，臨機應變。

凡脚盤出臼，令患人坐定，醫人以脚從腿上一踏一搬，雙手一摶，捺摇二三次，却用接骨膏、定痛膏，或理傷膏敷貼。

凡膝蓋損斷，用手按捺進平正後，用前膏敷貼，桑白皮夾縛，作四截縛之。其膝蓋骨跌剉開者，可用竹箍箍定，敷藥夾定，要四截縛之，膝蓋不開也。若腫痛，須用針刀去血，却敷貼，用夾。

若或内外踝骨、左右脚盤剉跌損傷，用脚踏直拽正，按捺平正，却敷貼前膏。若膝頭骨跌出臼，牽合不可太直，不可太曲。直則不見其骨稜，曲則亦然。只可半直半曲，以竹箍箍住膝蓋骨，以繩縛之。

凡骨節損折，肘臂腰膝出臼蹉跌，須用法整頓歸元，先用麻藥與服，使不知痛，然後可用手法治之。

脚傷，脚有六臼四折骨。凡脚板上交叉處出臼，須用一人拽去，自用手摸其骨節，或骨突出在内，用手正從此骨頭拽歸外，或骨出向外，須用力拽歸内，則歸窠。若只拽不用手整入窠内，誤入成痼疾也。宜接骨膏、定痛膏敷貼。夾縛：四折骨，用正副夾縛束；六出臼，只宜以布帛包縛，不可夾之。

凡脚膝出臼，與手臂肘出臼同。或出内出外，只用一邊夾縛定。此處筋脈最多，時時看顧，不可疎慢。宜接骨膏、定痛膏敷貼夾縛。

凡脚大腿根出臼，此處身上骨是臼，腿根是杵，或出前或出後，須用一人手抱住患人身，一人拽脚，用手盡力搦歸窠。或是剉開，又可用軟綿繩，從脚縛倒弔起，用手整骨節，從上墜下，自從歸窠，却用接骨膏、定痛膏敷貼夾縛。

背脊骨傷：凡剉脊骨不可用手整頓，須用軟繩從脚弔起墜下身直，其骨使自歸窠。未直則未歸窠。須要待其骨直歸窠，却用接骨膏或定痛膏或補肉膏敷。以桑皮一片放在藥上，杉皮兩三片安在桑皮上，用軟物纏夾定，莫令曲，用藥敷之。

凡脚手骨被壓碎者，須用麻藥與服，或用刀割開，甚者用剪刀剪去骨鋒，便不衝破肉；或有粉碎者去其骨，免膿血之禍。然後用大片桑皮，以補肉膏或定痛膏糊在桑皮上，夾在骨肉上，莫令差錯。三日一洗，莫令臭穢。用藥敷之。又切不可輕易自恃有藥，便割便剪便弄，須要詳細審視，當行則行，尤宜仔細。或頭上有傷，或打破，或刀傷，或壓碎骨，用藥敷貼縛之。凡纏縛之際，要於密室無風之所，勿使風入瘡口，恐成破傷風之患。切記切記！

陰囊陰門傷：凡陰囊被人扯脱者，用鷄子黄油塗，以金毛狗脊毛薄攤於上，次掞封口藥，又用散血膏敷貼，外却用中葉金鎖匙、紫金皮水煎服，洗用紫蘇葉煎水洗。

凡陰囊處有青黑紫色腫者，用補肉膏敷貼，或用定痛膏加赤芍、草烏、良薑、肉桂各少許打和，用韭葉砍爛，同藥貼。如無韭葉，葱葉亦可。仍服利小便藥。

凡婦人腿骨出進陰門邊，不可踏入，用凳一條，以綿衣覆上，令患人於上臥，醫以手拏患人脚，用手一搏，上在好脚邊上去，其腿骨自入，却用接骨膏、定痛膏敷貼。

凡下近腿胯陰囊等處，不用通藥，但貼不令血蔭。

筋骨傷：凡斷筋損骨者，先用手尋揣傷處，整頓其筋骨平正，用接骨等膏敷貼，用正副夾縛定。正夾用杉皮去外重皮，約手指大，排肉上，以藥敷杉皮上，藥上用副夾，用竹皮去里竹黄，亦如指大，疎排夾縛。

凡骨碎斷或未碎斷，但皮破損肉者，先用補肌散填滿瘡口，次用散血膏敷貼。如骨折，要接骨膏敷貼夾縛。或皮破骨斷者，用補肉膏敷貼。

凡骨斷皮破者，不用酒煎藥。或損在内破皮肉者，可加童便在破血藥内和服。若骨斷皮不破，可全用酒煎損藥服之。若只損傷，骨未折肉未破者，用消腫膏或定痛膏。

凡皮破骨出差臼，拔伸不入，撙捺皮相近三分，用快刀割開些，捺入骨。不須割肉，肉自破了，可以入骨。骨入後，用補肉膏敷貼瘡四旁腫處，留瘡口，用補肌散填之。皮肉不破，用接骨膏、定痛膏敷貼。若破者，必有血出，用力整時，最要快便。

凡皮裏有碎骨，只用定痛膏、接骨膏敷貼夾縛。十分傷害，自然爛開肉，其骨碎必自出，然後摻補肌散，外以補肉膏敷貼。

凡骨碎看本處平正如何，大抵骨低是不曾損左右骨，高骨定損了。如折骨，要拔伸捺平正，用藥敷貼，以正副夾束縛，勿令轉動，使損處堅固。如出臼曲處，要時時曲轉，使活處不强。

凡敷貼，用板子一片，就板子上將蕉葉或紙褙攤接骨膏、定痛膏在上，移在損處。皮内有碎骨，後來皮肉自爛，先摻補肌散，以敷補肉膏，碎骨自出。若破斷皮肉，先以封口藥填塗，用綫縫合，外用補肉膏、散血膏敷貼。

凡平處骨斷骨碎皮不破者，只用接骨膏、定痛膏敷貼夾縛。若手足曲直等處及轉動處，只宜絹包縛，令時數轉動，不可夾縛。如指骨碎斷，止用苧麻夾縛。腿上用苧麻繩夾縛。冬月熱縛，夏月冷縛，余月温縛。

凡拔伸捺正，要氈絹軟物，單正仍拔伸。當近在骨損處，不得前去一節骨上，仍拔伸。相度左右骨，各有正斜拔者。

凡撙捺要手法快便，要皮肉相執平正，整拔亦要相度難易，或用三四人，不可輕易。

凡筋斷，用楓香以金沸草砍取汁調塗敷，次用理傷膏敷貼。

束縛敷貼用藥：凡束縛，春三日、夏二日、秋三日、冬四日，縛處用藥水泡，洗去舊藥，不可驚動損處，洗了仍用前膏敷縛。若束縛，要杉木浸軟去粗皮，竹片去黄用青，共削約手指大片，用杉木皮爲正夾，竹片爲副夾，疎排周匝，以小繩三度縛。縛時相度高下遠近，使損處氣血相續，有緊有寬，説見前。二三日一次換藥敷，直要縛一個月藥；次以補損好膏貼之，亦要以杉皮夾住，令損處堅固。骨老方不夾之。其杉皮貼肉上，藥敷杉皮上，紙被貼藥上，竹片夾紙被上縛之。

凡腫是血作，用熱藥水泡洗，次敷貼等草藥。一時討不及者，只用理傷膏貼最便。

凡用夾，須攤藥於紙上平，兩頭要帶薄，搭頭搭得不厚，不礙肉，平坦者，無高低不均之患。若四岸高低不均，此上便有空缺，不著肉處即生泡，切記之！

凡敷貼接骨等藥，疼痛不止者，可加乳香、没藥、楓香、白芷、肉桂、南星、獨活等味，各量加些於藥中敷貼，其肉温暖，疼痛即住。刀斧傷者，去肉桂、南星、獨活。

凡换藥不可生换，用手巾打濕搭潤，逐片取脱，隨手盪洗换藥，不可輕停一時，恐生肉泡。仍先攤藥，隨即應手换之。此大節病累遭害，切記之！

凡傷重，其初麻而不痛，應拔伸捺正，或用刀取開皮，二三日後方知痛，且先匀氣血。

凡被杖打痛腫而未破者，先用稜針出血。若破者不須出血，只用撒地金錢、山薄荷、生地黄、地薄荷、豬㹠䕊葉、澤蘭葉、血見愁搗敷貼。若成杖瘡，用黑膏藥、白膏藥、紅膏藥、太乙膏、牛脂膏貼之。

凡刀斧傷者，看輕重用藥。如輕者只用補肌散掞；重者宜用封口藥掞，緊縛住。如傷重者，外用散血膏敷貼。

用藥訣：打顛樹木壓或自高處顛下者，此等傷皆驚動四肢五臟，必有惡血在内，專怕惡心，先用清心藥、打血藥，及通大小腸藥，次第先服，臨服加童子小便入藥内，立效。專用大小腸洗利，恐作隘塞，利害之甚。清心藥加前方通利大小腸藥服之，自然俱通，無悶煩，無惡血污心，以次用止痛藥服之即止。

顛撲傷刀石傷諸般傷損，至重者皆先服精心藥，次服清小便三服。去血藥，或被傷者，血未結，打從瘡口出，或結在内，用藥打入大腸時即泄；或被打被顛被木壓惡血未積者，用藥打散四肢；或歸臟腑者，或歸上膈者，打從口中吐出；或歸中膈，打入大腸泄出，用此急救；次服止痛藥，即二十五味藥中加減用。

凡藥皆憑湯使，所使方先，但用清心藥煎，後用童便一盞同服。或止痛，重傷者，則用薑湯燈心湯調二十五味藥服之，薄荷湯亦可。

凡傷或刀傷及損内臟腑，恐作煩悶崩血之患。如折骨者，同薑酒服接骨藥敷之。如骨碎被重打重顛重木及石壓者，皆用先服湯使法，幷用酒服。如輕顛撲損傷，則用薑湯調下二十五味藥，立效。

凡打撲傷損折骨出臼者，便宜用何首烏散。若發熱體實之人，用疎風敗毒散。若惡寒體弱之人，用五積交加散，後用黄白紅黑四味末子、補損丹、活血丹等藥調治之。

凡折骨出臼者，不宜用下瘀血之藥及通利大便之藥，只宜疎風順氣，勻血定痛補損而已。

凡打撲砍磕，從高跌墮，瘀血攻心，不能言語者，用獨勝散，次以復元活血湯調理。

凡打撲跌墮，損破皮肉紫黑色者，先用破血藥，次用獨聖散，又次用清上瘀血湯、消下破血湯。

凡打撲損傷，嘔惡血汁者，先用獨聖散，次用百合散，又次用生料四物湯加硬骨牛乳根加減調理。

凡打撲刀斧斫磕等傷，破皮損肉，血出去多，頭目眩運者，先用川當歸、大川芎水煎服，次加白芍藥、熟地黄、續斷、防風、荆芥、羌活、獨活、南星水煎，加童便和服則可，不可用酒。如血出少，内有瘀血者，以生料四物湯一半，加獨聖散一半，水煎服。未破皮肉者，上體加酒和服。

凡打撲刀斧斫磕等傷、破傷風，痛不可忍，牙關緊急，角弓反張者，用生南星、防風等分爲末，米泔調塗患處。又用熱酒童便各半調，連進三服即甦；次用疎風敗毒散調治之。

凡刀斧跌磕傷破陰囊皮者，先服獨聖散，次服止痛藥。如内有宿血者，用破血藥。

凡刀斧傷破肚皮腸出者，先用清心藥加童便和服，及用獨聖散，次用止痛藥。如血出過多，先用當歸、川芎水煎服；次加白芍藥、熟地黄、羌活、獨活、防風、荆芥、白芷、續斷水煎，調乳香、没藥末和服之。

凡傷損藥中，不可缺乳香、没藥，此藥極能敗血止痛。

凡刀斧跌磕閃肭脱臼者，初時不可便用自然銅，久後方可用之。折骨者，宜便用之。若不折骨，不碎骨，則不可用。修合諸損藥，皆要去之好。用自然銅，必用火煆，方可服之。然新出火者，其火毒與金毒相扇，挾香熱藥毒，雖有接骨之功，其燥烈之禍，甚於刀劍，戒之！

凡墮傷内有瘀血者，必腹脹滿而痛，或胷脅滿也，宜用破血藥及清心藥通利之，自然而愈。痛不止者，用獨聖散服之效驗。如更不止，用止痛藥服之，大效如神。

凡金刃所傷，從高跌墮，皮肉破損，出血過多，此宜止痛兼補爲先，宜當歸補血湯。若皮肉不破損者，宜作瘀血停積治之，先以獨聖散，次以破血藥，隨證加減。續後痛不止者，用止痛藥調理。若胷膈疼痛，用開心草、雪裏開、蘇木煎酒，入童便和服即效。又方：單用蘇木煎酒，和童便服。

凡治刀斧金刃打撲，從高跌墮，皮肉破損而傷重者，中間破處掞封口藥或補肌散，四邊用截血膏箍住，使新血不來潮作，此秘傳之妙訣也。

凡損傷，妙在補氣血，俗工不知，惟要速效，多用自然銅，恐成痼疾也。初傷只用蘇木活血，黄連降火，白朮和中，童便煎服。在下者，可下瘀血，但先須補托。在上者，宜飲韭汁，或和粥吃。切不可飲冷水，血見寒則凝，但一絲血入心即死。

凡老人墮馬，腰痛不可轉側，先用蘇木、人參、黄芪、川芎、當歸、陳皮、甘草煎服，次以前藥調下紅黑黄白四末子、補損丹、活血丹。

凡杖打閃朒疼痛，皆滯血證，宜破血藥下之。痛不可忍，則傷血故也，宜清心藥。更不止，用獨聖散，大效。

凡刀斧打撲斫磕跌斷，血出如涌泉者，此傷經也，用封口藥掞，以手按實，少時即止。又止血散掞之，亦可。如腫痛，搗葱炒熱縛之。

凡損，大小便不通，未可便服損藥，蓋損藥熱必用酒，濇秘愈甚。看患人虚實，實者用破血藥加木通，尚未通加芒硝；虚者以四物湯加枳殼、麻仁、桃仁滑腸之類。虚人不可下者，四物湯加穿山甲。

凡服損藥，不可吃冷物。魚牛肉極冷，尤不可吃。若吃牛肉，痛不可止。又瘟猪肉猪母肉不可吃，切記之！

凡損不可服草藥，服之所生之骨必大，不得入臼。相兼君臣藥服則可，要加温補氣血藥同煎。

凡損藥必熱，能生氣血以接骨也。更忌用火灸。如敷藥不效，服藥亦不效。

凡用敷貼等草藥，皆要臨時生采新鮮者，用之有效。如出遠路，討不便者，可研末用。末不及生采者爲勝。

如無草藥討處，就用君臣藥接縛之。

凡損藥内用酒者，不問紅白，只忌灰酒。且重傷不可便用酒，反承起氣，作腹脹胷滿，切記切記！如稍定，却用酒水煎或湯浸酒。

凡打傷在兩脅兩胷兩肚兩肋，却用通氣通血清心藥。又看病人虚實不同，虚者通藥兼補藥須放緩，且用貼藥在前，通藥在後。

凡用通藥反不通者，後用順氣藥，腹肚全無膨脹而得安，此爲不干血作，乃是氣閉不通。如腹肚果有血作，一通便下，亦須以順氣藥兼之，庶胷膈肚腹，不致緊悶；氣順後却用損藥。

凡人醉臥跌牀下，胛背疼痛，不可屈伸，損藥不效，服黑豆酒數日愈。豆能下氣，所損輕也。

凡小兒跌凳角上，止用蘿蔔子煎服愈，亦順氣也。

凡整作之法，除頭腦上不可用藥水洗，恐成破傷風，餘可加熟油同藥水避風洗之，且與住痛。整時，先用熱酒磨草烏服一二盞方整。整時氣絶用蘇合香丸須甦，未甦以黑豆、防風、甘草、黄連煎冷服，或苡草擂水服。不可用鹽解之。若吐加生薑汁。

右皆專科用藥之法，人有虚實，不可一例而施。即如末條整時，先服草烏酒整而氣絶，灌以蘇合香丸走竄之劑未甦，又以冷藥灌之，若施之氣虚之人，慘於加刃矣。惟薛氏法量證施治，專於内補，可以遵用，見後分證處治條，學者宜審焉！

十不治證：顛撲損傷或被傷入於肺者，縱未即死，二七難過。

左脅下傷透内者。

腸傷斷一半可醫，全斷者不可治。

小腹下傷内者。

證候繁多者。

脈不實重者。

老人左股壓碎者。

傷破陰子者。

血出盡者。

肩内耳後傷透於内者，皆不必用藥。

劉宗厚曰：打撲金刃損傷，是不因氣動而病生於外。外受有形之物所傷，乃血肉筋骨受病，非如六淫七情爲病，有在氣在血之分也。所以損傷一證，專從血論，但須分其有瘀血停積而亡血過多之證。蓋打撲墜墮，皮不破而内損者，必有瘀血。若金刃傷皮出血，或致亡血過多，二者不可同法而治。有瘀血者，宜攻利之。若亡血者，兼補而行之。又察其所傷，有上下輕重淺深之異，經絡氣血多少之殊，惟宜先逐瘀血，通經絡，和血止痛；然後調氣養血，補益胃氣，無不效也。頃見圍城中軍士被傷，不問頭面手足胷背輕重，醫者例以大黄等藥利之。後大黄缺少，甚者遂以巴豆代之，以爲不於初時瀉去毒氣，後則多致危殆。至於略傷手指，亦悉以藥利之。殊不知大黄之藥，惟與有瘀血者相宜，其有亡血過多，元氣胃氣虚弱之人，不可服也。其巴豆大熱有毒，止能破堅逐積，用於此疾，尤非切當。所以有服下藥過後，其脈愈見堅大，醫者不察，又以爲瘀血未盡而復下之，因而夭折人命，可不慎歟！

破傷風

夫風者，百病之始也，清淨則腠理閉拒，雖有大風苛毒，莫之能害，諸瘡不差，榮衛虚，肌肉不生，瘡眼不合，而風邪入之，爲破傷風之候。亦有陰瘡熱鬱結，多著白痂，瘡口閉塞，氣難宣通，故熱甚而生風者，先辨瘡口，平無汁者中風也，自邊出黄水者中水也，并欲作痓，急治之。

東垣云：破傷風者，通於表裏，分别陰陽，同傷寒證治。人知有發表，不知有攻裏和解。夫脈浮而無力，太陽也，在表，宜汗。脈長而有力，陽明也，在裏，宜下。脈浮而弦小者，少陽也，半在表半在裏，宜和解。明此三法，而治不中病者，未之有也。此但云三陽而不及三陰者，蓋風邪在三陽經，便宜按法早治而愈。若待傳入三陰，其證已危，或腹滿自利，口燥嗌干，舌卷卵縮，皆無生理，故置而弗論也。解表，羌活防風湯、防風湯、九味羌活湯、蜈蚣散；解後實之，白朮防風湯。攻裏，大芎黄湯、江鰾丸、左龍丸，後復小羌活湯。和解，羌活湯、地榆防風散、小柴胡湯。

日久氣血漸虛，邪氣入胃，宜養血四物湯加防風、藁本、白芷各等分，細辛減半爲粗末，每服五錢，水煎温服。風藥過多，自汗出者，白朮黄芪湯。

大汗不止，筋攣搐搦，白朮升麻湯。搐痓不已，蠲痓湯。背後搐者，羌活、獨活、防風、甘草。向前搐者，升麻、白芷、獨活、防風、甘草。兩旁搐者，柴胡、防風、甘草。右搐加滑石。

手足顫掉不已，朱砂指甲散。

四般惡證不可治：第一，頭目青黑色；第二，額上汗珠不流；第三，眼小目瞪；第四，身上汗出如油。又痛不在瘡處者，傷經絡，亦死證也。

外治

初覺瘡腫起白痂，身寒熱，急用玉真散敷之；或用杏仁去皮細嚼，和雄黄、飛羅白麪敷。一方只用杏仁、白麪等分和匀，新汲水調和如膏敷。腫漸消爲度。若腰脊反張，四肢强直，牙關口噤，用鼠一頭和尾燒作灰，細研，以臘月猪脂和敷。牙關緊不能開，用蜈蚣一條焙乾研細末搽牙，吐涎立甦。狗咬破傷風，人參不拘多少，桑柴火上燒，令烟絶，用盞子合研爲末，摻瘡上，仍以魚膠煮烊封固。

外科正宗

明・陳實功

跌撲

跌撲有已破未破之分，亡血瘀血之異。且如從高墜墮而未經損破皮肉者，必有瘀血流注臟腑，人必昏沉不醒，二便必難，當以大成湯通利二便，其人自甦。不醒者，獨參湯救之。尋常墜墮，徑以復元活血湯調之。又如損傷骨節，筋斷血流不止者，獨勝散止之。次用花蕊石散搽之。又有跌斷骨節大損等證，此則另有專門接骨紮縛，未及詳註也。

金瘡

金瘡乃刀刃所傷，或有磁鋒割損，淺者皮破血流而已，深者筋斷血飛不住。皮破者，桃花散摻之，其血自止。筋斷者，如聖金刀散摻紮。止後又流者，此證急用玉紅膏塗傷處，膏蓋長肉。蓋筋骨肉方斷，斯人面色必黄，外避風寒，内忌冷物，終保無妨。有失血過多者，獨參湯、八珍湯補助爲要，此外無法矣。

杖瘡

杖瘡，乃良肉受傷之患，有已破未破之分，正刑酷刑之異。已破肌肉者，隨杖後以清凉拈痛膏敷之，疼腫即消。未破，瘀血内攻者，用針放出内畜瘀血，再以大成湯下之，便通自愈。如傷處瘀腐，已作疼痛者，玉紅膏搽之，自然腐化生新而愈。至於辱刑非刑難受之時，宜預服鐵布衫丸，方得保身全命也。

咬傷

人咬爲患，良肉受傷。但齒乃陽明胃經，有餘臟腑，多火多熱，生之於口，凡食經此無不嚼爛下咽，又飲食炙煿之毒無不侵襲，故傷人發腫，其痛異常，臭膿腐爛，痛徹連心，是感牙之毒也。初咬時一日裏，撒熱小便浸傷處，洗淨牙黄瘀血，咬孔上蟾酥餅貼之，膏蓋後出微膿漸愈。如咬時未經此法，致腫痛發胖，疼甚者，亦與童便浸洗挹乾，用粗紙撚蘸麻油點火，用烟焰熏腫痛上，良久方住，以解牙毒；仍以蟾酥條插入孔内，膏蓋候腫消，時换玉紅膏搽之，長肉完口。如有雜證相兼者，亦隨證而治。

破傷風

破傷風因皮肉損破，復被外風襲入經絡，漸傳入裏。其外寒熱交作，口噤咬牙，角弓反張，口吐涎沫；入陰則身涼自汗，傷處反爲平陷如故，其毒内收矣。當用萬靈丹發汗，令風邪反出；次以玉真散患上貼之，得膿爲效。如汗後前證不退，傷處不高，或醒或昏，時發時止，口噤不開，語聲不出者，終爲死候。

古今圖書集成醫部全録卷三百七十八

外科跌打金刃竹木破傷門

方

復元活血湯 治墜墮或打撲，瘀血流於脅下作痛，或小腹作痛，或痞悶，及便毒初起腫痛。

柴胡錢半 花粉 穿山甲 當歸酒拌，各一錢 紅花 甘草各七分 大黄酒拌過炒，二錢 桃仁二十粒，去皮尖酒浸研 作一劑，水二鍾，煎一鍾，食前服。

桃仁承氣湯 治傷損瘀血停滯，腹作痛，或發狂，或便毒壅腫疼痛，便秘發熱，幷宜用此通之。

桃仁五十粒，去皮尖研 桂枝 芒硝 甘草炙 大黄各一錢 作一劑，水二鍾，煎一鍾，空心服。

玉真散 一名定風散。治破傷風重者，牙關緊急，腰背反張，幷蛇犬所傷。

天南星 防風各等分 爲末，每服二錢，温酒調下，更搽患處。若牙關緊急，腰背反張者，每服三錢，用童便調服，雖内有瘀血亦愈。至於昏死心腹尚温者，連進二服，亦可保全。若治風犬咬傷，更用漱口水洗淨搽之，神效。

解毒散 治一切毒蛇惡蟲幷獸所傷，重者毒入腹，則眼黑口噤，手足强直。此藥平易，不傷氣血，大有神效，不可以爲易而忽之。

白礬 甘草末各一兩 爲細末，每服二錢，不拘時冷水調下，更敷患處。

聖愈湯 治瘡瘍膿水出多，或金瘡出血，心煩不安，眠睡不寧，或五心煩熱。

熟地黄酒拌蒸半日許 生地黄酒拌 川芎 人參各五錢 當歸酒拌 黄芪鹽水浸炒，各一錢 作一劑，水二鍾，煎八分，食遠服。

獨參湯　治潰瘍氣血虚極，惡寒或發熱，或失血之證。葛可久血脱用補氣，即此方也。

人參二兩　作一劑，水二鍾，棗十枚，煎一鍾，徐徐服。若煎至稠厚，即爲膏矣。

當歸地黄湯　治破傷風，氣血俱虚，發熱頭痛，服此養氣血，祛風邪，不拘新舊幷治之。

當歸酒拌　地黄酒拌　芍藥　川芎　藁本　防風　白芷各一錢　細辛五分　作一劑，水二鍾，煎一鍾服。

四君子湯　治脾胃虚弱，或因剋伐腫痛不散，或潰而不斂，或飲食少思，或欲作嘔，大便不實等證。

人參　白朮　茯苓各二錢　甘草炙，一錢

右作一劑，薑棗水煎服。

小柴胡湯　治一切撲傷等證，因肝膽經火盛作痛，出血自汗，寒熱往來，日晡發熱，或潮熱身熱，欬嗽發熱，脅下作痛，兩胠痞滿。

柴胡二錢　黄芩一錢半　半夏　人參各一錢　甘草炙，三分

右，薑水煎服。

八珍湯　治傷損等證失血過多，或因剋伐血氣耗損，惡寒發熱，煩躁作渴等證。

人參　白朮　茯苓　當歸　白芍藥　川芎　熟地各一錢　甘草炙，五分

右，薑棗水煎服。

犀角地黄湯　治火盛血熱妄行，或吐衄不止，大便下血。因怒而致，加山梔、柴胡。

犀角鎊末　生地黄　白芍藥　黄芩　牡丹皮　黄連各一錢五分

右，水煎熟，傾於鍾内，入犀末服之。

十味參蘇飲　治氣逆血蘊上焦，發熱氣促，或欬血衄血，或痰嗽不止。加黄芩、山梔，即加味參蘇飲。

人參　紫蘇　半夏　茯苓　陳皮　桔梗　前胡　葛根　枳殼各一錢　甘草炙，五分

右，薑水煎服。

二味參蘇飲　治出血過多，瘀血入肺，面黑喘促。

人參一兩　蘇木二兩

右，水煎服。

四物湯　治一切血虛，日晡發熱，煩躁不安者，皆宜服之。

當歸　熟地黄各三錢　芍藥二錢　川芎一錢半

右，水煎服。加白朮、茯苓、柴胡、丹皮，即加味四物湯。

加味承氣湯　治瘀血内停，胷腹脹痛，或大便不通等證。

大黄　朴硝各二錢　枳實　厚朴　當歸　紅花各一錢　甘草五分　用酒水各一鍾，煎至一鍾服。仍量虛實加減。病急不用甘草。

歸脾湯　治跌撲等證，氣血俱傷，或思慮傷脾，血虛火動，寤而不寐；或心脾作痛，怠惰嗜臥，怔忡驚悸，自汗盜汗，大便不調，或血上下妄行，其功甚捷。

人參　白朮　當歸　白茯神　黄芪炒　遠志　龍眼肉　棗仁炒，各二錢　木香　甘草炙，各五分

右，薑棗水煎服。加柴胡、山梔，即加味歸脾湯。

潤腸丸　治跌撲等證，或脾胃伏火，大腸乾燥，或風熱血結等證。

麻子仁　桃仁各一兩，去皮尖研　羌活　歸尾　大黄煨　皂角刺　秦艽各五錢

右爲末，煉蜜丸桐子大，猪膽汁丸尤妙。每服三五十丸，食前白滚湯送下。凡怯弱人先用猪膽導之，不通，宜補血。

當歸補血湯　治杖瘡金瘡等證，血氣損傷，肌熱，大渴引飲，目赤面紅，晝夜不息，其脈洪大而虛，重按全無。此病多得於飢渴勞役者，若誤服白虎湯必死。

黄芪炙，一兩　當歸二錢，酒製

右，水煎服。

十全大補湯　治杖瘡氣血俱虚，腫痛不消，腐而不潰，潰而不斂，或惡寒發熱，自汗盗汗，飲食少思，肢體倦怠。若怯弱之人，患處青腫而肉不壞者，服之自愈。若有瘀血砭刺早者，服之自消。或潰而膿水清稀，肌肉不生，或口乾作渴而欲飲湯者，尤宜服之。

白茯苓　人參　當歸　白朮　黄芪　川芎　白芍藥炒　熟地黄　肉桂　甘草炙

右，薑棗水煎服。

參附湯　治金瘡杖瘡失血過多，或膿瘀大泄，陽隨陰走，上氣喘急，自汗盗汗，氣短頭運等證。

人參四錢　附子炮去皮臍，三錢

右，水煎服。陽氣脱陷者，倍用之。

清胃散　治血傷火盛，或胃經濕熱，脣口腫痛，牙齦潰爛，或發熱惡寒等證。

牡丹皮　黄連　生地黄　當歸酒洗，各五分　升麻一錢

右，水煎服。如痛未止，黄芩、石膏、大黄之類，皆可量加。

清燥湯　治跌撲瘡瘍，血氣傷損，或潰後氣血虚怯，濕熱乘之，遍身酸軟；或秋夏濕熱太甚，肺金受傷，絶寒水生化之源，腎無所養，小便赤濇，大便不調，或腰腿痿軟，口乾作渴，體重麻木，或頭目眩運，飲食少思，或自汗體倦，胷滿氣促，或氣高而喘，身熱而煩。

黄芪一錢五分　蒼朮一錢　白朮　陳皮　澤瀉各五分　白茯苓　人參　升麻　麥門冬　歸身　生地　神麯炒　猪苓　酒蘗各五分　柴胡　黄連　甘草炙，各三分　五味子九粒

右，薑水煎服。濕痰壅盛，參、芪、歸、地之類可暫減之。

生脈散　治金瘡杖瘡等證，發熱體倦氣短，或汗多作渴；或潰後睡臥不寧，陽氣下陷，發熱煩躁。若六七月間濕熱大行，火土合病，令人脾胃虚弱氣短，或金爲火制，絶寒水化源，肢體痿軟，脚攲眼黑，并宜服。

人參五錢　五味子一錢　麥門冬三錢

右，水煎服。

二妙散　治下焦濕熱腫痛，或流注遊走，遍身疼痛。

蒼朮　黄蘗各等分

右爲末，每服三二錢，酒調服。作丸亦可。

四斤丸　治肝腎精血不足，筋無所養，攣縮不能步履，或邪淫於內，筋骨痿軟。

肉蓯蓉酒浸　牛膝酒洗　天麻　乾木瓜　鹿茸炙　熟地　菟絲子酒浸煮杵　五味各等分

右爲末，用地黄膏丸桐子大，每服五七十丸，空心温酒送下。

補中益氣湯　治跌撲等證，損傷元氣，或過服剋伐，惡寒發熱，肢體倦怠，血氣虚弱，不能生肌收斂；或兼飲食勞倦，頭痛身熱，煩躁作渴，脈洪大弦虚，或微細軟弱，自汗倦怠，飲食少思。

黄芪炙　人參　白朮　甘草炙，各一錢五分　當歸一錢　陳皮五分　柴胡　升麻各三分

右，薑棗水煎服。

黑丸子　一名和血定痛丸。治跌撲墜墮，筋骨疼痛，或瘀血壅腫，或風寒肢體作痛。若流注膝風初結，服之自消。若潰而膿清發熱，與補氣血藥兼服，自斂。

牛膝焙，六錢　百草霜　芍藥各一兩　南星泡　川烏炮，各三錢　赤小豆　白蘞各一兩六錢　白芨　骨碎補　當歸各八錢

右各另爲末，酒糊丸桐子大，每服三十丸，鹽湯温酒送下。孕婦不可服。

迴陽玉龍膏　治跌撲所傷，爲敷凉藥，或人元氣虚寒，腫不消散，或不潰斂；及壅腫堅硬，肉色不變，久而不潰，潰而不斂，或筋攣骨痛，一切冷證，幷效。

草烏二錢　肉桂五錢　南星煨　軍薑炒　白芷　赤芍藥炒，各一兩

右爲末，葱湯調塗，熱酒亦可。

復元通氣散　治打撲傷損作痛，或氣滯作痛。

木香　茴香炒　青皮去白　穿山甲酥炙　陳皮　白芷　甘草　漏蘆　貝母各等分

右爲末，每服一二錢，温酒調下。

神效太乙膏　治癰疽發背杖瘡，及一切瘡疽潰爛。

元參　白芷　當歸　肉桂　赤芍藥　大黄　生地黄各一兩

右用麻油二斤，入銅鍋内，煎至藥黑，濾去渣，徐入淨黄丹十二兩，再煎，滴水中捻，軟硬得中，即成膏矣。

乳香定痛散　治杖瘡金瘡，及一切瘡瘍潰爛疼痛。

乳香　没藥各五錢　滑石　寒水石煅，各一兩　冰片一錢

右爲末，搽患處，痛即止，甚效。

猪蹄湯　治一切癰疽杖瘡，潰爛，消腫毒，去惡肉。

白芷　當歸　羌活　赤芍　露蜂房蜂兒多者　生甘草各五錢

右用猪蹄一只，水五碗，煮熟，取清湯入前藥煎數沸，去渣温洗，隨用膏藥貼之。

神效當歸膏　治杖撲湯火瘡毒，不問已潰未潰，肉雖傷而未壞者，用之自愈。肉已死而用之自潰，新肉易生。至肉色漸白，其毒始盡，生肌最速。如棍杖者，外皮不破，内肉糜爛，其外皮因内焮乾縮，堅硬不潰，爬連好肉作痛，故俗云疔痂皮。致膿瘀無從而泄，内愈脹痛，腐潰益深，往往不待其潰，就行割去，而瘡口開張，難以收斂。怯弱之人，多成破傷風證，每致不救。若杖瘡内有瘀血者，即用有鋒芒磁片，於患處砭去惡血，塗以此藥，則疔痂自結，死肉自潰，膿穢自出，所潰亦淺，生肌之際，亦不結痂，又免皴揭之痛，殊有神效。蓋當歸、地黄、麻油、二蠟，主生肌止痛補血續筋，與肉相宜。此方余已刊行，治者亦多用之。

麻油六兩　當歸　黄蠟　生地黄各一兩

右先將當歸、地黄入油煎黑，去渣，入蠟鎔化，候冷攪勻，即成膏矣。白蠟尤妙。

托裏散 治金瘡杖瘡，及一切瘡毒，因氣血虚不能成膿；或膿成不能潰斂，膿水清稀，久而不瘥。

白朮炒 陳皮各七分 人參氣虚者多用 熟地 當歸身酒炒 芍藥酒炒 黄芪鹽水拌炒 白茯苓各一錢

右，水煎服。

加味芎歸湯 治跌撲墜墮，皮膚不破，瘀血入胃作嘔。

川芎藭 當歸 百合水浸半日 白芍藥 荆芥穗各二錢

右，水酒煎服。

當歸導滯散 治跌撲瘀血在内，胷腹脹滿，或大便不通，或喘欬吐血。

大黄 當歸各等分

右爲末，每服三錢，温酒下。氣虚須加桂。一方有麝香少許。

花蕊石散 治打撲傷損，腹中瘀血，脹滿欲死，服之血化爲水，其功不能盡述。

硫黄明色者，四兩 花蕊石一兩

右爲末和勻，先用紙筋和鹽泥固濟瓦罐一個，候乾入藥，再用泥封口，安在磚上，虚書八卦五行，用炭三十斤煆之，罐冷取出，每服一錢，童便調下。

經驗方 治跌撲瘀血作痛，或筋骨疼痛。

黄蘗一兩 半夏五錢

右爲末，用薑汁調塗患處，以紙貼之。如乾，薑汁潤之，周日易之。

消毒定痛散 治跌撲腫痛。

無名異炒 木耳炒 大黄炒，各五分

右爲末，蜜水調塗。如内有瘀血，砭去敷之。若腐處，更用當歸膏貼之，尤妙。

洗藥　凡傷重者，用此淋洗，然後敷藥。

荆芥　土當歸　生葱切斷

右，煎湯温洗。一方無葱有生薑，或止用葱一味煎洗，亦可。

黑龍散　治跌撲損傷，筋骨碎斷，先用前湯淋洗，以紙攤貼。若骨折更以薄木片夾貼，以小繩束三日，再如前法，勿去夾板，恐摇動患處，至骨堅牢方宜去。若被刀箭蟲傷成瘡，并用薑汁和水調貼，日以風流散填塗。

土當歸二兩　丁香皮　百草霜　穿山甲炒黄，或煉存性，各六兩　枇杷葉去毛，半兩

右焙爲細末，薑汁水調，或研地黄汁調亦好。枇杷葉，一作山枇杷根。

洪寶丹　一名濟陰丹。治傷損焮痛，并接斷。

天花粉三兩　薑黄　白芷　赤芍藥各一兩

右爲末，茶湯調搽患處。

没藥降聖丹　治傷損筋骨疼痛，或不能屈伸，肩背拘急，身體倦怠，四肢無力。

没藥別研　當歸酒洗炒　白芍藥　生地黄　骨碎補去毛　川烏去皮臍炮　川芎各一兩半　自然銅火煅酢淬十二次，飛焙，一兩。

右爲細末，每一兩作四丸，以生薑自然汁與煉蜜爲丸每服一丸槌碎，用水酒各半鍾，入蘇木少許，煎至八分，去蘇木，空心服。

萬金膏　治癰疽及墜撲傷損，或筋骨疼痛。

龍骨　鼈甲　苦參　鰞鰂魚骨　黄蘗　黄芩　黄連　猪牙皂角　白芨　白蘞　厚朴　草烏　川芎藭　木鼈子仁　當歸　白芷各一兩　没藥另研　乳香另研，各半兩。　槐枝　柳枝各四寸長，二十一條　黄丹一斤半，炒　清油四斤

右除乳没、黄丹外，諸藥入油内煎至黑色，去之，秤淨油每斤入丹半斤，不住手攪，令黑色，滴水中，不粘手，下乳、没再攪，如硬入油些少，以不黏手爲度。

接骨散　治骨折碎，或骨出臼，先整端正，却服此藥。如飛禽六畜所傷，亦能治之。

硼砂一錢五分　水粉　當歸各一錢

右爲末，每服二錢，煎蘇木湯調服，後但飲蘇木湯，立效。

本事接骨方　治打折傷損。

接骨末即蒴藋也一兩　乳香各半兩　赤芍藥　當歸　川芎　自然銅各一兩

右爲末，用黄蠟四兩，鎔入前末攪勻，衆手丸龍眼大。如打傷筋骨及閃痛不堪忍者，用一丸熱酒浸開，熱呷，痛便止。若大段傷損，先整骨，用川烏、草烏等分爲末，生薑汁調貼之，縛定服藥，無不效者。

没藥丸　治打撲筋骨疼痛，或氣逆血運，或瘀血内停，肚腹作痛，或胷膈脹悶。

没藥　乳香　川芎　川椒　芍藥　當歸　紅花　桃仁　血竭各一兩　自然銅四錢，煅七次

右爲末，用黄蠟四兩鎔化，入前末速攪勻，丸彈子大，每服一丸，酒化服。按接骨散、没藥丸，元氣無虧者宜用。若腎氣素怯，或高年腎氣虚弱者，必用地黄湯、補中益氣湯以固其本爲善。

整骨麻藥

草烏三錢　當歸　白芷各二錢半

右末，每服五分，熱酒調下，麻倒不知痛，然後用手如法整理。

草烏散　治傷骨節不歸窠者，用此麻之，然後下手整頓。

白芷　川烏　木鼈子　猪牙皂角　烏藥　半夏　紫金皮　杜當歸　川芎蒻各二兩　舶上茴香　草烏各一兩　木香半兩

右爲細末。諸骨碎骨折出臼者，每服一錢，好酒調下，麻倒不知疼處，或用刀割開，或用剪去骨鋒者，以手整頓骨筋，歸元端正，用夾板夾縛定，然後醫治。或箭鏃入骨不出，亦可用此藥麻之。或鐵鉗拽出，或用鑿鑿開取出。若人昏沉後，用鹽湯或鹽水與服，立醒。

定痛膏　治打撲傷損，動筋折骨，跌磕木石壓傷，赤腫疼痛。

芙蓉葉二兩　紫金皮　獨活　南星生用　白芷各五錢

右末，加生采馬藍菜、墨斗菜各一兩，杵搗極爛，和末一處，用葱汁老酒和炒煖縛。若打撲跌磕壓傷，骨肉痠疼，有紫黑色，未破皮肉者，加草烏、肉桂、良薑各三錢，研末，薑汁調温貼。若紫黑色已退，除良薑、肉桂、草烏、薑汁，却以薑汁茶清調，温貼之。若折骨出臼者，加赤葛根皮、寶塔草各二兩搗爛，和前藥一處；又用肥皂十枚，童便煮，去皮弦子膜，杵搗極爛，入生薑汁少許，生白麪一兩，砍爛和勻，入前藥同杵搗勻，用芭蕉葉托，用前後正副夾，須仔細整頓其骨，緊縛，看後上下腫痛消，方可換藥。腫痛未退，不可換藥。

又方　治跌打傷筋損骨，疼痛不可忍。

生地切　藏瓜　薑糟各一斤　生薑四兩，切

右都炒令勻熱，以布裹罨傷折處，冷則易之。曾有人傷折，宜用生龜。尋捕一龜，將殺。患人忽夢見龜告白：勿相害！吾有奇方可療。於夢中授此方，神效。

截血膏　治刀斧斫磕等處，能化血破瘀，退腫止痛。

天花粉三兩　薑黄　赤芍藥　白芷各一兩

右末，茶清調勻，敷瘡口四邊。若刀斧傷於頭面，血不止者，急用此末，茶清調勻塗頸上周圍。若傷手則塗臂周圍，若傷足則塗腿上周圍，若傷各處則塗瘡口周圍，使截住其血，不來潮作也。金瘡著水，肉翻花者，用韭汁調此末敷瘡口四邊，以火微炙之，又用早稻煙熏之，瘡口出水即愈。如無水出，即是風襲，倍加南星和敷。若瘡口肉硬不消者，此被風所襲也，可加獨活，用熱酒調敷。如又不消，則風毒已深，肌肉結實，加紫金皮和敷，有必消之理也。

散血膏　治打撲傷損，跌磕刀斧等傷，及虎傷獐猪牛咬傷。

甘草葉藤生藤上有棘葉，如木綿葉，又名豬獮嚀，又名虎嚀草　澤蘭葉少許

右各生采杵搗極爛，冷敷縛。刀斧斫磕等傷，破皮損肉者，先用羊毛餅貼；次貼此膏瘡口四邊，用截血膏

走馬散　治折傷接骨。

右末，米酢生薑汁各少許，入酒調勻，攤油紙上夾縛，冬月熱縛，夏月温縛。

接骨丹　治折骨出臼，無草藥討處，用此方效。

南星生，四兩　木鼈子三兩　紫金皮　芙蓉葉　獨活　白芷　官桂　松香　楓香各一兩　小麥麪二兩　乳香　没藥各五錢

右爲細末，薑一斤，去皮研爛，取自然汁入米酢少許，白麪爲糊同調，攤紙上，貼傷處，以帛縛之，用篦夾定，麻索子纒。

敷貼藥　接骨如神。

天南星　木鼈子各四兩　没藥　乳香各半兩　官桂一兩

右作一服，入鹽半匙，連根葱五莖，漿水五升，煎取三升，去滓，通手淋洗痛處，冷即再易，避風處洗之。

洗藥荆葉散　治從高墜下，及一切傷折筋骨，瘀血結聚疼痛。

頑荆葉一兩　白芷　細辛　蔓荆子　桂心　川芎　丁皮　防風　羌活各半兩

右爲末摻之。

大黄　赤石脂　石膏煅，各等分

一赤散　治傷損傅藥後起疱者，以三稜針挑破摻末。

右末，以鷄子清入桐油少許，調勻敷貼。

耳草藥　雪裏開　水圹葉　烏苞葉　紫金皮

接補消腫膏　治證同前。

餅，只用金毛狗脊毛，薄薄鋪些於患口上，次掞封口藥，再却以此膏貼，效更速。

敷貼，令血不來潮作。一人跌破陰囊，又一人跌拔鼻孔，二者俱先整理皮肉端正，用此膏效驗。一法不用羊毛

柏葉　荷葉　皁角俱生用　骨碎補去毛，各等分

右爲末，先將折傷處揣定，令入元位，以薑汁調藥如糊，攤紙上，貼骨斷處，用杉木片夾定，以繩縛之，莫令轉動，三五日後開看，以温葱湯洗，後再貼藥，復夾七日。如痛再加没藥。

乳香膏　治打撲傷損。

乳香　松香　楓香　五倍子　狗骨煅，各一兩　鍋底墨　小麥麪各五兩

右末，用好酒調爲糊樣，熱敷痛處，不可敷破處。若破爛者，只用鳳尾草爲末摻之。

紫金皮散　治打撲傷損，金刃箭鏃傷處浮腫，用此。

紫金皮醋炒　南星　半夏　川當歸　烏藥　黄蘗鹽炒　草烏炮　川烏炮　杜當歸　川芎　破故紙　川白芷鹽水炒　劉寄奴　川牛膝　桑白皮各等分

右爲細末，生薑、薄荷汁兼水調敷腫處或傷處。皮熱甚，加黄蘗皮、生地黄半兩。有瘡口者，勿封瘡口，四邊敷之。

内消方　治打撲傷損，及一切腫癰未破，可令内消。

生地黄研如泥　木香細末

右以地黄膏，隨腫大小，攤於紙上，摻木香末一層，又再攤地黄膏，貼腫上，不過三五度即愈。昔許元公入京師赴省試，過橋墜馬，右臂臼脱，路人語其僕曰：急與按入臼中，若血漬臼則難治矣。僕用其説，許以昏迷不覺痛，遂僦轎舁歸邸。或曰：非録事巷田馬騎，不能療此疾。急召之，至已日暮，因秉燭視其面目，尚可治，乃施藥封此處，至中夜方甦，達旦痛止，去其封，損處已白，其青瘀乃移在臼上，自是日日易之，腫直至肩背，以藥下之，瀉黑血三升，五日復常，遂得赴試，蓋用此法云。

消腫膏　治胷脅跌墮打撲損傷，腫痛或動筋折骨。

芙蓉葉　紫金皮各五兩　白芷　當歸　獨活　骨碎補　何首烏　南星各三兩　橙橘葉　赤芍藥各二兩　石菖蒲

肉桂各五錢

右末，以熱酒薑汁調，乘熱縛腫處；用葱汁茶清調和，温縛。動筋折骨加山樟子葉、毛銀藤皮及葉各五兩，同前爲末，酒調煖敷縛。

芙蓉膏 治打撲傷損腫痛，紫黑色久不退者。

紫金皮 南星各一兩 芙蓉葉二兩 獨活 白芷 赤芍藥各五錢

右末，生薑汁茶清調，温貼縛。傷損紫黑色久不退者，加肉桂五錢。

紫金膏 治赤腫焮熱者。

芙蓉花葉二兩，白花者佳 紫金皮一兩

右生采，入生地黄同擣敷貼；或爲末，以鷄子清入蜜少許和勻，調入生地黄砍爛和敷。

拯損膏 治諸傷損。

天花粉 芙蓉葉 紫金皮 赤芍藥 南星 獨活 當歸 白芷各一兩 牡丹皮三錢

右末，薑汁調熱敷貼。疼痛甚者，加乳香、没藥各少許。

松葱膏 治傷損。

松香 葱連根葉炒熱

右，杵擣成膏，炙熱縛傷處。先以生薑砍爛炒熱罨少時，次以此膏貼之，退腫住痛。

退腫膏 治頭腦破傷損或跌破，或刀斧傷處，或被杖棒打破，及別處傷。

芙蓉葉 地薄荷 耳草葉 澤蘭葉 金桐葉 赤牛膝 大黄另研末，各等分

右，砍爛敷貼傷處，中間留孔出氣，用澤蘭葉盪軟貼住，冬月用芭蕉葉，一日一換藥，用茶洗傷處。若傷處浮腫，用小青葉擣敷，後用尻池葉、地薄荷擣敷。後痛不住，用葛葉、毛藤葉、楓葉尾，砍敷貼，住痛。

一紫散 治傷損眼泡青黑紫色腫痛。

紫金皮童便浸七日晒乾　生地黄各等分

右砍爛，茶清調勻，敷貼傷處，餘不用製。

一緑散　治打撲眼泡，赤腫疼痛。

芙蓉葉　生地黄各等分

右，砍爛敷貼；或爲末，鷄子清調勻敷之。

退熱散　治跌磕打傷，惟大指中指傷命，餘指無妨。

山布瓜根多　景天草　澤蘭葉　地薄荷　魚桐根皮

右搗爛冷縛傷處，大退身上寒熱。

澤蘭散　治跌撲咬傷及咬傷手指幷刀斧傷。

芙蓉葉　澤蘭葉　白佛桑葉　地薄荷　耳草葉

右搗爛冷縛傷處，留口通氣，以七葉楊香葉或池黄葉熱茶盪軟貼住。

疏風敗毒散　治打撲諸損，動筋折骨，跌磕墮傷者。

當歸　川芎　白芍藥　熟地黄　羌活　獨活　桔梗　枳殼　柴胡　白茯苓　白芷　甘草　紫蘇　陳皮　香附

右，生薑、生地黄煎，入酒和服。

加味交加散　治打撲傷損，折骨出臼，發熱惡寒，體弱之人，用此服之，若體實之人，宜踈風敗毒散。

當歸　川芎　白芍藥　生地黄　蒼朮　厚朴　陳皮　肉桂　白茯苓　半夏　羌活　獨活　桔梗　枳殼　前胡　柴胡　乾薑　甘草

右，生薑煎服。有熱除乾薑、肉桂。

羌活乳香湯　治跌撲傷損，動筋折骨，發熱體痛，挾外邪者。

羌活　獨活　川芎　當歸　防風　荆芥　丹皮　續斷　紅花　桃仁　陳皮　赤芍藥

右，生地黄煎服。有熱加柴胡、黄芩。

仲景方 治墜馬及一切筋骨損傷。

亂髮如鷄子大 緋帛如手大 敗蒲席三寸 久用炊單布一尺幷燒灰 大黄一兩，切酒浸 桃仁四十九個，去皮尖 甘草如中指節，炙剉

右七味，以童子小便量多少煎，湯成，内酒一大盞，次下大黄，去滓，分温三服。先剉敗蒲席半領煎湯浴，衣被蓋覆斯，須通利數行，痛楚立瘥。利及浴水赤勿怪，即瘀血也。

巴戟湯潔古 治從高墜下，及打撲内損，昏冒嗜臥，不能飲食，此爲血閉，臟腑不通。

巴戟去心 大黄各半兩 當歸 地黄 芍藥 川芎各一兩

右爲末，水煎，以利爲度。

奪命散《濟生》 治刀刃所傷，及從高墜下，木石壓損，瘀血凝積，心腹疼痛，大小便不通。

水蛭用石灰拌，慢火炒乾黄色，半兩 黑丑二兩

右末，每服二錢，熱酒調下，約行四五里，再用熱酒調黑牽牛末二錢催之，須下惡血成塊，以盡爲度。

鷄鳴散《三因》 治從高墜下，及木石所壓。凡是傷損血瘀凝積，氣絶欲死，煩躁頭痛，叫呼不得，幷以此藥，利去瘀血，治折傷神妙。

大黄一兩，酒蒸 桃仁二七粒，去皮尖

右研細，酒一碗，煎至六分，去渣，鷄鳴時服，次日，取下瘀血即愈。若便覺氣絶不能言，取藥不及，急擘口開，用熱小便灌之，即愈。

清上瘀血湯 治上膈被傷者。

羌活 獨活 連翹 桔梗 枳殼 當歸 梔子 黄芩 甘草 川芎 桃仁 紅花 蘇木 大黄 赤芍藥

右，生地黄煎，和老酒、童便服。

消下破血湯 治下膈被傷者。

柴胡　川芎　大黄　當歸　黄芩　赤芍藥　桃仁　枳實　梔子　木通　澤蘭　五靈脂　紅花　蘇木　赤牛膝　蒲黄

右，生地黄煎，加老酒、童便和服。

大紫金皮散　治打撲傷折，内損肺肝。

紫金皮　補骨脂　無名異燒紅酒焠七次　降真香　川續斷　琥珀另研　牛膝酒浸一宿　桃仁去皮尖雙仁　當歸洗焙　蒲黄各一兩　大黄濕紙裹煨　朴硝另研，各一兩半。

右爲細末，每服二錢，食前濃煎蘇木、當歸，酒調服。

破血藥　治打撲墮馬，從高跌下，皮肉不破者，此瘀血停積内攻，不能言語而或譫妄，此宜攻利爲先。若皮破血流者，宜作金瘡亡血過多治之。

柴胡　黄芩　五靈脂　枳實　當歸　赤芍藥　川芎　大黄　生地黄　朴硝　桃仁　紅花　蘇木

右，水煎，入酒童便和服。皮破血流者不用酒。

二十五味藥　治顛撲損傷，骨碎骨折，筋斷刺痛，不問輕重，幷皆治之。

香白芷　紫金皮　破故紙各酢炒　劉寄奴　川當歸鹽炒　赤芍藥米泔浸　黑牽牛　川芎　乳香　没藥　川牛膝茶水浸　生地鹽水浸炒　木通　自然銅臨好時用　官桂　草烏酢炒　木香　川烏火煨　藿香　骨碎補　木賊　羌活　獨活各一兩　熟地鹽水炒　牛膝茶水炒，各半兩　孕婦去川烏、草烏。骨不碎或金刃傷剉臼者，須於此方内去自然銅，骨碎補折者用之。自然銅，臨好時却入用之，如早服致成他疾。

右同研爲末，蜜丸如彈子大，黄丹爲衣。或被顛撲損傷，金刃箭鏃，不問輕重，每服一丸，温酒磨化服，或細嚼酒送下。如被刀傷全斷内損重者，以薄荷湯或木瓜湯、薑湯、燈心湯皆可服。病在上，食後；病在下，食前；在中者，不拘時服。老人骨脈冷，宜加當歸、川芎、川烏、木香、丁香、人參各半兩，去白芍藥、生地黄。

没藥降聖丹　治打撲傷損，筋斷骨折，攣急疼痛，不能屈伸；及營衛虚弱，外受風邪，内傷經絡，筋骨緩縱，皮肉刺痛，肩背拘急，身體倦怠，四肢少力。

沒藥研　當歸酒洗焙　芍藥　骨碎補爁去毛　自然銅火煅酢淬十二次，研末飛過焙　川烏頭生去皮臍，各一兩　生地黄　川芎各一兩半

右爲細末，以生薑自然汁與煉蜜和丸，每一兩作四丸，每服一丸槌碎，用水酒各半鍾，入蘇木少許，煎至八分，去蘇木，空心服。

清心藥 治打撲傷損，折骨出臼，刀斧砍磕等傷，及肚皮傷破腸出者。

牡丹皮　當歸　川芎　黄芩　黄連　赤芍藥　生地黄　連翹　梔子　桃仁　甘草

右，燈心草薄荷煎，入童便和服。

破血消痛湯東垣 治乘馬損傷，跌破脊骨，惡血流下，脅下甚痛，苦楚不能轉側，妨於飲食。

羌活　防風　官桂各一錢　蘇木一錢半　柴胡　連翹　當歸梢各二錢　麝香少許，另研　水蛭三錢，炒去煙盡另研

右爲粗末，只一服，酒二大盞，水一盞，水蛭、麝香另研如泥，餘藥煎至一大盞，去火稍熱，調二味服之，一服立愈。

止痛藥 治打撲傷損，折骨出臼，金瘡破傷。

當歸　牛膝　川芎　淮生地　赤芍藥　白芷　羌活　獨活　杜仲　續斷各一兩　八角茴香　肉桂　乳香　沒藥各五錢　丁皮　南木香　沉香　血竭各二錢半

右末，老酒調服。

散血定痛補損丹 治諸般傷損腫痛。

當歸　川芎　赤芍藥　生地　白芍藥　牛膝　續斷　白芷　杜仲製　骨碎補　五加皮　羌活　獨活　南星製　防風各一兩半　官桂　乳香　沒藥各一兩　木香　丁皮　角茴各五錢

右末，酒調服。

定痛當歸散　治諸損腫痛。

當歸　川芎　赤芍藥　白芍藥　熟地　羌活　獨活　牛膝　續斷　白芷　杜仲各二兩　川烏炮　乳香　没藥　肉桂各一兩　南木香　角茴　丁皮各五錢

右末，酒調服。

四草定疼湯　治打撲跌墮壓磕等傷腫痛。

山薄荷　寶塔草　矮金屯葉　皺面藤葉

右，生采葉，擂酒服。根梗煎酒服。

聖靈丹　治一切打撲損傷，及傷折疼痛不可忍者，幷宜服之。

乳香五錢　烏梅去核，五個　上白米一撮　莴苣子一大盞，炒取二兩八錢

右爲細末，煉蜜和丸如彈子大，每服一丸，細嚼，熱酒吞下。食後一復時，痛不止，再服。

何首烏散　治打折筋骨，初時便宜服此藥，順氣疎風，活血定痛。

何首烏　當歸　赤芍藥　白芷　烏藥　枳殼　防風　甘草　川芎　陳皮　香附　紫蘇　羌活　獨活　肉桂

右，薄荷、生地黄煎，入酒和服。疼痛者，加乳香、没藥。

調經散　治跌撲損傷疎利後，用此藥調理。

川芎　當歸　芍藥　黄芪各一錢半　青皮　烏藥　陳皮　熟地黄　乳香另研　茴香各一錢

右作一服，水二鍾，煎至一鍾，不拘時服。

活血丹　治打撲傷損，動筋折骨，跌墮斫磕刀斧等傷，諸般風疾，左癱右瘓，手足頑麻，婦人血風，渾身疼痛冷痹，一切損傷，悉皆治之。

青桑炭一斤　當歸　牛膝　川芎　赤芍藥　熟地　黑豆酒煮　何首烏　南星製　白芷　老松節燒　杜仲製　破故紙　羌活　獨活　蒼朮製　防風　荆芥　骨碎補　桔梗　栗間　續斷各四兩　草烏酢煮炒　川烏炮　肉桂　木鼈子

炒　地龍去土　白蘞　細辛　檀香　白芨煨　降真香　松香　楓香　五靈脂　京墨煅　血竭　角茴　乳香　没藥各二兩

右末，酢煮秫米粉糊爲丸彈子大，晒乾，以生漆抹手上，挪漆爲衣，陰乾，却以布袋盛，挂於風處，經久不壞，亦不失藥味，每服用當歸酒磨下。傷筋折骨，加自然銅煅酢淬二兩。若金刃出臼，不可用之。

大活血丸　治打撲傷損，折骨碎筋，瘀血腫痛，癱瘓頑痹，四肢酸疼，一切痛風等證。

青桑炭一斤　栗間　骨碎補　南星製　牛膝　白芍藥　川烏炮　黑豆酒煮，各一兩六錢　自然銅　木鼈子各八錢　細辛一兩　降真香　楓香各三錢　乳香　没藥　血竭各六錢

右末，酢煮秫米粉糊，集衆手搓爲丸，緩則發裂，如彈子大，候乾，用生漆爲衣，久則不壞，每用一丸，用無灰酒磨化服。

黄末子　治證同前。

川烏炮　草烏酢煮炒　降真香　楓香　肉桂　松香　薑黄　乳香　没藥　細辛各五錢　當歸　赤芍藥　羌活　獨活　川芎　蒲黄　白芷　五加皮　桔梗　骨碎補　蒼朮酢煮　何首烏　川牛膝　薑黄各一兩

右末酒調下。欲好之際，加自然銅製一兩，只折骨者，便可用之。

白末子　治證同前。

白芷　南星製　白朮　何首烏　桔梗　羌活　獨活　白芍藥　白楊皮　川芎　白蘞　當歸　白茯苓　薏苡仁炒　骨碎補　牛膝　川烏炮　續斷　細辛　肉桂　楓香　乳香　没藥各一兩

右末，酒調下。欲好之際，加自然銅製一兩，只折骨者，便可用之。

紅末子　治證同前。

獨活　何首烏　南星製　白芷　羌活　當歸　骨碎補　蘇木　川牛膝　赤芍藥　紅花　川芎各二兩　細辛　桔梗　川烏製　降真香　楓香　血竭　乳香　没藥各一兩

右末，酒調下。欲好之際，加自然銅製一兩，只折骨者，便可用之。

黑末子　治證同前。

雄鷄毛燒　桑炭　老松節炒存性　嫩松心　側柏葉酢煮，各四兩　當歸　牛膝　何首烏　黑豆製　南星製　骨碎補　熟地黃　羌活　獨活　赤芍藥　川芎　白芷各二兩　細辛　肉桂　川烏炮　草烏製　木鼈子　南木香　五靈脂　降真香　乳香　没藥　楓香各一兩　百草霜五錢

右末，熱酒調下。欲好之際，加自然銅製一兩，只折骨者，便可用之。

牡丹皮散　治跌撲閃肭傷損，滯血疼痛。

牡丹皮　當歸　骨碎補　紅花酒浸　續斷　乳香　没藥　桃仁　川芎　赤芍藥　生地黃

右，水酒煎服。却用秫米飯熱罨縛，冷，又蒸熱換縛。

橘朮四物湯　治跌撲磕傷滯血體痛，飲食少進。

當歸　川芎　白芍藥　淮生地　陳皮　白朮　紅花　桃仁

右，生地黃煎服。骨節疼加羌活、獨活，痛不止加乳香、没藥。

古今圖書集成醫部全録卷三百七十九

外科跌打金刃竹木破傷門

方

黑神散《和劑》

黑豆去皮炒，半升　熟乾地黄酒浸　當歸酒製　肉桂去粗皮　乾薑炮　甘草炙　白芍藥　蒲黄各四兩

右爲細末，每服二錢，酒半盞，童子小便半盞，不拘時煎調服。

當歸補血湯　治金刃所傷，及跌磕打撲，皮肉破損，亡血過多，此宜止痛兼補爲先。若皮肉不破損者，宜作瘀血停積治之。

當歸　川芎　白芍藥　熟地　防風　連翹　羌活　獨活　乳香　没藥　白芷　續斷　杜仲

右，生地黄煎，入童便和服，不可用酒。氣虚加人參、白朮、黄芪。按補血須用參芪爲君，此止用四物，亦活血之藥，非補血也，況加以羌、獨、防、芷之耗散乎？

接骨散

没藥　乳香各五錢　自然銅一兩，酢淬七次　滑石二兩　麝香少許　龍骨三錢　赤石脂　白石脂各二錢

右爲細末，以好酢浸没，多煮爲上，候乾，就炒燥爲度。臨服入麝香少許，挑小茶匙在舌上，温酒下。病分上下，食前後服。若骨已接尚痛，去龍骨、石脂而多服，儘好。

接骨方

乳香　没藥　蘇木　降真節　川烏去皮尖　松節　自然銅酢淬，各一兩　地龍去土麻油炒　龍骨生用　水蛭油炒，各半兩

血竭三錢　土狗十個，油浸炒

右爲細末，每服五錢，酒調下。在上食後，在下食前。

定痛接骨紫金丹

麝香　没藥　紅娘子各一錢半　烏藥　茴香　地龍去土　陳皮　青皮各二錢半　川烏　草烏炮，各一兩　五靈脂去土

木鼈子各半兩　黑牽牛生五分　骨碎補　威靈仙　金毛狗脊　防風　自然銅酢淬七次，各五錢　禹餘糧四錢，碎

右爲細末，酢糊丸如桐子大，每服十丸至二十丸，温酒送下。病上食後，病下食前服。

麥兜散

半兩錢煆酢淬七次　自然銅煆酢淬七次　地鼈蟲焙乾

右三味等分，每服酒調一分。不可多，多則骨高起矣。

接骨仙方

人骨煆一兩，小兒者尤佳　喜紅絹一尺，燒存性　乳香二錢　末之，每服二錢，温酒下。

又方

小兒骨煆，一兩　乳香五錢　白麪三錢，炒

右爲末，無根水調爲丸如梧桐子大，每服三十丸，熱酒吞下。

搜損尋痛丸　能接骨。遍身疼痛，久損至骨，如金刃傷則後用之。

乳香　没藥　茴香炒，各二錢　肉桂三錢　軍薑炒　丁皮　獨活炒　草烏炒微黄色　赤芍藥炒　石黏藤炒　白芷各五錢

當歸　川芎　薏苡仁炒，各一兩，筋脈絶者多加　骨碎補炒，二兩

右作末，蜜爲丸，用生薑細嚼，温酒吞下。如爲末，用薑酒調服亦可，浸酒喫亦可。如折傷則須用藥，遍身頑麻方可用藥。接骨加草烏一匕多，熱酒調服，量人老弱虛實加減用之。如其人麻不解，可用大烏豆濃煎汁解之。如無豆，煎濃豉亦可。如吐多加薑汁。

白藥 治金瘡。

黄蘗 黄芩 當歸 赤芍藥 黄芪 牡丹皮 生地黄 地骨皮 木鼈子去殼 黄連 甘草 桑白皮各一錢半 馬蓼梢葉生者火煆過 白芷各一錢

右用桐油三兩，煎黄色，濾去滓，再煎油稍熱，入細白板松香一片，慢火煎，須頻頻柳枝攪勻，却入乳香、没藥、黄丹各七錢，煎數沸，出火頃時，以少綿鋪於前，濾藥滓，布上濾過，先用瓦鉢滿盛清水八分，却濾藥於鉢水中，將去清水中，如綳麪狀綳三二百度，愈綳愈白，故名白藥。常以清水浸，傾於冷地上，用物遮蓋，勿令塵入，五七日一换水。刀斧一應金傷，量傷孔大小，取一塊填於傷孔中，以白紙護之，隨手不疼，一日一换，五日生肉。筋斷加杜仲、續斷各二錢同煎。收瘡口，加龍骨半錢碎了，煎入藥内。打損只敷於油紙上貼之即愈，却不須入接筋龍骨等劑。

理傷膏 治打撲傷損折骨出臼，刀斧跌磕等傷。

密陀僧 黄丹 自然銅 黄蠟 猪油各四兩 乳香 没藥各一兩 松香 麻油各一斤

右以折傷木皮一兩，剉碎入油煎數沸，濾去滓，入陀僧、黄丹，慢火熬成膏；次入松蠟鎔化再熬，滴水中成珠爲度；却入乳香、没藥、自然銅末，和勻攤貼。

神效方 治金瘡。

五倍子 降真香

右各炒焦，出火毒後，研爲末，等分，乾摻。虚者加人參末。

封口藥 治刀斧傷，割喉斷耳缺脣，傷破肚皮，跌破陰囊皮等證，大效。

豬𤞑脬葉如無，以葛葉毛藤子葉代之亦可 乳香 没藥 兒茶 當歸 杉木炭各一錢 麝香五釐 片腦一分

右各另研細末，秤合和勻，入麝研細，次入腦研勻，磁器收貯。如缺脣先以小氣針作三截針之，用絹綫一條，兩頭搓豬毛，以唾醮濕，抹封口藥於綫上，將藥綫三截穿定，却以麻藥抹缺處，以剪刀口抹封口藥，薄剪

去些皮，以綫即縫合就，以鷄子黄油搽患處，以金毛狗脊毛薄鋪於上，却以封口藥抹掞於上，每日用藥水輕洗去，搽油換藥，每日只換一次，待八日剪去綫，搽藥。

洗藥

桑白皮　荆芥　黄連　黄蘗　當歸　白芷　赤芍藥　連翹　生地黄

右煎，去滓洗淨。

麻藥

川烏　草烏　南星　半夏　川椒

右末，唾調搽之。

本事地黄散　治金瘡，止血除疼痛，辟風，續筋骨，生肌肉。

地黄苗　地菘　青蒿　蒼耳苗　生艾汁三合　赤芍各五兩。入水煎取汁

右，五月五日、七月七日午時修合，以前藥汁拌石灰陰乾，入黄丹三兩，更杵爲細末。凡有金瘡傷折出血，用藥包封，不可動，十日瘥，不腫不膿。

潔古没藥散　刀箭藥，止血住痛。

定粉　風化灰各一兩　枯礬三錢　乳香五分　没藥一字，各另研

右件各研爲細末，同和匀再研，摻之。

生肌止血立效方　治金瘡，辟一切風冷，續筋骨。

石灰二升，搗生地黄青蒿汁，和作團，火煆赤，研細　黄丹一兩　狗頭骨灰研　芎藭　艾葉　地菘　密陀僧各半兩　黄丹一兩　麒麟竭三分，細研

右爲細末，研匀密封之，每遇金瘡敷之。

麒麟竭散　治刀箭傷筋斷骨，定痛止血避風。

麒麟竭　白芨各半兩　黄蘗　密陀僧　白芷　白蘞　當歸炒　炙甘草各一兩

右爲細末，每用少許乾摻瘡上，立效。

如神散　治一切刀斧所傷，出血不止，幷久患惡瘡。

虎骨炙研　鉛丹火煆令赤　龍骨研，各半兩　乳香如皂子大，另研　膩粉研　丹砂研，各一錢　麝香少許，另研

右研極細勻，一切瘡以黄連湯或鹽湯洗，拭乾，摻藥在瘡上，不得衣黏著瘡口。

金傷散　治金刃箭鏃所傷，出血不止，及落馬打傷，肉綻血出。

白芨　白蘞　乳香各一兩　遠年石灰半斤　龍骨半兩　黄丹少許

右爲細末，入黄丹研如淡紅色，每用乾摻患處，上用軟紙，更以絹帛裹護。忌風水。乾痂爲妙。

定血散　治一切刀傷，血出不止，收斂瘡口。

南星生　槐花炒　鬱金各四兩　半夏生二兩　乳香研　没藥另研，各二錢半

右爲細末研勻，每用乾摻患處。忌水洗。

又方　治金刃或打傷，血出不止。

降真香末　五倍子末　鏡面削下銅各研細，等分

右拌勻敷損處。昔安丰手擊朱嵩碎首，用此而愈。

神奇散　治刀斧傷幷箭傷，血出不能止者。

麒麟竭研　没藥研　自然銅煆　南星炮　乾薑燒灰　鉛丹炒黑　膩粉　瓦蘚各一分　麝香少許

右爲細末和勻，先以鹽湯洗瘡，却以燒葱搗汁塗，然後乾摻瘡上三二次。

軍中一捻金散

金櫻葉　嫩苧葉各二兩　桑葉一兩

右，搗爛敷。若欲致遠，陰乾作末，用帛縛上，血止口合，名草蝎經進方，以五月五日或閉日收藥良。

龍骨散　治金刃箭傷，生肌長肉，定痛止血，諸瘡斂口。

龍骨　滑石　枯礬　寒水石　乳香　没藥　黄丹炒，各半分　輕粉少許

右爲細末，每用乾摻，外用膏藥貼之效。

金傷散　治刀斧傷，辟風，生肌止痛。

白芨　黄丹　陳石灰風化　桑白皮各二兩　龍骨　南星　白附子各一兩

右爲細末，每用乾摻之。

完肌散　治金瘡。

陳石灰二兩　黄丹半兩　龍骨　密陀僧　桑白皮各四兩　麝香一錢，另研

右爲細末，乾摻患處。

生肌膏　治金瘡及一切打損瘡。

胡粉　白芍藥　薫陸香　乾薑炮，各一兩　油四兩　黄蠟二兩

右爲細末，以油蠟相和煎如膏，用貼瘡上，日二换之。

定血散　治刀斧傷，止血定痛生肌。

密陀僧半斤　鷓鯽魚骨　龍骨　枯礬各二兩　桑白皮一斤　黄丹一兩

右爲細末，每用乾摻患處，定血如神。

王不留行散仲景　治金瘡。

王不留行八月八日採　蒴藋细葉七月七日採　東行桑根白皮三月三日採　甘草各十分　黄芩　乾薑　芍藥　厚朴各二分　川椒三分，去目及閉口者出汗

右九味，桑根皮以上三味燒灰存性，勿令過，各别研，杵篩合治爲散，服方寸匕。小瘡即粉之，大瘡但服之，産後亦可服。

定痛乳香散 治金傷折骨，幷打撲傷損。

乳香 没藥各二錢 敗龜板一兩 當歸鬚 骨碎補 虎骨酥炙，各半兩 紫金皮二兩 半兩錢五個，如無以自然銅火煅酢淬代之 穿山甲火炮，少許

右爲細末，每服一錢，如病沉，服二錢，以好酒調服。損上者食後服，損下者食前服。

磁石散 治金瘡腸出，宜用之。

磁石煅研 滑石研 鐵精各三兩

右爲細末研匀，每服一錢匕，温酒調下，空心日午晚間各一服。仍以針砂塗腸上，其腸自收入。一方用白米飲調服。一方無鐵精。

當歸散 一名内補散，一名蓯蓉散。治金瘡去血多，虚竭，此藥内補。

當歸微炒 川芎 乾薑炮 川椒去目閉口炒出汗 桂心 黄芩 桑白皮 吳茱萸湯浸焙乾 白芍藥 炙甘草各半兩 肉蓯蓉四兩，酒浸一宿，去皮炒乾 人參 黄芪 厚朴去粗皮薑汁炙令香熟，各一兩

右爲細末，每服二錢，食前温酒調下，日三四服。一方有白芨，無黄芩、桑白皮。

内塞散 治金瘡去血多，虚竭疼痛，羸弱内補。

黄芪 當歸 白芷 芎藭 乾薑 黄芩 芍藥 續斷各二兩 附子半兩 細辛一兩 鹿茸酥炙，三兩

右爲細末，每服五分匕，食前酒調下，日三服，稍增至方寸匕。一方無芍藥。

蒲黄散 治金瘡血出，腹脹欲死。

蒲黄 生地黄各一兩半 黄芪 當歸 芎藭 白芷 續斷各一兩 炙甘草三分

右爲細末，每服三錢匕，空心酒調下，日三四服，血化爲水而下。若口噤，斡開口與之，仍加大黄一兩半。

神仙止血散

龍骨五色緊者 訶子去核，各一兩 白石脂 苧麻葉五月五日午時採陰乾，各半兩

右爲細末，每服一錢半，食遠，水調服之。如修合時，忌婦人鷄犬見。

敗弩筋散　治金刃弓弩所中，筋急不得伸屈。

敗弩筋燒灰　秦艽　杜仲炙　熟地焙，各半兩　附子炮去皮臍　當歸切焙，各一兩　大棗三枚，取肉焙

右爲細末，每服二錢匕，温酒調下，空心、日午、夜臥各一服。一方有續斷，無大棗。

生乾地黄散　治金瘡煩悶。

生乾地黄　當歸炒　桃仁去皮尖雙仁麩炒　白芷　續斷　黄芩　赤芍藥　羚羊角屑　炙甘草各一兩　芎藭　桂心各三分

右爲細末每服二錢，食前温酒調下，日三四服。

白薇散　治金瘡煩悶不得眠臥，疼痛。

白薇　枳實麩炒　辛荑仁　栝蔞根　赤芍藥　炙甘草各一兩　酸棗仁二兩，微炒

右爲細末，每服二錢，食前温酒調下，日三四服。

虎骨散　治金瘡中風發痙，肢節筋脈拘急。

虎脛骨　敗龜板各酥炙　當歸　乾蠍各微炒　桃仁去皮尖雙仁麩炒　芎藭各一兩　桂三分　黑豆五合　松脂二兩

右先將松脂并黑豆炒令熟，後和諸藥搗爲末，每服二錢，不拘時，温酒調下。

踴鐵膏《寶鑑》　取一切針刺入肉，箭頭入肉。

鼷鼠頭一個，或用入油汁内熬　螻蛄四十九枚　土消蟲十個　芫青　巴豆　馬肉蛆焙乾　醬蛆焙乾　信　夏枯草　硇砂

磁石　黄丹　地骨皮　蘇木　蜣蜋各一兩　石腦油三兩　蒿柴灰汁三升

右將石腦油、蒿柴灰汁，文武火熬成膏，次下地骨皮等末令勻，磁器内收，臨時用，量瘡勢大小點藥，良久箭頭自踊出。

雄黄散　治藥毒箭頭在身未出。

雄黄一分　粉霜半兩，各細研　蜣蜋四枚，研，生　巴豆三粒，去皮殼別研如泥，生

右用研勻，以銅箸頭取乳汁塗點瘡上，頻頻用之，七日瘡熟，箭頭自出。

紅散子 摩金瘡上。

草烏尖 麒麟竭 茄子花 蓖麻子去殼細研 蔓陀羅子各半兩

右爲細末，好酒調如膏，瘡口上塗摩之，箭頭自出。

牡丹散 治金瘡箭頭在骨，遠年不出。

牡丹皮去心 白蘞各一兩 桑白皮二兩 藿香葉 丁香 麝香研，各一分

右爲細末，每服二錢匕，溫酒調下，日三服。淺者十日，深者二十日，箭頭自出。

蠐螬丸 治金瘡箭鏃在骨中，遠年不出者。

蠐螬五枚，乾者 螻蛄三枚乾者 赤小豆一分 赤鯉魚酢一兩 硇砂一錢 紅花末三錢

右研細，以酢研和丸如菉豆大。如有瘡口，只於瘡口內紝一丸。如無瘡口，以針撥破，內藥。不過三丸至五丸，箭頭自動，輕摇即出。

出箭頭方

蜣蜋自死者，十個 土狗子三個 婦人髮灰少許

右將蜣蜋去殼，取白肉，與二味同研如泥，用生塗中箭處如膏。塗後內微癢，即以兩手蹙之，其箭頭自出。

解骨丸 治箭鏃不出。

雄黄研 蜣蜋研 象牙末各等分

右爲細末，煉蜜和丸如黍米大，內瘡口內，後細嚼羊腎脂摩貼之，覺癢，箭頭自出。

鼠油膏 出箭頭。

鼠一枚，熬取油 蜣蜋 皂角燒灰 定粉 龍骨各一錢 乳香少許另研

右爲細末，以鼠油和成膏，點藥在瘡口內，其上更用磁石末蓋之，箭頭自出。

緑礬散 治竹草刺瘡，發腫作疼，傷時不曾出血盡，被惡毒氣，注痛不止，夜臥不安，初破時，其瘡紫赤

黑色時，起三五重皮是也。

緑礬半兩，小便燒熱，放礬於內，候冷取出日乾　丹參二錢半　麝香一字　馬兜鈴根一錢半

右爲細末，漿水洗淨瘡口上敷貼，立效。

又方　治被刺入肉，或針棘竹木等，多日不出，疼痛。

龍葵根皮一把，洗淨　人參　臘月猪脂各一兩，酢少許

右，前二味爲末，和擣令匀，每用少許敷瘡上，其刺自出。

鬼代丹　主打著不痛。

無名異　没藥　乳香各研　地龍取去土　自然銅酢焠研　木鼈子去殼，等分

右爲末，煉蜜丸如彈子大，温酒下一丸，打不痛。

乳香散　治杖瘡神效。

自然銅半兩，酢焠七次　乳香　没藥各三錢　茴香四錢　當歸半兩

右爲細末，每服五錢，温酒調下。

五黄散　治杖瘡定痛。

黄丹　黄連　黄芩　黄蘗　大黄　乳香各等分

右爲細末，新水調成膏，用緋絹上攤貼。

没藥散潔古　治杖瘡止痛，令瘡不移。

密陀僧　没藥　乳香各一兩　乾胭脂一兩半　膩粉半兩

右細末，次入龍腦少許，若多更妙。燒葱與羊骨髓生用，同研如泥，攤在緋帛上貼之。

又方　治杖瘡。

片腦　麝香各五分　龍骨　密陀僧　胭脂　輕粉　乳香　没藥　寒水石煅，各一錢

右爲細末，乾摻瘡上四邊，以生麪糊圍定，次用緋紅絹帛貼之。

乳香散 治杖瘡腫痛。

大黃　黃連　黃蘗　黃芩各三錢　乳香　没藥各另研，一錢　片腦少許

右爲細末，研勻，冷水調，攤緋絹上貼之。

又方 治杖瘡。

麒麟竭　輕粉　乾胭脂　密陀僧　乳香　没藥各等分

右研細末，先以冷水洗淨拭乾，以猪脂調搽紅紙貼之，愈。

龍腦潤肌散 治杖瘡熱毒疼痛。

龍腦一字　掃盆輕粉一錢半　麝香半錢　密陀僧二錢　黃丹一兩

右爲細末，每用乾摻上，用青布貼之，内留一孔。

又方 治前證。

金屯葉　寶塔草　山薄荷　猪豨𦗴　芙蓉葉　地薄荷　桑葉尾　澤蘭葉

右搗爛取汁，泡酒服；以滓和大黃末敷貼。

圍藥 治腫未破，用此消腫定痛。

無名異　木耳去土　大黃各炒，各等分

右爲極細末，用蜜水調圍四邊腫處。

敷藥 治棒杖打腫痛者。

豬豨𦗴　地園荽　田茶菊　地薄荷　血見愁　山薄荷　澤蘭葉　生地黃

右搗爛取汁，泡酒服，以滓敷貼。

生肌桃花散 治前證，止痛生肌。

輕粉　血竭　密陀僧　乾胭脂各一錢

右研細，每用乾掺，仍以膏藥貼之。

靈異膏　治杖瘡金瘡，顛撲皮破，湯火傷，久年惡瘡。

川郁金三兩　生地黄二兩　臘猪板脂一斤　粉草一兩

右剉細，入脂内煎焦黑色，濾去滓，入明淨黄蠟四兩，熬化攪勻，以磁器貯之，水浸久，去水收。用時，先以冷水洗瘡拭乾，却敷藥在瘡上，外以白紙貼之，止血定痛，且無瘢痕。湯燙火燒不須水洗。治凍瘡尤妙。

乳香膏　治金瘡杖瘡神效。

乳香　没藥　川芎　自然銅各七錢　當歸　羌活　獨活　川牛膝　石膏　劉寄奴　黄丹　黑牽牛　黄蘗皮　破故紙　白膠香　生地黄　熟地黄　赤芍　白芍　紫金皮　白芷各五錢　黄蠟一兩　清油四兩

右除膠香、丹、蠟外，餘藥爲末，入油内煎，以柳枝不住手攪，試將成膏，却入三味，更試成膏，以生布濾淨，以瓦器盛水，傾在水中，用篦攤開，貼瘡孔。深者撚成膏條，穿入孔中。不問淺深，放瘡上。如作熱，加輕粉、片腦、朴硝入膏内，貼之。

銀粉膏　治杖瘡。

滴乳香　明没藥　赤石脂　樟腦各一錢　水銀二錢半　光粉一兩

右末，用猪脂二兩，黄蠟五錢，鎔化調末成膏，油紙攤貼。

又方　治前證。

水銀　樟腦各二錢　片腦一分　乳香　没藥　血竭各一錢　黄蠟　水牛油　猪脂各一兩

右末，先將油蠟鎔化候冷，和末攪勻，油紙攤貼。

牛脂膏　治杖瘡神效。

乳香　没藥　樟腦各五錢　水牛油一斤　黄蠟四兩

右末，先鎔蠟，次入油和匀，調末攪匀，油紙攤貼。或以天芋葉攤貼極妙。

紅膏藥 治杖瘡及臁瘡。

黄丹飛炒，二兩 乳香 没藥 兒茶 血竭 朱砂 樟腦 水銀各一錢 黄蠟 水牛油 猪油各一兩 麝香 片腦各一分

右末，先以蠟鎔化，次入油和匀候冷，入末攪匀，油紙攤貼。臁瘡作隔紙膏貼之。

白膏藥 治杖瘡及臁瘡。

甘石煅水淬飛過 白石脂煅 龍骨 乳香 没藥 楓香 樟腦 水銀各一錢 光粉二兩 麝香 片腦各一分 黄蠟半兩 柏蠟一兩 猪油一兩半

右末，先鎔蠟，次入油，和匀候冷，調末攪匀，油紙攤貼。臁瘡作隔紙膏貼之。

黑膏藥 治杖瘡及諸瘡神效。

地園荽 黄花苑 側柏葉 地薄荷 猪夠聹各二兩 木鼈 白芷 杏仁 桃仁 生地黄各五錢 防風 荆芥 連翹 大黄 黄連 黄芩 黄蘗 當歸 赤芍藥 元參 紫金皮 乳香 没藥 兒茶 大黄 當歸各一兩 杉炭皮 楓香 龍骨煅 石脂煅 血竭 樟腦各五錢 孩兒骨煅 朱砂 水銀各二錢半 麝香五分

右將後十五味爲末，將前二十一味鍘碎，以水煎熬濃汁，濾去滓再煎，令汁如餳樣；入猪油二斤，慢火熬，令汁乾；入光粉一斤，旋入攪至黑色成膏，滴水中成珠可丸，不黏手爲度。次入黄蠟二兩鎔化，出火毒數日。再微熬，鎔入乳香後十五味末攪匀，油紙攤貼。

秘傳膏藥 專治打傷，又治金瘡，及無名腫毒，臁瘡。若跌傷及别樣瘡忌貼。

真香油四兩，將穿山甲、柏枝先入油中煎數沸，去二件渣，乘熱將薄綿濾淨油，復入鍋中煎沸，以次下藥。冬月用油五兩 穿山甲一片 柏枝一根，以上二件，止取油煎汁，不用渣，取法見前 槐枝一莖，須另發開小條，不用大樹上者，入藥油，用此頻攪 飛丹淨水飛去標脚，取細末一兩，作二次入油 水花硃淨水飛去標脚，晒乾，取細末二錢 血竭 没藥 乳香 孩兒茶以上四件，各三錢搥碎和匀，共入銅鍋炭火上炒沸過爲細末 新珍珠

新紅象牙各麪包燒存性，取細末，舊者不用　麪粉炭火上燒黄色，各一錢　人指甲炒黄　三七晒乾取細末　石乳銅鍋内炒過取細末　黄連細末　黄芩細末，各三分　海螵蛸五分　半夏大者十枚，爲細末。以上十六件，俱用極細篩，篩過和勻，分作五分，留起一分。看膏藥老嫩加減。止用四分，作四次下，下法如左　樟木細末，四錢　黄蠟二錢　冰片一分　麝香三分　阿魏成塊者五分。以上四件，待諸藥俱下盡，臨起鍋時方下，攪極勻，取出阿魏渣

右藥先將細末藥分五分，其四分以次下鍋如左。其一分留看藥厚薄以爲增減。如四分以下盡，藥尚薄，亦將此分漸下。如正好，留此一分，待貼膏藥時，摻在患處尤妙。煎法：用上好香油四兩，入銅鍋内炭火煎沸，沸時入柏枝一莖、穿山甲一片在内，煎數沸，去二藥渣。將薄綿紙乘熱濾淨油，揩淨鍋，復入油於鍋中煎沸，下飛丹五錢，用槐條急攪不住手，至成膏方止。候六七沸後，用清水漱淨口，噴清水少許於鍋中，即取起鍋。一起鍋時，於前四分中細末藥，將一分漸漸逐一挑下，急攪如前。此分藥盡，約均和了，將槐條蘸藥滴水，且未要成珠，復置鍋火上急攪，候沸起鍋。二起鍋，復將末藥一分，漸入鍋中，急攪如前，約均和滴水要成珠，復置鍋炭火上急攪，候沸起鍋。三起鍋，漸下藥，攪如前，約均和，將藥滴水，雖成珠，尚要黏手，復置鍋火上如前。四起鍋，漸下藥如前急攪，約均和，將藥滴水成珠，珠要將至不黏手了，復置鍋炭火上，候沸起鍋。五起鍋，即下黄蠟二錢、飛丹五錢，急攪如前，將藥滴水成珠，要須不黏手，又不可太老了。如尚黏手，將前留下一分末藥漸下，以不黏手爲度。如不黏手了，即下水花硃二錢，次下樟冰末四錢，急攪，方下麝三分、阿魏五分、冰片一分，急攪不住手，量藥已均和了，撈阿魏渣去之，以藥入磁器内，浸冷水中片時，候凝，將藥尋露天天陽淨地掘坎，將磁器倒覆於坎中，仍以土覆好，候七日後方起。一、藏法，用油紙及箬包好瓶口，以防泄氣。一、攤膏藥時，用湯中煎過，淨油單紙攤上，藥不用火烘，止用熱湯入器中，將油紙放器上，以藥放上攤開，又不用太厚，須於紙上照得見爲妙。如以絹攤，用湯頓烊藥攤上。一、貼時，先將萊菔汁桑葉煎湯，露中露過一宿，用以洗患處，方用貼之。一、既貼後，每日洗一遍，不要換膏藥，至二三日後，血散風去，方換收口黑膏藥，即萬應膏也。

萬應膏　專主杖瘡收口神效。

真香油二斤，濾淨　黄連　黄蘗　黄芩各五兩　柏枝　槐枝各一束。以上俱㕮咀去碎屑　府丹一斤，水飛去標脚，晒乾　乳香　没藥　血竭　孩兒茶各三錢。以上四件，用槌打碎和勻，入鍋中，炭火炒沸　象皮灰用砂炒，去砂　海螵蛸各五分　半夏一錢　龍骨五分。以上八味，爲極細末，用極細篩篩過和勻，漸入後藥　阿魏五分

右將真香油二斤濾淨，入銅鍋中煎沸，入黄連、黄蘗、黄芩、槐條，煎三四沸，將細夏布及薄絹紙濾去渣；揩淨銅鍋，仍入油於鍋中煎沸，加入前府丹，用槐條急攪，煎至滴水成珠，乘熱入磁器中，即將前細末藥八味及阿魏漸入藥中，急攪不停，候和勻，去阿魏渣，藥冷爲度，七日後可用。藏、攤洗法，并如前。

鐵布衫丸《正宗》　此藥預服，受刑不痛，亦且保命。

自然銅煅紅酢淬七次　當歸酒洗搗膏　乳香　無名異洗去浮土　木鼈子香油搽殻灰焙用肉　没藥　地龍去土晒乾　蘇木

右八味等分爲細末，蜜丸鷄頭實大，每服三丸，預用白湯送下。縱非刑辱拷，可保無虞。

破血散　治乘馬跌損傷，其脊骨惡血流於脅下，其疼苦楚不可轉側。

羌活　防風　肉桂各一錢　水蛭炒煙盡另研，半錢　歸梢　柴胡　連翹各二錢　麝香另研，少許

右作一服，水一鍾，酒一鍾，煎至一鍾，去滓，入水蛭、麝香末調勻，不拘時温熱服。

地龍散　治腰脊痛或打撲損傷，從高墜下，留在太陽經中，令人腰脊或脛腨臂腰中痛不可忍。

地龍　官桂　蘇木各九分　麻黄七分　黄蘗　當歸梢　甘草各一錢半　桃仁九個

右作一服，水二鍾，煎至一鍾，食前服。

定痛乳香神應散東垣　治從高墜下，疼痛不可忍，腹中疼痛。

乳香　没藥　雄黑豆　桑白皮　獨科栗子　當歸各一兩　破故紙炒，二兩　水蛭半兩

右爲末，每服五錢，酢一盞，砂石器内煎至六分，入麝香少許，温服。

没藥丸　治打撲内損，筋骨疼痛。

没藥　乳香　川芎　川椒去目及合口者　芍藥　當歸各半兩　自然銅二錢半，酢淬七次

右爲細末。用黄蠟二兩，鎔開入藥末，不住手攪勻，丸如彈子大，每服一丸，用好酒一鍾化開，煎至五分，乘熱服之，隨痛處卧，連服二三丸，立效。

加味芎藭湯　治打撲傷損，敗血流入胃脘，嘔吐黑血如豆汁。

川芎藭　當歸　白芍藥　百合水浸一日　荆芥各二錢

右作一服，水一鍾半，酒半鍾，煎至八分，不拘時服。

百合散　治打撲傷損，敗血流入胃脘，嘔黑血汁者。

川芎　赤芍藥　當歸　百合　生地黄　荆芥　側柏葉　犀角　黄芩　黄連　牡丹皮　梔子　鬱金　大黄

右水煎，加童便和服。大便利者去大黄。

應痛丸　治折傷後爲四氣所侵，手足疼者。

破故紙　骨碎補去毛　蒼朮生　草烏各半斤　穿山甲去膜桑柴灰炒泡起爲度。柴灰亦可　舶上茴香炒，各六兩

右，除草烏半斤，用生薑一斤擂爛，同草烏一處淹兩宿，焙乾爲末，酒煮麪糊爲丸如梧桐子大，每服五十丸，用酒或米湯送下。忌熱物片時。

乳香散　治打傷損，手足疼痛不可忍者。

乳香　没藥各另研，三錢　白芷二錢　肉桂　白朮炒　當歸炒　粉草各五錢

右爲細末研勻，每服二錢，不拘時，酒調下。

羌活防風湯　治破傷風邪初在表者，急服此藥以解之，稍遲則邪入於裏，與藥不相合矣。

羌活　防風　甘草　川芎　藁本　當歸　芍藥各四兩　地榆　細辛各二兩

右，每服五錢，水煎。

防風湯　治破傷風，表證未傳入裏，急宜服之。

防風　羌活　獨活　川芎各等分

右，每服五錢，水煎，調蜈蚣散服，大效。

蜈蚣散

蜈蚣一對　魚鰾三錢

右爲細末，用防風湯下。

羌活湯　治破傷風，在半表半裏，急服此湯，稍緩邪入於裏，不宜用。

羌活　菊花　麻黄　川芎　石膏　防風　前胡　黄芩　細辛　甘草　枳殼　白茯苓　蔓荊子各一兩　薄荷

白芷各五錢

右每服五錢，水煎。

地榆防風散　治風在半表裏，頭微汗，身無汗，不可發汗，兼治表裏。

地榆　防風　地丁草　馬齒莧各等分

右爲細末，每服三錢，米湯調服。

大芎黄湯　治風在裏，宜疏導，急服此湯。

川芎　羌活　黄芩　大黄各一兩

右，五七錢，水煎温服，臟腑通和爲度。

白术防風湯　治服表藥過多，自汗者。

白术　黄芪各一兩　防風二兩

右，每服五七錢，水煎服。臟腑和而自汗者可服。若臟腑秘，小便赤者，宜用大芎黄湯下之。

白术湯　治破傷風，汗不止，筋攣搐搦。

白术　葛根　升麻　黄芩　芍藥各二兩　甘草二錢五分

右每服五錢，水煎，無時服。

謙甫朱砂丸　治破傷風，目瞪，口噤不語，手足搐搦，項筋强直，不能轉側，目不識人。

朱砂研　半夏洗　川烏各一兩　雄黄五錢　鳳凰臺三錢　麝香一字

右爲末，棗肉丸桐子大，每服一丸或二丸，冷水下，以吐爲度。如不吐，加一丸。或吐不住，煎葱白湯止之，汗出爲效。

左龍丸　治直視，在裏者。

左盤龍即野鴿糞也　白殭蠶　魚鰾炒，各五錢　雄黄一錢

右爲末，燒飯丸桐子大，每服十五丸，温酒下。如裏證不已，當用前藥末一半，加巴豆霜半錢，燒飯丸梧子大，每服加入一丸。如此漸加，以利爲度。利後，服和解藥。

江鰾丸　治破傷風，傳入裏證，驚而發搐，臟腑秘濇。

江鰾剉碎炒　野鴿糞炒　白殭蠶各半兩　雄黄一錢　蜈蚣一對　天麻一兩

右爲末，作三分，二分燒飯丸桐子大，朱砂爲衣；一分入巴豆霜一錢，亦用燒飯丸。每服朱砂者二十丸，入巴豆者一丸，漸加至利爲度，後止服前丸。

養血當歸地黄湯

當歸　地黄　芍藥　川芎　藁本　防風　白芷各一兩　細辛五錢

右，依前煎服。

廣利方　治破傷風發熱。

栝蔞子九錢　滑石三錢半　南星　赤芍藥　蒼朮　陳皮　黄蘗炒　黄連　黄芩　白芷　甘草各五分

右，薑水煎服。按右二方用竹瀝、栝蔞實輩，治破傷風熱痰脈洪者。前方用南星、半夏、草烏、川烏輩，則治破傷風寒痰，脈無力者。

白丸子　治一切風痰壅盛，手足頑麻，或牙關緊急，口眼歪斜，半身不遂等證。

半夏七兩，生用　南星二兩，生用　川烏去皮臍生用，五錢

右爲末，用生薑汁調糊丸桐子大，每服一二十丸，薑湯下。

古今圖書集成醫部全録卷三百八十

外科跌打金刃竹木破傷門

單方

跌撲金刃傷損：以香爐灰罨之，止血生肌。

金瘡血出不止：冷水浸之，即止。

金瘡困頓：用蚯蚓屎末水服方寸匕，日三服。《千金》，下同。

瘢痕凸起：用熱瓦頻熨之。

金瘡出血：不可以藥早合，恐内潰傷肉，只以黄丹、滑石等分爲末敷之。

又方：雲母粉敷之絶妙。《事林廣記》

又方：白薇爲末點之。子和

又方：用門臼塵，切蒜蘸擦。或不用蒜。

又方：嫩紫蘇桑葉同搗貼之。《永類方》

金瘡内漏：雄黄半豆大納之，仍以小便服五錢，血皆化爲水。《肘後方》

又方：牡丹皮爲末，水服，三指撮，立尿出血也。《千金》，下同。

又方：取瘡中所出血，以水和服之。

金瘡出血不止：寒水石、瀝青等分爲末，乾摻，勿見水。《積德堂方》

又方：五倍子末貼之。若閉氣者，以五倍子末二錢，入龍骨末少許，湯服立效。《談野翁方》

金瘡血出：取老杉樹皮燒存性研敷之，或入鷄子清調敷，一二日愈。

又方：刮白檀末敷之，且能止痛。

又方：降真香、五倍子、銅花等分爲末敷之；或降香用瓷瓦刮下研末亦可。

金瘡出血：榴花半斤，石灰一升，搗和陰乾，每用少許敷之，立止。崔元亮

金瘡出血：瀝青末少加生銅屑末，摻之立愈。《經驗方》

金瘡出血不止，悶絶：蒲黄半兩，熱酒灌下。《得效方》，下同。

又方：血見愁草研爛塗之。

金瘡血出不止：生麪乾敷，五七日即愈。《經驗方》

又方：韭汁和風化石灰，日乾，每用爲末敷之，效。《集簡方》

又方：稗苗根搗敷，或研末摻之即止，甚驗。

又方：以葱炙熟挼汁塗之，即止。《梅師方》

又方：慈石末敷之，止痛斷血。《千金》，下同。

又方：車前葉搗敷之。

又方：白芍藥一兩，熬黄爲末，或酒或米飲服二錢，漸加之，仍以末敷之，良。《廣利方》

又方：蛇含草搗敷之。《肘後方》

金瘡血出過多，若血冷則殺人：宜炒鹽一撮，酒調服之。《梅師方》

藥箭毒氣：鹽貼瘡上，灸三十壯，良。《集驗方》

又方：雄黄末敷之，沸汁出愈。《外臺》

刀斧金瘡：白礬、黄丹等分爲末敷之，最妙。《救急方》

又方：白芨、石膏煅等分爲末摻之，亦可收口。《濟急方》

又方：小薊苗搗爛塗之。《食療》

又方：刀箭傷瘡，香白芷嚼爛塗之。《集簡方》

金瘡撲損：用青蒿搗封之，血止則愈。《肘後方》

又方：用青蒿麻葉石灰等分，五月五日搗和晒乾，臨時爲末搽之。

又方：夏枯草口嚼窨上，即愈。《易簡方》

毒箭入肉：煎生地黄汁作丸，服至百日，箭出。《千金》，下同。

竹木入肉：生地黄嚼爛罨之。

金瘡作痛：生牛膝搗敷，立止。《梅師方》

刀斧金瘡：生薑嚼敷勿動，次日即生肉，甚妙。《扶壽方》

金刃斧傷：用獨殼大栗研敷，或倉卒嚼敷亦可。《集簡方》

箭刀竹木在肉及咽喉胸膈諸隱處不出：酒調瞿麥末方寸匕，日二服。《千金》

又方：王不留行末，熟水服方寸匕，兼以根敷即出。梅師

卒被毒箭：麻仁數升，杵汁飲。《肘後方》，下同。

毒箭傷人：藍青搗飲幷敷之。如無藍，以青布漬汁，效。

金瘡煩痛，大便不利：大黄、黄芩等分爲末，蜜丸，先食水下十丸，日二服。

箭頭不出：萬堅神應丹。端午前一日不語，尋見莨菪科根本枝葉花實，令好者，道云：先生你却在這里！道罷，用柴灰自東南起圍了，以木子掉掘，取根下周迴土；次日日未出時，依前不語，用钁頭取出洗淨，勿令鷄犬婦人見，於淨室中，以石臼搗如泥，丸彈子大，黄丹爲衣，以紙袋封懸高處，陰乾。遇有箭頭不出者，先以象牙末貼瘡口，後用緋帛袋盛此藥，放臍中，綿兜肚繫，當便出也。

金刀不出，入骨脈中者：半夏、白蘞等分爲末，酒服方寸匕，日三服，至二十日自出。《太白經》

被斫斷筋：菖蒲根搗汁，瀝瘡中，仍以渣敷之，日三易，半月即斷筋更續，此方有效。《外臺》

金瘡腫痛：薔薇根燒灰，每白湯服方寸匕，一日三服。《抱朴子》

箭刺入肉，膿裹不出：以薔薇根末摻之，服鼠璞十日，即穿皮出也。《外臺》，下同。

又方：栝蔞根搗敷，三易自出，針刺入肉，同方。

傷筋出血：葛根搗汁飲，乾者煎服，仍熬屑敷之。

金瘡瘻孔：通草煮汁釀酒，日飲。鼠瘻不消方同。

金瘡傷損，生肌破血：用紫葛二兩，順流水三盞，煎一盞半，三服，酒煎亦妙。《經效方》

金瘡腸出，用小麥五升，水九升，煮取四升，綿濾取汁，待極冷，令病人臥席上，含汁唾噀之，腸漸入，噀其背，幷勿令病人知，及多見人旁人語，即腸不入也。乃擡席四角輕摇，使腸自入。十日中，但略食炙物，慎勿驚動，即殺人。

又方：大麥粥汁洗腸推入，飲米糜百日乃可。《千金》，下同。

箭鏑在咽，或刀刃在咽膈諸隱處：杵杏仁敷之。

金瘡斷筋：楓香末敷之。《得效方》

金刃斫傷未透膜者：乳香、沒藥各一錢，以童子小便半盞，酒半盞，温化服之，爲末亦可。《良方》

金瘡出血：血竭末敷之，立止。《廣利方》

又方：柳絮封之，即止。《外臺》

金瘡苦痛：楊木白皮熬燥碾末，水服方寸匕，仍敷之，日三次。《千金》

金瘡接指：凡指斷及刀斧傷，用真蘇木末敷之，外以蠶繭包縛完固，數日如故。《攝生方》

箭鏃入肉不可拔出者：用新巴豆仁略熬，與蜣螂同研塗之，斯須痛定，微癢忍之，待極癢不可忍，使撼拔動之取出，速以生肌膏敷之。

金刃傷瘡：新桑白皮燒灰和馬糞塗瘡上，數易之。亦可煮汁服之。

刀瘡傷濕，潰爛不生肌者：寒水石煅一兩，黄丹二錢爲末，洗敷；甚者加龍骨一錢，孩兒茶一錢。

瘡腫作痛：生椒末釜下土蕎麥粉等分，研酢和敷之。《外臺》

破傷風水毒腫痛不可忍：麝香末一字，納瘡中，出盡膿水便效。《普濟》

打傷顛撲及牛馬觸動，腹破血流，四肢摧折：以烏鷄一隻，連毛杵一千二百下，苦酒三升和勻，以新布搨病處，將膏塗布上，覺寒振欲吐，徐徐取下；須臾再上一鷄，少頃再作，以愈爲度。《肘後》

破傷風：臘月收取狐目陰乾，臨時用二目一副，炭火微燒存性研末，無灰酒服方寸匕，神效無比。《保壽堂方》

从高墜下，瘀血搶心，面青氣短：取烏鴉右翅七枚，燒研酒服，當吐血便愈。《肘後方》

傷損接骨：鷹骨燒灰，每服二錢酒服，隨病上下，食前食後。

又方：鶻骨燒灰，每服二錢酒下，在上食後，在下食前，骨即接如初。《接骨方》

又方：用下窟烏，即鶚也，取骨燒存性，以古銅錢煅紅，酢淬七次爲末等分，酒服一錢，不可過多，病在下，空心；在上，食後服，極有效驗。須先夾縛定，乃服此。

打傷青腫：炙猪肉搨之。《千金》

杖瘡血出：猪血一升，石灰七升，和劑燒灰，再以水和丸又燒，凡三次，爲末敷之，效。《外臺》

蹉跌損傷，血瘀骨痛：鹿角末酒服方寸匕，日三。《千金》，下同。

竹木入肉不出者：鹿角燒末，水和塗上立出，久者不過一夕。

折傷接骨：用土鼈焙存性爲末，每服二三錢，接骨神效。或取生者擂汁，酒服。《摘要方》

又方：用蚵蚾即土鼈六錢，隔紙炒，鍋内焙乾，自然銅二兩，用火煅酢淬七次爲末，每服二錢，温酒調下。病在上食後，病在下食前，神效。《袖珍方》

又方：用土鼈陰乾一個，臨時旋研，入乳香、沒藥、龍骨、自然銅火煅酢淬各等分，麝香少許爲末，每服

三分，入土鼈末，以酒調下。須先整定骨乃服藥，否則接錯也。此乃家傳秘方。慎之！又可代杖。《集驗方》

撲墜瘀血：䗪蟲二十枚，牡丹皮一兩爲末，酒服方寸匕，血化爲水也。若久宿血在骨節中者，二味等分。《備急方》

又方：刮琥珀屑酒服方寸匕，或入蒲黄三二匕，日服四五次。《外臺》

顛撲傷損：松節煎酒服。《談野翁方》

折傷瘀血，傷損筋骨疼痛：鼠屎燒末，猪脂和敷，急裹，不過半日痛止。《梅師方》

杖瘡已破：鷄子黄熬油搽之，甚效。《經驗方》

跌破出血：烏鰂魚骨末敷之。《直指方》

杖瘡潰爛：乳香煎油搽瘡口。《永類鈐方》

筋骨損傷：米粉四兩炒黄，入沒藥、乳香末各半兩，酒調成膏，攤貼之。《御藥院方》

杖瘡跌撲：童便入少酒飲之，推陳致新，其功甚大。

骨折腫痛：五靈脂、白芨各一兩，乳香、沒藥各三錢爲末，熟水同香油調塗患處。《乾坤秘韞》

損傷接骨：五靈脂一兩，茴香一錢爲末，先以乳香末於極痛處敷上，以小黄米粥塗之，乃摻二末於粥上，帛裹，木牌子夾定，三五日效。子和

損傷瘀血在腹：用白馬蹄燒煙盡，研末，酒服方寸匕，日三服，夜一服，血化爲水也。《鬼遺方》

筋骨傷破：以熱白馬屎敷之，無瘢。《千金》

跌撲傷損：用真牛皮膠一兩，乾冬瓜皮一兩，剉同炒存性，研作細末，每服五錢，以熱酒一鍾調服，仍飲酒二三鍾，煖取微汗，痛止，一宿接元如故。《經驗方》

跌撲損傷，瘀血凝滯，心腹脹痛，大小便不通欲死：用紅蛭石灰炒黄半兩，大黄、牽牛頭末各二兩爲末，每服二錢，熱酒調下，當下惡血，以盡爲度，名奪命散。《濟生方》

墜跌打擊内傷神效方：水蛭、麝香各一兩，剉碎燒令煙出爲末，酒服一錢，當下畜血，未止再服，其效如神。一方無麝香。《録驗》

一切金瘡及刀斧傷：白殭蠶炒黄研末敷之，立愈。《斗門方》

刀斧金瘡：端午午時，取晚蠶蛾、石灰、茅花搗成團，草蓋令發熱過，收貯，每用刮下末摻之。

箭鏃入肉：以螻蛄杵汁，滴上三五度，自出。《千金》

諸瘡中風：生川椒一升，以少麪和搜裹椒，勿令漏氣，分作兩裹，於煻灰火中燒熟，刺頭作孔，當瘡上罨之，使椒氣射入瘡中，冷即易之。須臾，瘡中出水，及遍體出冷汗，即瘥也。《獨行方》

骨在肉中不出者：咀茱萸封之，骨當腐出。《食療》

破傷中風欲死：用蜈蚣研末，擦牙追去涎沫立瘥。

又方：蟾酥二錢湯化爲糊、乾蠍酒炒、天麻各半兩爲末，合搗丸如菉豆大，每服一丸至二丸，豆淋酒下。《聖惠》，下同。

又方：用蜈蚣頭、烏頭、附子底、蠍梢等分爲末，每用一字或半字，熱酒灌之，仍貼瘡上取汗愈。子和

折傷：水獺一個，支解入罐內，固濟待乾，煅存性爲末，以黄米煮粥，置患處，摻獺末於粥上，布裹之，立止疼。《經驗方》

金瘡脅破腸出：以乾人屎末，抹入桑皮綫縫合，熱鷄血塗之。《生生編》

又方：以香油摸手送入，煎人參、枸杞子汁温淋之，喫羊腎粥十日即愈。《得效方》

又方：將腸納入，以慈石、滑石各三兩爲末，米飲，服方寸匕，日再服。

刺在肉中：嚼豉塗之。

刺瘡金瘡，百治百效：葱煎濃汁漬之，甚良。

刺傷中水：服烏牛尿二升，三服止。《梅師方》

又方：煮韭熟搨之。

金瘡出血不止，成内漏：用蝙蝠二枚燒末，水服方寸匕，當下水而血消也。《鬼遺方》

箭鏃入内不可拔者：用螳螂一個，巴豆半個，同研敷傷處，微癢且忍，極癢乃撼拔之，以黄連、貫衆湯洗拭，石灰敷之。

又方：用天水牛取一角者小瓶盛之，入硇砂一錢，同水數滴在内，待自然化水，取滴傷處，即出也。

抓瘡傷水，腫痛難忍：耳垢敷之，一夕水盡出而愈。

破傷風，手足顫掉，搐搦不已：用人手足指甲燒存性六錢，薑製南星、獨活、丹砂各二錢爲末，分作二服，酒下立效。《普濟方》

破傷風，作白痂無血者，殺人最急：以黄雀屎直者研末，熱酒服半錢。

破傷風搐口噤强直者：香膠散。用香膠燒存性一兩，麝香少許爲末，每服二錢，蘇木煎酒調下；仍煮一錢，封瘡口。《得效方》

破傷風，有表證未解者：用江鰾半兩，炒焦蜈蚣一對炙研爲末，以防風、羌活、獨活、川芎等分煎湯，調服一錢。河間

瘡傷風水痛劇欲死者：牛屎燒煙，熏令汗出，即愈。《外臺》

狐尿刺瘡痛甚者：熱白馬尿漬之。《千金》

又方：乾蠍、麝香各一分爲末，敷患處，風去速愈。《普濟方》

接骨：狗頭一個燒存性爲末，熱酢調塗，暖臥。《易簡方》

筋傷：急取雄鷄一隻，刺血，量患人酒量，或一碗或半碗和飲，痛立止，神驗。《青囊方》

損傷青腫：用新羊肉貼之。《千金》

墜損嘔血，墜跌積血，心胃嘔血不止：用乾荷花爲末，每酒服方寸匕，其效如神。《摘要》

杖瘡腫痛：未生毛鼠同桑葚子入麻油中浸釀，臨時取塗，甚效。《西湖志》

杖瘡腫痛：五倍子去穰，米酢浸一日，慢火炒黄研末，乾摻之，不破者，酢調塗之。《易簡方》

一黄散：治打撲傷痕，紫黑有瘀血，流注有熱者，大黄爲末，薑汁調温敷。

一白散：治打撲傷痕紫黑，有瘀血流注，無熱者，半夏爲末，薑汁調敷。

又方：羊毛餅法，鷄子清、桐油各半打匀，以羊毛薄捻作餅如紙樣，貼在患處上，以散血膏或補肉膏敷貼。

顛撲筋斷骨折：用粟米半升，木鼈肉二十個，半夏半兩，婦人髮一團，葱白鬚一小束，同炒煙盡，存性爲末，熱酢調敷神效。初虞世方

顛撲筋斷骨折：用糯米一升，皂角切碎半升，銅錢百個，同炒至半焦黑，去銅錢爲末，用好酒調膏，厚紙攤貼患處，神效。

顛撲骨損：酢搗肥皂爛厚罨之，以帛縛之。閃傷，酢糟、平胃散相和罨之。

接骨：用五銖錢酢焠一兩二錢，黑鷄骨三兩，研細匀，每服病在下四錢疎服，食前；病在上二錢半頻服，食後。一方有乳香、沒藥。

必效酒：治金瘡中風角弓反張者，用蒜四破去心頂，一升，以無灰酒四升，煮蒜令極爛，并滓每服五合，頓服之，須臾得汗則瘥。

破傷風如神：用人家糞堆内蠐螬蟲一枚，爛草房上亦有之，捏住其脊，待其蟲口中吐水，就抹在瘡口上，覺麻即汗出立愈。後試之果然。其蟲仍埋故處，勿傷其命。《嬰童百問》

豆淋酒：治金瘡中風反强者，大豆六合，鷄矢白一合。

右炒，令大豆焦黑，次入鷄矢白同炒，乘熱瀉於三升酒中，密蓋良久，濾去滓，每服五合，如人行五里，更一服，汗出佳。未瘥即更作服之，汗出爲度。服後宜喫熱生薑粥投之。

金瘡内爛生蛆者：以皂礬飛過，乾貼其中，即死。

針刺入肉：車脂攤紙上如錢大貼上，二日一易，三五次即出。《集元方》

竹木入肉，針撥不盡者：以人齒垢封之，即不爛也，屢試屢驗。葉氏《通變要法》

人咬傷瘡：大龜板骨、鼈肚骨各一片，燒研敷之。《摘元方》

人咬手指：瓶盛熱尿浸一夜，即愈。《通變要法》

針灸

《素問》云：人有所墜墮，惡血留内，腹中滿脹，不得前後，先飲利藥。此上傷厥陰之脈，下傷少陰之絡，刺足内踝之下，然骨之前血脈出血，刺足附上動脈；不已，刺三毛上各一痏，見血則已。左刺右，右刺左。善悲驚不樂，刺如右方。

《靈樞經》云：有所墮墜，惡血留内。有所大怒，氣上而不下，積於脅下則傷肝。又中風及有所擊仆，若醉入房，汗出當風則傷脾。又頭痛不可取於腧者。有所擊墮，惡血在内，若肉傷痛未已，可側刺，不可遠取之也。身有所傷血出多及中風寒，若有所墜墮，四肢懈惰不收，名曰體惰，取小腹臍下三結交者，陽明太陰也，臍下三寸關元也。

醫案

《元史》曰：布智兒從元太祖征回回，身中數矢，血流滿體。太祖命取一牛，剖其腹，納之牛腹中，浸熱血内，移時遂甦。

李挺從伯顔征郢州，砲傷左脅，矢貫於胷，幾絶。伯顔令剖水牛腹，内其中，良久甦。

《本事方》曰：宣和中有一國醫，忽承宣快行押，就一佛刹醫内人。醫診視之已昏死矣。問其從人，皆不知病之由，惶恐無地。良久，有二三老内人至，下轎環而泣之，方得其實。云：因蹴鞦韆，自空而下，墜死。醫者云：打撲損傷，自屬外科。欲申明，又恐後時參差不測。再視之，微覺有氣。忽憶藥囊中有蘇合香丸，急取半兩於火上焙去腦麝，用酒半升研化灌之，至三更方呻吟，五更下惡血數升，調理數日方瘥。

崔給事頃在澤潞與李抱真作判官，李相方以毬杖按毬子，其將軍以杖相格，乘勢不能止，因傷李相拇指，并爪甲劈裂，遽索金刀藥裹之，强坐，頻索酒，飲至數杯，已過量，而面色愈青，忍痛不止。有軍使言取葱新折者，入煻灰火煨熱，剝皮擘開，其間有涕，取罨損傷處，仍多煨葱續續取熱者，凡三易之，面色却赤，斯須云已不痛。凡十數度易，用熱葱并涕裹纏，遂畢席笑語。

《儒門事親》曰：戴人出遊，道經故息城，見一男子被杖，瘡痛焮發，毒氣入裏，驚涎堵塞，牙噤不開，粥藥不下，月餘，百治無功，甘分於死。戴人先以三聖散吐青蒼驚涎，約半大缶；次以利膈丸百餘粒，下臭惡燥糞，又一大缶；復煎通聖散數錢熱服之，更以酸辣葱酢湯發其汗，斯須吐瀉交出，其人活矣。此法可以救冤。

《薛己醫案》曰：一人患跌撲損傷，兩脅脹悶，欲欬不欬，口覺血腥，遍身臀腿脹痛，倦怠不食，煩渴脈大，此血脱煩躁也。與童便酒，及砭患處出死血糜肉甚多，忽發熱煩躁汗出，投以獨參湯三劑少止；又用補氣血清肝火之藥數劑，飲食稍進；後用獨參湯間服，諸證悉退，飲食頓加，但不能多寐，以歸脾湯加山梔、竹茹四劑而熟睡。因勞心遂煩渴自汗，脈大無力，以當歸補血湯二劑而安。又以十全大補去川芎，加麥門、五味、牡丹、地骨、麻黄根、炒浮麥，數劑而汗止，死肉且潰，又二十餘劑而新肉生。

一人杖瘡，傷處揉散，唯腫痛不消。余曰：此瘀血在内，宜急砭之。不從。余以蘿蔔自然汁調山梔末敷之，破處以當歸膏貼之，更服活血之劑而瘥。數年之後，但遇天陰，仍作癢痛，始知不砭之失。

一患者臀腿黑腫而皮不破，但脹痛重墜，皆以爲内無瘀血，惟敷涼藥可以止痛。余診其尺脈濇而結，此因體肥肉厚，瘀血畜深，刺去即愈，否則内潰，有爛筋傷骨之患。余入針四寸，出黑血數升，腫痛遂止。是日發熱惡寒，煩渴頭痛，此氣血俱虛而然也，以十全大補之劑，遂瘥。

一患者杖後服四物、紅花、桃仁、大黄等劑以逐瘀血，腹反痛；更服一劑，痛益甚，按其腹不痛。余曰：

此血虚也，故喜按而不痛，宜温補之劑，遂以歸身、白朮、參、芪、炙草二劑，痛即止。

一患者瘀血已去，飲食少思，死肉不潰，又用托裏之藥，膿稍潰而清，此血氣虚也，非大補不可。彼不從。余强用大補之劑，飲食進而死肉潰；但少寐，以歸脾湯加山梔二劑而寐。因勞心煩躁作渴，脈浮洪大，以當歸補血湯二劑而安。

一患者受刑太重，外皮傷破，瘀血如注，内肉糜爛黯腫，上干胷背，下至足指，昏憒不食，隨以黑羊皮熱貼患處，灌以童便酒薄粥，更以清肝活血調氣健脾之劑，神思稍蘇，始言遍身强痛；又用大劑養血補氣之藥，腫消食進。時仲冬瘀血凝結，不能潰膿，又用大補之劑壯其陽氣，其膿方熟，遂砭去，洞見其骨，塗以當歸膏，及服前藥百餘劑，肌肉漸生。

一患者瘀血雖去，飲食形氣如故，但熱渴焮痛，膈痞有痰，以小柴胡湯加天花粉、貝母、桔梗、山梔二劑，少愈；又加生地、歸尾、黄芩、柴胡、山梔、花粉而愈。余治百餘人，其杖後血氣不虚者，唯此一人耳。治者審之。

一患者服行氣之劑，胷痞氣促，食少體倦，色黯膿清，此形氣俱虚之證也。先用六君、桔梗二劑，胷膈氣和；後用補中益氣去升麻，加茯苓、半夏、五味、麥門治之，元氣漸復而愈。若用前劑，戕賊元氣，多致不救。

一患者去其患處瘀血，用四物、柴胡、紅花治之，焮痛頓止，但寒熱口乾，飲食少思；用四物、白朮、茯苓、柴胡、黄芩、花粉四劑，寒熱即退；用六君、芎、歸、藿香而飲食進，腐肉雖潰，膿水清稀；以前藥倍用參、芪、歸、朮、茯苓二十餘劑，腐肉俱潰，膿水漸稠。悮服下藥一鍾，連瀉四次，患處色黯，喜其脈不洪數，乃以十全大補倍加肉桂、麥冬、五味數劑，肉色紅活，新肉漸生。喜在壯年易於調理，又月餘而愈，否則不救。

凡杖瘡跌撲之證，患處如有瘀血，止宜砭去，服壯元氣之劑。蓋其氣血已損，切不可再用行氣下血之藥復損脾胃，則運氣愈難營達於下，而反爲敗證，怯弱者多致夭枉。

一患者腫痛，敷寒涼之藥，欲内消瘀血，反致臀腿俱冷，瘀血併凝，胷腹痞悶。余急去所敷之藥，以熱童便酒洗患處，服六君、木香、當歸，敷回陽膏，臀腿漸溫；又以前藥去木香加川芎、藿香、肉桂四劑，瘀血解，乃刺之，更以壯脾胃養氣血得痊。蓋氣血得熱則行，寒則凝。寒極生熱，變化爲膿，腐潰深大，血氣既敗，肌肉無由而生，欲望其生難矣。

有一患者，腹脹喘促，作渴寒熱，臀腿糜爛，與死血相和，如皮囊盛糊，用童便煎四物、桃仁、紅花、柴胡、黄芩、麥門、花粉，服之頓退。彼用黑羊皮貼之益甚，後砭去膿血甚多，氣息奄奄，唇口微動，牙關緊急，患處色黯，或欲用破傷風藥。余曰：此氣血虛而變證也。用參、芪、芎、歸、白朮，并獨參湯、人乳汁，元氣復而諸證愈，仍用十全大補湯調理而安。此證若膿瘀內焮者，宜針之。若潰後口噤遺尿而類破傷風等證者，乃氣血虛極也，急用大補之劑。若素多痰患風證者，宜清痰降火。若因怒而見風證者，宜清肝降火。若人不慎房勞而忽患前證，此由腎水不足，心火熾甚，宜滋陰補氣血爲主。若誤作風證治之，即死。

一患者，中秋夜歸墜馬，腹內作痛，飲酒數杯，翊早，大便自下瘀血即安。此元氣充實，挾酒勢而行散也。

一男子跌傷，腹痛作渴，食梨子二枚，益甚，大便不通，血欲逆上，用當歸承氣湯加桃仁，瘀血下而瘥。此因元氣不足，瘀血得寒而凝聚也。故産婦并患金瘡者，俱不宜食此。

鄭吏部素有濕痰，孟冬墜馬，服辛熱破血之藥，遍身作痛，發熱口乾，脈大而滑，此熱劑激動痰火爲患耳。治以青燥湯去人參、當歸、黄芪，加黄芩、山梔、半夏、黄蘗，熱痛頓去，患處少愈。更用二陳、羌活、桔梗、蒼朮、黄蘗薑製、生地、當歸，遂痊。

楊司天骨已入臼，患處仍痛，服藥不應，肝脈洪大而急。余曰：此肝火盛而作痛也，用小柴胡湯加山梔、黄連二劑痛止，用四物、山梔、黄蘗、知母調理而康。

少宗伯劉五清臁傷一塊微痛，少食，用六君子湯倍加當歸、黄芪，其痛漸止。月餘，瘀血內涸而不潰，公以爲痊。余曰：此陽氣虛極，須用調補。不從。至來春頭運，痰涎壅塞，服清氣化痰，病勢愈盛，脈洪大而微細，欲以參、芪、歸、朮、附子之類補之。不信。至秋初，因怒，昏憒而厥。

一男子孟秋墜梯，腹停瘀血，用大黄等藥，其血不下，反加胷膈脹痛，喘促短氣。余用肉桂、木香末各二錢，熱酒調服，即下黑血及前所服之藥而蘇。此因寒藥凝滯而不行，故用辛温之劑散之。

陳侍御墜馬腿痛作嘔，服下藥一劑，胷腹脹痛，按之即止，唯倦怠少氣，診其脈微細而濇。余曰：非瘀血也，乃痛傷氣血，復因藥損脾氣而然耳。投養脾胃生氣血之藥而愈。

吳給事墜馬傷手，出血過多，發熱煩躁，肉瞤筋惕，或欲投破傷風藥。余曰：此血虚火動所致，當峻補其血爲善。遂用聖愈湯二劑即安，又養氣血而瘡瘥。

張進士季秋墜馬，亡血過多，出汗煩躁，翊日，其汗自止，熱躁益甚，口噤手顫。此陰血虚，陽火乘之而汗出；爲寒氣收斂腠理，故汗不得出，火不得泄，怫郁内甚而益增他證也。余用四物加柴胡、黄芩、山梔四劑少止，又用四物、參、芪、軟柴胡、五味、麥門治之而痊。

一婦人孟冬傷足亡血，頭汗，内熱作渴，短氣煩躁，不時昏憒，其脈洪大，按之微弱，此陰血虚於下，孤陽炎於上，故發厥而頭出汗也。以四物合小柴胡湯一劑汗止，以四物去川芎加參、芪、麥門、五味、炙草，少用肉桂，四劑諸證悉去；又三十餘劑，血氣復而愈。

窗友王汝道環跳穴處閃傷，瘀血腫痛，發熱作渴，遂砭去瘀血；知其下焦素有虚火，用八珍加黄蘗、知母、牛膝、骨碎補，四劑頓止；用十全大補湯少加黄蘗、知母、五味，三十餘劑而斂。

一小兒臂骨出臼，接入腫痛發熱，服流氣等藥益甚，飲食少思。余以葱熨之，其痛即止；以六君、黄芪、柴胡、桔梗、續斷、骨碎補治之，飲食進而腫痛消；又用補中益氣加麥門、五味治之，氣血和而熱退愈矣。

戴給事墜馬腿腫痛而色黯，食少倦怠，此元氣虚弱，不能運散瘀血而然耳。遂用補中益氣去升麻、柴胡，加木瓜、茯苓、芍藥、白朮治之而痊。

州守陳克明子閃右臂腕，腫痛，肉色不變，久服流氣等藥，加寒熱少食，舌乾作渴。余曰：傷損等證，腫不消，色不變，此氣血虛而不能愈，當助脾胃壯氣血爲主。遂從余法治之，不二月，形氣漸充；半載，諸證悉退，體如常。

梁閣老姪跌傷腿，外敷大黄等藥，内服破血之劑，遂致内潰。余針出穢膿三碗許，虛證悉具，用大補之劑，兩月餘少能步履。因勞心，手撒眼開，汗出如水，或欲用祛風之劑。余曰：此氣血尚未充足也，急以艾炒熱頻熨肚臍幷氣海穴處，以人參四兩炮、附子五錢煎灌，良久，臂少動；又灌一劑，眼開能言，但氣不能接續；乃以參、芪、歸、朮四味共一斤，附子五錢，水煎，徐徐服之，元氣漸復，飲食已進，乃去附子服之而瘡愈。

一女子年十七，閃右臂微腫作痛，寅申時發熱，余決其膽經血虛火盛，經水果先期而至，先以四物合小柴胡湯四劑，熱退；更以加味四物湯加香附、地骨皮、山梔各五分，芩、連、炙草各三分，二十餘劑，其腫亦消；乃去黄連、山梔，又五十餘劑，經水調而元氣充矣。

儒者王清之跌腰作痛，用定痛等藥不愈，氣血日衰，面耳黧色。余曰：腰爲腎之腑，雖曰閃傷，實腎經虛弱所致。遂用杜仲、補骨脂、五味、山萸、蓯蓉、山藥，空心服；又以六君、當歸、白朮、神麯各二錢，食遠服，不日而瘥。

一三歲兒閃腰作痛，服流氣等藥半載不愈。余曰：此禀腎氣不足，不治之證也。後果歿。

雲間曹子容爲室人中風灌藥，誤咬去指半節，焮痛寒熱，外敷大黄等藥，内服清熱敗毒，患處不痛不潰，膿清，寒熱愈甚。余曰：此因涼藥遏絶隧道而然也。遂敷玉龍膏以散寒氣，更服六君子湯以壯脾胃。數日後，患處微痛，腫處漸消，此陽氣運達患處也；果出稠膿，不數日，半指潰脱，更服托裏藥而斂。

上舍王天爵湯足焮腫，内熱作渴，外敷内服，皆寒涼敗毒，患處益腫而不潰，且惡寒少食，欲作嘔吐。余曰：此氣血俱虛，又因寒藥凝結隧道，損傷胃氣，以致前證耳。遂用香砂六君子、芎、歸、炮薑，外證悉退。唯體倦晡熱，飲食不甘，以補中益氣湯加地骨皮、五味、麥門，治之而愈。

外科蟲獸傷門

千金方　唐·孫思邈

總論

凡見一切毒螫之物，必不得起惡心向之，亦不得殺之。若輒殺之，於後必遭螫毒，治亦難瘥。慎之慎之！

狂犬

凡春末夏初，犬多發狂，必誡小弱持杖以預防。防而不免者，莫出於灸。百日之中，一日不闕者，方得免難。若初見瘡瘥痛定，即言平復者，此最可畏。大禍即至，死在旦夕。凡狂犬咬人著訖，即令人狂，精神已別，何以得知？但看灸時一度火下，即覺心中醒然，惺惺了了，方知咬已即狂，是以深須知此。此病至重，世皆輕之，不以爲意，坐是死者，常年有。吾初學醫，未以爲業，有人遭此，將以見問，吾了不知報答，以是經吾手而死者不一。自此鋭意學之，一解已來，治者皆愈。方知世無良醫，枉死者半，此言非虚。故將來學者，非止此法。餘醫方皆須沉思，留心作意，慇懃學之，乃得通曉。莫以初解一兩種法，即謂知訖，極自誤也。

凡猘犬咬人，七日輒應一發，三七日不發則脱也，要過百日，乃得免耳。每到七日，輒當擣韭汁飲之一二升，又當終身禁食犬肉蠶蛹，食此則發，死不可救矣。瘡未愈之間，禁食生魚及諸肥膩冷食，但於飯下蒸魚，及於肥器中食便發。不宜飲酒，能過一年乃佳。

蠼螋

凡蠼螋尿人影著處，便令人病瘡。其狀身中忽有處瘮痛如芒刺，亦如刺蟲所螫，後起細瘖瘟，作聚如茱萸子狀，四邊赤，中央有白膿如黍粟，亦令人皮肉急，舉身惡寒壯熱，劇者連起竟腰脅胷也。治之法，初得，磨犀角塗之，止其毒，治如火丹法。余以武德中六月得此疾，經五六日，覺心悶不佳，以他法治不愈。又有人教畫地作蠼螋形，以刀子細細盡取蠼螋腹中土，就中以唾和成泥塗之，再塗即愈。方知天下萬物相感，莫曉其由。

射工

江南有射工毒蟲，一名短狐，一名蜮。其蟲形如甲蟲《外臺》云：正黑，狀如大蜚[一]，生有一長角，在口前，如弩檐，臨其角端，曲如上弩，以氣爲矢，因水勢以射人。人或聞其在水中鈊鈊作聲，須要得水没其口，便射人。其蟲畏鵝，鵝能食之。其初始證候，先惡寒噤，瘮寒熱筋急，仍似傷寒，亦如中尸，便不能語，朝旦小蘇，晡夕輒劇，寒熱悶亂，是其證。始得三四日，當急治之。治之稍遲者，七日皆死。初未有瘡，但惡寒噤瘮；及成瘡似蠼螋尿，亦似瘭疽瘡。射工中瘡有三種：其一種瘡正黑如黛子，皮周邊悉赤，或衣犯之如有芒刺痛；其一種作瘡，久久穿，或晡間寒熱；其一種如火灼熛起，似此者最急，數日殺人。

凡山水有毒蟲，人涉水，中人如射工而無物。診法，初得之惡寒，微似頭痛，目眶痛，心中煩懊，四肢振焮，腰背百節背强，兩膝痛；或翕翕而熱，但欲睡，旦醒暮劇，手足逆冷。二三日，腹中生蟲，食人下部，肛中有瘡，不痛不癢，令人不覺。不急治，過六七日，下部出膿潰，蟲上食人五臟，熱盛毒煩，下利不禁。八九日，雖良醫不能治矣。覺得之，急早視其下部，若有瘡正赤如截肉者，爲陽毒，最急；若瘡如鯉魚齒者，爲陰毒，猶小緩。要皆殺人，不過二十日也。欲知是中水與非者，當作五六升湯，以小蒜五升㕮咀投湯中，消息勿令大熱，去滓以浴之，是水毒身體當發赤斑，無異者非也，當以他病治之。

江東江南諸谿源間有蟲，名短狐谿毒，亦名射工。其蟲無目而利耳能聽，在山源谿水中，聞人聲，便以口中毒射人，故謂射工也。其蟲小毒輕者，及相逐者，射著人影者，皆不即作瘡，先病寒熱，身不喜冷，體强筋急，頭痛目疼，張口欠欬，呼吸悶亂，朝旦少蘇醒，晡夕輒復寒熱，或以傷寒發石散動，亦如中尸，便不能語，

註〔一〕蜚　原本「飛」，據《外臺秘要》改。

病候如此。自非其土地人，不常數行山水中，不知其證，便謂是傷寒發石散動，作治乖僻。毒盛發瘡，復疑是瘭疽；乃至吐下去血，復恐疑蠱毒，是以至禍耳。今説其狀類，以明其證與傷寒別也。

證治要訣　明·戴思恭

惡蟲蛇傷

爲惡蟲蛇所傷，用白芷細嚼敷患處，仍以酒調芷末服。蜈蚣傷用雞屎塗。蝓傷用蕨萁芒燒灰，香油調敷。犬傷用虎骨末敷。猫傷用薄荷揩。蜂蠆傷用人參嚼而敷之；或用諸蟹殼燒存性研末，蜜調敷。凡諸惡物傷，急於傷處灼艾數壯，亦佳。

薛氏醫案　明·薛己

誤吞水蛭

治誤吞水蛭，食蜜即愈。試以活蛭投蜜中，即化爲水，屢驗。一書云：井中生蛭，以白馬骨投之，即無。試之亦驗。夫蛭即螞蝗也，雖死爲末，見水復活，人吞之爲害不小，治以前法，無不愈者。

蛇入七竅

凡蛇入七竅，劈開蛇尾，納川椒數粒，以紙封之，其蛇自出。更煎人參湯飲之；或飲酒食蒜，以攻内毒。如被蛇咬，食蒜飲酒；更用蒜杵爛塗患處，加艾於蒜上灸之，其毒自解。凡毒蟲傷并效。

證治準繩 明·王肯堂

毛蟲證治

春夏月樹下壇塹間，有一等雜色毛蟲，極毒，凡人觸著者，則放毛入人手足上，自皮至肉，自肉至骨。其初皮肉微癢，以漸至痛，經數日癢在外而痛在內，用手抓搔，或癢或痛，必致骨肉皆爛，有性命之憂。此名中射工毒，諸藥不效。用好豆豉約一碗，清油半盞，拌豉搗爛，厚敷痛癢處，經一時久，豉氣透骨，則引出蟲毛，紛紛可見。取下豆豉，埋在土中。煎香白芷湯洗痛處。如肉已爛，用海螵蛸即鰞鰂魚骨爲末敷之，愈。

治刺螫傷，無如甘草妙。口内細嚼敷之，即時愈。今蘇州虎丘山下民家，皆以種植樹木爲生，周十里内無螫，乃時用甘草汁洒樹故也。

石室秘籙 清·陳士鐸

蟲獸治法

世人被虎咬傷，血必大出，其傷口立時潰爛，其疼不可忍，當急用猪肉貼之，隨貼隨化，隨化隨易；連用地榆一斤爲細末，加入三七根末三兩，苦參末四兩，和匀摻之，隨濕隨摻，血即止而痛即定。蓋地榆涼血，苦參止痛，三七根末止血，合三者之長，故奏功實神。

方

雄黄消毒膏《寳鑑》 治蠍螫不可忍。

雄黄　信各半兩　巴豆三錢　白礬生，一兩

右爲細末，黄蠟半兩，鎔開入藥攪勻，爲錠子如棗子大。用時將錠子簽於燈焰上炙開，滴於螫著處，其痛立止。

一上散　治蠍螫痛。

半夏一字，生用爲細末　雄黄一字，另研細　巴豆一個，去皮如泥

右三味，同研和勻上之。

聖惠方　治蛇咬蠍螫蟲咬，妙。

雄黄三錢　信一錢　皂子　巴豆各四十九粒　耳塞　麝香各少許

右，五月五日，不聞鷄犬婦人處，不語，搗爲細末，在杏子核内封之，針挑出上痛處，大有神效。

又方　治毒蛇所傷。

細辛　香白芷各五錢　雄黄二錢

右爲末，加麝香少許，每服二錢，温酒調服效。

又方　治諸般蛇咬。此敷之於擒蛇者。藥味不全亦可。

大青　小青　青木香　烏桕葉　火炊草　山蕨肌　過山龍　地蜈蚣　天門冬　白芍藥　香薷

右細末，用白木香研細，生白酒調服，渣罨咬處，累效。

蟬花散　治夏月犬傷，及諸般損傷，蛆蟲極盛，臭惡不可近者。

蛇蟬皮一兩，燒存性　蟬殼　青黛各半兩　細辛二錢五分

右爲細末，每服三錢，酒調下。如六畜損傷成瘡，用酒灌下。如犬咬傷，用酵子和吃，蛆皆化爲水，蠅子不敢再落；又以寒水石末乾摻上。

定風散　治風犬咬，先口噙漿水洗淨，用綿拭乾，貼藥，更不再發，大有神效。

生天南星　防風各等分

右爲細末，乾上，更不再發，無膿，效不可具述。

扶危散 治狂犬傷，出毒法。

防風五錢　盤蝥一錢　麝香三分　雄黄二錢　大黄　黑牽牛頭末各三錢

右爲末，每二錢滚水調服，惡物從小便而出。又生麻油研豆豉爲膏，丸如彈子大，常揩拭所咬處，却掐開看豉丸内，若有狗毛茸茸然，此毒氣已出，掐至無茸毛，方爲痊可。

扶危散 治風狗咬。

盤蝥七日内用七個，七日外每日加一個，十日十個，百日百個，去翅足與糯米同炒　滑石一兩　雄黄一錢　麝香一字

右爲末，温酒調服。不飲酒者，米飲下。毒從大小便出，即愈。

五神散 搽一切瘴毒蛇傷蠍螫，大效。

金綫釣壺盧　紫河車各二錢　續隨子去殼　雄黄各一錢　麝香少許

右末，酢調塗患處。蛇傷以刀割去損肉，以末乾搽，或以唾調搽。或加騎蛇獅子根葉同煎搗用，亦妙。

又方 治前證。

水苦蕒　槐枝葉　柳枝葉　嫩柏葉　小青葉　連叉大青

右，煎水浸洗。

又方 治射工中人三種瘡。

升麻二兩　烏扇根三兩

右二味㕮咀，以水三升，煮取一升，適寒温盡服，滓薄上。

五香散 治江南毒氣惡核，射工中人，暴腫生瘡。

甲香　犀角　鼈甲　升麻　薰陸香　烏翣　丁香　沉香　黄連　青木香　羚羊角　黄芩　甘草　牡蠣各四分

吳茱萸三分　黄蘗六分

右十六味，治下篩，中射工毒及諸毒，皆水服方寸匕，日二升；以水和少許洗之，仍以鷄子白和塗腫上，乾則易。

野葛膏　治射工惡核，卒中惡毒。

野葛一升　巴豆去皮　烏頭　蜀椒各五合　茵芋　藺蘭　附子　丹砂各一兩　雄黄　大黄各七兩

右十味治下篩，以不中水猪膏三斤，煎三上三下，去滓，内丹砂、雄黄末，攪至凝，以棗核大，摩痛上，勿近眼。凡合名膏，皆無令産婦女人小兒鷄犬五畜見之，唯宜潔淨。

又方　治人忽中水毒，手足指冷，或至肘膝者。

吳茱萸一升　生薑切，一升半　犀角　升麻　橘皮各二兩　烏梅十四枚

右六味㕮咀，以水七升，煮取二升，分二服。

又方　治猫鬼，眼見猫狸，及耳雜有所聞。

相思子　蓖麻子　巴豆各七枚　朱砂末二銖　蠟四銖

右五味合擣爲丸，先取麻子許大含之，即以灰圍患人，前頭著一斗灰火，吐藥火中，沸即盡，火上作十字，其猫鬼幷皆死矣。

又方　入山澤，辟衆蛇。

乾薑　麝香　雄黄各等分

右三味擣爲粗散，以小絳袋盛帶之，男左女右，塗蛇毒瘡。《集驗方》云：如無麝香，以射罔和代之。《救急方》云：以蜜和爲膏，敷螫處，良。

單方

解狼傷毒：鹽汁飲之。《千金》

虎狼傷瘡：月經衣燒末，酒服方寸匕，日三。藏器

又方：水化沙糖一碗服，并塗之。《摘元方》

熊虎傷毒：生鐵煮令有味洗之。《肘後方》，下同。

虎犬傷人：礬末納入裹之，止痛尤妙。

又方：地榆煮汁飲，并爲末敷之；亦可爲末，白湯服，日三。忌酒。《梅師方》，下同。

虎傷人瘡：生葛煮濃汁洗之，仍擣末，水服方寸匕，日夜五六服。

又方：但飲酒常令大醉，當吐毛出。

又方：先喫清油一盌，仍以油淋洗瘡口。《濟急方》

又方：内服生薑汁，外以汁洗之，用白礬末，敷上。《秘覽方》

虎狼傷人：乾薑末敷之。

虎爪傷人：刺蝟脂日日敷之，内服香油。

熊羆傷人：蒴藋一大把，以水一升漬，須臾取汁飲，以滓封之。《備急方》

虎傷人瘡：蠐螬擣爛塗之，日上。《經驗方》

馬咬成瘡腫痛：用鷄冠血塗之，駁馬用雌鷄，牡馬用雄鷄。《肘後方》

又方：益母草切細，和酢炒塗之。《千金》

又方：馬齒莧煮食之。

又方：獨顆栗子燒研敷之。熊虎爪傷亦同。《醫説》

馬咬踏瘡，腫痛作熱：鼠屎二七枚，故馬鞘五寸和燒研末，猪脂調敷之。《梅師方》

猪咬成瘡：龜版燒研，香油調搽之。《摘元方》

又方：松脂鍊作餅貼之。《千金》

虎犬咬人：杵薤取汁飲一升，日三，滓敷傷處。《本草》，下同。

虎狼傷人：生鷄肉食之。又生葛汁飲之，又洗瘡。又婦人月經赤衣，燒爲灰，和酒服。

牛觸腸出不損者：急送入，以桑白皮尖或生白麻爲綫，縫合肚皮，縫上摻血竭末或百草霜末，血止立活。或封罨，恐内作膿。《入門》，下同。

脅破腸出臭穢：急以香油摸腸，用手送入，煎人參、地骨皮湯淋之，皮自合，喫羊肉羹，十日愈。

凡春夏初交，犬多發狂，但見其尾直下不卷，口中流涎舌黑者，即是狂犬。若被其傷，乃九死一生之患。急用針刺去血，以人小便洗淨，用核桃殼半邊，以人糞填滿，掩其瘡上，著艾灸之，殼焦糞乾則易之，灸至百壯；次日，又灸百壯。灸至三五百壯爲佳。《千金》

又方：先口噙漿水洗淨，或以熱人尿淋咬處，嚼生薑擦之，又用葱白嚼爛塗之，又杏仁嚼碎敷之，以帛繫定。

或用馬藺根研細，葱湯洗後塗之，尤妙。《綱目》

又方：於患人頂心中，有一紅髮，即當拔之，後服藥快效。《十三方》

犬咬人久不差，口吐白沫者，爲大毒入心，叫喚似犬聲，天靈蓋燒灰，東流水調服一錢。《本草》

狗咬傷瘡爛：嚼杏仁塗之。寇氏

又方：白果仁嚼細塗之。

猘犬傷毒：烏梅末，酒服二錢。《千金》

又方：桃白皮一把，水二升，煎一升服。《梅師方》

犬咬出血：以井華水洗至血止，綿裹之。

猘犬咬：取牀脚下土，和水敷之，灸七壯。

犬咬傷：取蚯蚓泥，以鹽研敷之。狂犬傷，出犬毛，神效。

又方：苦酒和竈灰敷之，或熱湯和之。《千金》

猘犬咬傷：每日食蝦蟆膾，絶良；亦可燒炙食之。勿令本人知之，自后再不發也。《肘後方》

又方：用蝦蟇後足搗爛，水調服之。先於頂心拔去血髪三兩根，則小便内見沫也。《袖珍方》

又方：故梳、韭根各二枚，水二升，煮一升，頓服。《外臺》

又方：雄黄五錢、麝香二錢爲末，酒下，作二服。《救急良方》

又方：胆礬末敷之，立止。《濟急方》

又方：人參置桑柴炭上燒存性，以碗覆定，少頃爲末摻之，立瘥也。《經驗》

風狗蛇虺咬傷：紫蘇葉嚼敷之。《千金》

猘犬咬傷：地黄搗汁飲，并塗之，百度愈。

惡犬咬傷：蓼葉搗泥敷之。《肘後方》

狗咬昏悶：浸椒水調莽草末敷之。《便民圖纂》

惡犬咬傷：莨菪子七枚吞之，日三服。《千金》

又方：莨菪根和鹽搗敷，日三上。《外臺》

猘犬咬傷，七日一發。三七日不發，乃脱也。急於無風處，以冷水洗淨，即服韭汁一碗，隔七日又一碗，四十九日共服七碗。須百日忌食酸鹹，一年忌食魚腥，終身忌食狗肉，方得保全，否則十有九死。《簡便方》

又方：瓦松、雄黄研貼，即不發。《生生編》

又方：鼠屎二升，燒末敷之。《梅師方》

貓咬成瘡：雄鼠屎燒灰，油和敷之，曾經效驗。《壽域》

犬咬傷瘡重發者：用蔓菁根搗汁服之，佳。《肘後方》

猘犬傷人：乾薑末水服二匕，生薑汁服亦良，并以薑炙熱熨之。

惡犬咬傷：虎骨刮末，水服方寸匕，并敷之。《小品方》

又方：野菊研細，酒調服，盡醉止，效。《綱目》，下同。

又方：蓖麻子五十粒，去殼，研爲膏敷之，數日即愈。《經驗方》

又方：左蟠龍，即人屎也，厚封之，數日即愈。《經驗方》

猘犬咬傷：蝟皮頭髮等分，燒灰水服。《外臺》

又方：蚺蛇脯爲末，水服五分，日三服。無蚺蛇，他蛇亦可。

又方：自死蛇一枚燒焦爲末，納入瘡孔中。《千金方》

又方：紅娘子二個，盤蝥五個，并去翅足。若四十歲各加一個，五十歲各加二個，青娘子三個去翅足；四十歲加一個，五十歲加二個，海馬半個，續隨子一分，乳香、沉香、桔梗各半分，酥油少許爲末。十歲者作四服，十五歲作三服，二十歲作二服，三十歲作一服，極良。《談野翁方》

又方：頭垢、蝟皮等分燒灰，水服一匕，口噤灌之。《千金》，下同。

犬咬瘡重發：頭垢少許，納瘡中，用熱牛屎封之。

又方：以蠟炙鎔灌入瘡中。葛氏方

風狗咬傷，乃九死一生之病，急用盤蝥七個，以糯米炒黄去米爲末，酒一盞，煎半盞，空心温服，取下小肉狗三四十枚爲盡。如數少，數日再服。七次無狗形，永不再發也，累試累驗。《易簡方》

又方：大盤蝥三七枚，去頭翅足，用糯米一勺，略炒過，去盤蝥；别以七枚，如前炒色變，復去之；别以七枚，如前至青煙爲度，去蝥。只以米爲粉，用冷水入清油少許，空心調服；須臾再進一服，以小便利下毒物爲度。如不利，再進。利後肚疼，急用冷水調青靛服之，以解其毒，否則有傷。黄連水亦可解之。但不宜服一切熱物也。《大成》

狐尿刺瘡：烏驢尿頓熱漬之。《千金》

又方：治腫痛欲死者，桑灰汁漬之，冷即易。《肘後方》

又方：杏仁研爛，煮一兩沸，及熱浸之，冷即易。《必效方》
爲猫所傷：取薄荷葉細嚼敷之。
又方：虎骨、虎毛燒爲末塗之。
蛇入七孔：割母猪尾血滴入，即出也。《千金》
毒蛇咬螫：以閉口椒及葉擣封之，良。《肘後方》
因熱取涼臥地下，有蛇入口不得出者：用刀破蛇尾，納生椒二三粒裹定，須臾即自退出也。《聖惠》
蛇螫血出，九竅皆有者：取蝱蟲初食牛馬血腹滿者，三七枚，燒研湯服。《肘後方》
蛇咬毒瘡：用吳茱萸一兩爲末，冷水和，作三服，立安。《勝金方》
蝮蛇螫傷：生蝦蟆一枚，擣爛敷之。《外臺》
又方：蜈蚣燒末敷之。
蛇骨刺人痛甚：用死鼠燒敷。《肘後方》，下同。
蛇骨刺人毒痛：鐵精粉豆許，吹入瘡内。
蛇咬毒入腹：取兩刀於水中相摩，飲其汁。
又方：新地榆根擣汁飲，兼以漬瘡。
壁鏡毒人必死，白礬塗之。《太平廣記》
蟲蛇獸毒及蠱毒：生明礬、明雄黄等分，於端午日爲末，黄蠟和丸梧子大，每服七丸，熟水送下。《東坡良方》
蛇咬蠍螫：燒刀矛頭令赤，置白礬於上，汁出熱滴之，立瘥。此神驗方也。《傳信方》
毒蛇傷螫：嚼鹽塗之，灸三壯，仍嚼鹽塗之。《徐伯玉方》
毒蛇射工沙虱等傷人，口噤目黑，手足直，毒氣入腹：白礬、甘草等分爲末，冷水服二錢。《瑞竹堂方》
蟲虺螫人：凡蜈蚣蛇蠍毒蟲傷，以五靈脂末塗之，立愈。《金匱鉤元》

又方：急以小便洗去血，隨取口中唾頻塗之，極效。《摘要》

又方：取蛇菌草根葉搗敷咬處，當下黄水。

虎咬蛇傷：山漆研末，米飲服三錢，仍嚼塗之。《集簡方》

蜘蛛蛇蠍咬傷：縛定咬處，勿使毒行，以貝母末酒服半兩至醉，良久，酒化爲水，自瘡口出水盡，仍塞瘡口，甚妙。《直指方》

一切毒氣虎狼蛇虺所傷，溪毒野蟲惡刺等毒：草犀燒研服之。臨死者亦得活。

毒蛇傷螫：野鼠屎水調塗之。《經驗方》

蛇傷手腫：用新剝羊肚一个帶糞，割一口，將手入浸，即時痛止腫消。《集要》

又方：生蠶蛾研敷之。《必效方》

又方：青木香不拘多少，水煎服，效不可述。《袖珍方》

又方：青麻嫩頭搗汁，和酒等分，服三盞，以渣敷之，毒從竅中出。以毒棄水中，即不發。看傷處有竅是雄蛇，無竅是雌蛇。以針挑破傷處成竅敷藥。《摘元方》

又方：小青一握細研，入香白芷半兩，酒調服，手按患處，候黄水出爲效。一方用小青、大青、牛膝葉同搗汁，和酒服，以渣敷之。

毒蛇溪毒沙蝨射工等傷，口噤眼黑，手足强直，毒攻腹内成塊，逡巡不救。蒼耳嫩苗一握，取汁和酒温灌之，以渣厚敷傷處。《勝金方》

蛇傷：搗水蓼莖葉敷之；蛇毒入腹心悶，絞汁服之。《唐本》

又方：用海根以酒及水磨服，并敷之。

蛇蠍螫傷：葵菜搗汁服之。《千金》

惡蛇咬傷：地菘搗敷之。《易簡方》

又方：菰蔣草根，燒灰敷之。《外臺》

毒蛇螫傷，牙入肉中，疼不可堪者，勿令人知，私以荇葉覆其上，以物包之，一時折牙自出也。《肘後方》

蛇虺螫傷：酢草搗敷。

又方：梳垢一團，尿和敷上，仍炙梳出汗熨之。《千金》

蛇咬傷瘡：生堇杵汁塗之。《畢萬術》

蛇蠍螫人：射罔敷之，頻易血出愈。幷治沙蝨毒。《梅師方》

蠍蠆螫人：半夏末水調塗之，立止。《篋中方》

蛇咬腫悶欲死：用重臺六分，續隨子仁七粒，搗篩爲散，酒服方寸匕，唾和少許塗咬處，立效。《海上方》，下同。

又方：獨莖狼子根或葉搗爛，臘猪脂和塗，立瘥。

蛇咬久潰成瘡：小茴香搗末敷之。《千金》

又方：暖酒淋洗瘡上，日三次，蜘蛛毒蜂螫傷同之。

毒蛇螫傷：急飲好清油一二盞解毒，然後用藥。《濟急良方》

又方：清酢急飲一二碗，令毒氣不散，然後用藥。

又方：豆葉搗敷頻易取瘥。《廣利方》

又方：乾薑、雄黄等分爲末，袋盛佩之，遇螫敷之，便定。

又方：薑末敷之，乾即易。《千金》，下同。

又方：胡荽苗、合口椒等分搗塗之。

又方：以竹筒合瘡上鎔蠟灌之，效。《徐玉方》

又方：即時嚼蒜封之，六七易；仍以蒜一升去皮，以乳二升煮熟，空心頻服。明日又進。外以去皮蒜一升搗細，小便一升，煮三四沸，浸損處。一方用獨蒜、酸草搗絞敷咬處。

又方：紫莧搗汁飲一升，以渣塗之。《集驗方》
蛇犬咬傷：以熱尿淋患處良。《日華》
蛇纏人足：就令尿之，便解。《肘後方》
諸蛇傷毒：桂心、栝蔞等分爲末，竹筒密塞，遇毒蛇傷即敷之。塞不密，則不中用也。
蝮蛇傷人：令婦人尿於瘡上，良。《千金》，下同。
又方：楮葉麻葉合搗取汁漬之。
又方：先以小便洗去血，次以牙垽封而護之，甚妙，且不痛腫。《醫方摘要》
又方：以口含男子陰毛二十條，嚥汁，令毒不入腹。
又方：櫻桃葉絞汁服，滓敷傷處。
蛇繞不解：熱湯淋之，即脱。《千金》，下同。
蛇咬瘡：用猪槽中水浸之，效。
諸蛇螫傷：胡粉和大蒜搗塗。
毒蛇尿草木著人似刺剳，便腫痛肉爛，若著手足，指節墮落，研砒霜和膠清塗之。《本草》，下同。
蛇骨刺人毒腫痛：燒死鼠爲末，敷之。
蜈蚣入腹：猪油灌之，或飽食少頃，飲桐油，當吐出。
蜈蚣咬傷：胡椒嚼封之，即不痛。《多能鄙事》
又方：鷄冠血塗之。《篋中方》
中蜈蚣毒，舌脹出口是也。雄雞冠血浸舌，幷咽之。《青囊雜纂》
蜈蚣傷螫：麻鞋底炙熱揩之，即安。《外臺》
又方：頭髮燒煙熏之。

又方：頭垢苦參末酒調敷之。《篋中方》，下同。
又方：酢磨生鐵敷之。
又方：嚼香附末塗之，立效。時珍方
又方：蛇含草挼敷之。《録驗》
又方：取灰莧葉擦之即止。《談野翁方》
又方：嚼小蒜塗之，良。《肘後方》
又方：獨頭蒜塗之，即止。
又方：菜子油傾地上，擦地上油塗之，即好，勿令四眼人見。《積德堂方》
又方：馬齒莧塗之。
又方：楝樹枝葉汁塗之，良。《簡便方》
又方：白鯗皮貼之。《集成》
蜈蚣蜂蠆蜘蛛螫咬：嚼鹽塗之，或鹽湯浸之。《梅師方》
又方：蜘蛛研汁塗之，并以生者安咬處，吸其毒。《廣利方》
又方：嚼人參塗之，或以人參末敷之。
蠍有雌雄，雄者螫痛在一處，井泥敷之；雌者痛牽諸處，取瓦屋溝下泥敷之。無雨時，以新水從屋上淋下泥用。《本草》，下同。
又方：冷水漬之即不痛。水微暖復痛，即易新水。
又方：半夏生一字，雄黄一字，巴豆一個，同研敷之。《綱目》
又方：驢耳中垢或貓屎塗之。又地上蜘蛛取汁敷之。
又方：白礬、半夏爲末，酢調貼之，痛止毒出。《得效》

磨生薑汁塗之，又薄荷細嚼敷之，又白礬鎔汁滴傷處。《本草》

又方：以木碗合螫處，神驗不傳。《録驗》

又方：川椒嚼細塗之，微麻即止。《摘要》

又方：貓兒屎塗之，三五次即瘥。《心鏡》

又方：水調硇砂塗之，立愈。《千金》

又方：酢磨附子汁敷之。《心鏡》

又方：苦李仁嚼塗之，良。《録驗》

桑蠍螫人：丁香末蜜調塗。

蜂蠆螫傷：蟹殼燒存性，研末，蜜調塗之。時珍

又方：端午日午時收壁虎一條，以鷄膽開一竅盛之，陰乾，每以一星敷上即止，神效。《青囊》

又方：苦蕒汁塗之，良。《摘元方》

蜂蠍螫人：小蒜搗汁服，以滓敷之。《肘後方》

又方：薄荷香葉挼貼之。《外臺》

又方：野莧挼擦之。

又方：油木梳炙熱熨之。《救急方》

蛇蟲蜂蠍狼犬毒箭等傷：菩薩石爲末敷之。

沙蜂叮螫：朱砂末水塗之。

蜂蠍蛇傷，蠼螋尿瘡：鷄子一個，輕敲小孔合之，立瘥。《兵部手集》

毒蜂螫人：嚼青蒿封之，即安。《肘後方》

又方：清油搽之，妙。

又方：野芋梗擦之良，汁可塗蜘蛛傷。

九里蜂毒：皂莢鑽孔貼叮處，艾灸其上三五壯即安。

蜂蠆蟲蟻螫：人頭垢封之。

又方：五月五日午時，收蜀葵花、石榴花、艾心等分陰乾爲末，水調塗之。《肘後方》

又方：人耳垢、蚯蚓屎和塗，出盡黄水，立愈。《壽域》

又方：鵪鯽骨一錢、白礬二分爲末，嗃鼻，在左壁者嗃左鼻，在右壁者嗃右鼻。《寶鑑》

又方：牛角䚡燒灰，酢和敷之。《肘後方》

又方：以水浸故布搨之，暖即易。《千金》

又方：温湯漬之，數易至旦愈。華佗

又方：反手取地上黄土敷之，或入酢調。《千金》

凡蚯蚓及諸惡蟲咬瘡：取百舌窠中土酢調敷之。

蜂蠆諸蟲螫人及蜘蛛咬腫痛：取土蜂窠，酢調塗之。

又方：用尿坑泥敷之。

又方：瓦摩其上，唾二七遍，置瓦於故處。《千金》，下同。

又方：牛屎燒灰，苦酒和敷。

又方：酢調黄丹塗之。《肘後》，下同。

又方：人尿洗之。

又方：用酥塗之，妙。《聖惠》

鼠咬成瘡：麝香封之，妙。《經驗》

又方：貓頭燒灰，油調敷之，以瘥爲度。趙氏方

又方：猫毛燒灰，入麝香少許，唾和封之，猫鬚亦可。《急救良方》

又方：猫屎塗之，即愈。《壽域方》

蠶咬傷：屋上爛草和酢汁研敷。

又方：苧汁飲之，又塗之。苧近蠶種則蠶不生。《本草》

又方：蜜調麝香敷之。《廣利方》

諸蟲如蠶類咬人，恐毒入腹：煮茵草服之，亦搗敷瘡上。

螻蛄咬用槲葉燒灰細研：以泔别浸槲葉，取洗瘡，拭乾，納少許灰於瘡中。

又方：酢和石灰塗之。《聖惠》

蚯蚓咬人，其毒如大風，眉鬚皆落：以石灰水浸之，良。《經驗方》

又方：濃煎鹽湯浸身，數遍即愈。浙西軍將張僧病此，每夕蚯蚓鳴於體，一僧用此方而安，蚓畏鹽也。《經驗方》

蚯蚓吹：用老茶葉細末敷之。

射工中人，狀如傷寒，寒熱發瘡，偏在一處，有異於常者：取赤莧合莖搗汁，飲一升，日再服之。《集驗方》

又方：熊膽塗之，更以雄黄酒磨服即愈。《斗門方》

又方：用芥菜子末，和酒厚塗之，半日，痛即止。《千金》

又方：馬齒莧搗汁一升服，滓敷之，日四五次，良。《海上方》

又方：鬼臼葉一把，酢漬搗汁服一升，日二次。《千金》，下同。

又方：射干、升麻各二兩，水三升，煎一升，温服；以滓敷瘡上。

閩廣有溪毒中人似射工，但無物，初病惡寒發熱煩躁，骨節强痛，不急治，生蟲食臟殺人。用雄牛膝莖紫色節大者一把，以酒水各一杯同搗絞汁，温飲，日三服。《肘後方》，下同。

又方：知母連根葉搗作散服，亦可投水絞汁飲一二升。夏月出行，多取其屑自隨。欲入水，先取少許投水上流，便無畏。兼辟射工。亦可煮湯浴之，甚佳。

中射菵毒：大麻子汁飲之。

又方：蚯蚓屎末，井水調服二方寸匕。《千金》

又方：猪血飲之，即解。《肘後方》，下同。

誤吞螞蝗：取田中泥，酒和一二升服之，當利出。

水毒中人：以小蒜三升煮，微熱以浴身，大熱即無力。若身發赤斑文書，毋以他病治之也。

射工溪毒：用鷄矢白者二枚，以餳和塗瘡上。

又方：鼠婦、豆豉、巴豆各三枚，脂和塗之。

又方：用鸀鳿鳥近病人，即能喫人身訖，以物承之，當有沙出，其沙即含沙射人之箭也。又可籠鳥近人，令鳥氣相吸；又取其屎燒灰，水服。

射工毒瘡：大蜈蚣一枚炙研，和酢敷之。《千金》，下同。

又方：狼牙，冬取根，夏取葉，搗汁飲四五合，并敷之。

沙蝨在水中，人澡浴則著人身，鑽入皮裏，初得皮上正赤如小豆黍粟，摩之痛如刺，三日後寒熱發瘡，毒若入骨殺人。嶺南多此。即以茅葉刮去，以苦菜汁塗之，佳。《肘後方》，下同。

又方：萵苣菜搗汁塗之，良。

又方：盤蝥二枚，一枚末服，一枚煉至煙盡，研細末，敷瘡中，立瘥。

蠼螋蟲如小蜈蚣，色青黑，長足，隱於壁間，以尿射人，遍身生瘡，出黄水，甚於湯火傷，遶身匝即死。

烏鷄翎燒灰，鷄子清調塗之。《綱目》

又方：取扁豆葉挼敷即瘥。《本草》

又方：梨葉搗塗之，乾即易。《篋中方》

又方：槐白皮酢浸半日，洗之。《千金翼》

又方：畫地作蠼螋形，以刀細取腹中土，唾和塗之，再塗即愈。孫真人子得此疾，經五六日不愈，或教此法遂瘳。乃知萬物相感，莫曉其由也。《千金》，下同。

又方：酢和胡粉塗之。

又方：烏鷄翅毛燒灰，油調敷之，蟲畏雞故也。《瑣碎録》

又方：大麥嚼敷之，日三上。《類要》

又方：磨犀角汁塗之。《千金》

又方：鹿角燒末，苦酒調服。《外臺》

又方：治瘡初如摻粟，漸大如豆，更大如火烙漿泡，疼痛至甚者，速以草茶幷蠟茶俱可，以生油調敷，藥至痛乃止。《勝金方》

又方：鹽湯浸繇，搨瘡上。《食療》

又方：以蒺藜搗敷之，無葉用子。《備急方》

又方：杵豉敷之，良。蟲刺螫人，豉心嚼敷，少頃見豉中有毛，即瘥。不見再敷，晝夜勿絶，見毛爲度。《外臺》

蠼螋咬瘡：大黄末塗之。《醫説》

蜘蛛咬瘡，遍身皆有：以葱一枚去尖頭，將蚯蚓入葉中，緊捏兩頭，勿泄氣，頻動摇，即化爲水，以點咬處，甚效。《譚氏方》

又方：雄黄末敷之。《朝野僉載》

又方：羊桃葉搗敷之，立愈。《備急方》

又方：油麻研爛敷之。《經驗後方》

又方：香油和鹽摻之。《普濟方》

又方：炮薑切片貼之，良。《千金》

又方：取久臭人溺於大甕中坐浸，仍取烏鷄屎炒浸酒服之。不爾，恐毒殺人。藏器

又方：牛乳飲之，良。《生生編》

又方：用驢尿泥敷之。

諸蟲毒傷：青黛、雄黄等分爲末，新汲水調下二錢，又外塗之。《本草》，下同。

人被天蛇毒，似癩而非癩。天蛇即草間黄花蜘蛛也，人被其螫，因爲露水所濡，乃成此疾，遂煎秦皮汁一升飲之，瘥。

蛇蠋蜘蛛咬：生鷄卵輕敲一小孔，合咬處，立瘥。

諸毒蟲傷：大紙撚蘸香油燒火熏滅，以煙熏之，即愈。《綱目》

花蜘蛛毒咬人，與毒蛇無異。蒼耳搗汁一盞服，仍以渣敷之。《摘元方》

山中草木上有石蛭，著人足則穿肌入肉中害人。但以臘猪膏和鹽塗足脛趾，即不著人也。《千金》

南方多雨，有物曰水蛭，大類鼻涕，生於古木之上，聞人氣則閃閃而動，人過其下，墮人體間，即立成瘡，久則遍體，惟以朱砂、麝香塗之，即愈。《醫説》

人爲蝸牛蟲所咬，毒遍身者：蓼草汁浸之，即瘥。《本草》

百蟲入耳：以兩刀於耳門上摩敲作聲，自出。

諸毒蟲傷：青黛、雄黄等分研末，新汲水服二錢。《録驗》

蝸牛咬：毒行遍身者，蓼子煎水浸之，立愈。不可近陰令弱也。藏器

解黄蠅毒：烏蒙山峽多小黄蠅，生毒蛇鱗中，齧人初無知覺，漸癢爲瘡，勿搔，但以冷水沃之，擦鹽少許，即不爲瘡。《方輿勝覽》

惡蟲咬人：紫草煎油塗之。《聖惠方》，下同。

又方：以酥油和血塗之。

毛蟲毒方：取蒲公英根莖白汁敷之，立瘥。

又方：用鍋底黄土爲末，以酸酢捏成團，於癢痛處搓轉，其毛皆出在土上，痛癢立止，神效無比。

夏月有雜色毛蟲，極毒，觸人生瘡癢痛，骨肉皆爛：豉一碗，清油半盞同搗，厚敷傷處，經一宿，取見豉中有毛蟲，埋土中棄之。白芷湯洗後，鯽魚骨末敷之，即瘥。《綱目》，下同。

熏衣去蝨：天茄葉鋪於席上，次日蚤蝨盡死。天茄即龍葵，一名老鴉眼睛草。

熏衣去蝨：百部、秦艽爲末，入竹籠燒煙熏之，蝨自落；亦可煮湯洗衣。《經驗方》

五月取浮萍陰乾燒烟去蚊。《千金》，下同。

壁蝨蜈蚣：蕎麥稭作餅，燒煙熏之。

辟除壁蝨：以木瓜切片鋪於席下。《臞仙》

陰蝨作癢：陰毛際肉中生蟲如蝨，或紅或白，癢不可忍者，白果仁嚼細頻擦之，取效。《劉長春方》

楝花焙末鋪席下，殺蚤蝨。

針灸

《千金方》曰：凡春夏初交，犬多發狂，但見其尾直下不卷，口中流涎舌黑者，即是狂犬。若被其傷，乃九死一生之患。急用針刺去血，以人小便洗浄，用桃核殼半邊，以人糞填滿，掩其瘡上，著艾灸之，殼焦糞乾則易之，灸至百壯，次日又灸百壯，灸至三五百壯爲住。

被狂犬咬者，只就咬牙跡上灸之，一日三壯，灸至一百二十日乃止，常食韭菜，永不再發。

凡猘犬所囓，未盡其惡血毒者，灸上一百壯，已後，當日灸一壯。若不血出，刺出其血，百日灸乃止。禁飲酒及猪犬肉。

凡衆蛇螫，灸上三七壯。無艾，以火頭稱瘡孔大小爇之。

《丹溪心法》曰：凡蛇虺蜈蚣毒蛇咬傷，於傷處灸五壯或七壯，即愈。

《資生方》曰：狂犬咬人，當先針刺去惡血，仍灸瘡中十壯；自後日灸一壯，至百日乃止。忌飲酒。常飲韭菜自然汁，以滓封灸瘡，永不再發。

《醫學綱目》曰：猘犬傷，毒不出，發寒熱，速以艾灸外丘穴三壯；又灸所咬之處七壯，立愈。

治風狗咬，用桃核殼半個，將野地乾人糞填滿，以榆皮蓋定，罨於傷處；又用艾於桃核上灸十四壯，即愈，永不再發。或用野犬糞，如前法灸之。

又方：艾灸傷處五七壯。

《本草綱目》曰：諸蟲蛇傷人，艾灸患處數壯，甚良。

射工溪毒，獨頭蒜切三分，厚貼之，上用艾灸，令蒜氣射入即瘥。

被毒蛇螫，即貼蛇皮於螫處，艾火灸其上，引出毒氣。

醫案

《夷堅志》曰：毒蛇傷螫，臨川有人被蝮蛇咬傷，即昏死，一臂如股，少頃，遍身皮脹黄黑色，一道人以新汲水調香白芷末一斤灌之，覺臍中汩汩然，黄水自口出，腥穢逆人，良久消縮如故。又云以麥門冬湯調尤妙，仍以末搽之。

徑山寺僧爲蛇傷，一脚潰爛，百藥不愈。一遊僧以新水數洗淨腐敗，見白筋挹乾，以白芷末入膽礬、麝香少許摻之，惡水涌出，日日如此，一月平復。

《薛己醫案》曰：陳鎰，居庸關人，蠍螫手，疼痛徹心，頃刻焮痛至脅，寒熱拘急，頭痛惡心，此邪正二氣相搏而然，以飛龍奪命丹塗患處及服止痛之藥，俱不應，乃以隔蒜灸法灸之遂愈。余母及余，皆嘗被螫，如前灸之，痛即止。余母又嘗爲蜈蚣傷指，亦用前法而愈。凡蛇毒之類所傷，依此療之，幷效。《本草》謂蒜療瘡毒有回生之功，信哉！

一獵户腿被狼咬痛甚，治以乳香定痛散不應。余思至陰之下，氣血凝結，藥力難達，令隔蒜灸至五十餘壯，疼痛悉去；仍以托裏藥及膏藥貼之而愈。

王生被鬬犬傷腿，頃間焮痛至股，翊日牙關緊急，以玉真散治之不應，亦隔蒜灸三十餘壯而蘇；仍以玉真散及托裏消毒藥而愈。

《醫學綱目》曰：張薦昔在劍南爲張延賞判官，忽被斑蜘蛛咬項上，一宿咬處有兩道赤色，粗細如筋，繞頂上，從胷前至心經，二宿頭面腫疼，如數升碗大，肚漸腫，幾至不救。張相素重薦，因出家財五百千，幷薦家財五百千，募能療者。忽一人應召，云可治。張相初不甚信，欲驗其方，遂令目前合藥。其人云不惜方，當療人性命耳。遂取大藍汁一磁碗，取蜘蛛投入藍汁，良久方出，甚困不能動；又別搗藍汁，復加麝香、雄黄和之，更取一蜘蛛投汁中，隨化爲水。張相及諸人甚異之，遂令點於咬處，兩日内悉愈。但咬處作小瘡，痂落如舊。

有人被毒蛇所傷已昏困，有老僧以酒調藥二錢灌之，遂甦。及以藥滓塗患處，良久復灌二錢，其苦皆去。問之，乃五靈脂一兩，雄黄半兩，同爲末，止此耳。後有中毒者用之，無不效驗。

《萬病回春》曰：一人夏月收麥，被騾踢倒，又咬傷二三處，至五七日膿潰臭惡，蛆蠅極盛，藥不能救。一道人見之，傳以蟬花散方，修合服之，蛆皆化水而出，蠅亦不敢近，旬日良愈。